临床病例集萃

方向明　阮恒超　主编

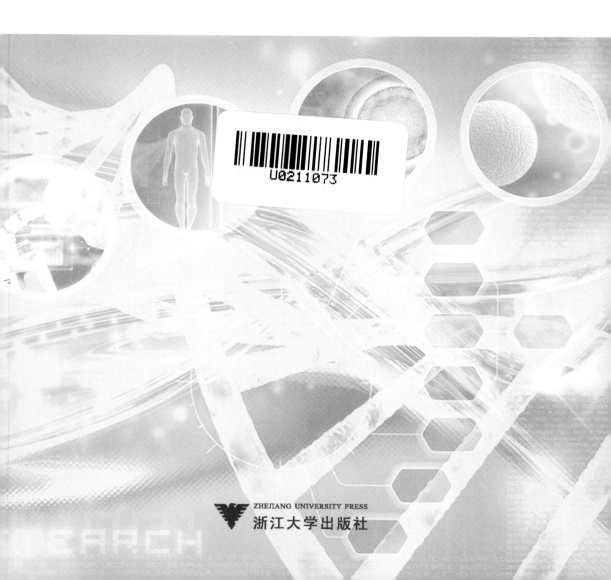

U0211073

ZHEJIANG UNIVERSITY PRESS
浙江大学出版社

序

将最好的医学毕业生培养成最好的医生,将优秀的医学博士培养成高水平的临床大师,让他们成为医学精英人才和领军人才,这既能满足人民群众对医疗卫生事业发展的需求,也符合国家对人才培养的需求。基于这样的考虑,我在浙江大学创办了"八年一贯、两段完整"的临床医学八年制培养模式;又在此基础上,于2015年在浙江大学率先试行了"临床医学博士后"项目。

"临床医学博士后"项目作为八年制学生的毕业后教育环节,遵循"高标准、严要求、强保障"原则,兼顾临床岗位胜任力和创新能力的提升。浙江大学深度融合了理科、工科、信息、人文社科、医学学科,整合了6家综合性医院和3家专科医院的优质临床资源,为培养"复合型临床医学领军人才"提供了强有力的支撑。2020年9月,国务院办公厅印发《关于加快医学教育创新发展的指导意见》,明确"支持八年制医学专业毕业生进入博士后流动站"。医学教育正进入全面提质创新的时代,我们应努力提高我国的医学水平,勇挑医学教育的使命和担当,努力让浙江大学成为国家医学优秀人才、杰出人才的摇篮。在浙江大学6年的"临床医学博士后"培养过程中,我一直关注着项目的正确实施和健康发展。实践证明,"浙"里的"临床医学博士后"培养走出了中国医学教育新的战略路径,符合深化医教协同和创新发展医学教育的目标要求。

本书作为"临床医学博士后"培养的成果之一,从300例以临床医学博士后主导的在线多学科病例讨论的案例中,遴选出51个具有经典临床教学和新时代学科交叉创新的优质病例,每一个病例由叙事医学和思维导图、循证医学相关文献、学科前沿三部分组成。本书充分展示了临床博士后厚基础、阔视野、严思维的临床思路,同时也是浙江大学医学教育不断创新、勇立潮头的闪亮窗口。在本书出版之际,我再一次勉励大家,希望我们"浙"里的临床博士后们能修养一颗人文心,练就一个科学脑,拥有正确的世界观以及一双灵巧又勤劳的手。我相信你们一定敢于挑战世界科技前沿,保障人民生命健康。本书的出版将为各院校年轻医生成长为复合型创新性临床医学人才提供借鉴。

巴德年

中国工程院院士

2021 年 5 月

前　言

浙江大学作为全国首个"临床医学博士后培养项目"试点单位,以立德树人为统领,强化医学人文精神和职业素养的培养,遵循"高标准、严要求、强保障"原则,注重提升住院医师的临床岗位胜任力和创新能力。该项目整合各附属医院的资源优势,借助多学科交叉、多维度教学和全程多导师制的培养模式,全面提升临床医学博士后的培养质量,取得了一定的经验和显著的成效。

该项目自 2015 起利用在线教育平台,开发了"多学科在线病例讨论"课程,旨在将临床医学博士后沉浸于病床边、手术室中、急诊抢救间等日常工作中收集的病例,与其他临床医学博士后分享,从不同学科角度开展探讨,凝练临床诊疗思维,提升团队协作能力,拓展临床科研思路,最终使患者获益。这充分体现了临床医学博士后"敬佑生命、救死扶伤"的初心与使命。

本书基于"多学科在线病例讨论"中 300 例以临床医学博士后为主导的案例,精心挑选了 51 个具有经典临床教学和新时代学科交叉创新的优质病例,每一个病例涵盖了"病情变化过程""文献分享与思考"以及"启示与拓展"三部分内容。通过叙事医学的方式阐释病例特征,采用思维导图凝练诊治过程,结合最新文献与指南,提供多学科交叉诊治的循证医学依据,开展反思总结并提出临床科学研究的可行性,充分展示了临床博士后厚基础、阔视野、严思维的临床思维风采和临床科研能力。

希望本病例集能够受到广大临床医生的青睐,不仅能够帮助学习者巩固理论知识,提高临床医师岗位的胜任力,同时也能为各院校培养复合型创新性临床医学人才提供借鉴。

最后,感谢巴德年院士对临床医学博士后项目的顶层设计与关心,感谢浙江大学人事处和浙江大学医学院各位领导对项目的鼎力支持,感谢具体负责项目管理和教学工作的各位老师的倾心付出,感谢浙江大学医学院各临床医学院和导师组的悉心指导。对于本书存在的不足之处,敬请指正,我们将在再版时勘正。

方向明　阮恒超

2021 年 10 月

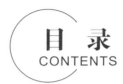

目 录
CONTENTS

病例 18　头痛医头? ——急性闭角型青光眼

病例 19　微整形 ="危" 整形?

病例 20　失而复得的视力

病例 21　AIDS 并发巨细胞病毒性视网膜炎

病例 22　头晕眼花的小姑娘

病例23   与细菌的殊死博弈

内科篇

病例24   一例伴 ST 段抬高的胸痛

病例25   ST 段抬高的操场少年

病例26   是什么乱了心弦

病例27　鸽子"捎来"的肺炎

病例28　"吃胖了"的胰腺

病例29　让人不敢靠近的"血案"

病例30　人工肝与肝移植的接力赛——肝衰竭的救治

病例31　"肺"外生枝

病例37　致命的皮疹

病例38　麻木不可小觑

妇产科篇

病例39　痛经也是病?

病例40　妇科急腹症之"拧麻花"

病例41　生育的最后希望

病例42　"健康甚至营养好"的巨大儿

病例43　不可预料的胎死宫内

病例44　卵巢上的"项链"——多囊卵巢综合征

病例45　蝴蝶效应——当甲状腺疾病遇上育龄期女性

儿科篇

病例50 "小黄人"——新生儿黄疸

病例51 满月宝宝发热抽搐

外科篇

病例 1
重症胰腺炎的崎岖治疗之路

第一部分　病情变化过程

1. 病情概述

患者,男性,39 岁,因"腹痛腹胀 2 天"入院。患者 2 天前午饭后出现腹痛、腹胀,为持续性疼痛,起初疼痛可忍受,逐渐加重,伴有恶心呕吐,呕吐物为胃内容物及胆汁,未注意是否有发热,无腹泻、黑便,无咳嗽、咳痰、呼吸困难等不适。当地医院就诊效果不佳,急诊拟"急性胰腺炎"收住入院。

2. 接诊印象

"贾医生,刚刚急诊室来电话说有个重症胰腺炎的患者要转到 58 床。"护士的电话打破了这一夜的寂静。每个楼层的 58 床是我们科室的急诊床,专门收治当天急诊或者下级医院转过来的危重症患者。重症胰腺炎是肝胆胰外科棘手的急腹症,因为重症胰腺炎起病急、变化快、并发症多,而且死亡率高达 20%。

患者,中年男性,看起来健壮,但是此刻蜷缩在轮椅上,哭丧着脸,锁着眉。"医生,我老公两天前吃了午饭就突然肚子疼,疼得越来越厉害。我们在当地医院看了两天没什么效果,你帮他看看,他现在疼得不得了……"患者的妻子一见到我就开始述说。患者也开始诉说着自己的苦难:"医生,这个毛病能不能治好? 已经两天了,我实在熬不住了。"

"你不要着急,刚刚急诊室已经把大概情况和我说了,目前这是一个胆源性胰腺炎的表现,淀粉酶很高,血象也很高,腹部 CT 显示有胆囊结石,胰腺渗出也很明显,除此之外呼吸也不是太好,肌力也受影响。这属于胰腺炎里的重症,处理不好会有生命危险。我相信当地医院和我们急诊科的医生应该都已和你沟通过病情。但是你也不用着急,我们也不是第一次见这个毛病,我们还是比较有经验的。从现在开始你暂时不要吃东西,也不要喝水。接下来我还会给你用抗生素,安排空肠营养管进行营养支持。你要好好配合我们。"

于是,开放静脉通路,放置胃管……到处理好文书、开好医嘱时已经是凌晨两点了。明天还要给他安排空肠营养管、B超穿刺引流。等待着他的将是发热、禁食、禁饮、反复 CT、反复 B 超引导下穿刺、清创、引流管……

3. 病史回顾

基本信息:患者,男性,39 岁,工人。

病史特点:

1)主诉:腹痛腹胀 2 天。

2)简要病史:2 天前午饭后出现腹痛、腹胀,为持续性疼痛,疼痛程度较重,伴有恶心呕吐,呕吐物为胃内容物及胆汁。

3)查体:神志清,精神软,双侧瞳孔等大、等圆,对光反射存在,皮肤巩膜无黄染,呼吸急促,双肺呼吸音粗,未闻及明显干湿啰音,心率偏快,心律齐,未闻及病理性杂音,腹平坦,腹稍紧,压痛阳性,反跳痛阴性,肠鸣音弱,肝脾肋下未及,四肢无水肿,四肢肌力Ⅲ级,病理征未引出。

4)既往史:既往高血压病史 3 年,口服酒石酸美托洛尔片 1# QD,自述血压控制可。16 岁时曾行肠套叠手术。否认糖尿病、心脏病,否认肝炎、结核等传染病,否认重大外伤及输血史。疫苗接种史不详。

5)已婚,育有一子;其他个人史或家族史无特殊。

6)辅助检查

a)实验室检验

①血常规示 WBC 24.36×10^9/L,NE 84.7% ,Hb 176g/L。

②淀粉酶 2140.3U/L。

③肝肾功能 AST/ALT 82/83U/L,TB 100μmol/L,DB 74μmol/L,肌酐 293μmol/L。

④血气分析示 PO_2 76.1mmHg,pH 7.27,乳酸 3.1mmol/L。

b)影像学检查(图 1.1)

急诊查上、中、下腹部 CT 平扫示:胆囊内胆泥淤积,胆总管扩张,急性胰腺炎,伴胰周、胰腺下方系膜区、两肾前间隙、两侧结肠旁沟渗出性表现,腹盆腔积液。

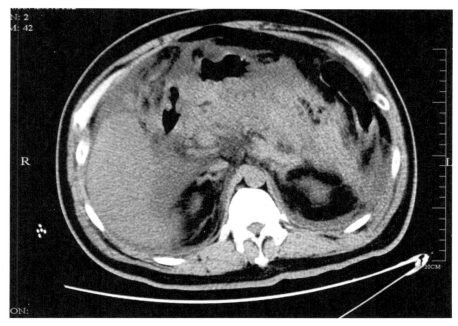

图 1.1　全腹平扫：急性胰腺炎，胰周渗出明显

4. 病情演变

患者禁饮禁食，安排抑制胰液分泌、液体复苏、脏器功能支持、肠内营养等内科治疗。

1）B 超引导下穿刺引流

- 入院第 3 天，超声引导下穿刺引流。
- 入院第 8 天，超声引导下穿刺引流。
- 入院第 13 天，超声引导下穿刺引流。
- 入院第 25 天，超声引导下穿刺引流。

2）抗生素使用

- 入院第 1 天，ICU 经验性应用头孢曲松抗、头孢吡肟感染。
- 入院第 15 天，患者体温上升，抗生素升级为替加环素（转出监护室）。
- 入院第 24 天，患者体温再次上升，此时替加环素已使用 10 余天，考虑念珠菌定植转感染，经验性加大扶康。
- 入院第 31 天，患者体温再次上升，加用美罗培南，三联治疗。
- 入院第 40 天，在三联治疗情况下，体温再次升高，持续高热，改用利奈唑胺及舒普深（又名头孢哌酮钠舒巴坦钠），体温逐渐得到控制。

住院期间关键治疗事件及抗生素应用见图1.2。

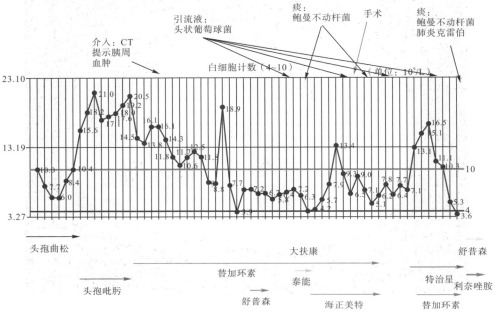

图1.2 住院期间关键治疗事件及抗生素应用

3）手术

胰腺炎发病6周后行腹腔镜胰腺炎清创术，留置胰头上下引流管各1根，即脾门初腹腔引流管1根，胰尾下方引流管1根。术后予以抗感染、护胃、营养支持等综合治疗。

经过两个多月的综合治疗，患者体温稳定、带管出院，出院前复查CT见图1.3。

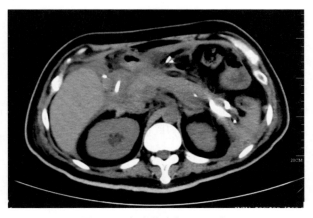

图1.3 出院前腹部CT平扫

患者诊断考虑为:①急性重症胰腺炎(胆源性)、急性呼吸衰竭、急性肾功能损害(3期)、肝功能不全、腹腔积液、盆腔积液、休克(容量分布性);②胆囊结石、胆总管扩张。

5. 临床思维导图(图1.4、图1.5)

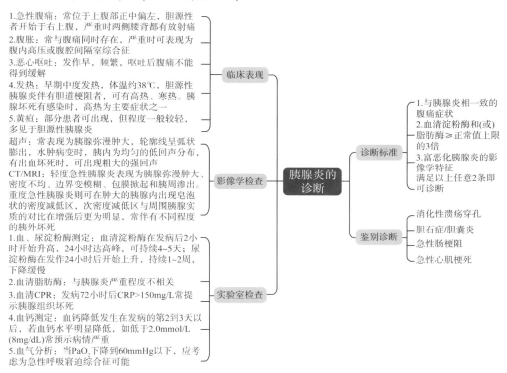

图1.4 胰腺炎诊断的临床思维导图

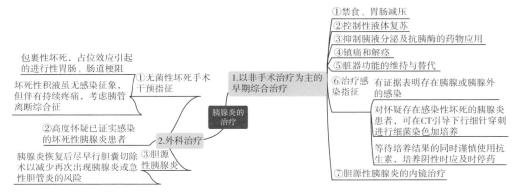

图1.5 胰腺炎治疗的临床思维导图

第二部分　文献分享与思考

急性胰腺炎在全世界的发病率为(4.9～73.4)/10万,发病率有增高趋势;在国内,胰腺炎发病率约为18.6/10万。其中,重症胰腺炎约占胰腺炎的20%,是一种严重的急腹症,其临床特点为起病急、变化快、并发症多。

胰腺炎的治疗经历了多次变革:从19世纪90年代到20世纪初的"激进"外科手术,到20世纪30～50年代的保守治疗,到21世纪的以微创为先导的综合治疗模式。目前,重症胰腺炎的治疗已经形成初步共识,早期以器官功能维护为中心的综合(非手术)治疗(针对第一死亡高峰);外科治疗的价值主要体现在重症胰腺炎后期(通常在4周后)对局部并发症和胰腺感染性坏死的处理(针对第二死亡高峰)。

2010年,新英格兰杂志发表了一项多中心RCT临床研究,文章提出"step - up approach"(升阶梯)治疗策略。结果显示采用"step - up approach"(step 1为经皮置管引流或内镜引流,step 2为视频辅助后腹膜引流,step3为剖腹手术)治疗胰腺炎的效果明显优于传统治疗方式,其精髓可以概括为"3D"原则。①Delay:外科干预时机尽量延迟至急性胰腺炎发病4周以后。②Drain:外科干预方式首先为超声或者CT引导下穿刺引流。③Debridge:若引流效果不佳,则干预方式升级为坏死清创术。

"step - up approach"治疗模式为临床胰腺炎治疗提供了切实可行的指导,但临床应用时仍需根据具体情况具体分析,不能一味地循规蹈矩。比如重症胰腺炎合并腹腔出血时就不能按部就班地执行"step - up approach",为了救命可能需要"skip - up"策略。

(1)重症急性胰腺炎的死亡率在20%～30%,其是肝胆胰外科非常棘手的疾病。患者的住院时间长,并发症多。这对医生和患者都是考验。

(2)2019年美国胃肠病协会最新指南强调多学科诊疗模式,由ICU、消化内科、外科、介入科、急诊科、感染科和营养科的专家们共同参与治疗。

(3)外科治疗主要解决局部并发症,强调"step - up approach"及在其基础上"skip - up approach"升阶梯疗法。

（4）抗菌药物应用：急性胰腺炎本身为化学性炎症，并没有应用抗菌药物的指征，但急性坏死性胰腺炎容易继发感染，病死率高，因此，如何合理使用抗菌药物对于治疗是否成功是非常关键的。

第三部分 启示与拓展

1. step－up approach 与 skip－up approach

重症急性胰腺炎的外科治疗一直存在争议，争议的焦点在于手术方式和手术时机。自 2010 年新英格兰杂志发表 RCT 研究结果后学界初步形成共识，"step－up approach" 受到广泛认可，并且可能替代传统的开腹手术。然而 "step－up approach" 在实施过程中仍然存在一些问题：如部分患者起病凶猛，无论是内科保守治疗还是早期微创技术清创均无法阻止多器官功能衰竭的发生或者发病初始就合并腹腔大出血，对这部分患者如果刻板按照 "step－up approach" 执行，可能丧失最后的救治机会；另有一部分患者器官功能良好，但是坏死感染分布广泛且有分隔（复杂性包裹性坏死），这种情况如果按部就班执行 "step－up approach"，不仅会延长治疗时间，而且会增加出血甚至发生肠瘘的风险。基于对这部分患者的实践总结，浙江大学医学院附属第一医院（简称浙大一院）肝胆胰外科总结出 "step－up approach" 和 "skip－up approach" 相结合的策略：①尽量避免早期手术，提倡延期手术，但不等于不行早期手术；②器官功能尚未恢复的患者尽可能采用 "step－up approach"；③器官功能已恢复但合并复杂性包裹性坏死，可直接在 "skip－up approach" 中转开放清创。

图 1.6 所示为浙大一院根据患者的具体情况提出在 "step－up approach" 基础上的 "skip－up approach"。

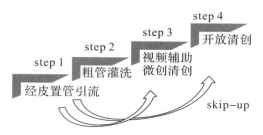

图 1.6　浙大一院根据患者的具体情况提出在"**step – up approach**"基础上的"**skip – up approach**"

2. 胆源性胰腺炎、胆囊切除的时机

在急性胰腺炎中,最常见的是胆源性胰腺炎,占40%以上;其次是高脂血症和酒精性胰腺炎。对于病因明确的胰腺炎,解除病因是其首要的治疗原则。胆囊及胆管结石是胆源性胰腺炎最常见的病因,及时处理有助于早期缓解病情,同时这也是预防其复发的关键步骤。针对胆源性胰腺炎,一方面宜积极处理胆道问题,为安全清创创造条件;另一方面宜根据局部病灶的复杂程度及器官功能状态,妥善处理清创,彻底解决胆道并发症。针对胆源性胰腺炎的胆道特点及个体化特征,笔者团队制定了一套坏死清创的推荐方案(图1.7),主要考虑以下4方面的因素:①是否合并梗阻性黄疸;②是否合并器官功能衰竭;③病程是否已至4周;④是否合并复杂性包裹性坏死(walled – off necrosis,WON)。

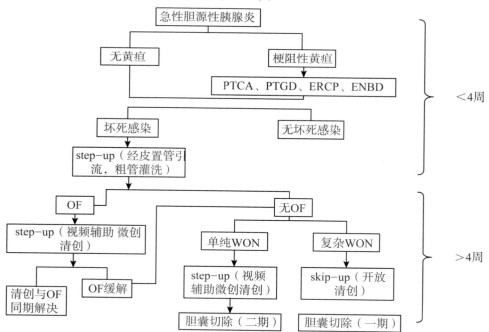

图 1.7　胰腺炎合并胰腺坏死感染病灶的外科治疗时机与步骤示意图

注：PTCD—percutaneous transhepatic cholangial drainage，经皮经肝穿刺胆道引流；PTGD—percutaneous transhepatic gallbladder drainage，经皮经胆囊穿刺引流；ERCP—edoscopic retrograde cholangio – pancrea tografry，内镜逆行胰胆管造影；ENBD—endoscopic nasobiliary drainage，内镜鼻胆管引流；OF—organ failure，器官功能衰竭；WON—walled – off necrosis，包裹性坏死

参考文献

1. ZHENG Z，DING Y X，QU Y X，et al. A narrative review of the mechanism of acute pancreatitis and recent advances in its clinical management. American Journal of Translational Research，2021，13（3）：833 – 852.

2. HOLLEMANS R A，BAKKER O J，BOERMEESTER M A，et al. Superiority of step – up approach vs open necrosectomy in long – term follow – up of patients with necrotizing pancreatitis. Gastroenterology，2019，156（4）：1016 – 1026.

3. SANTVOORT H C，BESSELINK M G，BAKKER O J，et al. A step – up approach or open necrosectomy for necrotizing pancreatitis. N Engl J Med，2010，362（16）：1491 – 1502.

4. 梁廷波，张匀.急性胰腺炎合并胰腺坏死感染的清创：step – up 与 skip – up 相结合的加速康复策略.加速康复外科杂志，2019，8（3）：97 – 99.

5. 梁廷波，张匀，李海军.急性胆源性胰腺炎继发感染性胰腺坏死处理方式及时机.中国实用外科杂志，2020，11（40）：1243 – 1246.

作者简介：贾俊君，2016 级临床医学博士后，主攻方向为肝胆胰外科临床及基础研究。

指导老师：俞军，主任医师，浙江大学医学院附属第一医院，主攻方向为肝胆胰外科临床及基础研究。

病例 2
肝癌岂能尽如人意

第一部分　病情变化过程

1. 病情概述

患者,男性,50 岁,因体检发现肝肿物 3 天入院。患者于 3 天前于我院体检时 MRI 检查发现右肝占位,肝癌需考虑。患者无寒战发热,无恶心呕吐,无腹痛呕血,无反酸呃逆,无心悸胸闷,前日行 PET - CT 检查,结果提示:肝 Ⅵ 段热结节,考虑肝囊肿、胆囊结石。今为求进一步诊治来院,门诊以"肝肿物"收入院。既往乙肝病史 20 余年,肝硬化病史 10 余年,3 年前因胃底静脉出血后行内镜下静脉套扎术。

2. 接诊印象

患者在家人陪同下进入病房。患者是中年男性,在采集病史的过程中表现得较为平静。询问之下,得知患者的职业是牙科医师,而他对自己的情况也已经大概了解,对自己的病情也表现得非常坦然,似乎对诊治有了足够的心理准备。在这样的背景下,病史的采集以及后续的治疗谈话就进行得较为顺利。在后续的沟通中,患者主动询问了可能的几种病情发展方向,以及对应的治疗方式,我对此也进行了详细的答复。沟通后,患者表示自己也是医疗工作者,明白肿瘤治疗需要良好的依从性,因此会尽可能地配合治疗,以期能有最好的治疗效果。在与上级医生沟通探讨之后,我们决定对患者采用术前辅助肝动脉插管化疗(transcatheter arterial chemoembolization,TACE)的治疗手段,并在 TACE 后 1 个月左右进行肝脏肿瘤切除。

3. 病史回顾

基本信息:患者,男性,50 岁。

病史特点:

1)主诉:体检发现肝肿物 3 天。

2)简要病史:患者体检时发现右肝占位,无明显不适,影像学显示肿瘤。

3）查体：无明显异常体征。

4）辅助检查

a）实验室检查

血常规：白细胞计数 $1.5 \times 10^9/L$；血红蛋白 9.6g/dL；血小板计数 $37 \times 10^9/L$。

血生化：谷氨酰转肽酶 123U/L；白蛋白 39.0g/L。

凝血功能：凝血酶原时间（磁珠法）16.3s；凝血酶原百分活度 65.0%。

术前免疫：乙肝表面抗原定量 >250IU/mL；乙肝 e 抗原定量 1.286S/CO；乙肝核心抗体定量 11.69S/CO；乙型前 S2 抗原阳性。

肿瘤指标：糖类抗原 CA－125 44.02U/mL；甲胎蛋白 AFP 1.87ng/mL。

b）影像学检查（图 2.1）

2016－03－16 MRI：①右肝占位，肝癌需考虑。②肝硬化，脾大，门脉高压表现；脾静脉局部血栓形成；周围侧支循环。③胆囊小结石、胆囊炎。左肾较小。④肠系膜根部及后腹膜多发淋巴结显示。

2016－03－18 PET－CT：①肝硬化、脾大、门脉高压伴侧支循环形成、肠系膜及胆囊瘀血、肝Ⅳ段放射性局灶性增高，MRI 增强进一步观察；②肝Ⅶ段小囊肿、胆囊结石。

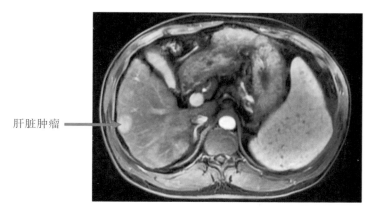

肝脏肿瘤

图 2.1　影像学检查

5）既往史：乙肝病史 20 余年，肝硬化病史 10 余年，3 年前因胃底静脉出血后行内镜下静脉套扎术。

6）其他个人史、婚育史或家族史：无特殊。

4. 病情演变

患者入院，诊断为：肝肿物、慢性乙型病毒性肝炎、肝炎后肝硬化、门脉高压症、脾功能亢进、胆囊结石伴胆囊炎、肝囊肿。

经评估后决定行术前辅助肝动脉插管化疗（TACE）。TACE 所见：右肝团块状肿瘤染色，左肝肿瘤染色不明显，未见明确动静脉瘘。TACE 后全腹增强 CT 显示：肝癌 TACE 术后改变，肝硬化，脾肿大，门脉高压表现；脾前缘脾梗死考虑，脾静脉局部血栓形成；胆囊小结石，胆囊炎；右肝小囊肿，左肾较小；肠系膜根部及后腹膜多发淋巴结显示，腹盆腔少许积液。

患者行 TACE 后 1 个月再次入院，在进行充分术前准备后行腹腔镜右肝肿物切除术、胆囊切除术。术中见腹腔内少量淡黄色腹水，肝脏表面呈结节样改变。术中超声可见右肝后叶一个大小约 2cm 的肿块。术中完整切除右肝肿物。胆囊水肿明显，约 8cm×4cm 大小，与周围稍有粘连，胆囊三角结构清晰，胆总管未见扩张。剖开胆囊可见一枚大小 0.8cm 的结石。术后病理显示：送检"右侧"部分肝切除标本，3.5cm×3cm×1.8cm，紧邻切缘剖面见一灰黄结节，1.5cm×1cm，镜示结节内大片坏死，未见肿瘤组织，坏死区周围见纤维性包膜，伴炎症细胞浸润，周围肝组织正常小叶结构消失，间质增生的纤维组织将肝组织分隔成大小不等的结节状，结节内中央静脉偏位或缺如，间隔内小胆管增生，伴慢性炎细胞浸润。术后无明显并发症，术后第 7 日患者出院。

患者于术后 1 个月再次入院行术后预防性 TACE，术中未见肿瘤染色及碘油沉积，术后出现发热，腹部彩超显示腹腔大量积液，予以输注血浆、白蛋白，腹腔置管引流腹水以及泰能抗感染等手段处理后腹水减少，体温恢复正常。后患者于预防性 TACE 术后 20 天行腹部 CT 平扫显示：右肝肿物切除以及胆囊切除术后改变，肝硬化，脾肿大，门脉高压表现；脾脏部分栓塞术后。右肝小囊肿，左肾较小。肠系膜根部及后腹膜多发淋巴结显示，少量腹水。考虑疑肿瘤腹腔转移，行腹水脱落细胞学检查：腹水脱落细胞学病理（体液）未见恶性肿瘤细胞。

后患者每 3 个月进行 1 次门诊随访，未见复发。术后 16 个月，患者因发现右面部肿块伴下唇麻木一个半月再次入院，查肿瘤指标未见异常，查 PET-CT 显示（图 2.2）右下颌支局部骨质破坏伴软组织肿块形成，糖代谢异常增高，考虑为恶性肿瘤病变，转移瘤可能性大。行穿刺活检病理：（右下颌下区肿块穿刺）转移性肝细胞癌。查肝脏增强 MRI 显示：右肝肿物切除术及胆囊切除术后改变，肝硬化，脾肿大，门脉高压表现；脾脏部分栓塞后，多发 Gamna-Gandy 小体。脾静脉部分血栓。右肝Ⅶ段小囊肿，较前片大致相仿；少许腹水，胃窦壁稍增厚，请结合临床。考虑肝细胞肝癌发生远处复发，但并未在肝脏复发，因此行放疗联合靶向治疗。

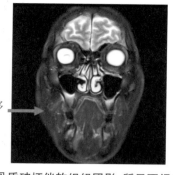

肝癌转移灶

肝癌转移灶

图 2.2　术后 16 个月复查颌面增强 MRI：右侧下颌骨升支骨质破坏伴软组织团影，所示下颌骨普遍异常信号，考虑转移

患者诊断复发后开始口服索拉非尼 0.4g 每日 2 次，用药至 2018 - 04 - 16，期间未发生明显不良反应；并于服药后半个月开始行右侧颌面部调强野 6mv - X SAD100 DT 6000cGy/30F/40d，放疗后颌面部 MRI 如图 2.3 所示。

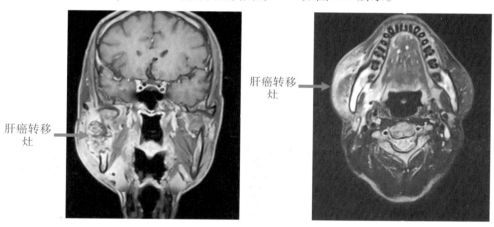

肝癌转移灶

肝癌转移灶

图 2.3　放疗后颌面部 MRI

患者于放疗后 3 个月复查，查 MRI 显示(图 2.4)：右肝肿物切除及胆囊切除术后改变，肝硬化，脾肿大，门脉高压表现；脾脏部分栓塞后，多发 Gamma - Gandy 小体。脾静脉及门静脉主干部分血栓。右肝Ⅶ段小囊肿。较前片肝内结节灶增多、增大，癌灶考虑；腹水较前减少，胃壁稍增厚，请结合临床。

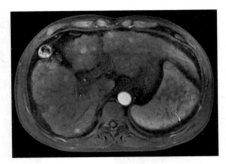

图 2.4　3 个月后复查 MRI

考虑患者肝内又出现肿瘤复发,因此评估后行 TACE 及肝脏肿瘤射频消融术。行经皮肝穿刺肝肿瘤射频消融术射频功率为 60W,共 12min;于半个月后行肝动脉化疗栓塞术,术中见肝内多发结节状肿瘤染色,注入 THP 50mg,水化艾恒 100mg + 碘油 7mL。

患者于栓塞治疗后 1 个月复查,查肿瘤指标提示:AFP:61.02ng/mL,颌面 MRI 显示右侧下颌骨升支转移瘤放疗后改变,较前片增大,左侧下颌骨升支转移瘤较前明显进展。上腹部增强 CT 提示:①右肝部分及胆囊术后、TACE 术后,肝内多个碘油沉积,部分病灶仍有活性;②肝硬化,脾大伴部分栓塞、多发侧支开放、少量腹水,脾静脉血栓;③脐旁囊性灶,请结合临床;④右肝小囊肿,主动脉壁钙化。考虑先前靶向治疗及 TACE 效果不佳,下一步进行免疫 + 靶向 + 面部超声治疗。检查结果见图 2.5 和图 2.6。

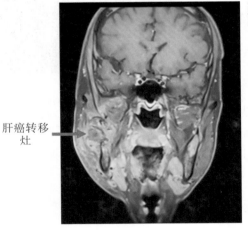

肝癌转移
灶

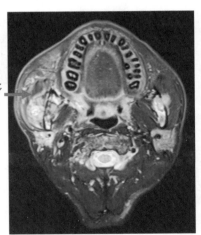

肝癌转移
灶

图 2.5　颌面部 MRI 提示转移灶较前进展

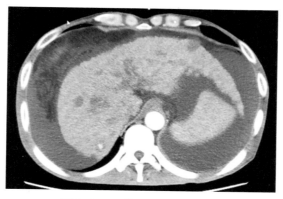

图 2.6　CT 提示肝内多发转移

给予患者 Keytruda 100mg 治疗；给予 Keytruda 150mg 免疫治疗每月 1 次，共 3 次，并于第一次免疫治疗后联用仑伐替尼 1#qd 治疗；后加用起纳武单抗 200mg 静滴 1 次。

患者复查肿瘤指标：AFP 882.49ng/mL，CA－125 38.3U/mL。查上腹部增强 CT：①肝癌治疗后复查，与前片相仿。②肝硬化、脾肿大伴前缘条片梗塞灶，脾静脉及门静脉栓子形成，胃底食管下段静脉曲张。腹腔积液较前有所增多。腹膜后及系膜多发淋巴结。查颌面增强 MRI（图 2.7）：两侧下颌骨升支、额骨多发转移。考虑肝内仍有肝癌病灶，行 TACE 治疗，术中见肝内多个结节状肿瘤染色，注入 100 ～300μm Callisphere 载药微球（载 THP 50mg）的 2/3 ＋碘化油 5mL 的 1/3 混合乳剂，并间隔灌注水化艾恒 100mg。出院后于当地医院行纳武单抗 200mg 注射 2 次，具体不详。

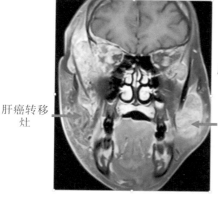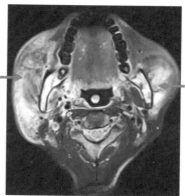

肝癌转移灶

肝癌转移灶

肝癌转移灶

肝癌转移灶

肝癌转移灶

图 2.7　颌面部 MRI 提示转移灶较前再次进展

再次 TAEC 治疗后 2 个月，患者于我院末次复查。查生化：总胆红素

1407.45μmol/L，白蛋白29.4g/L。查肿瘤指标：AFP 14ng/mL，CA-125 260U/mL；CA-199 55.12U/mL。查腹部增强CT：①肝癌治疗后复查，较前片肝内病灶相仿。②肝硬化、脾大（前缘小片梗死），食管胃底静脉曲张，腹水；门静脉高压征象，门静脉栓子形成，脾静脉闭塞伴侧支循环形成，较前腹水增多，大致相仿。③腹膜后及系膜多发淋巴结。查颌面增强MRI（图2.8）：两侧下颌骨升支、额骨多发转移，较前片左下颌骨升支占位略缩小，右颞部脑膜新发转移，均大致相仿；查颅脑增强MRI（图26.9）：对比前片双侧下颌骨升支、蝶骨及右侧为主额颞骨转移瘤进展明显；两侧额叶为主多发小斑点灶，较前稍增大，考虑转移，建议复查；右眼视网膜脱离，请结合专科。

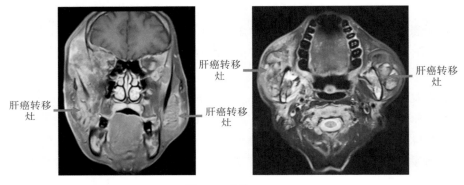

肝癌转移灶

肝癌转移灶

肝癌转移灶

肝癌转移灶

图2.8　面部MRI

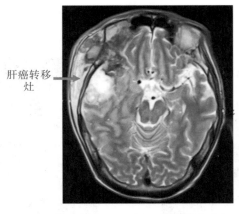

肝癌转移灶

图2.9　颅脑增强MRI提示肿瘤转移进展

经讨论后考虑肿瘤转移进展，患者一般状况差，予以支持治疗改善一般状态后出院。患者出院后前往上海进行重离子治疗，大约在发病3年后逝世。图2.10所示为患者的治疗过程。

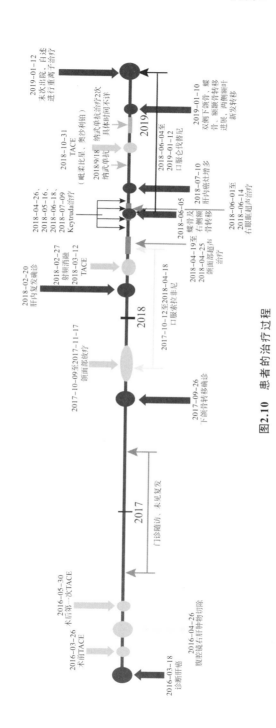

图2.10 患者的治疗过程

5. 临床思维导图(图 2.11)

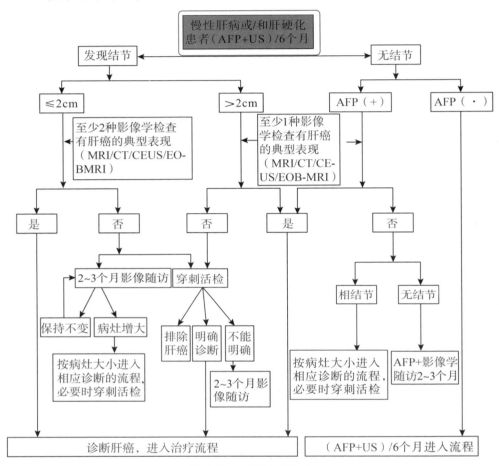

图 2.11　临床思维导图

第二部分　文献分享与思考

肝细胞肝癌(hepato cellular carcinoma, HCC)是最为常见的肝恶性肿瘤,在全世界范围内肿瘤发病率位列第六位,死亡率位列第三位。作为乙肝大国,我国 HCC 的发病率和死亡率均位居世界前列。HCC 起病隐匿,在早期缺乏特异性症状和较为可靠的监测分子,早期不容易发现,同时 HCC 往往进展很快,这导致多数患者在确诊时已发展为中晚期肝癌,伴随肝内转移、血管侵犯,甚至远处转移,失去手术机会。近年来,伴随着肝动脉化疗栓塞术、消融、放疗等新治疗手段的出现,在一定程度上能改善患者的预后,但总的来说,肝癌的治疗效果尚不尽如人意。在本案例中,患者在术前进行了辅助 TACE,术后也进行了预防性的 TACE 治疗。在我国2017 版肝癌诊治规范中,TACE 的治疗地位上升,它是目前被公认的最常用的肝癌非手术治疗手段。此外,该患者在发生肝内复发后,亦进行了射频消融治疗。亚太肝脏学会在 2009 年根据亚洲地区情况,基于共识发布的治疗流程中,认为对于直径≤5cm 的病灶,局部消融可作为手术切除外的另一种重要选择;亦有研究表明,TACE 联合射频消融治疗可以显著改善 HCC 的预后。因此可以看到,TACE 和射频消融作为介入操作手段,在肝癌的治疗中也有着举足轻重的作用,显示了多学科交叉在肝癌治疗中的重要性(图 2.12)。

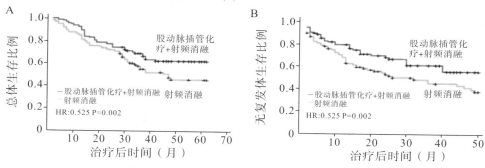

图 2.12　TACE 和射频消融在肝癌中的作用

索拉非尼是 HCC 分子靶向治疗的代表,同时是第一个,也是 2018 年前唯一获得美国食品药品监督管理局认可的用于 HCC 的靶向药物。索拉非尼是多激酶的抑制剂,通过作用 Raf/MEK/ERK/酪氨酸激酶(TKs)以及血管内皮生长因子受体2/3(VEGFR－2/－3)等来发挥抗肿瘤作用。临床研究表明,索拉非尼能延长中晚期 HCC 患者的生存时间。然而,有许多患者对索拉非尼治疗应答不良。其中,大多数患者在治疗数月后发生对索拉非尼的耐药,进而导致肿瘤进展。在本案例中,患者在发生第一次远处转移后即使用了口服索拉非尼的治疗,但疗效并不显著,因而选择了其他的靶向或者免疫治疗方式。

除索拉非尼以外,仑伐替尼也成了美国国家综合癌症网络(National Comprehensive Cancer Network,NCCN)指南推荐的进展期肝癌一线治疗的靶向药物。仑伐替尼是一种靶向 VEGF 受体 1/2/3、FGF 受体 1/2/3/4、PDGFRα、RET 和KIT 等多个靶点的口服多激酶抑制剂。在一项全球、随机对照、开放设计、Ⅲ期非劣效性研究（REFLECT 研究）中，仑伐替尼主要研究分析总人群 OS 不劣于索拉非尼（生存中位数，仑伐替尼 vs 索拉非尼为 13.6 vs 12.3），而且其亚组分析显示亚裔、HBV 背景的患者，对仑伐替尼的响应更好。

　　此外，瑞戈非尼、卡博替尼、雷莫芦单抗等药物被列为一线治疗无效后的二线治疗药物。其中，RESORCE 研究显示，瑞戈非尼二线治疗显著延长生存期中位 OS 达 10.6 个月（图 2.13），在整体人群中瑞戈非尼治疗 OS 达 10.6 个月，与安慰剂相比，中位 OS 显著延长 2.8 个月，死亡风险显著降低 37%；而索拉非尼 - 瑞戈非尼序贯治疗中位 OS 达 26 个月，较索拉非尼 + 安慰剂组延长 6.8 个月。

HR=0.63, 95%CI 0.50~0.79, P<0.0001

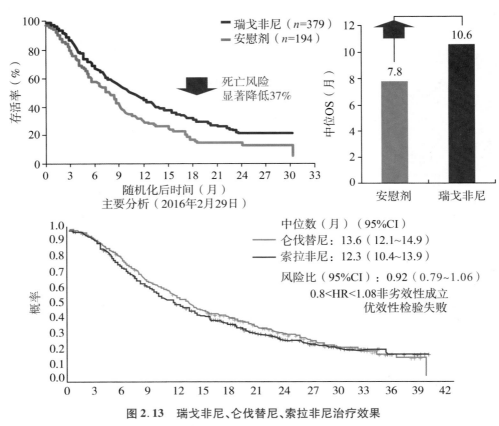

图 2.13　瑞戈非尼、仑伐替尼、索拉非尼治疗效果

　　而近年来，免疫检查点（PD - 1/PD - L1）抑制剂治疗为肝癌患者带来新的机会。尽管两款免疫检查点抑制剂纳武单抗（nivolumab）和帕博利珠单抗（pembrolizumab）在单药的临床试验中表现均不甚佳，但在帕博利珠单抗联合仑伐替尼治疗的临床研究中（仍在进行），该两药联用显示出了不俗的治疗效果，疾病控制率达到93.3%,客观缓解率达到50%;在多项进行中的中晚期HCC一线药物临床试验中,初步显示免疫联合治疗客观缓解率(objective response rate,ORR)部分较单药有优势,可见免疫治疗在HCC治疗中的潜力巨大。

近年来,肿瘤治疗领域多学科综合治疗模式受到高度关注,2017版《原发性肝癌诊疗规范》首次提出了中国特色分期,同时重点强调多学科综合治疗(MDT)。肝癌MDT应强调联合一线治疗,手术TACE靶向/免疫/抗病毒等。德克萨斯大学西南医学中心2006年10月至2011年9月期间确诊的355例HCC患者中有105例接受MDT模式诊疗,250例接受传统模式的常规诊疗,对比显示MDT治疗模式显著延长了肝癌患者生存期(图2.14)。

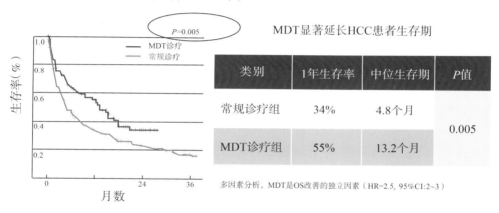

MDT显著延长HCC患者生存期

类别	1年生存率	中位生存期	P值
常规诊疗组	34%	4.8个月	
MDT诊疗组	55%	13.2个月	0.005

多因素分析,MDT是OS改善的独立因素(HR=2.5,95%CI:2~3)

图2.14　MDT诊疗与常规诊疗的效果对比

在本案例中,患者首次复发的部位位于颌面部,该类复发较为少见,但亦有文献报道部分肝癌是由于颌面部肿瘤切除后病理显示肝细胞肝癌而得以发现。肝癌转移至颌面部的原因尚不明确,有研究认为癌细胞转移至下颌骨是由于下颌角和颏孔区的血管走形突然改变,为癌栓形成营造了良好的环境,最终导致肿瘤转移。而肿瘤侵袭牙龈和颏部则可能是肿瘤细胞通过正在发育的或基底膜损坏的毛细血管壁而发生转移。

第三部分　启示与拓展

该患者肿瘤初发时肿瘤不大且甲胎蛋白(alpha fetoprotein,AFP)不高,属于

AFP 阴性的肝癌病例,在发现时尚未有肝内或远处转移,但该患者在术后 2 个月左右即出现可疑的复发,但没有找到病理学的根据,在已经进行过预防性 TACE 的情况下,无法对其做针对性的治疗。而患者在随后的一年内定期复查腹部 CT/MRI,并未发现有肝内复发的征兆,而其复发的位置为颌面部,就诊时颌面部复发的肿瘤已经有一定的规模,提示肿瘤远处转移可能已有不短的时间。因此,这一例患者的复发状况也提示我们,对于早期有可疑复发的 HCC 患者,尤其是初发 AFP 阴性的患者,对于患者复发的监测要尤其小心,尤其要注意患者的主诉,从而针对性发现线索。在该案例中,患者肿瘤初发及复发初期 AFP 并不高,但在复发的后期出现过 AFP 急剧升高的情况,但后又下降。这种情况可能是由于该患者 HCC 病灶的异质性所致,后期下降的部分原因可能是靶向和免疫治疗对 AFP 阳性的肿瘤有效,但亦有可能是患者慢性乙肝急性加剧而导致 AFP 升高。此处要注意对于 AFP 升高原因的判断。该患者在肿瘤复发后尝试了上文所述的多种治疗手段,但总体而言,效果并不理想,这也反映了目前进展期肝癌的非手术治疗现状:存在大量对于靶向药物不敏感的患者,同时当肿瘤进展后,由于肿瘤负荷过重,靶向药物和免疫治疗达不到预期的效果;而该患者并未对肿瘤进行基因测序,因此在靶向或免疫药物的选择上不具备针对性;尽管该患者并未出现对于靶向和免疫治疗明显的不良反应,但由于疾病进展迅速且前期治疗效果不佳,在靶向/免疫药物的使用上并不规律,其联合治疗的效果也并不显著,这也提示我们对于进展期肝癌的非手术治疗选择不应过度犹豫,对于条件允许的患者,在充分沟通后,应及时进行适合且规范的靶向/免疫治疗,争取缩小复发肿瘤,延缓肿瘤进展,为患者争取更长的生存时间。

参考文献

1. SIEGEL R L, MILLER K D, JEMAL A. Cancer statistics. CA Cancer J Clin, 2018,68(1):7 – 30.

2. TRUMP D L. Commentary on Cabozantinib in patients with advanced prostate cancer: results of a phase Ⅱ randomized discontinuation trial. J Clin Oncol,2013,31 (4):412 – 419.

3. LLOVET J M, RICCI S, MAZZAFERRO V, et al. Sorafenib in advanced hepatocellular carcinoma. N Engl J Med, 2008, 359(4):378 – 390.

4. CHENG A L, KANG Y K, CHEN Z, et al. Efficacy and safety of sorafenib in patients in the Asia – Pacific region with advanced hepatocellular carcinoma:a phase III randomised, double – blind, placebo – controlled trial. Lancet Oncol, 2009, 10(1):25 – 34.

5. KUDO M, FINN R S, QIN S, et al. Lenvatinib versus sorafenib in first – line treatment of patients with unresectable hepatocellular carcinoma: a randomised phase 3 non – inferiority trial. Lancet, 2018, 391(10126):1163 – 1173.

6. BRUIX J, QIN S, MERLE P, et al. Regorafenib for patients with hepatocellular carcinoma who progressed on sorafenib treatment (RESORCE):a randomised, double – blind, placebo – controlled, phase 3 trial. Lancet, 2017, 389(10064):56 – 66.

7. WANG S N, CHUANG S C, LEE K T. Efficacy of sorafenib as adjuvant therapy to prevent early recurrence of hepatocellular carcinoma after curative surgery:a pilot study. Hepatol Res, 2014, 44(5):523 – 531.

8. YOPP A C, MANSOUR J C, BEG M S, et al. Establishment of a multidisciplinary hepatocellular carcinoma clinic is associated with improved clinical outcome. Ann Surg Oncol, 2014, 21(4):1287 – 1295.

9. NAGY J A, BROWN L F, SENGER D R, et al. Pathogenesis of tumor stroma generation: a critical role for leaky blood vessels and fibrin deposition. Biochim Biophys Acta, 1989, 948(3):305 – 326.

10. BANERJEE S C. Metastasis to the mandible. Oral Surg Oral Med Oral Pathol, 1967, 23(1):71 – 77.

作者简介:徐俊杰,2018 级临床医学博士后,主攻方向为肝癌的微创精准诊疗。

指导老师:蔡秀年,教授,主任医师,浙江大学医学院附属邵逸夫医院,主攻方向为微创外科。

病例 3
噩梦:局灶性结节样增生

第一部分 病情变化过程

1. 病情概述

患者,女性,55 岁,因"上腹部隐痛半月"入院。半月前在无明显诱因下上腹部隐痛,程度不剧。无恶心呕吐,无畏寒发热等不适。当地医院 CT:肝内多发占位,CA 考虑,最大一颗位于肝Ⅷ – Ⅴ。CT 做完后患者自觉腹痛加重,担惊受怕,夜间入睡困难。大小便如常,胃纳可,体重无明显增减。11 年前曾行阑尾炎手术。否认病毒性肝炎病史,否认口服避孕药服用史。

2. 接诊印象

这是一个风雨交加的上午,肝胆胰外科的门诊门可罗雀。"下一位患者。"我按下叫号器并呼叫下一位患者进诊室。这是一位中年女性,她神情紧张,额头微汗,似乎刚刚匆忙从楼梯上跑来。"医生,我是不是得肝癌了? 我在当地医院做了CT,医生说我可能得肝癌了。"肝内肿瘤是门诊中常见的疾病之一,但肝内肿瘤并不全是肝癌,良性肿瘤例如肝血管瘤、肝囊肿、肝腺瘤等也是十分常见的疾病。我安慰患者,请她坐下慢慢讲述她的情况。从她的描述中我得知,这是一位十分注重个人身体健康的中年女性,在退休职工的例行体检中发现肝脏占位,因此去当地医院进一步检查。她的生活习惯良好,从不吸烟酗酒,既往也没有乙肝病史,并且当地医院的肿瘤标志物检查均正常。这让我松了一口气,毕竟没有肝细胞癌的危险因素,可以把鉴别诊断的重点放在肝脏良性肿瘤中。"阿姨,别着急,肝内的肿块并不全是癌,也有可能是良性肿瘤。"可是患者似乎并没有因此而释怀:"医生,求求你了,帮我把肝脏肿瘤切除吧,自从做了 CT 检查,我现在每天都没办法入睡,生怕自己的肿瘤会恶变、转移。"说着说着,患者本来就通红的额头显得更加红了,着急的神情溢于言表,眼眶中也逐渐闪烁着点点泪光。"我仔细研究一下你的检查报告。"我仔细回顾患者的病史资料。

3. 病史回顾

基本信息:患者,女性,55 岁。

病史特点:

1)主诉:上腹部隐痛半月。

2)简要病史:半月前无明显诱因下上腹部隐痛,程度不剧。无恶心呕吐,无畏寒发热等不适。

3)查体:右上腹压痛可疑,无反跳痛,肝脾肋下未及。余检查无殊。

4)辅助检查:

a)实验室检验:乙肝三系均阴性,肿瘤标记物均阴性,肝功能正常。

b)影像学检查(图 3.1):肝脏 MRI 平扫 + 弥散,右肝多发富血供占位,考虑多发性局灶性结节样增生(focal nodular hyperplasia,FNH)。

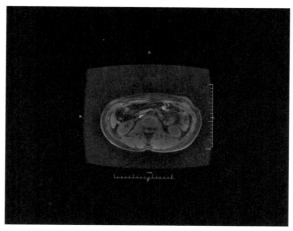

图 3.1　MRI 增强提示肝内多发病灶,FNH 考虑

5)既往史:患者过去体质良好。无高血压;无糖尿病;无心脏病;无肾病史;无肺结核;无病毒性肝炎;无其他传染病;无食物、药物过敏;无外伤史;无手术史;无输血史;无中毒史;无长期用药史;无可能成瘾药物。疫苗接种史不详。

6)其他个人史、婚育史或家族史:无特殊。

4. 病情演变

患者当天办理预住院手续,与此同时,我进一步为患者安排了肝脏增强 MRI,复查了肝功能和肿瘤标记物。不出意外,患者在办理预住院的第 3 天完善了检查,并住院。肝脏 MRI 提示肝内多发结节灶、T1WI、T2WI 等信号,信号均匀,接近周围肝实质。肿块中央可见瘢痕,呈 T1 低信号、T2 高信号,增强后延迟期强化。肿块动脉期明显强化,延迟期消退明显。根据上述影像学表现,基本可以诊断患者的肝脏肿瘤为局灶性结节样增生。FNH 是肝脏第二常见的良性肿瘤,其生长缓慢,无远处转移的风险,通常认为无须特殊处理。本例患者病灶多发,最大一枚直径约为5cm,无须特殊处理。与患者充分沟通并解释了 FNH 的疾病特点及良好转归。患者表示理解,但仍坚持要求切除病灶。患者自述得知 MRI 结果后,她的失眠丝毫没有好转,自觉右上腹疼痛仍持续存在。她担心 FNH 继续长大,将正常肝组织"吃干净"。我们很无奈,建议患者参加科室组织的多学科讨论,一方面充分评估肿块性质,进一步明确临床诊断,另一方面则充分评估手术指征。后全麻下行腹腔镜下肝脏部分切除术,术后标本病理示(肝脏部分切除标本):符合局灶性结节样增生表现。

术后患者恢复良好,术后第 5 天拔出腹腔引流管后顺利出院。现在患者又可以夜夜安睡到天亮了,再也不用担心肝脏的问题。

5. 思维导图(图 3.2)

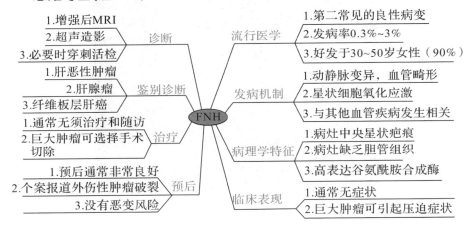

图 3.2　临床思维导图

第二部分　文献分享与思考

局灶性结节样增生是肝脏第二常见的良性肿瘤,通过尸检发现人群发病率为0.4% ~3%,然而其中只有0.03%有临床症状。它好发于中年女性(35 ~ 50 岁,

90% 为女性患者),约 20%~30% 病例为多发病灶。与肝腺瘤的发生发展无直接关系;反之,肝腺瘤的患者好发 FNH。与肝腺瘤不同的是,FNH 发生发展与怀孕、口服避孕药无关,而这两者是肝腺瘤的致病因素。其发病可能与血流动力学变化相关,多发性 FNH 可能合并血管病变(先天性毛细血管扩张症、布 - 加综合征等)。近年来,随着病理学的发展,人们对 FNH 的认识不断加深。目前主流观点认为 FNH 是多克隆的肝细胞增生,可能与动脉畸形有关。大体上看,FNH 是肝脏内实性肿块,边缘光滑且无包膜。典型的 FNH 在肿块中央有纤维瘢痕(>3cm),这被认为是萎缩病变的胆管组织残留。显微镜下 FNH 是结节样肝细胞增生,沿着纤维成分排列。从分子生物学角度看,FNH 组织过表达 TGF - β 和 Wnt/β - 连接蛋白、谷氨酰胺合成酶,这些特点也为鉴别其他肿瘤提供了依据。FNH 的典型 H&E 染色图片见图 3.3。谷氨酰胺合成酶免疫组化染色,提示 FNH 高度表达 GS(图 3.4)。

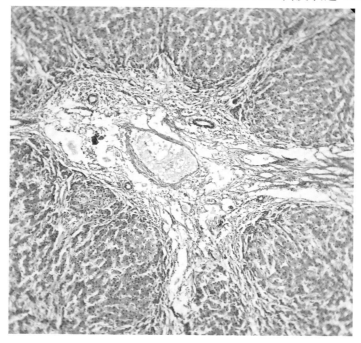

图 3.3　FNH 的典型 H&E 染色图片

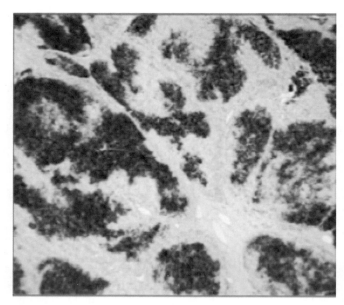

图 3.4 谷氨酰胺合成酶免疫组化染色,提示 FNH 高度表达 GS

FNH 绝大多数生长十分缓慢,通常无临床症状,只有当肿瘤体积太大而压迫周围脏器时,引起腹部胀痛和腹部挤压感。据文献报道,FNH 无恶变倾向,因此通常情况下,如果能确诊 FNH,无须特殊处理。因此,FNH 的综合诊治的关键在于明确诊断。FNH 的诊断主要依靠影像学检查,目前指南首先推荐肝脏增强 MRI 检查,其具有极高的敏感性和接近 100% 的特异性。MRI 下 FNH 具有以下特点:①T1WI、T2WI 等信号,信号均匀,接近周围肝实质;②中央疤痕 T1 低信号、T2 高信号,增强后延迟期强化;③动脉期明显强化,延迟期消退。有研究发现,对于直径小于 3cm 的疑似病灶,超声造影检查具有类似的敏感性和特异性,也可以进行鉴别。对于常规的影像学检查无法明确的 FNH,可以选择穿刺活检来明确性质。

通常情况下,FNH 明确诊断后无须进一步治疗,欧洲肝病学会肝脏良性病变诊治指南指出,FNH 患者无须定期影像学检查和随访。值得一提的是,FNH 肿瘤即使直径大于 5cm,它的自发破裂风险也极低。仅有个案报道在外伤等特殊情况下 FNH 发生破裂。即便是发生破裂,FNH 的预后也极佳,有文献总结了过去 40 年 FNH 破裂的病历,发现结合肝动脉栓塞和手术切除的方法,FNH 即使破裂,也能获得长期生存。

FNH 诊治流程图见图 3.5。

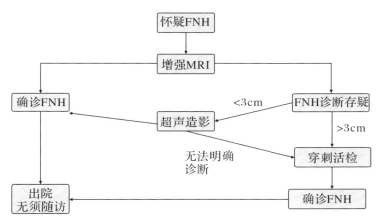

图 3.5 FNH 诊治流程图

综上所述,FNH 是一种预后良好的肝脏良性肿瘤,一旦确诊 FNH,通常情况下无须特殊处理。因此,科学家们对 FNH 的手术指征把控十分严格。目前的主流观点总结了 FNH 的手术指征:①症状明确,肿块相关的腹痛腹胀,腹部挤压感;②高度怀疑恶性,穿刺活检仍不能鉴别;③短期内迅速增大;④肿瘤直径 > 5cm 或 > 8cm;⑤怀疑肿块内出血。

该病例患者为中年女性,体检发现肝脏多发占位,既往无肝病和肝炎病史,实验室检查肝功能和肿瘤标记物均正常。MRI 增强提示 FNH。虽诊断明确,但手术指征把控需非常严格,为此我们申请了全院多学科讨论,意见如下:

放射科医生认为:患者肝脏 MRI 显示肝内多发病灶,较大一枚病灶直径约为 5cm,内可见 T2 期明显高信号的疤痕组织,肿块的强化特点符合 FNH 的表现,综合病史和影像学表现,临床诊断 FNH。

麻醉科医生认为:患者为中年女性,既往无重大脏器疾病史,暂无手术禁忌,可正常气管插管全身麻醉。

肝胆外科医生认为:患者诊断考虑 FNH,虽可继续保守治疗,定期复查,但患者目前焦虑明显,自觉右上腹疼痛,手术指征存在。建议与患者充分沟通,告知手术的目的和风险,如患者坚持手术治疗,可行腹腔镜肝部分切除术。

综合上述讨论意见,我们最终施行了腹腔下肝肿瘤切除术,手术顺利,患者术后恢复良好。

第三部分 启示与拓展

1. 肝脏良性肿瘤通常是每年例行体检中发现的常见疾病,如何进行患者宣教具有重要意义

肝囊肿、肝血管瘤、FNH 等疾病都是肝脏常见的良性肿瘤。普通老百姓往往谈瘤色变,为了肝脏上的良性肿瘤担惊受怕。其实,这些疾病通常无明显不适,预后良好,无须特殊处理。医生以及健康顾问要做的首先是用专业知识打消患者的顾虑。

2. 如何把握肝脏良性疾病的手术指征

通常情况下,一个良性的肝脏疾病如果要做手术,首先考虑的是肿瘤的大小、出血倾向和恶变倾向。单从肿瘤大小这一点来看,目前大多数专家将阈值设定在5cm,但这并不意味着凡是大于 5cm 的肿瘤都可以做手术。手术对于患者毫无疑问是经济上和身体上的双重打击,肝脏手术有一定的手术风险。对于肝脏良性肿瘤,手术切除的风险如果大于手术的获益,那么理论上讲就不应该为患者进行手术。以 FNH 为例,大多数 FNH 无症状且不会破裂,手术带来的获益甚微。此时,医患沟通显得尤其重要,术者应该秉承着为患者考虑的原则陈述利弊,避免诱导式的谈话,手术的创新和经济利益的追求必须以患者的切身利益为准绳。

3. 共情的重要性

我个人认为,对于肝脏良性肿瘤是否应该做手术,临床医生首先应该问自己这个问题:如果同样的肿瘤长在了自己或自己的亲人身上,你是否会建议手术切除?医患之间的信息严重不对称,外科医生对于肿瘤性疾病往往通过影像学检查评估能否手术,如果能做手术,怎么做手术,却忽视了患者的需求。比如此例患者,对自己的 FNH 的担心程度已达病态,严重影响日常生活作息,对此我认为手术切除是有必要的。但是通常情况下,肝脏良性疾病无须特殊处理。

参考文献

1. BIOULAC S, PAULETTE. Over – expression of glutamine synthetase in focal nodular hyperplasia：a novel easy diagnostic tool in surgical pathology. Liver International, 2009, 29（3）：459 – 465.

2. EASL Clinical Practice Guidelines on the management of benign liver tumours. Journal of Hepatology, 2016.

3. KINOSHIT A, MASAHIK O. Ruptured focal nodular hyperplasia observed during follow – up：a case report. Surgical case reports, 2017, 3（1）：44.

4. LI C H, JOHN L M, JONATHAN B K. Focal nodular hyperplasia：what are the indications for resection？HPB, 2005, 7（4）：298 – 302.

作者简介：张维晨，2018 级临床医学博士后，主攻方向为肝脏肿瘤的诊治。

指导老师：郑树森，主任医师，浙江大学医学院附属第一医院，主攻方向为肝胆胰复杂疾病和肝移植。

病例4
"满天繁星"在脑海

第一部分　病情变化过程

1. 病情概述

患者,女性,52岁,因"反复头痛头晕3个月"入院。

3个月前患者无明显诱因自觉前额胀痛,不剧能忍,感头晕,每日发作数次,每次持续数分钟,休息后可缓解,症状反复发作。

当地头部CT(图4.1)显示,左颞深部大片水肿(图4.1A),当地MRI(2015 - 08 - 26,图4.1B ~ F):左岛叶、丘脑及左侧颞深部多发占位,首先考虑转移性肿瘤。

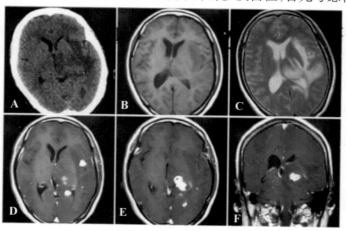

图4.1　头部 CT 与 MRI

2. 入院检查

患者由门诊医生开具住院证后至病房住院治疗,由丈夫陪同入住。在入住当天,我们对患者进行了详细的病史采集和神经系统体格检查。患者的既往史、家族史未提供明显特殊情况,神经系统查体未见明显阳性体征。患者入院后,我们和患者丈夫进行了关于病情的大致沟通和谈话,结合患者的年龄和目前 MRI 影像学检查,目前诊断颅内多发占位明确,性质首先考虑转移瘤可能,"后续我们这里还需要做进一步系列的检查,但是如果是转移瘤,我们还需要查找原发灶,必要时可能需要手术治疗。"患者丈夫谈话后心情沮丧:"医生,这不太可能吧,我老婆身体一直以来都蛮好的,而且家里人都没有肿瘤的毛病,请你们给她好好查一查,仔细查一下,目前的情况也希望先不要和我老婆说,谢谢你们!"看得出来这是一对平凡且相爱的夫妻。随即,我们按照颅内多发占位的诊断开具了一系列的检查以寻找可能的原发灶,并对颅内病灶完善 MRS(磁共振波谱分析,magnetic resconance spectrosopy)进行鉴别诊断,同时也做了一定的术前检查和准备。

患者的肝胆胰脾 B 超、胸部高分辨 CT、泌尿及生殖系列 B 超等均未见明显肿瘤征象,术前筛查常规血清肿瘤标记物为阴性,这说明未发现患者这个年龄的常见肿瘤征象,我们下一步商讨是否需要进行 PET - CT 进行全身性排查。

头颅 MRS 显示 NAA(N - acetylaspartate,N - 乙酰天冬氨酸)下降,脂质峰明显,少量乳酸峰可见,颅内占位性质首先考虑非肿瘤病变。我们科室内部讨论目前诊断需要排查多发性硬化等神经科相关疾病。与神经内科医师沟通后,如必要时行腰穿检查,外送脱髓鞘等相关抗体。

患者的术前四项回报提示梅毒实验定性阳性,我们进一步完善检查提示梅毒抗体 TPPA(treponema pallidum particle agglutination,梅毒螺旋体颗粒凝集试验)阳性。我们与患者沟通,再次询问既往史时患者及其家属承认有梅毒病史,未予以正规医疗。"梅毒这么多年了也没有明显的大影响,而且我们以为这个毛病是脑子里面的,肯定和梅毒没关系的。"患者丈夫带着悔意向我们祖露内心。"梅毒是需要正规治疗的,梅毒病情控制不好,是会影响到多个系统的,尤其对神经系统的影响很大。"我们也耐心向患者及其家属做了解释。

后续追问病史,患者发现梅毒血清学阳性已有十年余。

- 2007 - 12 - 10　当地医院梅毒特异性抗体阳性,RPR(rapid plasma reagin,快速血浆反应素环状片试验)1:16。
- 2008 - 07 - 03　当地医院梅毒特异性抗体阳性,RPR 1:32。
- 2009 - 03 - 25　当地医院梅毒特异性抗体阳性,RPR 1:8。
- 2012 - 07 - 20　当地医院梅毒特异性抗体阳性,RPR 1:4。
- 2015 - 09 - 19　当地医院梅毒特异性抗体阳性,RPR 1:16。

结合患者梅毒病史且未进行正规治疗,目前颅内多发占位,诊断考虑梅毒肉芽肿可能。

3. 治疗方案

患者诊断考虑:"颅内多发占位,梅毒肉芽肿可能,颅内转移瘤待排"。

经科室讨论后建议取最浅表的左岛叶病灶,行开颅活检术。

术中(图4.2)见病灶颜色和血供都接近正常脑组织,质地较正常脑组织硬韧。

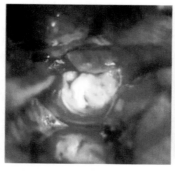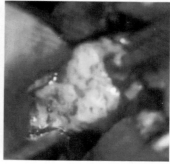

图4.2　术中所见

术中冰冻快速病理报告:肉芽肿性炎,有明显浆细胞反应,无血管炎改变。

常规病理报告:肉芽肿性炎伴大量淋巴细胞浆细胞浸润及血管炎。结合临床和血清学结果,考虑梅毒树胶肿。

(注:三期梅毒,例如本病例,既很难找到梅毒螺旋体,也无非常特异的细胞反应,但二期梅毒有相对特异的细胞反应,表现为以浆细胞浸润为主的血管炎,因此病理医生强调此两项特征只具备其中一项。)

左侧中倍镜:肉芽肿性炎伴大量淋巴细胞浆细胞浸润及血管炎。右侧高倍镜:肉芽肿性炎伴大量淋巴细胞浆细胞浸润。具体见图4.3。

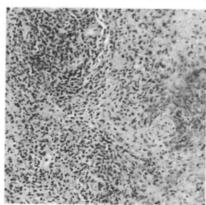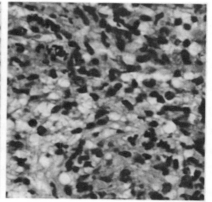

图4.3　显微镜下所见

术后磁共振增强,左侧岛叶病灶切除(图4.4),其余病灶及灶周水肿同术前无明显变化。

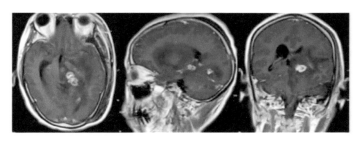

图 4.4　术后磁共振增强

治疗方案：

颅内多发占位病理明确为梅毒树胶肿后，我们和皮肤科医生沟通后制定后续青霉素治疗方案，期间皮肤科医生重点提醒我们治疗过程中要预防吉海反应。治疗方案如下：静脉用青霉素 400 万 Uq4h，规律治疗 2 周，同时，使用前予倍他米松肌注 1 次，预防吉海反应。

抗梅毒治疗结束后复查头颅 MRI（图 4.5），平扫显示：颅内脑实质内未见明显异常信号，同术前比较异常信号基本消失。

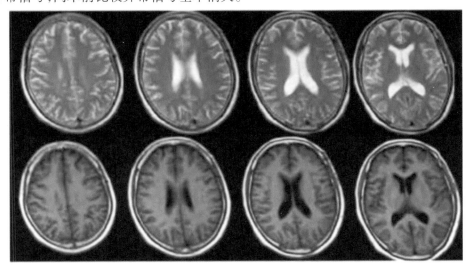

图 4.5　抗梅毒治疗结束后复查头颅 MRI

（吉海反应：梅毒患者接受高效抗梅毒螺旋体治疗后，梅毒螺旋体被迅速杀死并释放出大量异种蛋白，引起机体发生的急性超敏反应。在晚期梅毒中，吉海反应发生率虽不高，但反应较严重，特别是在心血管梅毒和神经梅毒患者中可危及生命。）

第二部分　文献分享与思考

颅内多发病变的常见病因有:

- 肿瘤(胶质瘤、转移瘤、淋巴瘤、生殖细胞瘤……)。
- 寄生虫(脑囊虫病、脑包虫病、脑肺吸虫、肺血吸虫病……)。
- 中枢系统感染(脑结核、细菌、真菌……)。
- 脱髓鞘病变(多发性硬化、急性播散性脑脊髓炎、视神经脊髓炎……)。
- 其他(中枢系统血管炎、线粒体脑肌病、结节病、静脉血栓)。

国内数家医院文献报道的颅内多发占位病例诊断的情况如表4.1所示。

表4.1　国内数家医院文献报道的颅内多发占位病例诊断的情况

医院	病例	胶质瘤	转移瘤	淋巴瘤	脱髓鞘	中枢感染	寄生虫	生殖细胞	中枢系统血管炎	其他	未确诊
宣武医院	62	13	13	5	8	12	0	0	3	8	0
安徽省立	37	27	2	3	3	2	0	0	0	0	0
海军总院	90	24	31	11	4	8	2	4	0	1	3
广医附院	22	3	5	2	0	5	3	0	0	0	4
总病例	211	67	51	21	15	27	5	4	3	9	7
占比		32%	21%	10%	7%	13%	3%				

在进行诊断和鉴别诊断时,我们首先要鉴别颅内多发病灶是肿瘤性还是非肿瘤性。

首先,病史很重要,例如既往是否有恶性肿瘤病史,是否有病毒病史,是否有疫区居住或者旅游史等。

其次,结合影像学检查,某一些疾病的影像学上具有特征性的表现(表4.2)。

表 4.2 疾病影像学具有的特征性表现举例

疾病	典型影像	影像学特点
梅毒肉芽肿	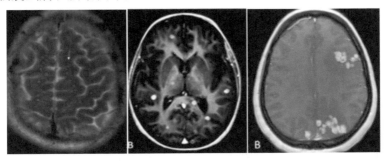	结节状不均匀强化，周围有大片不强化的水肿带；MRS：NAA峰下降，Cho峰升高，可见乳酸峰
转移瘤		95%病例有增强，结节状，环状-环壁较厚，不规则；肿瘤小而水肿大

同时,有一些疾病在影像学上具有类似的表现。例如:影像学(图4.6)上表现为颅内多发小环形强化病灶(粟粒样病灶),其鉴别诊断主要有以下三种病变:真菌感染、脑囊虫病和脑结核球。

图 4.6 颅内多发小环形强化病灶(粟粒样病灶)

磁共振波谱 MRS 也是鉴别肿瘤性和非肿瘤性的一个重要的检查手段(图4.7)。

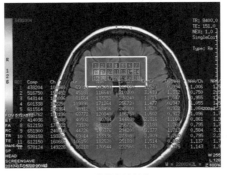

图 4.7 磁共振波谱 MRS

对于一些常见表现为颅内多发病灶的肿瘤性诊断的考虑要点如下。

- 胶质瘤:MRS、临床表现及影像学。
- 转移瘤:一般表现为结节状病灶,灶周可有水肿,增强后环状强化;可查β – HCG、胸腹部 CT、子宫双附件 B 超。
- 淋巴瘤:脑脊液、外周淋巴细胞、影像学。
- 生殖细胞肿瘤:年纪、影像学位置和特点。

鉴别完肿瘤性和非肿瘤性之后,非肿瘤性诊断中的中枢感染是一块重要的内容,多种中枢感染性可表现如下。

- 脑结核:分为全身型和局限型,成熟的结核瘤 MRI 表现呈"环靶征",结核菌素试验、血沉、胸腹 CT、血及脑脊液腺苷脱氢酶检测。
- 细菌感染:发热病史、外周感染证据、脑脊液化验、脑膜刺激征,有无中耳炎、鼻窦炎等邻近感染病灶。
- 真菌感染:呈亚急性或慢性起病,可无特异性临床表现,免疫力下降引起机会性真菌感染可能性大,脑脊液 G + GM 试验及脑脊液真菌培养及药敏试验。

例如:脑结核(图 4.8)可以在脑中表现为多种形式,如下所示。

- 未成熟结核瘤:T1 低信号、T2 高信号,水肿较重,均匀结节状强化。
- 成熟结核瘤:"环靶征"低信号—高信号—低信号。
- 粟粒状结核瘤:直径多 <3mm,表现和未成熟结核瘤相似,均匀强化。

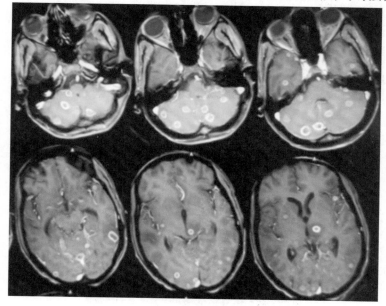

图 4.8　脑结核

　　寄生虫感染鉴别:由于颅内病理组织不易得到,因此,详细的病史、头颅的影像学检查和血清学检查是诊断脑寄生虫病的有效方法。

- 脑囊虫病:生食猪肉史、皮下结节、外周嗜酸性粒细胞。
- 脑包虫病:狗、羊密切接触史、外周嗜酸性粒细胞,影像学。
- 脑肺吸虫:生食淡水蟹和蝲蛄病史、肺部症状、CSF、粪检虫卵、外周嗜酸性粒细胞。
- 脑裂头蚴病:食用蛙、蛇肉、外周嗜酸性粒细胞。

举例来说:

脑囊虫病神经影像(图 4.9):头颅 MRI 有典型的囊壁、囊液及囊尾蚴头节。

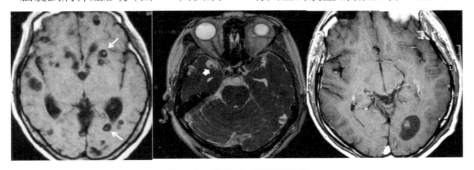

图 4.9　脑囊虫病神经影像

　　另外,提示脑囊虫病可能的 4 种影像学表现(图 4.10):①CT 表现为囊性病灶,可无头节;②病灶呈环形强化;③多个囊虫聚集在一起或一个囊虫在退变、死亡中由于炎症反应及囊壁纤维化而形成分叶状;④CT 表现有钙化。

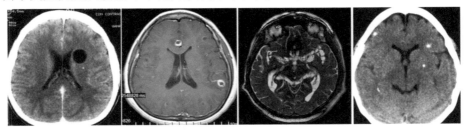

图 4.10　提示脑囊虫病可能的 4 种影像学表现

　　脱髓鞘病变鉴别:脱髓鞘是一组在病因上与自身免疫相关、以中枢神经系统髓鞘脱失及炎症为主的疾病。其中以多发性硬化、视神经脊髓炎、急性播散性脑脊髓炎等较为常见。

　　其中,多发性硬化最为常见,几乎所有的文献均报道多发性硬化可同时侵犯脑和脊髓,故多发性硬化患者最常见的首发表现为视力障碍、四肢运动及感觉障碍,并且病灶存在时间和空间多发性,即颅内可有多发新旧不一的病灶。

多发性硬化的临床特征:几乎所有文献均报道 MS 患者最常见的首发表现为视力障碍、四肢运动和感觉障碍,存在时间、空间多发性(新旧不一的病灶)。

诊断(基于临床资料):

(1)起病年龄在 10 ~ 50 岁,女性多见。

(2)中枢神经系统白质内同时存在着两处以上的病灶。

(3)有缓解、复发、进展交替的病史。

(4)排除其他病因。

实验室检查:CSF – IgG↑、CSF – IgG 寡克隆带↑。

MRI 特征如下:

- 分为脑型、脊髓型、脑脊髓型。
- 脑内病灶多发生在大脑白质、视神经、脊髓、脑干,以侧脑室前后角、半卵圆中心、胼胝体多见。
- 有特征性"垂直脱髓鞘征"。
- 最初结节强化—数天至数周环状强化—强化逐渐消失。

典型的神经影像例如图 4.11。

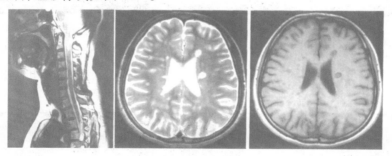

图 4.11 典型的神经影像

MS 典型影像学表现"垂直脱髓鞘征",见图 4.12。

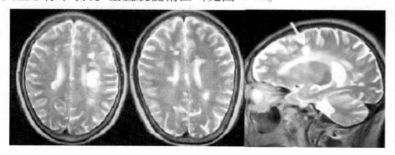

图 4.12 MS 典型影像学表现"垂直脱髓鞘征"

各类脱髓鞘疾病的特点区别如表 4.3 所示。

表 4.3 各类脱髓鞘疾病的特点区别

临床特点	多发生硬化	视神经脊髓炎	急性播散性脑脊髓炎
发病年龄	中位数 29 岁	中位数 39 岁	<10 岁
感冒样前驱	无	无	经常有
脑脊髓	侧脑室旁、半卵圆中心、胼胝体、脑干、小脑,可强化	无,或皮质下、丘脑、下丘脑,无明显强化	脑多发灰白质大片病灶
脊髓 MRI	脊髓病灶 < 2 节段,位于白质,可强化	脊髓病灶 > 3 节段,多位于脊髓中央,可强化	脊髓对伐白质病灶
特征性检查	脑脊液 IgG、寡克隆带↑	水通道蛋白阳性	脑脊液 IgG↑、寡克隆带一过性阳性
脑脊液细胞	多数正常	多数白细胞↑,中性粒常见	刻有不同程度升高

常见颅内多发病灶相关疾病的特点区别如表 4.4 所示。

表 4.4 常见颅内多发病灶相关疾病的特点区别

疾病	发病年龄	常见首发症状	好发部位	重要检查	CSF	MRI
转移瘤	中老年	颅高压、局部症状	血流丰富区、灰白质交界处	找到原发病灶	无	边缘清楚、水肿明显、环状强化
淋巴瘤	中老年	颅高压、局部症状	中线结构附近	外周淋巴细胞↑	压力↑、细胞数及蛋白↑,糖、氯正常	团块样明显强化
寄生虫	青壮年	癫病、头痛	无	嗜酸性粒细胞↑、寄生虫抗体	压力↑、嗜酸性粒细胞↑	环状强化、"满天星"、钙化
脑结核	青少年、儿童	癫病、头痛、颅高压症状	灰白质交界处基底节区	常合并活动性结核	压力↑、蛋白↑、糖、氯化物↓	结节强化(粟粒状结核)、环状强化
脑脓肿	均可	脑膜刺激征、继发于其他感染	原发感染邻近部位	DWI 高信号	压力↑、细胞数及蛋白↑	脓肿壁内无异常信号、环状强化
脑真菌	青壮年	无特征表现	无	真菌 G + GM	蛋白↑、糖、氯化物↓	不连续环状强化"开环征"
MS	中青年女性	视力下降、四肢运动感觉障碍	视神经、脊髓、侧脑室周围	IgG↑	CSF – IgG↑、CSF – IgG 寡克隆带↑	"垂直脱髓鞘征"、环状强化

- 年龄、首发症状常能提示诊断。
- 影像学检查非常重要。
- 立体定向活检是最后的手段。

第三部分　启示与拓展

1. 颅内多发占位的诊断和鉴别诊断需要严谨的诊疗思路

颅内多发占位的诊断和鉴别诊断对于神经科医生来说是一个具有难度的挑战。因为颅内多发占位的病因多种多样,大致可以分为肿瘤性和非肿瘤性两大类,其中各自的类型下又可以分为多个亚类。颅内多发占位的临床表现和症状多种多样,我们往往首先接触到的是其影像学的表现,其影像学特征各不相同。结合症状和影像学的特点,我们需要有一个初步的诊断考虑。其次,我们还需要追问病史,同时完善一些特征性的实验室辅助检查。因为颅内多发占位的病因,检查的类别和思考的方向不尽相同,甚至天差地别,所以,要求我们临床医生具有开阔的诊疗思路,不要局限于某一类疾病或某一个学科类的疾病。

2. 颅内多发占位的诊断和治疗需要多学科的合作

颅内多发占位的诊断涉及神经内外科、传染科、感染科、皮肤科以及肿瘤科等多个学科,各自学科相关疾病的治疗也各不相同。对于颅内多发占位的治疗,除去手术治疗手段外,还有各自特征性疾病的专科治疗方案。在专科的治疗方案下,还需要了解专科疾病治疗过程中的相关注意事项。例如,对于一例颅内多发占位诊断为神经梅毒,目前神经梅毒的推荐方案:青霉素,1800 万 ~ 2400 万 U/d,每 4h 300 万 ~ 400 万 U 静脉滴注,或持续静脉滴注连续 10 ~ 14d。继以苄星青霉素 240 万 U,1 次/周,肌肉注射,共 3 次。但治疗过程中需要注意预防吉海反应,需要在使用前予倍他米松肌注 1 次,这对于非皮肤科专科医生往往是缺乏认识的。因而,颅内多发占位的诊断和治疗往往需要从实际情况出发,开展多学科的合作。

3. 早期识别和预估颅内多发占位的病情变化

某些颅内多发占位具有病情变化快、进展迅速的特点,这一类占位往往具有水肿的影像学特点且病灶增大进展迅速。这类患者的起病较急,临床症状进展加重,前后影像学复查变化大,以淋巴瘤、转移瘤和脱髓鞘病变较为多见。对于这类进展迅速的疾病,我们需要早期识别并预估病情变化,及时予以对症处理,预防脑疝等不可逆的神经功能损伤,避免出现危及患者生命安全的情况出现。

参考文献

1. 赵虎林,田增民,赵全军,等.立体定向活检术在颅内多发占位诊断中的应用.中国实验诊断学,2008,12(6):751-753.

2. 余浩,魏祥品,钱若兵,等.颅内多发病灶的立体定向活检术后病理学结果与MRS结果的比较分析.中国临床神经外科杂志,2014(7):385-387.

3. ZHANG X J, PIAO Y S, CHEN L, et al. Multiple intracranial lesions: a clinicalpathologic study of 62 cases. Zhonghua Bing Li Xue Za Zhi Chinese Journal of Pathology,2011,40(9):599.

4. 黄文辉,李俊德,王进钢,等.MRI定位下立体定向活检术在颅内多发疑难病例诊断中的应用.立体定向和功能性神经外科杂志,2006,19(2):65-69.

5. CHENG X J, XU L Z. Review of the diagnosis and clinical features of multiple sclerosis in China. Neuroscience Bulletin,2009,25(1):38-42.

6. 王淑梅,杨飞飞,黄玉仙,等.78例脑寄生虫病病例分析.中国寄生虫学与寄生虫病杂志,2009,27(3):245-248.

7. 胡兴荣,张家权,李顺振,等.脑多发性结核瘤的MRI诊断.医学影像学杂志,2009,19(2):132-134.

8. BRUTTO O H. Diagnostic criteria for neurocysticercosis. Annals of Neurology,2016,372(6):202-210.

9. AMBURGY J W, MILLER J H, DITTY B J, et al. Cryptococcus gattii in an Immunocompetent Patient in the Southeastern United States. Case Rep Infect Dis,2016(6):828-915.

作者简介: 曹生龙,2017级临床医学博士后,主攻方向为脑血管病的临床和基础研究。

指导老师: 陈高,浙江大学求是学者、教授、博士后导师、主任医师,浙江大学医学院附属第二医院,主攻方向为脑血管病的临床诊治和基础研究,脑肿瘤的临床诊治。

病例 5
一只"蝴蝶"飞进大脑

第一部分　病情变化过程

1. 病情概述

患者,男性,60 岁,因"性格改变 3 个月,加重 1 周"入院,诊断为:双侧额叶占位性病变,胶质瘤。入院后完善术前常规准备,予全麻下行左额开颅颅内病变切除术,术中全切肿瘤。术后病理提示胶质母细胞瘤,遂予行标准剂量的放疗和替莫唑胺化疗。术后 2 年复查发现右额新发病灶,考虑肿瘤复发,遂再次入院手术切除复发病灶,病理证实为复发胶质母细胞瘤,术后再次行标准剂量的替莫唑胺化疗。目前患者已随访 3 年,一般情况良好。

2. 接诊印象

患者当时由老伴搀扶着走进主任门诊,还没坐定,大娘就拿出一袋片子,焦急地说:"医生,快救救我老伴,我们那的医生说他脑子里长了瘤,医生你告诉我,是不是癌? 是不是没救了?"一旁的大爷表情淡漠,没有言语。主任拿出袋子里的片子看了一眼,心中已知病情,耐心地安慰道:"大娘,先不要这么担心,你先跟我说说你老伴哪里不舒服,为什么来看病? 好吗?"大娘见主任这么说,像找到了救星一样,立刻安心了不少:"医生,我老伴像变了一个人一样,性格变了,话都不大讲了,我们跟他说话,他也不太回答,也不来关心我了,以前他话很多的,以前都是他关心照顾我的……"主任看着大爷:"大爷,跟我说说哪里不好? 好吗?"大爷久久不吱声,大娘提高嗓门重复了主任的话后,大爷才支支吾吾:"杭州……女儿……她带我来这里……这是哪里?"主任一边拿出手电筒去看大爷的瞳孔,一边详细地询问具体的病史,并告知大娘这种情况需要住院手术。大娘对手术的效果很担心,情绪一度失控。主任非常耐心地安慰大娘,缓解大娘的焦虑、紧张、不安情绪,并帮忙联系好急诊,让大爷、大娘不要回家了,在急诊先稳定一下病情,再住院手术治疗。

待大爷、大娘走出诊室后,主任语重心长地对我们几个说:"虽然从影像学片子上马上能看到患者的病变及严重程度,但主诉、病史永远都是临床诊疗过程中最基本、最重要的第一手信息。外科医生不能什么都依赖于影像学检查,而对患者的病情、病史不闻不问,那是很不好的习惯。我们首先面对的是患者,是人,患者需要我们去关注病情、关心痛楚、稳定情绪。这是外科医生最起码的职业道德!"主任给我们生动地上了一课,回想起主任行医数十载,一丝不苟,始终保持着这样的习惯和职业操守,着实让我们后辈敬仰,激励我们终身向他学习!

3. 病史回顾

基本信息:患者,男性,60 岁,农民。

病史特点:

1)主诉:性格改变 3 个月,加重 1 周。

2)简要病史:患者 3 个月前无明显诱因下逐步出现性格改变,主要表现为少言寡语,不关心家人。1 周前上述情况明显加重,伴有言语错乱。患者遂至当地医院就诊,予查头颅 CT 及 MRI,提示颅内占位性病变。患者家属为求进一步诊治,至我院门诊。

3)查体:神清,精神软,反应迟钝,应答欠切题,查体配合欠佳,双侧瞳孔等大等圆,直径 3.0mm,光反灵敏,四肢肌张力正常,四肢肌力 5 级,双侧病理征阴性。

4)辅助检查:

a)影像学检查(图 5.1):头颅 CT 平扫:双额叶病变。头颅 MRI 增强:双额叶病灶,首先考虑胶质瘤。

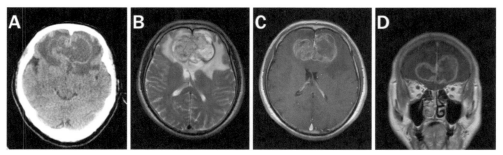

图 5.1　头颅 CT(A)提示双侧额叶占位,密度不均匀,周围水肿及占位效应明显。MRI 检查(B~D)提示病变累及双侧额叶和胼胝体,T2WI(B)显示病变周围水肿明显,T1WI(C、D)增强提示肿瘤明显不均匀强化

5)既往史:体健。无高血压;无糖尿病;无心脏病;无肾病史;无肺结核;无病毒性肝炎;无其他传染病;无食物、药物过敏;无外伤史;无手术史;无输血史;无中毒史;无长期用药史;无可能成瘾药物。疫苗接种史不详。

6）其他个人史、婚育史或家族史：无特殊。

4. 病情演变

入院后暂予脱水降颅压、预防癫痫、营养神经等治疗，并完善常规检查检验。诊断上，针对大脑半球占位性病变，主要从肿瘤性和非肿瘤性两大类去鉴别。肿瘤性病变又以胶质瘤、脑膜瘤、转移瘤、淋巴瘤为主，非肿瘤性病变则以脑脓肿和脱髓鞘较多见。胶质瘤分低级别和高级别，低级别胶质瘤好发于儿童和中青年，肿瘤生长缓慢，边缘较清楚，占位及水肿均不明显，CT 表现为低密度病灶，MRI 序列 T1WI 呈低信号，T2WI 呈均匀高信号，增强后无或轻度强化，PWI 常低灌注。高级别胶质瘤最常见于幕上，多累及中央区白质结构（如胼胝体），或经中线延伸至对侧，呈弥漫浸润生长，易发生坏死、出血和囊变，占位及水肿均明显，CT 常呈混杂低密度，T1WI、T2WI 呈不均匀信号，增强多呈不规则花环状强化，而 MRS 上 Cho/NAA 较高，PWI 呈高灌注。脑膜瘤好发于中青年女性，属于脑外肿瘤，常见于大脑凸面、矢状窦旁、蝶骨嵴、桥小脑角、天幕等，CT 呈等或略高密度，局部颅骨增生或增厚，T1WI 呈等或略低信号，T2WI 呈等或略高信号，信号均匀，增强扫描中肿瘤均匀显著强化，常可见"脑膜尾征"。转移瘤多见于中老年人，50 岁以上约占 80%，常有原发病灶，以肺癌原发灶最多，病变多发为主，好发于灰白质交界区，常有坏死、囊变，灶周水肿明显，可见"小病灶、大水肿"的典型特征，CT 呈不均匀等、低密度，MRI 呈长 T1、长 T2 信号，增强扫描中的肿瘤常呈不规则环形强化。中枢神经系统淋巴瘤好发于深部白质、脑室周围，CT 多呈均匀等或高密度，肿瘤内一般无钙化，出血罕见，MRI 增强扫描表现为均匀强化，而 DWI 序列中弥散受限。脑脓肿往往起病急、进展快，神经功能症状明显，同时伴发热，WBC 水平增高，影像学检查多表现为病灶壁较厚，水肿明显，DWI 上囊腔内弥散受限，囊壁则不受限。脱髓鞘病变好发于青年人，病变以多发为主，MRI 增强扫描可见开环征，MRS 则提示非肿瘤性病变。结合患者的病史、体检、辅助检查检验，诊断首先考虑高级别胶质瘤。

经科室讨论并取得患者及其家属知情同意后，最终治疗方案为全麻下开颅双额病变切除术。由于患者病灶累及左侧额叶的范围更大，所以设计左侧额叶入路（图 5.2）。同时，为了方便暴露胼胝体等中线结构以到达对侧病变，特将骨瓣边缘达中线位置。术中见肿瘤质地软，血供丰富，先切除左侧额叶部分肿瘤，再沿纵裂分离肿瘤与胼缘动脉和胼周动脉的粘连，显露同侧扣带回和胼胝体，打开左侧侧脑室，定位尾状核头、室间孔等重要解剖结构，进一步切除右侧肿瘤并最终实现全切肿瘤。尾状核头表面及核团内部富含血管，形状和高级别胶质瘤容易混淆，因此，术中明确尾状核头位置十分重要！

　　术后予预防感染、预防癫痫、营养神经、补液等药物治疗。复查 CT、MRI（图5.3）提示肿瘤全切。常规病理诊断（图5.4）：胶质母细胞瘤，WHO Ⅳ 级。免疫组化结果：GFAP + ，Syn 背景 + ，NF 背景见阳性纤维，IDH1 R132H − ，P53 散在弱 + ，Ki −67约 10% ，EGFR − ，MGMT − ，PTEN − ，vegf − 。遂术后予行标准剂量的局部放疗和替莫唑胺化疗。患者恢复良好，症状未见明显加重，仍表现为淡漠和轻微言语混乱。待病情稳定后出院，门诊定期复查随访。

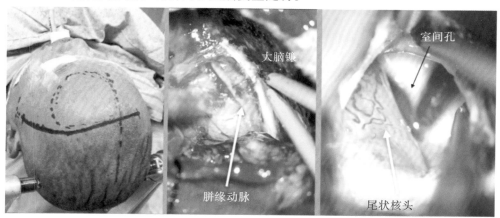

图5.2　手术切口如左图示，左额开颅，虚线为骨瓣范围，中间达中线；中图所示为左额部分肿瘤切除减容后沿大脑镰显露胼缘动脉及扣带回、胼胝体。右图为打开左侧脑室额角，定位尾状核头、室间孔。图中可见尾状核头表面布满血管，类似"草莓"，这是尾状核头的特点。室间孔后上方的粗大血管为透明隔静脉

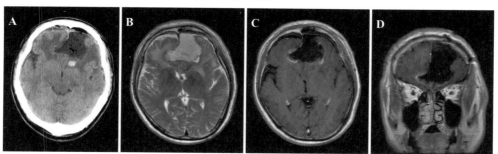

图5.3　头颅 CT（A）提示双侧额叶术后改变，术区积液。MRI 增强检查（B ~ D）提示双侧额叶病变完全切除，术区周围水肿

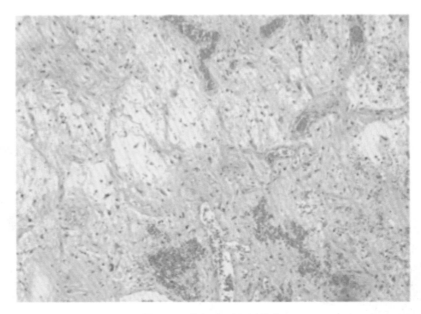

图 5.4　常规病理 HE 染色

术后 3 个月随访显示患者淡漠及言语混乱等症状基本恢复正常,伴轻微性格改变。术后 2 年随访复查(图 5.5)发现右额新发病灶,考虑肿瘤复发,遂再次入院手术切除复发病灶(图 5.6),术后病理诊断(图 14.7):(右额)浸润性胶质瘤,符合胶质瘤复发。免疫组化结果:GFAP + ,Olig – 2 + ,Nestin + ,IDH1 R132H – ,ATRX 存在,P53 – ,Ki – 67 <5% + ,BRAF – ,Syn 部分 + ,NF + ,vegf 部分 + ,EGFR + ,MGMT – ,PTEN – 。术后患者恢复良好,遂再次接受了标准剂量的替莫唑胺化疗。目前,患者已长期随访 3 年,一般情况良好,影像学检查未提示肿瘤复发。

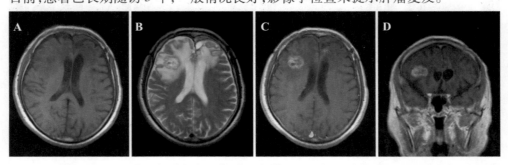

图 5.5　头颅 MRI 显示右侧额叶新发结节,增强扫描(C、D)提示结节明显不均质强化,左侧额叶软化形成

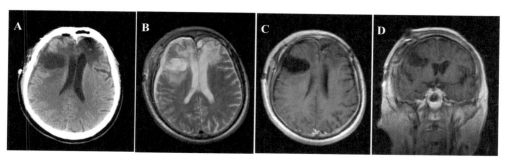

图 5.6　头颅 CT（A）提示右侧额叶术后改变。MRI 增强检查（B～D）提示右侧额叶病灶切除术后,未见肿瘤残留,双侧额叶软化灶

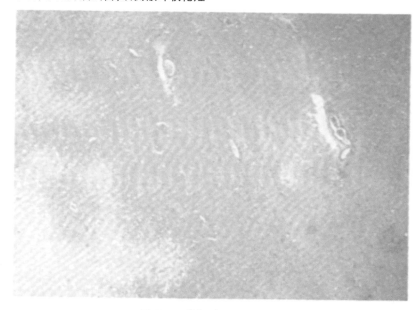

图 5.7　常规病理 HE 染色

5. 临床思维导图(图 5.8)

简介 — 由分化差的肿瘤性星形细胞组成，是恶性程度最高的中枢神经系统肿瘤，五年生存率仅5.5%，中位生存期15个月。主要见于成人，男性多发，肿瘤多位于幕上，可累及周围及远处脑组织

临床表现
- 颅高压症状：头痛、呕吐、视乳头水肿
- 神经功能及认知功能障碍：偏瘫、失语、意识障碍、精神异常
- 癫痫发作

影像学表现 — 最常见于幕上，弥漫浸润生长，多累及中央区白质结构如胼胝体，或经中线延伸至对侧；易发生坏死、出血和囊变，占位及水肿均明显；CT常呈混杂低密度，MRI扫描T1WI、T2WI呈不均匀信号，增强多呈不规则花环状强化；MRI波谱上Cho/NAA较高，PWI呈高灌注

鉴别诊断
- **肿瘤性病变**
  - **低级别胶质瘤**：边缘较清楚，水肿不明显。CT呈低密度，T1WI低信号，T2WI均匀高信号，增强后无或轻度强化；PWI低灌注
  - **脑膜瘤**：常见于大脑凸面、矢状窦旁、蝶骨嵴、天幕等；CT呈等或略高密度，局部颅骨增生或增厚；T1WI呈等或略低信号，T2WI呈等或略高信号，信号均匀，肿瘤均匀显著强化，可见"脑膜尾征"
  - **转移瘤**：好发于灰白质交界区，多发，常有坏死、囊变；可见"小病灶、大水肿"；CT呈不均匀等、低密度，MRI增强常呈不规则环形强化
  - **淋巴瘤**：好发于深部白质，脑室周围，CT多呈均匀等或高密度，肿瘤内一般无钙化，出血罕见，MRI增强常均匀强化；DWI上囊腔内弥散受限，囊壁不受限
- **非肿瘤性病变**
  - **脑脓肿**：病灶壁较厚，水肿明显；DMI上囊腔内弥散受限，囊壁不受限
  - **脱髓鞘**：多发病灶，MRI增强扫描可见"开环征"，MRS提示非肿瘤性病变

治疗
- **手术+术后放化疗**：开颅肿瘤切除，术后放疗（常规分割外照射）联合替莫唑胺同步并辅助化疗，已成为成人新诊断GBM的标准治疗方案，尽可能切除肿瘤是高级脑胶质瘤的独立预后因素之一，肿瘤全切可延长术后肿瘤复发时间和患者生存期（2、3证据）
- **电场治疗**：是一种通过抑制肿瘤细胞有丝分裂发挥肿瘤作用的治疗方法。具有非侵袭便捷式设备、对正常细胞无影响、全身不良反应极少等优点。NCCN指南与中国脑胶质瘤诊疗规范推荐用于新发GBM（指南1级证据）的治疗
- **分子靶向治疗、免疫治疗等**：尚处于早期临床研究阶段，治疗效果不佳；主要面临肿瘤高异质性、肿瘤复发率高、血脑屏障药物透过率低等困难

病理
- **传统病理学**：大体：肿瘤界限不清，切面颜色不一，呈灰色或灰白色，坏死区呈黄色，伴出血时呈红色或棕色镜下；由分化差的肿瘤性星形细胞组成，见大量病理性核分裂象，明显的微血管增生，常可出现"肾小球样"血管内皮细胞增生和（或）坏死，肿瘤细胞围绕坏死灶呈"假栅栏状"排列
- **分子病理学**：分为经典型、前神经元型、间质型三个亚型

术后复返鉴别诊断
- **肿瘤复发**：任何时间都可发生，MRI增强中多病灶和胼胝体受侵通常是肿瘤复发。MRI高灌注，DWI中高信号，MRI波谱中Cho/NAA、Cho/Cr较高
- **假性进展**：治疗后数月发生，MRI增强表现大片的长T1和长T2异常信号灶，内有不规则强化灶，瑞士奶酪样表现。MPI低灌注，DWI中比肿瘤信号低，MRI波谱中Cho/NAA、Cho/Cr较低
- **放射性脑病**：治疗后数月至数年发生，MRI增强可见强化，晚期表现为边界清楚的如脑脊液样信号，全脑放疗中颞叶坏死多见。MRI低灌注，DWI中比肿瘤信号低，MRI波谱中Cho/NAA、Cho/Cr较低

复发GBM治疗
- **手术治疗**：手术治疗是否获益尚缺乏高级别的循证医学证据。手术目的是减少肿瘤负荷，缓解症状；手术原则是最大范围安全切除；必须个体化，应考虑年龄、功能状态、组织学类型、初始治疗反应、复发类型、两次手术的时间间隔、既往治疗方式
- **电场治疗**：NCCN指南与中国脑胶质瘤诊疗规范推荐用于复发高级别脑胶质瘤（2级证据）的治疗

（左侧主干）**胶质母细胞瘤(GBM)**

图 5.8 临床思维导图

第二部分 文献分享与思考

胶质母细胞瘤是恶性程度最高的中枢神经系统肿瘤,发病率约为 3.2/10 万,占原发性中枢神经系统恶性肿瘤的 46%。目前对胶质母细胞瘤的治疗方式仍然以手术为主,辅以放疗、化疗的综合治疗,但其预后仍很差,5 年生存率仅为 5.5%。因此,临床医生和基础研究科学家一直在为提高胶质母细胞瘤的预后而不懈努力,其中多学科综合治疗协作组(multidisciplinary team,MDT)治疗的运用被认为能提高肿瘤治疗的预后及患者的生活质量。

该病例的诊治过程中存在着一些问题,需要 MDT 讨论解决。

影像学相关问题:根据患者术前 CT、MRI 检查表现,诊断高级别胶质瘤并不难。术后 2 年随访复查 MRI 增强,发现颅内新发病灶,关于术后经过放化疗的胶质瘤患者,需仔细鉴别新发病灶的性质。鉴别诊断主要包括肿瘤复发、假性进展和远期放射性脑坏死。其中,肿瘤复发可发生于术后任何时间,患者的临床症状恶化;MRI 增强常表现为多病灶、易侵犯胼胝体;MRI 灌注成像提示病变高灌注;MRI 波谱中 Cho/NAA、Cho/Cr 较高,常高于 1.71;DWI 呈高信号;PET 扫描提示葡萄糖高代谢,^{11}C – methionine 和 ^{18}F – FLT 等示踪剂高代谢。假性进展往往发生于治疗后数月,患者的临床症状可不变或恶化;MRI 增强常表现为大片的长 T1 和长 T2 异常信号灶,内有不规则强化灶,占位效应明显,呈瑞士奶酪样表现;MRI 灌注成像提示病变低灌注;MRI 波谱中 Cho/NAA、Cho/Cr 较低,常低于 1.71;DWI 信号比肿瘤成分低;PET 扫描提示葡萄糖高或低代谢,^{11}C – methionine 和 ^{18}F – FLT 等示踪剂低代谢。而远期放射性脑坏死则发生于治疗后数月至数年不等,患者的临床症状可不变或恶化;MRI 增强扫描可见强化,晚期表现为边界清楚的脑脊液样信号,全脑放疗患者还可见颞叶坏死;MRI 灌注成像提示病变低灌注;MRI 波谱中 Cho/NAA、Cho/Cr 较低,常低于 1.71;DWI 信号比肿瘤成分低;PET 扫描提示葡萄糖低代谢,^{11}C – methionine 和 ^{18}F – FLT 等示踪剂低代谢。该患者的影像学表现考虑肿瘤复发,最终手术病理得以证实。

病理学相关问题:癌症治疗的效果差,其中一个主要的原因是其具有高度异质性,进一步又分为肿瘤间异质性和肿瘤内异质性。传统病理学按照形态学,将胶质瘤分为星形细胞瘤、少突胶质细胞瘤、少突星形细胞瘤等;按照恶性程度又将其分为Ⅰ~Ⅳ级。随着分子生物学的发展,人类对癌症的理解更加深入,人类癌症基因图谱(The Cancer Genome Atlas,TCGA)根据肿瘤基因转录组表达的差异,将胶质母细胞瘤进一步细分为四个不同的亚型,即前神经元型、神经元型、经典型和间充质型,其中经典型胶质母细胞瘤对治疗的敏感性最高,预后也最好,而前神经元型亚型患者的预后最差。对胶质母细胞瘤的分子病理学分型和特征深入研究,对其精准治疗及研发新的治疗靶点及药物有重大意义。

治疗新方法的相关问题:肿瘤治疗电场(TTFields)是一种通过抑制肿瘤细胞有丝分裂来发挥抗肿瘤作用的治疗方法,具有非侵袭、设备便携、对正常细胞无影响、全身不良反应极少等优点。2017年,*JAMA*上发表的一项多中心随机对照研究(Ⅲ期临床研究EF-14)结果显示,术后标准化放化疗的胶质母细胞瘤患者,采用电场治疗联合替莫唑胺化疗,与单一替莫唑胺化疗相比,前者的无进展生存期和总生存期获得显著改善。将胶质母细胞瘤的中位生存期提高到了20.9个月。对年龄、性别、Karnofsky表现评分、MGMT启动子甲基化状态、肿瘤位置或切除范围等亚组分析表明,电场治疗联合替莫唑胺化疗显著提升各亚组患者的无进展生存期和总生存期。当治疗依从性>90%时,电场治疗+替莫唑胺治疗能够获得最大疗效,从开始治疗起算中位生存期可达24.9个月(从诊断开始起算为28.7个月),年生存率显著高于单用替莫唑胺组,5年生存率可达29.3个月。目前,NCCN指南与中国脑胶质瘤诊疗规范推荐电场治疗用于新发胶质母细胞瘤(指南1级证据)/复发高级别脑胶质瘤(2级证据)。对于分子靶向治疗、免疫治疗等,目前尚处于早期临床试验阶段,总体效果不佳,其中主要面临的难点有肿瘤异质性、肿瘤复发率高、血脑屏障药物透过率低等。

复发胶质母细胞瘤的治疗相关问题:根据中国《脑胶质瘤诊疗规范(2018版)》(见图5.9),对于复发胶质母细胞瘤的患者,手术治疗获益尚缺乏高级别的循证医学证据。手术目的是减小肿瘤负荷,缓解症状,获取组织学和生物学信息,以便术后进行其他治疗。手术原则是最大范围安全切除,但手术治疗必须个体化,应考虑年龄、功能状态、组织学类型、初始治疗反应、复发类型(是局部性还是弥漫性)、第一次手术和再次手术的时间间隔、既往治疗方式等。对于弥漫性或多灶性复发患者和局灶性手术无法切除的患者,可行临床试验、姑息治疗、全身化疗、电场治疗等。

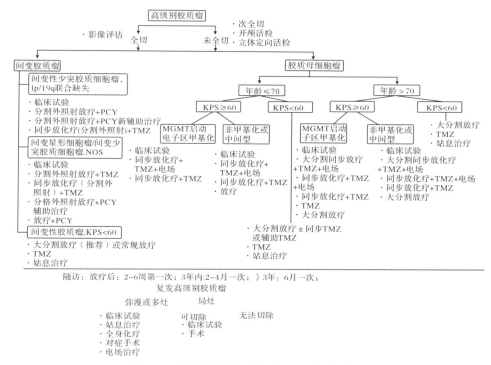

图 5.9　《脑胶质瘤诊疗规范(2018 版)》截图

第三部分　启示与拓展

1. 术中全切肿瘤对胶质母细胞瘤患者的预后至关重要

该患者共经历了两次手术,以及术后标准的放化疗治疗,对其已随访 3 年,而且并未发现肿瘤复发迹象,其在胶质母细胞瘤患者群体中已经算是预后很好的。这一方面归功于患者术后恢复良好,随访复查头颅 MRI 增强规律,及时发现肿瘤复发并予以干预;另一方面也是因为患者的两次手术均实现了肿瘤全切。这对于胶质母细胞瘤的诊治是至关重要的一个因素,也是决定患者总生存期和无进展生存期的主要因素。要达到这一目标,离不开神经外科医生精湛的手术水平。对于外科医生来说,外科技术永远都是立身之本! 这一方面跟外科医生自身天赋有关,更重要的是对每一位患者,每一台手术都认真仔细对待,术前根据患者病情设计手术入路、切口,术中对解剖结构的熟悉,对正常结构尤其是重要血管神经的保护,对出血的有效控制,这些都体现了神经外科医生的技术水平和职业素质,更是与患者的预后息息相关。因此,外科医生在成长过程中永远都要把提升自身业务能力、手术技能放在重要的位置!

2. 术后规律随访,提高患者的依从性,重视疾病发展有助于尽早发现肿瘤复发,实现尽早干预,有益于患者长期生存

该患者之所以预后较好,还跟患者术后规律随访、定期复查密不可分。如果该患者的依从性较差,在第一次住院手术后认为病情好转就掉以轻心的话,那就不会听从医生的宣教和嘱托而进行术后放疗化疗,也可能不会定期进行头颅 MRI 增强检查,也就不可能在肿瘤复发的早期就及时发现。那样可能肿瘤复发的间隔会缩短,也会延误二次手术的治疗。胶质母细胞瘤作为一种预后差、复发率高的中枢神经系统恶性肿瘤,在诊治过程中需要患者的良好配合。只有在患者足够重视、充分信任下,才有可能通过标准治疗来提高患者的预后。

3. 面对恶性肿瘤,良好的医患沟通能帮助患者重拾信心、勇敢面对病魔,永远都是医生最基本的职责之一

在"谈癌色变"的时代,我们每一个人一旦遇到癌症,都认为被判了死刑,有时并不是癌症本身,恰恰是癌症带给患者的恐惧直接把患者摧毁。因此,在恶性肿瘤患者的诊治过程中,如果通过良好的医患沟通技巧,保护患者脆弱的心灵,帮助其重拾信心,勇敢面对癌症,也是非常重要的环节,对于每一个医生来说,都是应该引起足够重视的。"有时去治愈,常常去帮助,总是去安慰。"医生面对的,不是疾病,而是患者。患者是一个整体,患者的身体和心灵,这些都需要每一位医生去关注,去照顾。这是医生的基本职责之一,也是医生的基本素质之一,所谓医者仁心!

参考文献

1. 鱼博浪,张明,梁星原,等.中枢神经系统 CT 和 MR 鉴别诊断.2 版.西安:陕西科学技术出版社,2005.

2. 国家卫生健康委员会医政医管局.脑胶质瘤诊疗规范(2018 年版).中华神经外科杂志,2019,35(3):217 – 239.

3. FULLER G N. The WHO classification of tumours of the central nervous system. 4th edition. Arch Pathol Lab Med,2008,132(6):906.

4. OSTROM Q T,GITTLEMAN H,LIAO P,et al. Cbtrus statistical report:primary brain and other central nervous system tumors diagnosed in the United States in 2010—2014. Neuro Oncol,2017,19(5):1−88.

5. WANG Q H,HU B L,HU X,et al. Tumor evolution of glioma − intrinsic gene expression subtypes associates with immunological changes in the microenvironment. Cancer Cell,2017,32(1):42.

6. VERHAAK R G,HOADLEY K A,PURDOM E,et al. Integrated genomic analysis identifies clinically relevant subtypes of glioblastoma characterized by abnormalities in PDGFRA,IDH1,EGFR,and NF1. Cancer Cell,2010,17(1):98−110.

7. STUPP R,WONG E T,KANNER A A,et al. NovoTTF − 100A versus physician's choice chemotherapy in recurrent glioblastoma:a randomised phase Ⅲ trial of a novel treatment modality. Eur J Cancer,2012,48(14):2192−2202.

8. STUPP R,TAILLIBERT S,KANNER A,et al. Effect of tumor − treating fields plus maintenance temozolomide vs maintenance temozolomide alone on survival in patients with glioblastoma:a randomized clinical trial. JAMA,2017,318(23):2306−2316.

9. TOMS S A,KIM C Y,NICHOLAS G,et al. Increased compliance with tumor treating fields therapy is prognostic for improved survival in the treatment of glioblastoma:a subgroup analysis of the EF − 14 phase Ⅲ trial. J Neurooncol,2019,141(2):467−473.

作者简介:邵方杰,2018 级临床医学博士后,主攻方向为发展新型人脑类器官模型探究胶质瘤的细胞起源问题。

指导老师:孙崇然,副主任医师,浙江大学医学院附属第二医院,主攻方向为中枢神经系统肿瘤的综合诊治。

病例 6
拨开颅内的"迷雾"

第一部分　病情变化过程

1. 病情概述

患者,女性,49 岁,因"反复右侧肢体无力伴失语 20 天"入院,诊断为:左侧额顶叶脑梗塞,烟雾病,左侧大脑中动脉 M2 段动脉瘤,高血压,颈椎病。神经内科予保守治疗后患者右侧肢体无力症状好转出院。3 个月后为进一步治疗再次入院,行左侧颞浅动脉 – 大脑中动脉搭桥 + 左侧大脑中动脉瘤夹闭术,术中将颞浅动脉额支和顶支分别与大脑中动脉 M4 段分支搭桥。术后肢体无力伴失语症状未再发。术后 4 个月余,患者在老家办丧事时突发头痛,当地医院 CT 提示右侧脑室出血,予保守治疗后好转。术后 9 个月,患者再次入院,行右侧颞浅动脉 – 大脑中动脉搭桥 + 颞肌贴敷 + 硬脑膜翻转术,术后恢复顺利。

2. 接诊印象

忙完了今日的出院和手术,我被告知今天急诊有一位烟雾病合并动脉瘤患者,3 个月前发生过脑梗死。烟雾病合并动脉瘤的患者在临床上并不少见,外科处理方式也是基于每位患者的病情具体分析的。我带着研究生来到患者床边,患者是一位 49 岁的阿姨,见到我们之后并未说话,我问站在一旁她的丈夫:"您好,我是王主任组的医生,听说您妻子之前因脑梗死在我们医院住了一段时间,出院后情况怎么样?"丈夫说:"出院以后右边手脚还可以,能自己走,就是讲话比之前稍微有点慢。"我将丈夫带出病房,向他解释道:"像她这样的情况比较复杂,脑子就好比一块田地,现在引水的水渠堵住了,田地就容易干旱,一干旱,庄稼就枯萎了,相当于我们说的脑梗死。而且水渠里的水还积在一个地方,形成了堰塞湖,如果堰塞湖决堤了,田地就被水淹掉了,相当于脑子里面出血,人就可能有生命危险。我们计划在下周一安排手术,这次手术先做一侧动脉搭桥 + 动脉瘤夹闭,相当于给这块田地挖出新的水渠,并且将堰塞湖给填掉来防止决堤。王主任不仅是做血管搭桥的专家,而且也是夹动脉瘤的专家,如果这次手术恢复顺利,可以半年以后再来处理另一侧。""好的,麻烦你们了!"家属频频点头。

经过了仔细的查体和术前准备,家属已经充分理解了烟雾病合并动脉瘤的危害,愿意接受我们的手术方案。术中发现患者的颅内血管多发硬化狭窄,动脉瘤位于 M2 分叉部,瘤体较大,并可见部分菲薄区域,提示破裂风险较高。王主任用了 4 枚动脉瘤夹将这个定时炸弹完全控制住,并且通过夹闭、释放临时瘤夹的方式判断出两支 M2 在皮层的远端血管。随后,小心分离出颞浅动脉的两个分支,用 10 − 0 缝线分别搭到两支皮层血管上。手术进行了整整 6h,结束时已经快晚上九点了,我在病房一直等到患者从复苏室回来,悬着的心才逐渐放下。等到走出医院大门,才发现满天都是后半夜的星辰。患者恢复还算顺利,除了造影显示动脉瘤颈少许残余外,两支吻合口均很通畅。10 天后患者顺利出院。

一转眼时间已经过了 4 个多月,我已经逐渐淡忘了这个患者的模样了。突然有一天,患者的家属辗转联系到我,说家里办丧事,在送葬的时候患者因为悲伤过度,突然感到头痛,一查 CT,脑出血了,现在住在当地医院。我心里一惊,赶忙让他们把片子发来看看。幸好,出血量不大,而且出血部位在右侧,也就是烟雾样血管更多、我们原计划再过一个多月就要搭桥的一侧,而上次做手术的那一侧则没有出血。"是还没做手术的那一侧出血,出血量不大且破到脑室里面去了,目前脑室没扩大,暂时不需要手术,就在当地治疗,等情况稳定再来做第二次手术吧!"

又过了大概半年,我已轮转到普外科,师姐突然找我要这位患者上次出血的 CT 照片,原来是这位患者上次脑出血恢复后,下定决心再来做右侧的手术了。我暗自祈祷,希望这次手术也能像上次那样顺利,术后别再发生出血或缺血。所幸,这次手术非常顺利,因为患者右侧的烟雾样血管十分典型,王主任和师姐将血管搭桥的同时还进行了颞肌贴敷 + 硬脑膜翻转,也就是标准的烟雾病术式,患者住了 1 周就顺利出院了。

现在,距离第一次手术已经过去 2 年了,回看这位患者 8 个月前的造影记录,动脉瘤残留部分比以前稍微大了一些,我们与烟雾病的斗争还未结束,新的危险正在萌芽,未来是否还需要进一步干预仍未可知,但是,我们有信心,我知道家属对我们也有信心,在这种信心的鼓舞下,我们最终一定能战胜疾病。

3. 病史回顾

基本信息:患者,女性,49 岁,个体户。

病史特点:

1)主诉:反复右侧肢体无力伴失语 20 天。

2）简要病史：患者 20 天前在家中看电视时突发右侧肢体无力，伴失语，持续 2～3min 自行缓解，未重视及就诊。13 天前相同症状再次发作，持续 5min 自行缓解，遂至当地医院就诊。当时测血压 190/110mmHg，头颅 MRI 提示"两侧额叶小缺血灶"。2 天前患者无明显诱因下再次突发右侧肢体无力，伴言语迟缓，当地 MRA ＋DWI 提示"左侧额顶叶脑梗死，左侧大脑中动脉临近侧裂段血管瘤可能，双侧大脑前动脉及右侧大脑中动脉变窄"。予拜阿司匹林 ＋波立维双抗，立普妥治疗，建议上级医院就诊。患者遂来我院急诊。

3）查体：一般查体：神志清，精神可，体温 36.5℃，心率 89 次/分，呼吸 17 次/分，血压 161/95mmHg。心肺腹查体无殊。神经专科查体：体型稍胖（BMI：24.01），言语缓慢，双侧瞳孔等大等圆，对光反射灵敏。颈软，伸舌居中，左侧肢体肌力 5 级，右上肢肌力 3 级，右下肢肌力 4 级，肌张力正常。左侧肢体腱反射（＋＋），右侧肢体腱反射（＋），右侧肢体浅感觉减退，深感觉正常，双侧巴氏征（＋）。

4）辅助检查

影像学检查：外院头颅 MRI：两侧额叶小缺血灶。外院颈椎 MRI：颈椎病，C3/C4、C4/C5 椎间盘膨出，C5/C6 椎间盘向后突出。外院头颅 MRA ＋DWI：左侧额顶叶脑梗死，两侧额顶叶小缺血灶，左侧大脑中动脉临近侧裂段血管瘤可能，双侧大脑前动脉及右侧大脑中动脉变窄。

我院 MRA ＋DWI（2018 － 10 － 23）：脑动脉硬化伴多发狭窄，左侧大脑中动脉 M1 段周围斑片状高信号，出血可能；右侧大脑中动脉 M1 段、左侧大脑前动脉 A2 段闭塞考虑。左侧半卵圆区、胼胝体膝部新近脑梗死（左侧大脑前动脉供血区）。我院心超、肝胆胰脾、双肾、泌尿系、四肢动静脉彩超均未见明显异常。我院胸部 CT：两肺背侧坠积效应，两侧少量胸腔积液。右肺中叶小结节。我院颈部 CTA（2018 － 10 － 26）：两侧颈动脉和椎动脉未见异常。附见：左大脑中动脉 M1 段动脉瘤。

我院头颅 DSA（2018 － 11 － 01）：①左侧中动脉 M2 段动脉瘤，约 7.5mm × 8.4mm，宽颈约 4.0mm；②左侧中动脉 M2 段起始部明显狭窄；③右侧中动脉 M1 段明显狭窄伴部分闭塞。

具体检查结果见图 6.1、图 6.2、图 6.3、图 6.4。

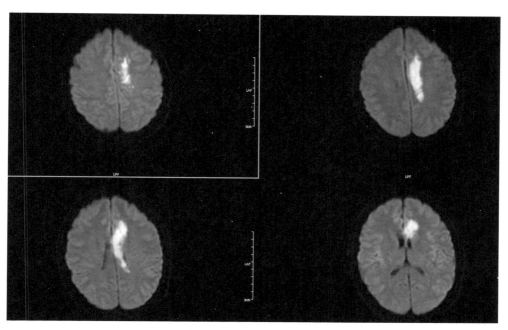

图 6.1　MRI 提示左侧半卵圆区、胼胝体膝部新近脑梗死

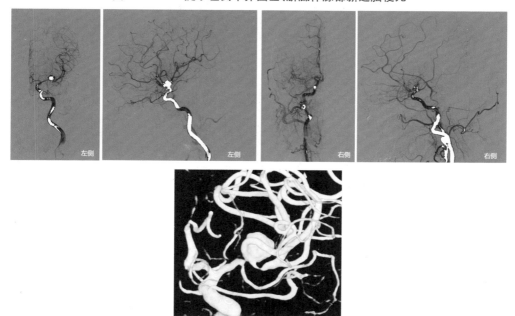

图 6.2　DSA 提示左侧中动脉 M2 段动脉瘤,约 7.5mm×8.4mm,宽颈约 4.0mm;左侧中动脉 M2 段起始部明显狭窄;右侧中动脉 M1 段明显狭窄伴部分闭塞

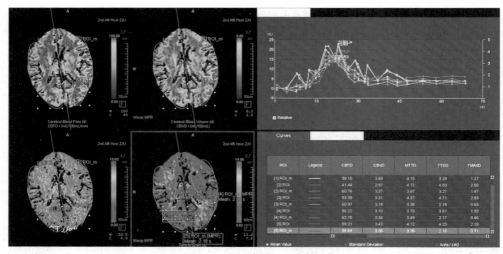

图 6.3　CTP(2019 – 01 – 04)提示右顶枕颞叶灌注减低

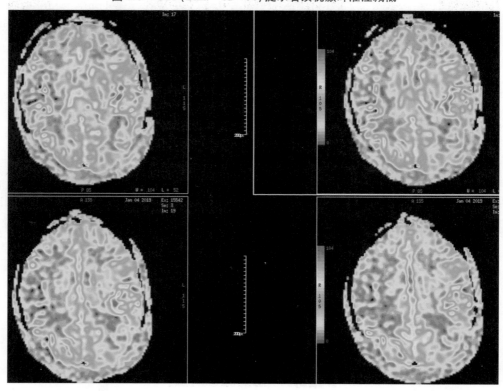

图 6.4　MRI + 3D – ASL(2019 – 01 – 04)提示左侧额颞叶脑血流量较对侧略高

5)既往史:患者过去体质良好。发现"高血压病"12 天,最高血压

200/120mmHg,用贝那普利、拉西地平治疗,血压控制一般。发现"颈椎间盘突出"12 天。无糖尿病;无心脏病;无肾病史;无肺结核;无病毒性肝炎;无其他传染病;无食物、药物过敏;无外伤史;无手术史;无输血史;无中毒史;无长期用药史;无可能成瘾药物。疫苗接种史不详。

6)其他个人史、婚育史或家族史:无特殊。

4. 病情演变

患者于 2019 – 01 – 02 的 16:19 入病房,此时患者体温 36.5℃,心率 89 次/分,呼吸 17 次/分,血压 161/95mmHg,立即予氨氯地平口服降压治疗,并继续予阿司匹林抗血小板,立普妥稳定斑块,丁苯酞改善微循环治疗。完善相关检查后,计划行颞浅动脉 – 大脑中动脉搭桥 + 大脑中动脉瘤夹闭术。

手术于 2019 – 01 – 07 的 14:45 开始,术中探查可见左侧大脑中动脉 M2 分叉部动脉瘤,瘤体朝上,瘤颈宽,瘤体较大,嵌入脑实质内,瘤体可见部分菲薄区域。分离双支 M2,可见患者血管多发硬化。使用一枚 752 夹闭大部分瘤颈,探查可见后方明显残留,再用一枚 742、一枚 712 并行夹闭残留部分,探查可见 M2 无明显狭窄,瘤颈无残留。考虑瘤体较大,在瘤体部再加用一枚 754 加固。然后行 ICG 造影,显示动脉瘤无显影,两支 M2 通畅。

随后,小心分离颞浅动脉的前后支,修剪后通过颞肌隧道穿出,同时,使用一枚临时瘤夹分别在两支 M2 上通过夹闭、释放的方法,判断出两支 M2 在皮层的远端血管。将颞浅动脉的前后支分别吻合两支血管,通畅试验证实吻合口通畅,ICG 造影通畅。手术在 20:45 结束,持续 6h,术后拔除气管插管回病房。复查结果见图6.5。

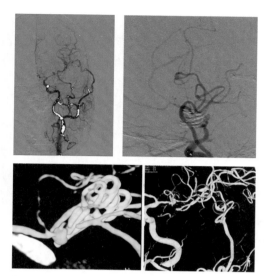

图 6.5　复查 DSA 提示左侧大脑中动脉动脉瘤夹闭术后动脉瘤颈少许残余, 左侧 STA – MCA 搭桥术后两支吻合口 (红圈所示) 均通畅

患者住院 10 天后顺利出院, 住院期间严格控制收缩压在 120～140mmHg, 口服拜阿司匹林 100mg qd, 肢体无力伴失语症状未再发, 嘱患者半年后来院复查并行对侧 STA – MCA 搭桥术。

术后 4 个月余 (2019 – 05 – 14) , 患者在老家办丧事时突发头痛, 至当地医院查 CT (图 6.6) 提示右侧基底节出血破入脑室。

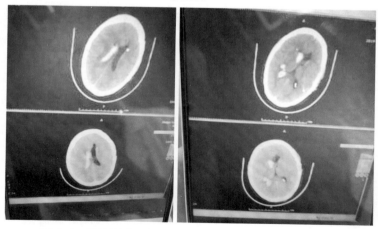

图 6.6　当地医院头颅 CT 提示右侧基底节出血破入脑室

术后 9 个月, 即 2019 – 10 – 14 再次入院行右侧 STA – MCA 搭桥 + 颞肌贴敷 + 硬脑膜翻转术, 本次术后 7 天顺利出院。

5. 临床思维导图(图6.7)

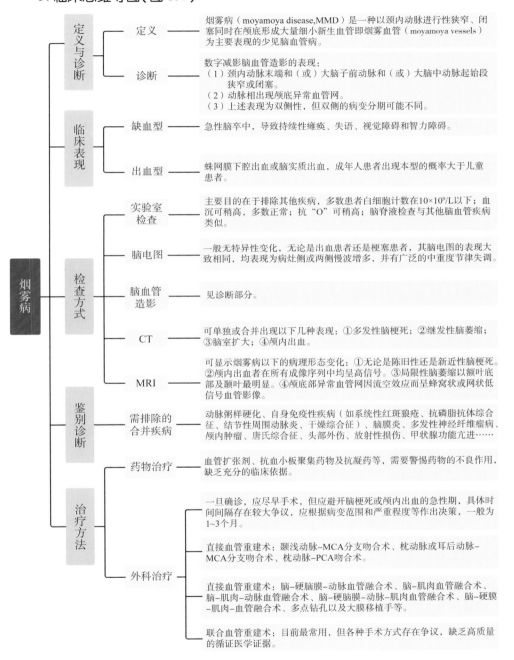

图6.7 临床思维导图

烟雾病(moyamoya disease,MMD)是一种以颈内动脉进行性狭窄、闭塞同时在颅底形成大量细小新生血管即烟雾血管(moyamoya vessels)为主要表现的少见脑血管病。

数字减影脑血管造影的表现:
(1)颈内动脉末端和(或)大脑子前动脉和(或)大脑中动脉起始段狭窄或闭塞。
(2)动脉相出现颅底异常血管网。
(3)上述表现为双侧性,但双侧的病变分期可能不同。

急性脑卒中,导致持续性瘫痪、失语、视觉障碍和智力障碍。

蛛网膜下腔出血或脑实质出血,成年人患者出现本型的概率大于儿童患者。

主要目的在于排除其他疾病,多数患者白细胞计数在10×10⁹/L以下;血沉可稍高,多数正常;抗"O"可稍高;脑脊液检查与其他脑血管疾病类似。

一般无特异性变化,无论是出血患者还是梗塞患者,其脑电图的表现大致相同,均表现为病灶侧或两侧慢波增多,并有广泛的中重度节律失调。

见诊断部分。

可单独或合并出现以下几种表现:①多发性脑梗死;②继发性脑萎缩;③脑室扩大;④颅内出血。

可显示烟雾病以下的病理形态变化:①无论是陈旧性还是新近性脑梗死。②颅内出血者在所有成像序列中均呈高信号。③局限性脑萎缩以额叶底部及颞叶最明显。④颅底部异常血管网因流空效应而呈蜂窝状或网状低信号血管影像。

动脉粥样硬化、自身免疫性疾病(如系统性红斑狼疮、抗磷脂抗体综合征、结节性周围动脉炎、干燥综合征)、脑膜炎、多发性神经纤维瘤病、颅内肿瘤、唐氏综合征、头部外伤、放射性损伤、甲状腺功能亢进……

血管扩张剂、抗血小板聚集类药物及抗凝药等,需要警惕药物的不良作用,缺乏充分的临床依据。

一旦确诊,应尽早手术,但应避开脑梗死或颅内出血的急性期,具体时间间隔存在较大争议,应根据病变范围和严重程度等作出决策,一般为1~3个月。

直接血管重建术:颞浅动脉–MCA分支吻合术、枕动脉或耳后动脉–MCA分支吻合术、枕动脉–PCA吻合术。

直接血管重建术:脑–硬脑膜–动脉血管融合术、脑–肌肉血管融合术、脑–肌肉–动脉血管融合术、脑–硬脑膜–动脉–肌肉血管融合术、脑–硬膜–肌肉–血管融合术、多点钻孔以及大膜移植手术等。

联合血管重建术:目前最常用,但各种手术方式存在争议,缺乏高质量的循证医学证据。

第二部分　文献分享与思考

烟雾病(moyamoya disease,MMD)又称脑底异常血管网病,是一组以颈内动脉虹吸部及大脑前、中动脉起始部狭窄或闭塞,脑底出现异常的小血管网为特点的脑血管病。因在数字减影血管造影影像中表现为许多类似烟雾的密集小血管影,故名。MMD 在东亚国家的发病率较高,女性稍多于男性,以日本最多见,因此,相关地区对其研究也较早起步。1969 年,日本学者 Suzuki 和 Takaku 首先命名其为"moyamoya",日语中意为"飘浮的烟雾"。烟雾病主要表现为缺血和出血两大症状,在儿童中因侧枝血管功能不全,缺血性症状较成年人多见,而成年人中则因侧枝血管较脆而部分表现为出血性症状。内科对烟雾病的治疗主要是对缺血及出血症状的对症处理,对一般患者主要使用抗凝剂及血管扩张剂等。自 1967 年,Yasargil 首创颅内外血管搭桥术以来,外科手术技术及显微镜技术突飞猛进,各种脑血管重建手术成为治疗烟雾病的主要手段。几例大宗病例研究支持脑血管重建对于降低缺血性卒中和短暂性脑缺血发作的发生率有明显的疗效。血管重建术根据术式的不同,分为直接血管重建术和间接血管重建术两大类,目前临床上使用较多的是结合了两者的联合血管重建术。

目前,针对烟雾病尚无确切有效的治疗药物,但对非急性期患者或烟雾综合征患者,针对卒中危险因素或合并疾病的某些药物治疗可能是有益的,如血管扩张剂、抗血小板聚集药物及抗凝药等,但需要警惕药物的不良作用。日本在 2012 年最新指南推荐口服抗血小板聚集药物治疗缺血型烟雾病,但缺乏充分的临床依据。而且长期服用阿司匹林等抗血小板聚集药物可能导致缺血型向出血型转化,一旦出血后,不易止血,对患者预后不利。对于本例患者,因其左侧为缺血型表现,右侧为出血型表现,而且合并有颅内动脉瘤,虽然阿司匹林等抗血小板药物可能对预防缺血事件的发生及搭桥血管的通畅有好处,但同时增加了对侧再次出血的风险,应与患者家属充分沟通,在权衡利弊的情况下使用。

多学科讨论如下。

神经内科医生认为:烟雾病需要与烟雾综合征相鉴别,但实际情况是两者的鉴别缺乏分子标志物或其他特征性的客观指标,主要依赖形态学特征以及数十种伴发疾病的排除,这在临床上缺乏可操作性。而大多数情况下两者在治疗原则上并无明显差异,因此强行鉴别两者的意义不大。脑梗塞则需要与心源性相鉴别。

神经介入专科医生认为:患者颅内动脉瘤处于 M1、M2 分叉部,而且 M1 段明显狭窄,介入栓塞动脉瘤较为困难,患者烟雾病需进行外科手术治疗,可在术中一期夹闭动脉瘤,必要时可进行复合手术。

第三部分　启示与拓展

1. 充分术前讨论后选择合适的手术方式是治疗成功的关键所在

患者的双侧大脑中动脉均有病变,虽然右侧血管病变更符合烟雾病的表现,CT 灌注扫描提示右侧大脑半球缺血较左侧更重;但患者主诉为反复右侧肢体无力伴失语的短暂性脑缺血发作表现,患者右利手,左侧半球为优势半球,左侧大脑前动脉 A2 段闭塞与首次起病时发现的梗死相关,左侧大脑中动脉存在明显狭窄,并合并有较大的动脉瘤,一旦动脉瘤破裂,可能出现危及生命的蛛网膜下腔出血。故综合上述情况,经科室讨论,为该患者制定了先行左侧颞浅动脉 – 大脑中动脉搭桥 + 大脑中动脉瘤夹闭术,术后半年再行右侧颞浅动脉 – 大脑中动脉搭桥 + 颞肌贴敷术的方案。

2. 术后抗血小板的治疗和严格的血压管理是保障手术效果的两大"法宝"

本例患者第一次术后次日即开始予阿司匹林 100mg qd 抗血小板治疗,目的在于预防搭桥血管的闭塞以及新发脑梗死,术后一般需要口服阿司匹林 1 个月。术后应严格控制收缩压在 120 ~ 140mmHg,如收缩压过高,容易导致过度灌注,甚至出血;如收缩压过低,则可能造成新的脑缺血事件。

3. 烟雾病患者做好日常情绪及血压的自我管理至关重要

患者在术后 4 个月时因参加葬礼情绪激动而导致右侧基底节出血破入脑室,出血发生在第一次手术对侧,虽然经保守治疗后好转,但这一事件也提醒我们,对于烟雾病患者,日常情绪及血压的自我管理也是十分重要的。

所幸,此次出血脑实质内的血肿较小,破入脑室的血液也未造成急性脑积水,保守治疗后患者得以好转。如果出现脑实质内出血量较大的情况,可能需要紧急开颅手术,则有可能在切开头皮时切断颞浅动脉的主干或分支,影响后期的直接血管重建术。如果发生此种情况,则也可考虑在血肿清除术后 3~6 个月行间接血管重建术。

4. 回顾与展望

脑血管搭桥是神经外科医生必备的专业素养,如何在显微镜下将直径 1mm 左右的血管使用 10−0 甚至 12−0 缝线进行吻合,是神经外科医生从学生时代开始就需要长期训练的科目。自 1967 年 Yasargil 大师首创颅内外血管搭桥术以来,各种血管搭桥的方式层出不穷,为烟雾病患者带来了曙光。但是,这种手术方式出现距今仅有短短 50 多年时间,有太多问题还没有得到解决,有太多争议点还没有讨论清楚。如果把目光放远,人类使用现代外科手术的方法治疗疾病的这两百年时间,与整个人类历史的时间相比,根本不值得一提。目前使用脑血管搭桥手术治疗烟雾病,从医学发展史的角度来讲,的确是一项革命性的进步;但若从未来的眼光看,是否如同现在回望中世纪的放血疗法一样,这一术式实际上依然是粗糙、原始、不可控的,甚至可能是外科医生的一厢情愿呢?

举两个例子说明:①目前的血管搭桥术无法精确控制搭桥血管所供给的血流量,甚至与吻合口的口径、外科医生的吻合技巧、吻合习惯都有关联。血流量高可能出现过度灌注、血管痉挛、脑水肿,甚至出血,带来不良后果。②围手术期卒中事件的发生率较高,原因可能是术中虽然进行了颅内外血管搭桥,但对于自身硬脑膜上的新生代偿血管,除了脑膜中动脉的分支可能被保留外,其余大部分都被破坏,这更进一步增加了手术的不确定性。

就第一个问题而言,未来也许可能出现与脑脊液分流阀门类似的,能够控制血液流速的装置,根据不同的生理状况对不同患者进行个体化的血流量调节。就第二个问题而言,目前临床上对烟雾病的分型关注较少,不同分型、不同代偿阶段的治疗术式几乎一样,这就导致术后获益与风险的不可控。这个问题或许可以使用人工智能进行深度学习,根据每例患者的数字减影血管造影结果进行数据提取和分析,结合其他临床和影像组学资料,设计出最佳的手术方案和技术组合,从而使得每位患者都能实现获益的最大化。相信未来一定会出现更好的手术手段和更多的方案选择,为烟雾病患者带来福音。

参考文献

1. 烟雾病和烟雾综合征诊断与治疗中国专家共识(2017). 中华神经外科杂志, 2017, 33(6):541-547.

2. 饶明俐, 林世和. 脑血管疾病. 北京:人民卫生出版社, 2012.

3. WAKAI K, TAMAKOSHI A, IKEZAKI K, et al. Epidemiological features of moyamoya disease in Japan: findings from a nationwide survey. Clin Neurol Neurosurg, 1997, 99(2):1-5.

4. SUZUKI J, TAKAKU A. Disease showing abnormal net-like vessels in base of brain. Arch Neurol, 1969, 20(3):288-299.

5. FUKUI M, KONO S, SUEISHIK K. Moyamoya disease. Neuropathology, 2000, 20:61-64.

6. YASARGIL M G, YONEKAWA Y. Results of microsurgical extra-intracranial arterial bypass in the treatment of cerebral ischemia. Neurosurgery, 1977, 1(1):22-24.

7. ZIPFEL G J, FOXDD J, RIVET J. Moyamoya disease in adults: the role of cerebral revascularization. Skull Base, 2005, 15(1):27-41.

8. MATSUSHIMA T, INOUE T, SUZUKIS O, etal. Surgical treatment of moyamoya disease in pediatric patients——comparison between the results of indirect and direct revascularization procedures. Neurosurgery, 1992, 31(3):401-405.

作者简介:徐航哲, 2018级临床医学博士后, 主攻方向为脑血管疾病。

指导老师:王林, 主任医师, 浙江大学医学院附属第二医院, 主攻方向为脑血管疾病(如复杂颅内动脉瘤、烟雾病)、颅底肿瘤等。

病例 7
颅内黑帮"教父"

第一部分　病情变化过程

1. 病情概述

患者,男性,55 岁,于 1 天前无明显诱因出现呕吐,共呕吐 2 次,呕吐物为胃内容物,有头痛头晕,伴有四肢抽搐、尿失禁,无失语,无腹痛、腹泻。头颅 CT 及 MRI 示:颅内多发占位。现为进一步明确诊来我院,以"颅内占位性病变"收入我科。病程中患者的一般状态尚可,饮食二便无殊。患者先后两次行肿瘤切除,病理诊断均为胶质母细胞瘤,第二次术后同步放化疗,随访期间肿瘤复查,行伽马刀治疗,之后定期当地医院随访,3 个月后肿瘤复发,家属放弃治疗。

2. 接诊印象

患者是一位中老年男性,因为头痛、头晕伴恶心呕吐入院,既往无特殊病史,入院后完善相关检查后,头颅 CT 及 MRI 示:颅内多发占位。患者影像学结果,提示颅内多发占位。首先,我想到的便是脑转移瘤,胶质瘤不能除外,经过全身系统性检查后,并未发现原发肿瘤的证据。患者的家属十分焦虑,迫切想知道下一步的诊疗方案,我跟家属解释道:"患者目前的脑肿瘤是肯定的,但是关于原发的还是继发的,科室还需要进一步讨论,我们会给患者提供最优的方案。"经科室讨论后,还是首先考虑胶质瘤,脑转移瘤不能除外,首先手术治疗。跟家属充分交代了病情,告知患者及患者家属需手术治疗,手术存在风险,术后需放化疗且预后差,患者家属要求积极治疗,并在手术知情同意书上签字。

3. 病史回顾

基本信息:患者,男性,55 岁,退休工人。

病史特点:

1)主诉:呕吐 1 天,伴四肢抽搐。

2)简要病史:患者于 1 天前无明显诱因出现呕吐,共呕吐 2 次,呕吐物为胃内容物,有头痛头晕,伴有四肢抽搐,尿失禁。

3)查体:T 36.5℃,H 90 次/分,R 18 次/分,BP 118/81mmHg,神志尚清,精神软,颈软,双侧瞳孔等大等圆,直径 3mm,对光反射灵敏,眼球运动无殊,未及震颤,双侧额纹及鼻唇沟正常,口角不偏,伸舌居中。两肺呼吸音稍粗,未及干湿性啰音,心脏听诊无殊,腹平软,无明显压痛反跳痛。四肢肌力 V 级,肌张力无亢减,腱反射 + + ,双侧巴氏征阴性。

4)辅助检查(图 7.1)

a)头颅 CT 平扫:右侧颞叶结节灶伴周围水肿,右侧枕叶小片状稍低密度灶。

b)肺增强 CT:左肺下叶少许纤维灶。左侧少量胸腔积液。

c)脑动脉 CTA:右侧颞叶见类圆形稍高密度影,内见多发迂曲小血管,周围脑实质内见环形低密度。

d)头颅 MR 平扫 + 增强 + 弥散(3.0T):右侧颞叶及顶叶多个类圆形、结节状异常信号灶,T1WI 呈稍低信号,T2WI 稍高信号,DWI 呈高信号,右侧颞顶叶病灶较大,直径约 2.5cm,周围可见长 T1 长 T2 脑水肿带,增强扫描见病灶边缘环状强化,中央未见明显强化,顶叶小病灶呈结节状强化。右侧侧脑室轻度受压变形,中线结构居中。脑多发占位。

脑动脉CTA   头颅MR

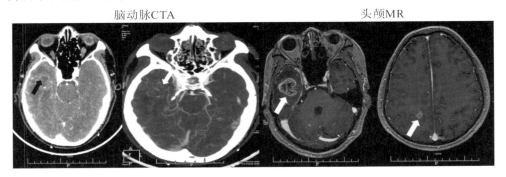

图 7.1　术前 CTA 及 MRI 提示颅内占位性病变

4. 病情演变

患者入院后完善各项辅助检查,排除手术禁忌证后于入院后 1 周全麻下进行颅底肿瘤切除(右侧)手术,术中见:右颞叶深部一大小约 2.5cm 的肿瘤,鱼肉状,血供较丰富,边界不清,达中颅窝底,全切肿瘤并扩大切除周围约 2cm 的脑组织,彻底止血,修补中颅窝底,自体筋膜减张缝合硬脑膜,并修补脑脊液漏,回纳骨瓣,钛板连接片、钛钉固定,皮下置引流管 1 根后,缝合颞肌,双层缝合头皮。手术顺利。病理报告:(右颞叶)高级别胶质瘤考虑。免疫组化:CK(pan)(一),Ki - 67(+ 约

40%),CD34(血管+),S-100(+),EMA(部分+),Syn(弱+),IDH1(-),Vimentin(+),MGMT(+),P53(+约10%),GFAP(+)。图7.2为术后当日CT,术区未见出血。

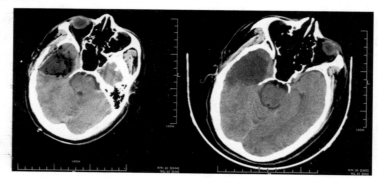

图7.2 术后当日 CT,术区未见出血

术后常规复查CT,密切观察患者神志、瞳孔及生命体征变化;予万古霉素针100万U静滴q12h抗感染以及甘露醇脱水、抗癫痫、抑酸维持水电解质及能量平衡,患者术后恢复可。

术后基因检查结果见表7.1。

表7.1 术后基因检查结果

检测项目	检测结果
IDH1 R132 点突变	野生型
IDH2 R172 点突变	野生型
1p/19q 联合缺失	无联合缺失
TERT C228T/C250T 点突变	野生型
MGMT 启动子甲基化	阴型
H3F3A K27M 点突变	野生型
HIST1H3B K27M 点突变	野生型
BRAF V600E 点突变	野生型

术后21天复查头颅MR平扫+增强后3D-BRAVO(3.0T):胶质瘤术后改变,术区边缘异常强化灶。右侧顶枕叶占位,对照术前MRI增大,经科室讨论,决定行二次手术。图7.3为术后1个月MRI提示右侧枕叶肿瘤增大。

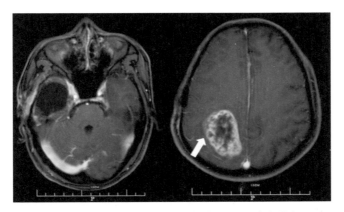

图 7.3　术后 1 个月 MRI 提示右侧枕叶肿瘤增大

术后 29 天,全麻下行幕上深部病变切除(右侧)手术,术中见右侧顶枕叶深部一大小约 6cm×4cm 的肿瘤,鱼肉状,血供较丰富,边界不清,全切肿瘤,彻底止血,颅内血管重建,自体筋膜减张缝合硬脑膜,并修补脑脊液漏,回纳骨瓣,钛板连接片、钛钉固定,皮下置引流管 1 根后,逐层缝合头皮。手术顺利。病理提示:胶质母细胞瘤,组织化学染色:CK(pan)(-),Ki - 67(40% +),CD34(-),S - 100(-),EMA(-),Syn(+),IDH1(-),Vimentin(±),CD163(+),NF(-),MGMT(±),P53(最高处 70% +),GFAP(+)。图 40.4 为二次术后当日复查 CT,提示术区未见明显出血。

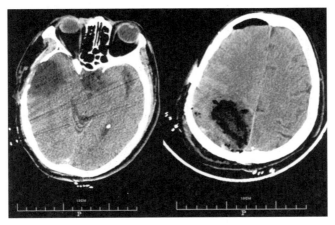

图 7.4　二次术后当日复查 CT,提示术区未见明显出血

二次术后,密切观察患者神志、瞳孔及生命体征变化;予万古霉素针 100 万 U 静滴 q12h 抗感染;甘露醇脱水、抗癫痫、抑酸维持水电解质及能量平衡,患者语言运动未见明显障碍。

二次术后第9天,复查增强MRI,提示:右侧额叶、顶叶胶质瘤术后;右侧颅骨呈术后改变,右颞叶及枕叶术区可见片状异常信号灶,T2WI呈高信号,T1WI呈低信号,边界欠光整,增强扫描后病灶边缘可见强化,病灶中央未见明显强化。右侧侧脑室稍受压,中线稍向左偏。余脑室、脑池未见扩大,脑沟无明显加深(见图7.5)。

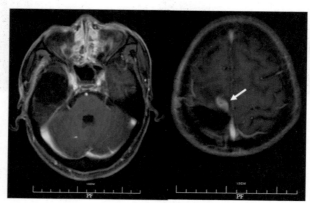

图7.5 第二次术后头颅MRI提示第二次术区异常信号灶

术后行MDT讨论,予以TMZ(替莫唑胺)+全脑放疗,定期复查头颅MRI。

术后3个月复查MRI,提示:右侧颞叶、顶叶胶质瘤术后改变,右顶叶病灶前缘异常强化灶,肿瘤复发考虑,对比半个月前似有所进展(见图7.6)。

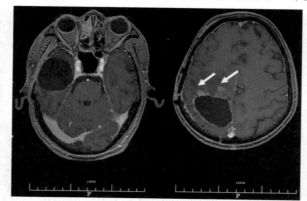

图7.6 头颅MRI提示第二次术区肿瘤复发

经科室讨论后并充分与患者及家属沟通后,决定行伽马刀补量治疗。予以周边剂量12Gy,等剂量线50%,最高剂量24Gy,整个治疗过程顺利,治疗后患者无明显不适主诉。

之后定期当地医院随访,3个月后肿瘤复发,家属放弃治疗。

5. 临床思维导图(图 7.7)

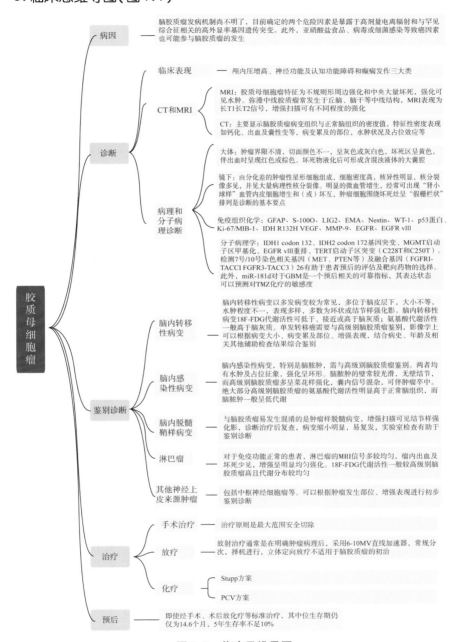

病因 —— 脑胶质瘤发病机制尚不明了,目前确定的两个危险因素是暴露于高剂量电离辐射和与罕见综合征相关的高外显率基因遗传突变。此外,亚硝酸盐食品、病毒或细菌感染等致癌因素也可能参与脑胶质瘤的发生

诊断

临床表现 —— 颅内压增高、神经功能及认知功能障碍和癫痫发作三大类

CT和MRI

MRI:胶质母细胞瘤特征为不规则形周边强化和中央大量坏死,强化可见水肿。弥漫中线胶质瘤常发生于丘脑、脑干等中线结构,MRI表现为长T1长T2信号,增强扫描可有不同程度的强化

CT:主要显示脑胶质瘤病变组织与正常脑组织的密度值,特征性密度表现如钙化、出血及囊性变等,病变累及的部位,水肿状况及占位效应等

病理和分子病理诊断

大体:肿瘤界限不清,切面颜色不一,呈灰色或灰白色,坏死区呈黄色,伴出血时呈现红色或棕色。坏死物液化后可形成含混浊液体的大囊腔

镜下:由分化差的肿瘤性星形细胞组成,细胞密度高,核异性明显,核分裂像多见,并见大量病理核分裂像。明显的微血管增生,经常可出现"肾小球样"血管内皮细胞增生和(或)坏死,肿瘤细胞围绕坏死灶呈"假栅栏状"排列是诊断的基本要点

免疫组织化学:GFAP、S-100O、LIG2、EMA、Nestin、WT-1、p53蛋白、Ki-67/MIB-1、IDH R132H VEGF、MMP-9、EGFR、EGFR vIII

分子病理学:IDH1 codon 132、IDH2 codon 172基因突变、MGMT启动子区甲基化、EGFR vIII重排、TERT启动子区突变(C228T和C250T)。检测7号/10号染色体相关基因(MET、PTEN等)及融合基因(FGFRI-TACCI FGFR3-TACC3)26有助于患者预后的评估及靶向药物的选择。此外,miR-181d对于GBM是一个预后相关的可靠指标,其表达状态可以预测对TMZ化疗的敏感度

鉴别诊断

脑内转移性病变 —— 脑内转移性病变以多发病变较为常见,多位于脑皮层下,大小不等,水肿程度不一,表现多样,多数为环状或结节样强化影。脑内转移性病变18F-FDG代谢活性低下、接近或高于脑灰质;氨基酸代谢活性一般高于脑灰质。单发转移瘤需要与高级别脑胶质瘤鉴别,影像学上可以根据病变大小、病变累及部位、增强表现,结合病史、年龄及相关其他辅助检查结果综合鉴别

脑内感染性病变 —— 脑内感染性病变,特别是脑脓肿,需与高级别脑胶质瘤鉴别。两者均有水肿及占位征象,强化呈环形。脑脓肿的壁常较光滑,无壁结节,而高级别脑胶质瘤多呈菜花样强化,囊内信号混杂,可伴肿瘤卒中。绝大部分高级别脑胶质瘤的氨基酸代谢活性明显高于正常脑组织,而脑脓肿一般呈低代谢

脑内脱髓鞘样病变 —— 与脑胶质瘤易发生混淆的是肿瘤样脱髓鞘病变,增强扫描可见结节样强化影,诊断治疗后复查,病变缩小明显,易复发,实验室检查有助于鉴别诊断

淋巴瘤 —— 对于免疫功能正常的患者,淋巴瘤的MRI信号多较均匀,瘤内出血及坏死少见,增强呈明显均匀强化。18F-FDG代谢活性一般较高级别脑胶质瘤高且代谢分布较均匀

其他神经上皮来源肿瘤 —— 包括中枢神经细胞瘤等。可以根据肿瘤发生部位、增强表现进行初步鉴别诊断

治疗

手术治疗 —— 治疗原则是最大范围安全切除

放疗 —— 放射治疗通常是在明确肿瘤病理后,采用6-10MV直线加速器,常规分次,择机进行,立体定向放疗不适用于脑胶质瘤的初治

化疗
- Stupp方案
- PCV方案

预后 —— 即使经手术、术后放化疗等标准治疗,其中位生存期仍仅为14.6个月、5年生存率不足10%

胶质母细胞瘤

图 7.7 临床思维导图

第二部分　文献分享与思考

近30年来,原发性恶性脑肿瘤发生率逐年递增,年增长率为1%～2%,在老年人群尤为明显。根据美国脑肿瘤注册中心统计,胶质瘤约占所有中枢神经系统肿瘤的27%,约占恶性肿瘤的80%;在原发性恶性中枢神经系统肿瘤中,胶质母细胞瘤(glioblastoma,GBM,WHO Ⅳ级)的发病率最高,占了46.1%,约为3.20/10万,男性多于女性。GBM的发病率随着年龄的增长而增加,最高发的年龄为75～84岁,新诊断的中位年龄为64岁,其恶性程度最高,具有侵袭性高、容易复发、病程进展迅速、患者预后差等特点。治疗方法尽管由单一的手术治疗发展到手术为主联合放射及替莫唑胺化学治疗的综合治疗方案,但胶质母细胞瘤患者的预后并没有得到明显改善,中位无进展生存期(PFS)为6.9个月,中位总生存期(OS)为14.6个月,总体反应率为5%～10%,6个月的PFS率为9%～21%。胶质瘤发病机制尚不明了,目前确定的两个危险因素是暴露于高剂量电离辐射和与罕见综合征相关的高外显率基因遗传突变。

脑胶质瘤是需要多学科综合治疗的疾病,MDT应贯穿脑胶质瘤规范化诊疗的全过程。脑胶质瘤MDT的目标是整合神经肿瘤相关多学科优势,以患者为中心,提供一站式医疗服务,实现最佳序贯治疗。核心临床专业包括神经外科、医学影像、神经病理和分子病理、放射肿瘤学、神经肿瘤、神经内科。其他可选专业包括感染科、血液科、内分泌科、神经心理、神经康复、临床护理、生物样本库、姑息治疗等。

对于本病例第二次术后,我科同放射科、放疗科、病理科进行了MDT讨论。

放射科:根据患者前期影像学结果,术前首先考虑胶质母细胞瘤,结合后期常规病理结果和基因结果,诊断胶质母细胞瘤明确。

放疗科:第一次术后原计划放疗,但考虑右侧枕叶肿瘤生长迅速,体积大,首先考虑手术治疗,现患者第二次术后病理提示胶质母细胞瘤,基因检测提示预后不佳,建议尽快行同步放化疗。

神经外科:患者两次手术病理均提示胶质母细胞瘤,后期首先考虑Stupp方案进一步治疗。

病理科医生提出:组织形态学已明确为胶质母细胞瘤,分子病理提示IDH1野生型,1p19q 缺失阴性,MGMT 启动子阴性,对替莫唑胺治疗效果较差,预后较差。

结合该病例,患者诊断胶质母细胞瘤明确且多发,治疗上应手术治疗,第一次手术与第二次手术间隔短,可见肿瘤增长迅速,第二次术后采用 Stupp 方案:在放疗期间口服 TMZ 75mg/(m^2 · d),连服 42 天;间隔 4 周,进入辅助化疗阶段,口服 TMZ 150 ~ 200mg/(m^2 · d),连用 5 天,每 28 天重复,共用 6 个周期。不到半年,肿瘤再次复查,予以伽马刀补量治疗,周边剂量 12Gy,等剂量线 50%,最高剂量 24Gy。

复发脑胶质瘤的手术治疗获益,尚缺乏高级别的循证医学证据。目前可选的复发后的可选方案包括:贝伐单抗,贝伐单抗加化疗(伊利替康、卡莫司汀/洛莫司汀、TMZ);TMZ;洛莫司汀或卡莫司汀单药治疗;以卡铂或顺铂为基础的化疗方案,但是这些方案的确切疗效还有待进一评估。胶质母细胞瘤由于其生长及复发迅速,进行积极有效的个体化化疗会更有价值。

第三部分　启示与拓展

脑胶质瘤确诊需要通过肿瘤切除或活检获取标本,进行组织和分子病理学检查,确定病理分级和分子亚型。目前主要的分子病理标记物包括:IDH 突变、染色体 1p/19q 联合缺失状态、MGMT 启动子区甲基化、ATRX 突变、TERT 启动子突变、人组蛋白 H3.3(H3F3A)K27M 突变、BRAF 基因突变、PTPRZ1 – MET 基因融合。这些分子标志物对脑胶质瘤的个体化治疗及临床预后判断具有重要意义。

脑胶质瘤治疗以手术切除为主,结合放疗、化疗等综合治疗方法。手术可以缓解临床症状,延长生存期,并获得足够肿瘤标本用以明确病理学诊断和进行分子遗传学检测。手术治疗的原则是最大范围安全切除肿瘤,而常规神经导航、功能神经导航、术中神经电生理检测和术中 MRI 实时影像等新技术有助于实现最大范围安全切除肿瘤。放疗可杀灭或抑制肿瘤细胞,延长患者生存期,常规分割外照射是脑胶质瘤放疗的标准治疗。胶质母细胞瘤术后放疗联合替莫唑胺(TMZ)同步并辅助化疗,已成为成年人新诊断胶质母细胞瘤的标准治疗方案。

脑胶质瘤治疗需要神经外科、神经影像科、放射治疗科、神经肿瘤科、病理科和神经康复科等多学科合作,遵循循证医学原则,采取个体化综合治疗,优化和规范治疗方案,以期达到最大的治疗效益,尽可能延长患者的无进展生存期(PFS)和总生存期(OS),提高生存质量,为使患者获得最优化的综合治疗。

目前尚无针对标准治疗后复发脑胶质瘤的标准化疗方案。如为高级别复发脑胶质瘤,强烈建议接受适当可行的临床试验。

值得注意的是,肿瘤治疗电场是一种通过抑制肿瘤细胞有丝分裂来发挥抗肿瘤作用的治疗方法,用于脑胶质瘤的电场治疗系统是一种便携式设备,通过贴敷于头皮的转换片产生中频低场强肿瘤治疗磁场。目前研究显示,电场治疗安全且有效,推荐用于新发胶质母细胞瘤和复发高级别脑胶质瘤的治疗。

参考文献

1. 国家卫生健康委员会医政医管局. 脑胶质瘤诊疗规范(2018 年版). 中华神经外科杂志,2019,35:217 – 239.

2. WEN P Y,WELLER M,LEE E Q,et al. Glioblastoma in adults:a society for Neuro – Oncology (SNO)and European society of Neuro – Oncology (EANO)consensus review on current management and future directions. Neuro Oncol,2020,22:1073 – 1113.

3. JIANG T,MAO Y,MA W,et al. CGCG clinical practice guidelines for the management of adult diffuse gliomas. Cancer Lett,2016,375:263 – 273.

作者简介:陈群,2018 级临床医学博士后,研究主攻方向为胶质瘤。

指导老师:詹仁雅,主任医师,浙江大学医学院附属第一医院,主攻方向为胶质瘤。

徐庆生,副主任医师,浙江大学医学院附属第一医院,主攻方向为胶质瘤、脑转移瘤胶质瘤。

病例 8
"听"说

第一部分　病情变化过程

1. 病情概述

患者,男性,32 岁,因"左耳听力下降伴耳鸣 10 余年"入院。诊断为"左侧桥小脑角区占位:听神经瘤考虑",查体粗测左侧听力丧失,左侧面部感觉迟钝,示齿口角右歪,闭目难立征阳性,行头部磁共振提示左侧桥小脑角区(CPA 区)占位,择期行经迷路左侧听神经瘤切除术,术后予以常规抗感染、预防癫痫、补液等对症治疗,术后 4 天患者出院。

2. 接诊印象

下午 2 点左右,一位双眉紧锁的青年男性走进诊间,出于神经外科疾病的相对特殊性,我随即问了句:"您头痛得厉害吗?"患者叹了口气说:"那倒没有。"我舒了一口气问:"您哪里不舒服?"患者又叹了口气说:"别提了,我头几天因为牙齿矫正来复查,当时因为流鼻涕好长一段没见好就顺便挂了耳鼻喉科,当时那个医生问我还有其他不舒服吗? 我说还感觉耳朵更背了,那个医生问我耳背多长时间了,我说从一开始感觉耳朵有问题得有 10 年了。那个医生就给我开了头部磁共振的检查单,我心想我就看个流鼻涕就给我开头磁共振检查做什么,但是想着这么大的医院也不至于随便乱开检查,于是就去做了,等拿到结果后医生说我脑袋里长了个肿瘤,让我转诊到你这里来看。"我接过患者手中的片子仔细了看说:"您脑子里确实长了个肿瘤,但是和你流鼻涕关系不是很大。"患者说:"是啊,我现在流鼻涕好多了。"

3. 病史回顾

基本信息:患者,男性,32 岁,职员。

病史特点:

1)主诉:左耳听力下降伴耳鸣 10 余年。

2)简要病史:患者 10 年前无明显诱因下出现左耳听力下降伴耳鸣,期间未予以重视,未接受任何治疗。

3)查体:体温 36.5℃,心率 85 次/分,呼吸 15 次/分,神志清,精神可,言语流利,双侧瞳孔等大等圆约 3mm,双侧对光反射灵敏,粗测左侧听力下降,左侧面部感觉迟钝,示齿口角右歪,水平眼震阳性,闭目难立征阳性,四肢肌力及肌张力正常,病理征未引出。

4)辅助检查

a)内听道 MR 提示(图 8.1):左侧 CPA 区占位,听神经瘤考虑。

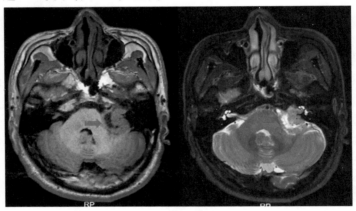

图 8.1　内听道 MR 提示左侧 CPA 区占位

b)头部增强 MR 提示(图 8.2):左侧 CPA 区占位,首先考虑听神经瘤。

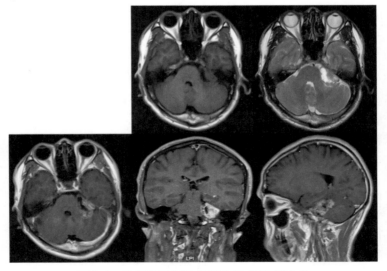

图 8.2　头部增强 MR 提示左侧 CPA 区占位

c）头部颞骨薄层 CT（图 8.3）提示左侧内听道较右侧增大，考虑左侧听神经瘤。

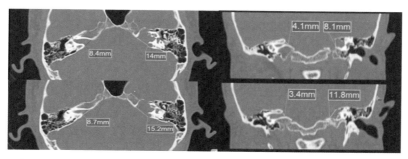

图 8.3　头部颞骨薄层 CT（水平 + 冠状位）提示左侧内听道较右侧增大

d）纯音测听提示（图 8.4）左耳低、中、高频听力极重度损伤，右耳中频听力损伤。

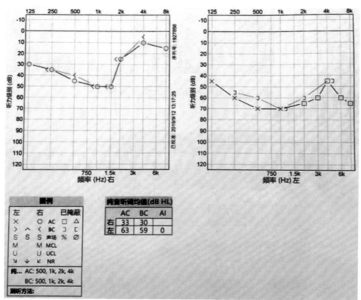

图 8.4　纯音测听提示双侧听力下降，左侧为重

5）既往史：患者无高血压、糖尿病、心脏病、肾病史、肺结核、病毒性肝炎等；吸烟 12 年，每日约 20 支；未戒烟，饮酒 12 年，偶尔饮酒，每次约 3 两白酒，未戒酒；无食物、药物过敏；无外伤史及手术史，无输血史；无中毒史；无长期用药史；无可能成瘾药物使用史。疫苗接种史不详；无冶游史。

6）婚育史：23 岁结婚，1 子 1 女及配偶体健。

7）家族史：父母健在，无家庭遗传病史。

4.病情演变

门诊以"左侧桥小脑角区占位:听神经瘤考虑"将患者收入我科,科室讨论认为患者较为年轻,行常规的乙状窦后入路进行手术,内听道内残余肿瘤极大可能复发而造成患者再次手术。考虑患者左侧听力重度损伤,行经迷路入路手术方式可较为彻底清除肿瘤,但该手术方式会导致患者左耳听力完全丧失,和患者及家属沟通后,患者及家属表示要求经迷路入路进行手术。2 日后,患者接受经迷路左侧听神经瘤切除术,术中辅以神经监测情况下切除肿瘤,自体脂肪腱膜组织填塞内听道。术后予以常规预防感染、抗癫痫补液等治疗。术后 3 天,复查提示肿瘤全切;术后 4 天,患者出院。占位病理及术后患者头部 MR 见图8.5。

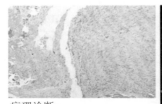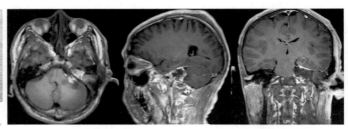

病理诊断:
(左侧听神经瘤)神经鞘瘤。

图8.5 占位病理及术后患者头部 MR

5.临床思维导图(图8.6)

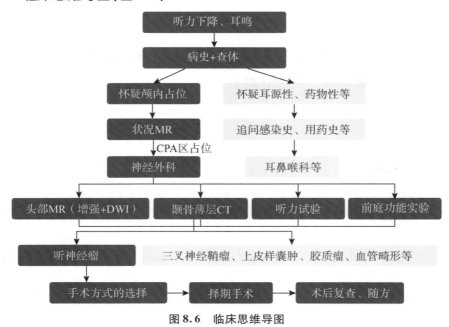

图8.6 临床思维导图

第二部分　文献分享与思考

听神经瘤多数由前庭神经鞘膜细胞增生引起,因此又名前庭神经瘤,该肿瘤为良性肿瘤,年发病率为(1.3~1.5)/10万,占颅内神经鞘瘤的90%以上,占颅内肿瘤的8%~11%,60%前庭神经瘤的NF2基因突变和编码蛋白merlin失活。该疾病主要表现为听力受损和耳鸣,肿瘤较大时可压迫后组颅神经产生相应的症状。肿瘤多发在内听道并逐渐向颅内扩展,由于内听道内同时有面神经、耳蜗神经、前庭神经穿行,内听道颅内开口处有脑干发出的后组颅神经,所以该部位手术难度相对较大,术后并发症较为严重。听神经瘤示意图、内听道神经分布及内听道附近神经血管走行见图8.6。

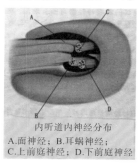

内听道内神经分布
A.面神经;B.耳蜗神经;
C.上前庭神经;D.下前庭神经

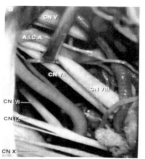

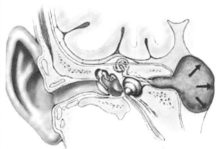

图 8.7　听神经瘤示意图、内听道神经分布及内听道附近神经血管走形

目前,该疾病诊断以症状+听力检查+头部磁共振为主,治疗原则首选手术治疗,手术最重要的是面神经功能保护,其次才是肿瘤的全切和听力保留。目前广为认可的手术入路有乙状窦后入路和迷路入路,其中乙状窦后入路有利于分离保护面神经和听力保留,迷路入路则在面神经保护中最有优势,但是会造成手术侧听力全部丧失。

耳鼻喉医生认为:多数类似的患者会因听力下降或者耳鸣首诊于我科,因此临床上需注意该疾病与我科一些常见疾病,如内耳性眩晕病、前庭神经炎、迷路炎等疾病的鉴别,鉴别的要点为听神经瘤有进行性耳聋、无复聪现象,同时有邻近的颅神经,如三叉神经、面神经的症状和体征,伴有内听道的扩大。影像学提示该患者颅内占位后将其转科至神经外科专科治疗。

神经外科医生认为:该患者于耳鼻喉科时就诊时发现听神经瘤,就诊时患侧听力损伤较为严重,经过科室讨论并和患者及家属沟通后采取迷路入路手术,术中在神经监测下对面神经予以最大的保护,切除肿瘤后予以内听道修补,术后复查提示肿瘤全切且未出现并发症,患者出院时嘱患者定期复查。

重症医学科医生认为:桥小脑角区位置狭小并伴后组颅神经走形,术后出现并发症的时候症状较为复杂多样,其中以波及生命中枢脑干时症状较重,因此术中仔细轻柔的操作以及术后预防脑水肿等并发症的发生尤为重要。

第三部分　启示与拓展

1. 患者听力下降或耳鸣时应综合评估排除听神经瘤

听神经瘤是造成听力损伤的原因之一,但是由于其症状较轻且病程较长,所以往往不被患者所重视,一部分患者是在接听电话发现听力减退或者消失时或者耳鸣症状难以忍受时才就诊。患者首次就诊往往选择耳鼻喉科,所以临床上尤其在我们遇到听力减退或者耳鸣病史较长时应该提高警觉,应该明确该症状是否与听神经瘤有关并完善相应的检查予以排除。

2. 听神经瘤手术方式到底如何选择?

由于听神经瘤所处位置特殊,手术涉及的解剖区域较为复杂,所以目前听神经手术是衡量神经外科医师手术能力的分水岭手术之一,但是如何选择手术方式仍值得综合衡量。乙状窦后入路因其暴露肿瘤速度快并可保留听力,所以目前它是神经外科医师的首选入路,但该入路难以相对完全切除内听道内的肿瘤。由于该病例患者较为年轻,可能造成肿瘤复发而致使患者二次手术,但迷路入路会造成听力的完全丧失,经过和患者及家属沟通后患者表示现在他的左侧听力已经基本丧失,相对于再次手术的风险,患者更能接受听力的损失。因此,有时候患者及家属所考虑的问题正是我们选择手术入路时的重要衡量标准。

3. 术中电生理检测等辅助技术为手术保驾护航

听神经瘤手术最主要的原则就是保护面神经,但往往因为肿瘤较大从而将其包裹或者推移造成识别上的困难,术中电生理检测的出现则能很好地帮我们,当神经受到刺激时系统会发出报警并出现相对应的波形,帮助我们识别是哪支后组颅神经。有时肿瘤较大或者质地较硬时,我们可以应用超声吸引器进行瘤内减压和减少对周围神经的牵拉。

4. 良性肿瘤会造成较重的术后并发症

由于桥小脑角区空间位置较为狭小,手术时粗暴的操作、术后出血都有可能造成生命中枢脑干的功能紊乱,因此除了显微镜下细致、轻柔的操作外,还得密切观察患者术后的意识情况以及生命体征的变化,评估分析患者病情变化的诱因,但有时难以找出原因。根据我们科室长时间来的影像学 AI 智能分析认为,相对于其他类型的听神经瘤,囊状的听神经瘤更容易发生术后出血。

参考文献

1. Imaging patients with suspected acoustic neuroma. Lancet,1988,2:1294.

2. DAY J D,CHEN D A,ARRIAGA M. Translabyrinthine approach for acoustic neuroma. Neurosurgery,2004,54 :391 – 395.

3. ELDRIDGE R,PARRY D. Vestibular schwannoma (acoustic neuroma). Consensus development conference. Neurosurgery,1992,30:962 – 964.

4. KARTUSH J M. Intra – operative monitoring in acoustic neuroma surgery. Neurological research,1998,20:593 – 596.

5. MACCARTY C S. Acoustic neuroma and the suboccipital approach. Mayo Clinic proceedings,1968,43 :576 – 579.

6. TOGASHI S,MARUYA J,NEROME C,et al. Contralateral hearing loss after acoustic neuroma surgery. Journal of clinical neuroscience : official journal of the Neurosurgical Society of Australasia,2014,21 :863 – 865.

作者简介:王开开,2019 级临床医学博士后,主攻方向为中枢神经系统肿瘤。

指导老师:张建民,主任医师,浙江大学医学院附属第二医院,主攻方向为中枢神经系统血管病、肿瘤和脑机接口。

病例 9
拿什么拯救我的小腿

第一部分　病情变化过程

1. 病情概述

患者,女性,47 岁,因车祸致左侧手臂及左小腿疼痛、出血 4h,急诊入院,诊断为:①多发伤。a. 四肢骨折:左胫腓骨开放性骨折,左大腿脱套伤,左前臂脱套伤,左拇长伸肌腱、左拇长展肌腱、左桡侧腕屈肌腱断裂,左第一掌指关节脱位,左桡骨茎突撕脱性骨折,左手皮肤广泛脱套伤。b. 坠积性肺炎。②贫血。遂急诊行"左胫腓骨清创 + 外固定支架术、(左前臂 + 左大腿)皮肤修薄回植术 + 创面封闭负压引流术、左第一掌指关节切开复位内固定、左拇长伸肌、拇长展肌、桡侧腕屈肌腱修补术、左手外伤清创术",手术过程顺利,术后因左上下肢皮肤大片缺损转烧伤科,期间行 2 次清创植皮术,术后转回骨科,拆除外固定架,2 周后行"左胫骨骨折切开复位内固定术"。患者病愈出院。

2. 接诊印象

晚上 10 点,急诊室里人头攒动,我正在骨科诊间处理左踝扭伤的大伯,值班手机"叮铃铃"响了起来。"骨科,您好,这边是急诊科,有位 47 岁的车祸致多发伤的女性患者,左下肢开放伤,在抢救室 F1 床,请您来看一下。"我快速将诊间里大伯的扭伤处理完毕,迅速跑到抢救室 F1 床,看到这位阿姨表情痛苦,一直在呻吟,左下肢伤口包扎、夹板外固定,左前臂伤口包扎、夹板外固定,伤口渗血明显。监护仪显示生命体征平稳,体温 36.6℃,心率 112 次/分,呼吸 31 次/分,血压 100/68mmHg,X 片显示左胫腓骨骨折、左腕骨间关节部分脱位伴可疑骨折,左桡骨茎突撕脱性骨折,CT 血管造影显示血管未见明显异常。胸部 CT 提示双下肺背侧坠积性肺炎。打开患者创面,发现广泛软组织损伤、脱套伤、骨折端暴露。综合患者的病史及检查情况,我初步诊断:左胫腓骨开放性骨折(ⅢB),左前臂开放伤,需要急诊手术清创外固定。于是,一方面我与急诊科医生联系,告知做好术前准备、预防性抗生素治疗、破伤风注射等；另一方面，我电话联系骨科二唤："今晚又要奋斗到天亮了！"接下来就是跟家属谈话了。家属是患者的丈夫，一位 50 岁左右的硬汉型大伯。"您妻子现在基本检查已经做完，初步诊断是左小腿开放性骨折、左前臂开放伤，我想您也看到了，左小腿有个很大的伤口，骨头都外露了，而且伤口很脏，我们需要急诊手术，把伤口清理干净，然后用一种外置的固定架把骨折固定起来。左前臂这个地方也是有很大创面的，而且里面韧带或者神经有没有断还需要在手术中去判断。如果断了，我们还要把它们接起来，这是我们手术大概要做的事情。"家属面露急色："医生，你一定要救救我老婆，我们就是骑电瓶车下班回家，过路口的时候，被汽车给撞了，你一定要救救她，早点给她手术吧！""您放心，我们已经开始术前准备工作了，不过您要做好心理准备，您老婆这个情况不是一次手术就能解决的，后面可能还有 2 次、3 次，甚至更多次的手术，我们今天只是把创口清创，骨折端临时外固定，后续还要看伤口有没有感染、是否需要植皮、将外固定更换为内固定等手术，可能花费会比较多，而且就算治好，以后肢体的功能或多或少会跟以前有所差异。"这时候，作为家里顶梁柱的硬汉大伯十分着急："医生，不管花多少钱，求求你一定要把她治好！""您放心，我们一定会尽全力救治您的妻子。对了，你们报警了吗？肇事方找到了吗？因为这个治疗费用可能会比较多，涉及后续赔偿问题，您最好跟肇事方以及交警沟通好，需要我们医生配合的也请及时告知我们，我们一定配合。"家属再三感谢，并在知情同意书上签字。我和骨科二唤随即赶回手术室准备手术。

3. 病史回顾

基本信息：患者，女性，47 岁，工人。

病史特点：

1）主诉：车祸致左侧手臂及左小腿疼痛，出血 4h。

2）简要病史：患者 4h 前骑电瓶车与汽车相撞摔倒，当即出现左侧手臂、小腿疼痛、出血，神志尚清楚。

3）查体：急性痛苦面容，左手臂、小腿脱套伤，左小腿骨折外露。

4）辅助检查（图 9.1）

a）CR：左侧胫腓骨多发骨折，左腕骨间关节部分脱位伴可疑骨折，左桡骨远端撕脱骨折考虑。

b）CT：双下肺背侧坠积性肺炎。

c）CTA：左上肢 CTA 未见明显异常。

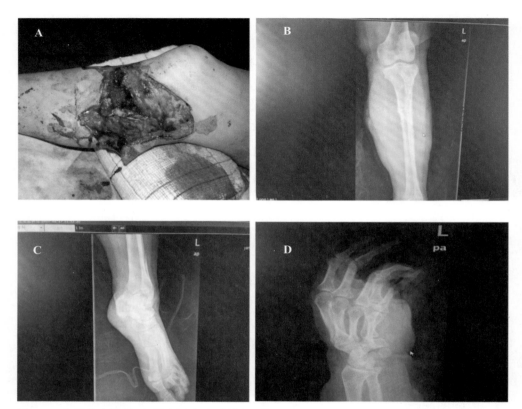

图9.1 左下肢大体照,可见大面积皮肤缺损,骨折端外露(A)。X片可见左胫腓骨骨折(B、C)、左腕骨间关节部分脱位伴可疑骨折,左桡骨远端撕脱骨折(D)

5)既往史:患者过去体质良好。无高血压;无糖尿病;无心脏病;无肾病;无肺结核;无病毒性肝炎;无其他传染病;无食物、药物过敏;无外伤史;无手术史,无输血史;无中毒史;无长期用药史;无可能成瘾药物使用史。疫苗接种史不详。

6)其他个人史、婚育史或家族史:无特殊。

4.病情演变

患者于当日21:43入抢救室,此时,患者体温36.6℃,心率112次/分,呼吸31次/分,血压100/68mmHg。急诊完善相关检查后,计划行急诊手术,于23:30出抢救室后转运至手术室。

患者于23:45入手术室,全身麻醉下行"左胫腓骨清创+外固定支架术、(左前臂+左大腿)皮肤修薄回植术+VSD术、左第一掌指关节切开复位内固定、左拇长伸肌、拇长展肌、桡侧腕屈肌腱修补术、左手外伤清创术"。术后1周去除VSD负压引流,见左上、下肢大片皮肤缺损,更换VSD负压引流后,转科至烧伤科行植皮手术。术后 11 天,烧伤科再次行深部扩创血管神经探查 + VSD 术,术中再次清除坏死组织,予大量生理盐水、PVP - I、过氧化氢冲洗,VSD 覆盖创面;二次术后 1 周行左上、下肢清创术 + 右下肢大腿取皮术 + 网状皮移植术。术后植皮成活,于植皮术后 16 天转回骨科行下一步治疗。转入骨科后考虑外固定架时间较长,为预防钉道感染,拆除外固定架,改为石膏外固定。车祸后 45 天,行左胫骨骨折切开复位内固定术。术后患者恢复可,复查 X 片(图 9.2),骨折复位可,于车祸后 51 天出院。

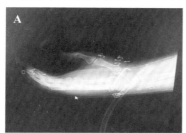 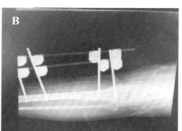
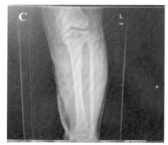 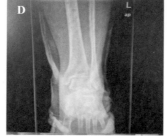 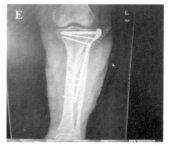

图 9.2　A、B:急诊手术后复查 X 片,左第一掌指关节予切开复位内固定,左下肢予清创外固定架术;C、D:植皮成功后转回骨科,拆除外固定架,予石膏外固定,复查 X 片见骨折位置可;E:待患者皮肤情况允许后,行左胫骨骨折切开复位内固定

5. 临床思维导图(图 9.3)

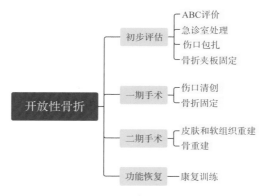

图 9.3　临床思维导图

第二部分　文献分享与思考

　　开放性骨折是指骨折部位皮肤或黏膜破裂,骨折端与外界环境相通。通常发生于直接的高能量创伤,如交通事故或高处坠落;低能量间接旋转亦可发生,尤其是在骨靠近皮肤且没有肌肉包被的地方。开放性骨折的最大风险是组织损伤严重,创口污染,易导致骨与软组织坏死、感染,严重者可致肢体功能障碍及多脏器功能衰竭,甚至危及生命。

　　随着医疗技术的发展,开放性骨折的治疗经历了四个历史阶段。第一阶段是在 20 世纪以前,抗生素还未出现,此时死亡率高达 38.5%,因此这一阶段的治疗以挽救生命为主;到了两次世界大战期间,医疗技术的提升大大地降低了死亡率,但是截肢的概率仍非常高,并开始出现了假肢,这一阶段的治疗以保留肢体为主;第三阶段是在 20 世纪 60 年代中期,开始广泛使用抗生素,该阶段的治疗策略主要是控制感染;现在处于第四阶段,归功于彻底清创、有效的骨折固定和延迟闭合创面等技术,患者的预后得到明显改善,逐渐开始重视功能的恢复,该阶段以挽救功能为主要目的。

　　随着经济社会的高速发展,开放性骨折的发病率逐年提高,几乎每个骨科医师都会碰到此类情况,而规范的处理能明显提高患者的预后水平。首先,在急诊室时,我们先需要完成伤情评估、止血、镇痛、固定、注射预防性抗生素、注射破伤风疫苗和术前准备等工作。伤情评估包括全身情况和局部情况评估两部分;全身评估可以参照 ATLS 原则;而局部情况目前临床上常用的是 Gustilo - Anderson 分型,具体如表 9.1。

表 9.1　Gustilo – Anderson 分型

类型	描述	类型	描述
I	皮肤伤口 <1cm 清洁 骨折类型简单	ⅢA	尽管软组织破坏广泛,骨仍有足够的软组织覆盖
II	皮肤伤口 >1cm 软组织破坏不广泛 无皮瓣和撕脱伤 骨折结构简单	ⅢB	软组织损伤广泛伴随骨膜剥离,骨组织外露,伤口污染严重
		ⅢC	开放骨折伴随修复的动脉损伤
III	高能量损伤导致软组织破坏广泛 骨折粉碎,阶段性骨折,或骨缺损,不论皮肤伤口的大小 严重的挤压伤 需要修复的血管损伤 严重污染包括农场损伤	开放性骨折 Gustile 分型	 I II III ⅢA ⅢB ⅢC

结合该病例,患者的左下肢广泛软组织损伤,骨外露,属于ⅢB 型。对于此类严重的开放性骨折,既要处理骨折,还要修复软组织的缺损,整个治疗周期往往较长。早期全程抗生素的应用对开放性骨折的治疗至关重要。抗生素的选择以革兰氏阳性菌为主(详见表 9.2)。

表 9.2　抗生素的选择

开放性骨折类型	抗菌谱覆盖要求	推荐应用的抗生素
Gustilo I 型及 II 型	革兰氏阳性菌	一代头孢类抗生素
Gustilo Ⅲ型	革兰氏阳性菌和革兰氏阴性菌	一代头孢类抗生素联合氨基糖苷类抗生素
土壤污染	厌氧菌	如上,加用青霉素

关于骨折的固定,I 型参照闭合骨折治疗,ⅢB 型和ⅢC 型应用外固定;但是对 II 型和ⅢA 型骨折的固定方式还存在争议。笔者认为清创彻底、有良好软组织覆盖的情况可以选择内固定,否则选择外固定更为安全。外固定一般是临时固定,条件允许的情况下应尽早更换为内固定,时间一般不超过 14 天;若超过 14 天,建议更换为终末型外固定架或者去除外固定,待钉道愈合、炎症指标恢复正常后再行

内固定术。本病例中患者的外固定架时间超过 14 天,所以先拆除了外固定架,予石膏固定,2 周后钉道愈合,炎症指标正常后再行内固定手术。

创面闭合时间与骨折分型密切相关。Ⅰ型骨折可行一期闭合创面;Ⅱ型和ⅢA型无法行一期闭合,可应用生理盐水纱布、负压闭式引流等临时覆盖;ⅢB型和ⅢC型建议在清创彻底的基础上,尽早进行骨折终末固定和皮瓣覆盖。

功能锻炼是临床上容易忽视的环节,这需要康复科医生和骨科医生一起,针对患者制订个体化功能训练计划,可以预防关节粘连和僵直、促进肿胀消退、促进骨折愈合、减少肌肉萎缩和骨质疏松等。

第三部分　启示与拓展

开放性骨折诊断相对简单,但不同的处理方式对患者的预后影响较大,特别是急诊接诊的一线医生经验与预后直接相关,因此做好医务人员的相关培训,建立一整套院前＋院内急救流程是十分必要的,我们或许可以借鉴心肺复苏培训的方法开展急救人员全员操作培训。

开放性骨折早期彻底的清创是保障预后的关键,高能量损伤建议在 12h 内完成,其他类型损伤建议在 24h 内完成。清创手术与医生的经验相关,必须要彻底去除异物和坏死组织,用大量生理盐水低压脉冲冲洗,将污染伤口变为清洁伤口,必要时可以反复清创。

开放性骨折多发生于车祸或高处坠落等高能量暴力损伤,常合并多脏器损伤,甚至休克等,需要急诊科、外科等多学科讨论,骨科医生不能只关注局部情况,而忽略了全身情况。

开放性骨折的感染概率高,早期全程抗生素的应用至关重要,但是抗生素不能替代彻底清创。由于整个诊疗过程较长,需密切关注炎症指标,警惕骨与软组织的感染。

开放性损伤常伴随着皮肤缺损,需要多次行软组织重建手术。自体取皮是最常用的植皮方式,但这意味着时间周期长、手术次数多、经济负担大。目前,生物材料逐渐兴起,新型材料逐渐应用于临床医学,比如人造血管、人工心脏等,我们或许能将材料学与干细胞相结合,研发出既能覆盖皮肤缺损,又能促进皮肤生长的新型生物材料。

　　开放性骨折治疗的周期较长,可能需要多次手术,经济负担大,术后可能残留功能障碍,术前需充分与家属沟通。另外,很多患者有车祸外伤,涉及后续经济赔偿。作为医生,在与患者及家属沟通时要从病情出发,实事求是,不偏不倚。

参考文献

　　1. 中华医学会骨科学分会创伤骨科学组,中华医学会骨科学分会外固定与肢体重建学组,中国医师协会创伤外科医师分会创伤感染专业委员会,中国医师协会骨科医师分会创伤专家工作委员会. 中国开放性骨折诊断与治疗指南(2019 版). 中华创伤骨科杂志,2019,11:921－928.

　　2. TERRY C. Campbell's operative orthopaedics. 11th ed. Mosby：lnc,2008：2370.

　　3. GUSTILO R B,MENDOZA R M,WILLIAMS D N. Problems in the management of type Ⅲ（severe）open fractures：a new classification of type Ⅲ open fractures. J Trauma,1984,24：742－746.

作者简介:张宇杰,2015 级临床医学博士后,主攻方向为创伤骨科。

指导老师:李伟栩,浙江大学医学院附属第二医院骨科副主任,创伤病区主任,中华医学会骨科分会外固定与肢体重建学组委员,中国医疗保健国际交流促进会骨科分会骨盆髋臼损伤学组委员。

病例 10
奇怪的先天性心脏病

第一部分　病情变化过程

1. 病情概述

患者,男性,42 岁,因"胸闷 10 天"入院,诊断为:"室间隔缺损,主动脉瓣关闭不全"。完善相关检查后择期行手术治疗。术中分别探查房切口、右室流出道切口,未见明显室间隔缺损。遂探查主动脉根部及主动脉瓣,见主动脉窦右冠瓣和无冠瓣交界处破裂,破入左室,主动脉瓣呈重度关闭不全。遂改行主动脉窦瘤破裂修补＋主动脉瓣置换术。手术过程顺利,术后修正诊断:主动脉窦瘤破裂,主动脉瓣关闭不全。术后予强心、利尿、抗凝、预防感染等对症治疗,患者 1 周后顺利出院。

2. 接诊印象

在周三下午的门诊,我接诊了这名患者。该患者是一名中年男性,出现胸闷症状 10 天来诊,活动后胸闷明显,并且进行性加重。我对患者进行了听诊检查,听诊发现了主动脉瓣区的杂音,也发现了胸骨左缘 3～4 肋间的杂音,很难以单一主动脉瓣病变解释患者的查体结果,于是我给患者开具了超声心动图检查单。心超结果提示了室间隔缺损(膜部)(简称室缺)和主动脉瓣关闭不全(简称主闭)。我拿到心超结果后,心里还是存在疑虑:室缺和主闭可以解释患者的心脏杂音的情况,但如何解释患者急性起病的心衰症状？ 面对患者的焦虑,我对患者进行解释:"您现在胸闷的情况是左心衰的症状表现,可能存在联合性结构性心脏病,需要手术治疗。"同患者和家属详细沟通病情并取得患者的手术意愿后,我将患者收住入院,拟进一步检查后手术治疗。

3. 病史回顾

基本信息:患者,男性,42 岁,工人。

病史特点:

1)主诉:胸闷 10 天。

2）简要病史：患者 10 余天前在无明显诱因下出现胸闷，休息后稍缓解，活动时胸闷加剧。无发热畏寒、胸痛心悸、反酸呕吐、下肢浮肿等不适。患者由于上述症状逐渐加重，来我院就诊。

3）体格检查：神清，精神可，口唇无发绀，颈静脉无怒张，两肺呼吸音粗，未及明显干湿啰音，心律齐，胸骨左缘第 3～4 肋间可闻及 3/6 级双期杂音，主动脉瓣听诊区可闻及舒张期杂音，未及心包摩擦音，腹软，无压痛、反跳痛，肝脾肋下未及，双下肢无水肿，神经系统查体阴性。

4）辅助检查

a）心脏三位 X 片：左心房、左心室增大，请结合临床及心超考虑。

b）心电图：窦性心动过缓，左心室高电压，ST－T 改变，电轴左偏。

c）CT：升主动脉增宽，左心室增大。

d）超声心动图（图 10.1）：先天性心脏病，室间隔缺损（膜部），左心增大，升主动脉瘤样扩张，左室收缩功能稍减弱（LVEF 55%），主动脉瓣关闭不全（中重度），左室舒张功能减退，二尖瓣、三尖瓣轻度反流。

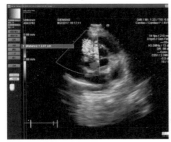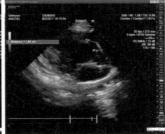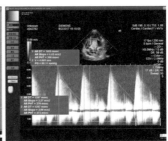

图 10.1　心超

提示：左心长轴切面见室间隔回声中断，约 1.84cm，心底短轴切面见室间隔回声中断于 10～11 点，约 2.41cm。心尖五腔、心尖四腔均可见收缩期五彩血流束从左室经室间隔回声中断处至右室，CWD 测得分流峰值 V_{max} = 4.6m/s。PWD 测收缩期经肺动脉瓣峰值流速 0.94m/s。PWD 测收缩期经主动脉瓣峰值流速 1.8m/s。心尖五腔切面见一股红色五彩血流舒张期从主动脉经主动脉瓣至左室流出道，主动脉瓣左室流出道侧可探及湍流频谱，流速峰值 V_{max} = 4.7m/s，DT 为 1297ms。

5）既往史：患者有痛风病史 5 年。无高血压；无糖尿病；无心脏病；无肾病史；无肺结核；无病毒性肝炎；无其他传染病；无食物、药物过敏；无外伤史；无手术史，无输血史；无中毒史；无长期用药史；无可能成瘾药物。疫苗接种史不详。

6）其他个人史、婚育史或家族史：无特殊。

4. 病情演变

入院时患者的生命体征平稳,纽约心功能分级为Ⅲ级。查体提示胸骨左缘第3~4肋间可闻及3/6级双期杂音,主动脉瓣听诊区可闻及舒张期杂音。入院后完善相关检查,心超结果提示:室间隔缺损(膜部),左心增大,升主动脉瘤样扩张,左室收缩功能稍减弱(LVEF 55%),主动脉瓣关闭不全(中重度)。

完善相关术前检查,予强心利尿控制心衰症状后,入院1周后患者接受手术治疗。全麻后正中开胸,在升主动脉、上下腔静脉插管建立体外循环。做升主动脉根部斜行切口,做左心引流,经左右冠脉口灌注停跳液,心脏停搏。阻断上下腔静脉阻断,分别探查右房切口、右室流出道切口,均未见明显室间隔缺损。遂进行主动脉根部探查,探查见主动脉窦右冠瓣和无冠瓣交界处破裂,破入左室,主动脉瓣呈重度关闭不全。遂改行主动脉窦瘤破裂修补+主动脉瓣置换术,置换27号圣犹达机械主动脉瓣。手术过程顺利,撤除体外循环,闭合胸骨切口和送入ICU。根据手术所见,修正诊断为:"主动脉窦瘤破裂,主动脉瓣关闭不全"。

患者术后恢复顺利,8h后拔除气管插管,术后3天转回普通病房。予强心、利尿、抗凝、预防感染等对症治疗后于术后1周顺利出院,出院后继续服用华法林抗凝,门诊随访。

5. 临床思维导图（图 10.2）

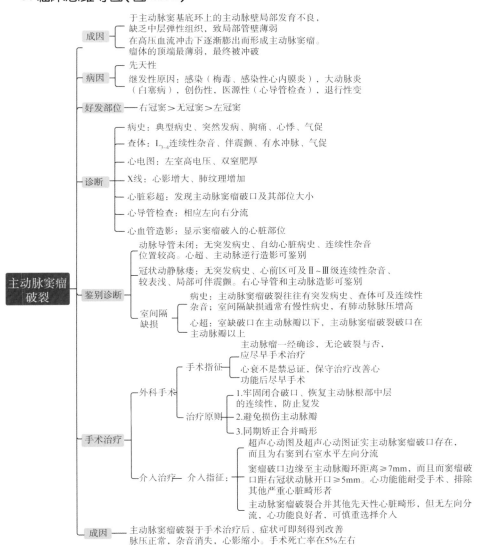

主动脉窦瘤破裂

- **成因** —— 于主动脉窦基底环上的主动脉壁局部发育不良，缺乏中层弹性组织，致局部管壁薄弱，在高压血流冲击下逐渐膨出而形成主动脉窦瘤。瘤体的顶端最薄弱，最终被冲破

- **病因**
  - 先天性
  - 继发性原因：感染（梅毒、感染性心内膜炎），大动脉炎（白塞病），创伤性，医源性（心导管检查），退行性变

- **好发部位** —— 右冠窦 > 无冠窦 > 左冠窦

- **诊断**
  - 病史：典型病史、突然发病、胸痛、心悸、气促
  - 查体：L$_{3~4}$连续性杂音、伴震颤、有水冲脉、气促
  - 心电图：左室高电压、双室肥厚
  - X线：心影增大、肺纹理增加
  - 心脏彩超：发现主动脉窦瘤破口及其部位大小
  - 心导管检查：相应左向右分流
  - 心血管造影：显示窦瘤破入的心脏部位

- **鉴别诊断**
  - 动脉导管未闭：无突发病史、自幼心脏病史、连续性杂音位置较高。心超、主动脉逆行造影可鉴别
  - 冠状动静脉瘘：无突发病史、心前区可及Ⅱ~Ⅲ级连续性杂音、较表浅、局部可伴震颤。右心导管和主动脉造影可鉴别
  - 室间隔缺损
    - 病史：主动脉窦瘤破裂往往有突发病史、查体可及连续性杂音；室间隔缺损通常有慢性病史，有肺动脉脉压增高
    - 心超：室缺破口在主动脉瓣以下，主动脉窦瘤破裂破口在主动脉瓣以上

- **手术治疗**
  - **外科手术**
    - 手术指征
      - 主动脉瘤一经确诊，无论破裂与否，应尽早手术治疗
      - 心衰不是禁忌证，保守治疗改善心功能后尽早手术
    - 治疗原则
      - 1. 牢固闭合破口、恢复主动脉根部中层的连续性，防止复发
      - 2. 避免损伤主动脉瓣
      - 3. 同期矫正合并畸形
  - **介入治疗** —— 介入指征：
    - 超声心动图及超声心动图证实主动脉窦瘤破口存在，而且为右窦到右室水平左向分流
    - 窦瘤破口边缘至主动脉瓣环距离≥7mm，而且而窦瘤破口距右冠状动脉开口≥5mm。心功能能耐受手术、排除其他严重心脏畸形者
    - 主动脉窦瘤破裂合并其他先天性心脏畸形，但无左向分流，心功能良好者，可慎重选择介入

- **成因** —— 主动脉窦瘤破裂于手术治疗后、症状可即刻得到改善，脉压正常、杂音消失、心影缩小。手术死亡率在5%左右

图 10.2　临床思维导图

第二部分　文献分享与思考

主动脉窦瘤破裂(ruptured sinus of valsalva aneurysm,RSVA)又称乏氏窦瘤破裂,发病率约占先天性心脏病的0.31%～3.56%,男性居多(男:女=3:1)。RSVA病情出现突然,发展迅速,预后不良,破裂后生存时间平均为1～3.9年,因而一经确诊,应尽早手术治疗。主动脉窦瘤常合并其他心脏畸形,以室间隔缺损最多见,其余依次为主动脉瓣关闭不全、右心室流出道狭窄、感染性心内膜炎、房间隔缺损、动脉导管未闭等。

对于这个罕见的先天性心脏病的认识从很早就开始了。早在1839年,Hope首先报道了主动脉窦瘤。1840年,Thurnam报道6例,并提出主动脉窦瘤一般破入心腔。1914年,Smith报道了14例尸检发现的主动脉窦瘤,强调了梅毒在发病中的作用。1919年,Abbot提出先天性畸形是造成主动脉窦瘤的重要原因。1957年,Edwards和Burchell从病理学角度证实先天性主动脉窦瘤的发病机理。1962年,Sakakibara和Konno对主动脉窦瘤发病的解剖部位进行分型整理。

关于RSVA的病因,其主要是主动脉窦壁缺乏正常的中层弹力组织和肌肉组织,受到高压血流冲击,逐渐膨出形成囊状瘤体并最终破裂。大多数主动脉窦瘤为先天性的;也可因继发性原因造成主动脉中膜坏死,例如:感染(包括梅毒、细菌性心内膜炎),大动脉炎(白塞病),创伤,医源性(心导管检查),退行性变等。

要准确掌握这个疾病的诊断和治疗原则,就要首先掌握主动脉窦部的解剖和病理基础。主动脉窦分为三个部分,分别为无冠窦、右冠窦和左冠窦。无冠窦的后方为左、右心房,中点正对房间隔前缘;右冠窦的大部分与室间隔、右室流出道相邻,小部分邻近室间隔膜部、右房;左冠窦后部邻近左房,前部游离。先天性主动脉窦瘤的好发位置为右冠窦>无冠窦>左冠窦(发生率分别约为65%～85%、10%～30%、0～5%)。主动脉窦瘤破裂的方向和频率也因此有所不同。

主动脉窦瘤破裂的常见方向及比例见图10.3(图中数字代表发生频率比)。

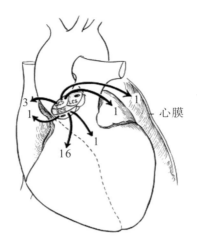

心膜

图 10.3 主动脉窦瘤破裂常见方向及比例

主动脉窦破裂的诊断要点主要有如下几点：①典型病史，突然发病，胸痛，心悸，气促；②心脏听诊：L_{3-4} 连续性杂音，伴震颤，有水冲脉、枪击音；③心电图：左室高电压，双室肥厚；④X 线：心影增大，肺纹理增加；⑤心脏彩超：发现主动脉窦瘤破口及其部位大小；⑥心导管检查：相应左向右分流；⑦心血管造影：显示窦瘤破入心脏部位。

对于本病例出现的误诊情况，心脏大血管外科同心血管超声中心一起就主动脉窦瘤破裂的鉴别诊断进行了探讨。

心血管超声中心医生：主动脉窦瘤破裂，尤其是破入右室的主动脉窦破裂，其在超声上表现同大室间隔缺损极为相近。本例患者的超声诊断即出现了误诊的情况。查阅了相关文献，其两者的超声鉴别点如下：主动脉窦瘤破裂往往显示主动脉根部有扩张的主动脉窦及其瘤体，彩色多普勒和频谱多普勒可显示从主动脉窦破口的分流，分流呈持续性，以舒张期为主，注意分流的起源及起时相，有助于鉴别。室缺破口在主动脉瓣以下，主动脉窦瘤破裂破口在主动脉瓣以上。

心脏大血管外科医生：关于这两种先天性疾病的临床鉴别，主动脉窦瘤破裂往往有突发病史，查体可及连续性杂音；室间隔缺损通常有慢性病史，可有肺动脉压增高。并且部分患者可以出现主动脉窦瘤合并室间隔缺损，因为室间隔上段的肌肉对主动脉窦起承托作用，室间隔的缺损会减弱对主动脉窦的支持作用从而促使主动脉窦突出和异常扩大，扩大到一定程度会造成窦瘤破裂。而对于本例患者的鉴别诊断，不应完全依赖于心脏彩超，需要加强临床表现和病史的结合。

而在明确主动脉窦瘤破裂的诊断后，应积极地进行手术治疗。外科手术指征包括：主动脉窦瘤一经确诊，无论破裂与否，应尽早手术治疗；心衰不是禁忌证，保守治疗改善心功能后尽早手术。手术治疗原则:①牢固闭合破口,恢复主动脉根部中层的连续性,防止复发;②避免损伤主动脉瓣;③同期矫正合并畸形。对于部分患者,可以考虑介入治疗,但需要牢固把握介入治疗的手术指征:超声心动图证实主动脉窦瘤破口存在,而且为右窦到右室水平左向右分流;瘤体未累及主动脉瓣和瓣环,窦瘤破口边缘至主动脉瓣环距离≥7mm,而且窦瘤破口距右冠状动脉开口≥5mm;心功能耐受手术,排除其他严重心脏畸形者;RSVA合并其他先天性心脏畸形,但无右向左分流,心功能良好者可慎重选择行介入治疗。

第三部分　启示与拓展

1.主动脉窦瘤破裂同室间隔缺损的准确鉴别是诊断的重点,也是治疗成功的关键

主动脉窦瘤破裂往往有突发病史,查体可及连续性杂音;室间隔缺损通常有慢性病史,可有肺动脉压增高。心超:往往显示主动脉根部有扩张的主动脉窦及其瘤体,彩色多普勒和频谱多普勒可显示从主动脉窦破口的分流,分流呈持续性,以舒张期为主,注意分流的起源及时相,有助于鉴别。室缺破口在主动脉瓣以下,主动脉窦瘤破裂破口在主动脉瓣以上。部分患者可以出现室间隔缺损合并主动脉窦膜部瘤破裂,这部分患者的诊断尤为重要。

室间隔缺损和主动脉窦瘤破裂两病均为先天性心脏病且均需要手术治疗,但两者疾病在手术指征上有一定的差异。主动脉窦瘤破裂有较强的手术指征,而且对于心衰发作的患者,进行手术治疗也能够有效控制心衰,改善患者的预后。而室间隔缺损患者则需在完善检查、评估肺动脉压力后再进行手术,对于右向左分流、艾森曼格综合征的患者,进行室间隔缺损修补手术不利于患者的预后,并且合并心衰的室间隔缺损可以在药物治疗有效控制心衰、降低肺动脉压后再考虑手术治疗。因此,对于两者疾病的准确鉴别,对手术指征的把握而言有重要的作用。

2.临床科室同医技科室间建立多学科合作是疾病得到准确诊断、有效治疗的成功保障

以本案例为例,大部分疾病的诊断与鉴别诊断需依赖临床表现和辅助检查两方面。而对于部分罕见病、易误诊疾病而言,临床表现同辅助检查相结合往往成为了精确诊断的必需条件。而在临床实际操作过程中,常常出现辅助检查医技科室医生并未掌握患者的临床表现资料,而临床医生掌握病史资料,却缺乏对影像结果的精确判读能力,导致双方出现类似"瞎子摸象"现象,对疾病出现偏差诊断,导致误诊出现。而双方若能在检查前后就患者病情进行充分沟通,不仅能够保证检查项目和参数的全面性,也能提高检查结果和质量,提高诊断准确率,减少误诊的发生。另外,以心脏外科患者进行心超检查为例,心脏外科医生往往希望心超能够提供充分的参数以服务于不同步骤、不同流程下手术操作的相关需求,而心超医生由于缺乏对于心脏外科手术的了解,并不能为每位患者均提供依托手术的精准化的心超数据。对于这种情况,往往只需要双方进行简单的沟通,临床医生向检查科室提供所需要的测量参数和需求,而影像科室就临床要求进行相应的检查测量,即能最大限度满足手术的需求,提高手术成功率,改善患者预后。因此,临床与医技间的有效沟通对于精准化、有效化治疗有至关重要的作用。

3. 临床科室医生掌握一定的辅助检查技能具有重要意义

临床医生需要掌握初步的辅助检查操作和判读技能。第一,因为临床医生掌握第一手临床信息,包括患者的一般情况、病史和查体资料,在进行辅助技能操作和判读时能够有的放矢,最佳程度做到辅助检查与临床表现相结合,将辅助检查结果精准性最大化。第二,掌握初步的辅助检查能力能够有助于临床医生同医技影像科室间的沟通。了解各项辅助检查的参数、优点、适应疾病和缺陷,有助于在同影像科室提参数指标要求时能够"对症下药"。第三,部分影像学科专业性强,例如超声心动图等,临床医生要完全掌握这些影像的操作和判读需要花费大量的时间和精力,有时难以实现,但掌握初步的技能往往可以通过在平常临床工作中逐步积累而实现,因此,掌握初步的操作和判读,有助于临床同影像相结合,有助于促进同影像科室的沟通,具有重要意义。

4. 转化医学在疑难疾病诊断中可以起到重要作用

临床上存在许多单一凭借临床表现和辅助检查结果难以准确鉴别和诊断的疾病,对于这部分疾病,借助包括分子生物学在内的转化医学手段,有时可以有效提高诊断效率。以本文所涉及的病例为例,目前研究发现,包括室间隔缺损在内的多种先天性心脏间隔缺损,其发生可能同 NKX2.5、GATA4、BMP10 等多个基因位点的突变相关;而主动脉窦瘤目前尚未发现明确的基因突变位点,而有报道以原纤维蛋白基因(FBN1)的突变为病因的马凡氏综合征可能会引起主动脉窦瘤的发病。因此,对于上述基因突变的检测结果可能有助于两种疾病的鉴别诊断。而从这个角度出发,研究这些难鉴别疾病的可能致病基因位点,能够有效提高临床诊断的准确率,提高诊疗效率。以主动脉窦瘤为例,它是一种发病率较低的先天性心脏病,目前对于其可能的致病分子机制尚未有确切的研究。对于该病展开科学研究,发现其特异性的致病基因位点,并进行临床转化,开发疾病特异性的检测手段,能够有效降低误诊率,提高诊疗效率。

参考文献

1. MICHAEL W, YU P J, BIANA T. Sinus of Valsalva Aneurysms: Review of the Literature and an Update on Management. Clin Cardiol, 2015, 38(3): 185 – 189.

2. DAVID A. Aneurysm of the sinus of valsalva. Pediatric Cardiac Surgery Annual, 2006, 9: 165 – 176.

3. AZAKIE A, DAVID T E, PENISTON C M, et al. Ruptured sinus of valsalva aneurysm: early recurrence and fate of the aortic valve. Ann Thorac Surg, 2000, 70(5): 1466 – 1471.

4. MIRANDA D, PETER A A, OSORIO J, et al. Ruptured aneurysm of the noncoronary sinus of valsalva. Tex Heart Inst J, 2005, 32(4): 586 – 588.

5. COOLEY D A. Techniques in cardiac surgery. 2 ed. Philadelphia: Saunders, 1984.

6. VURAL K M, SENER E, TASDEMIR O, et al. Approach to sinus of valsalva aneurysms: a review of 53 cases. EJCTS, 2001(20): 71 – 76.

作者简介:郑骏楠,2017级临床医学博士后,主攻方向为心脏瓣膜病和主动脉疾病的临床和基础研究。

指导老师:赵海格,主任医师,浙江大学医学院附属第一医院,主攻方向为心脏瓣膜病、心肌病、终末期心脏病的临床和基础研究。

第一部分　病情变化过程

1. 病情描述

患者,男性,56 岁,因"反复胸闷气促 8 余年"来我院就诊,诊断为:①慢性阻塞性肺病;②Ⅱ型呼吸衰竭;③2 型糖尿病;④骨质疏松。因病情持续加重(图 11.1),多次发生严重急性呼吸衰竭伴高碳酸血症,内科治疗不能改善患者病情,因此来我科进行肺移植前评估,我科评估其有肺移植适应证。

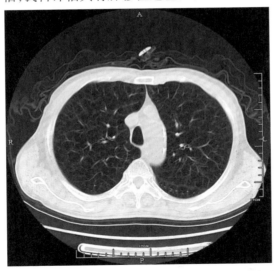

图 11.1　受者肺移植前肺部 CT(典型的慢性阻塞性肺病疾表现)

2. 接诊印象

供者患者,男性,17 岁,因"血小板减少 11 年,意识不清 1 天"入院,因脑出血脑死亡。经家属同意后自愿捐献器官,捐献时气管插管 2 天。既往因肾功能不全,供者在当地医院长期腹透。供者供体肺部 CT 以及离体左肺见图 11.2。

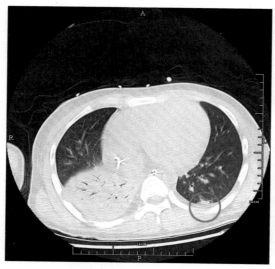
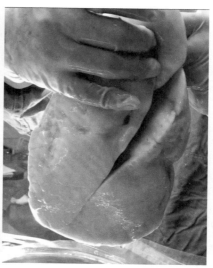

图 11.2　供者供体肺部 CT 以及离体左肺(左侧供肺总体良好,虽有一微小感染灶,但符合供肺标准)

3. 病史回顾

全麻下行左肺移植 + 右肺中叶切除术,经过顺利。

术后治疗:他克莫司 + 泼尼松(抗排异治疗),舒普深(抗细菌感染治疗),伏立康唑(抗真菌感染治疗),更昔洛韦(预防病毒感染治疗)。

4. 病情演变

术后 3 天:复查肺部 CT(图 11.3),左下肺出现一实性病灶。

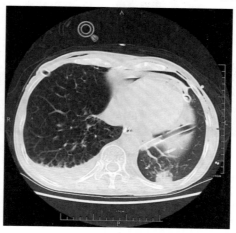

图 11.3　肺移植术后 3 天肺部 CT

术后 4 天:复查气管镜,提示少量黄脓痰,拔除气管插管,拔管后高流量和无创交替辅助呼吸。

术后 5 天:胸闷气促加重,$PaCO_2$ 显著升高,重新气管插管,复查气管镜,大量黄脓痰。故立即更改治疗方案,改替加环素 + 舒普深。

术后的各项检查见图 11.4 ~ 图 11.7。

细菌名	肺炎克雷伯氏菌			少量			
抗生素名	结果解释	折点	单位	抗生素名	结果解释	折点	单位
阿米卡星	≤2 S		μg/mL	氨曲南	≥64 R		μg/mL
环丙沙星	≥4 R		μg/mL	黏菌素	≤0.5 R		μg/mL
亚胺培南	≥16 R		μg/mL	左氧氟沙星	≥8 R		μg/mL
米诺环素	8 I		μg/mL	复方新诺明	≤20 S		μg/mL
头孢他啶	≥64 R		μg/mL	妥布霉素	4 S		μg/mL
头孢吡肟	≥32 R		μg/mL	哌拉西林/他唑巴坦	≥128 R		μg/mL
美罗培南	≥16 R		μg/mL	头孢哌酮/舒巴坦	≥64 R		μg/mL
替加环素	1 S		μg/mL				

图 11.4　术后 2 天送检痰培养,提示肺炎克雷伯氏菌感染

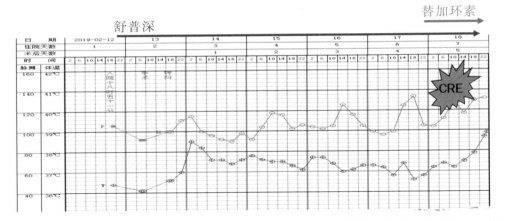

图 11.5　患者术后体温(蓝色)及心率变化(红色),CRE:耐碳青霉烯类抗菌药物肠杆菌科细菌

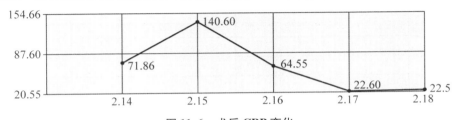

图 11.6　术后 CRP 变化

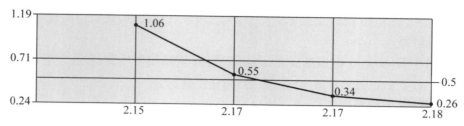

图 11.7　术后 PCT 变化

术后 5 天:患者夜间体温显著升高,39.1℃。

术后 6 天:复查肺部 CT:可见左侧移植肺下叶出现大面积实变! 立即更改抗生素为替加环素 + 多黏菌素 B 治疗。更改抗生素治疗方案后,患者发热逐渐好转,CRP 及 PCT 缓慢下降。同时,每日痰培养没有发现细菌感染。此时的各项检查见图 11.8 ~ 图 11.11。

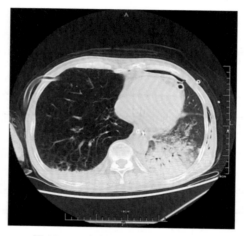

图 11.8　肺移植术后 6 天肺部 CT

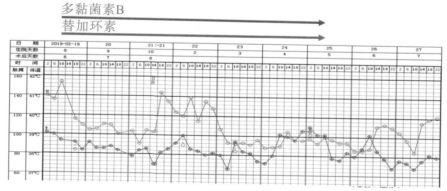

图 11.9　患者术后体温(蓝色)及心率变化(红色)

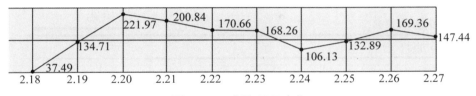

图 11.10　术后 CRP 变化

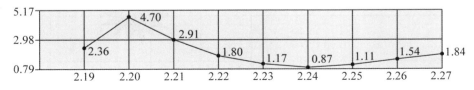

图 11.11　术后 PCT 变化

术后 12 天：患者再次出现高热，查体温 39.1℃，予以流感病毒筛查，证实为甲流感染，故加用奥司他韦。同时考虑替加环素副作用（肝功能损害，总胆红素持续上升），停用替加环素，改多黏菌素联合美罗培南抗感染。此时的各项检查见图 11.12 和图 11.13。

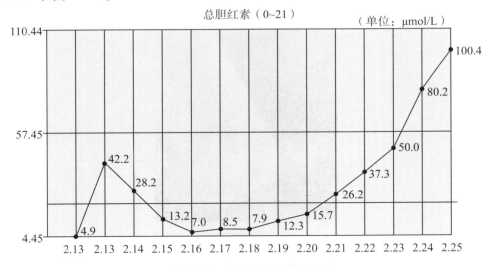

图 11.12　术后总胆红素变化

105

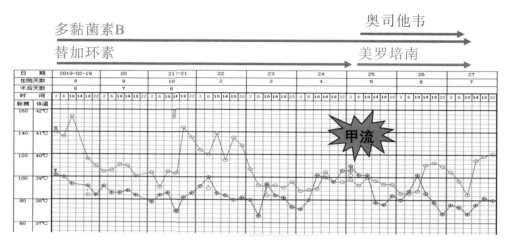

图 11.13　术后抗生素方案调整及体温心率变化

术后 13 天:查气管镜可见中等量左肺金黄色稀薄痰,氧合指数 300,CRP 169mg/L。术后 13 天左肺气管镜吸出金黄色稀薄痰见图 11.14。

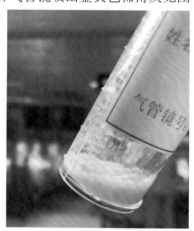

图 11.14　术后 13 天左肺气管镜吸出金黄色稀薄痰

术后 14 天:氧合指数 250,CRP 147mg/L。

术后 15 天:氧合指数 200,CRP 110mg/L。

术后 16 天:氧合指数低于 150,CRP 107mg/L。肺部 CT(图 11.15)提示移植左肺出现完全实变,基本丧失氧合功能。

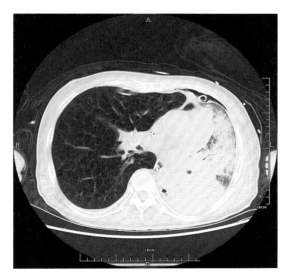

图 11.15　肺移植术后 16 天肺部 CT

我们进一步反思:究竟是什么原因导致肺功能持续恶化? 是细菌感染,病毒感染,真菌感染,还是排异?

回顾患者的整个治疗过程,患者第二次更改抗生素治疗方案后,痰培养已无细菌生长,甲流病毒感染虽经治疗,但仍能持续监测到病毒复制。同时,我们观察到,移植术后为控制感染,有时需将他克莫司浓度降低以提高自身免疫力,结合 FK506 变化(图 11.16),我们高度怀疑可能是排异导致的肺实变。

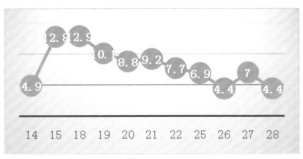

图 11.16　术后 FK506 浓度变化

但患者的病情紧急,需要立即调整治疗方案,而排异和病毒感染两者难以鉴别,如果是病毒感染,按照排异予以大剂量激素治疗,则会导致感染加重;如果是排异,不及时处理则会导致移植肺不可逆损伤而危及生命。因此,我们先使用甲强龙 80mg q8h,小剂量激素试探治疗,同时抗感染治疗不松懈,奥司他韦 + 帕拉米韦抗病毒,继续美罗培南 + 多黏菌素 B 抗感染治疗。

术后 17 天:患者氧合好转,但尿量减少,肌酐迅速上升。

术后 18 天:患者氧合进一步好转,但无尿,停多黏菌素,改头孢他啶阿维巴坦,CRRT 支持治疗。

术后 19 天:PRA 定性报告回报阳性,说明可能存在排异。同时进行 MDT,同意目前抗排异治疗方案。

术后 20 天:继续甲强龙 500mg × 3 天,同时加用丙种球蛋白,继续多黏菌素治疗。

术后 22 天:PRA 定量报告 DSA 阳性,这就明确了存在排异。改他克莫司目标浓度 10 ~ 15,加用骁悉抗排异。此时的检查见图 11.17 和图 11.18。

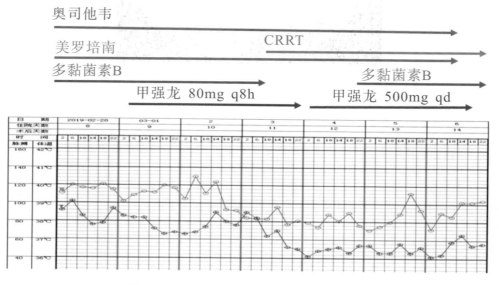

图 11.17　术后治疗方案调整及体温心率变化

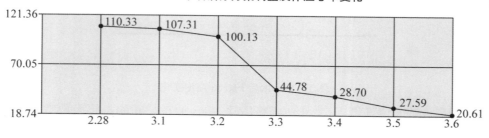

图 11.18　术后 CRP 变化

术后 25 天:复查肺部 CT(图 11.19),肺部实变明显好转。

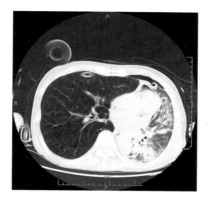

11.19 肺移植术后 25 天肺部 CT

术后 27 天:停用多黏菌素,改头孢他啶阿维巴坦单药治疗,减少药物副作用。术后治疗方案调整及体温、心率变化见图 11.20。

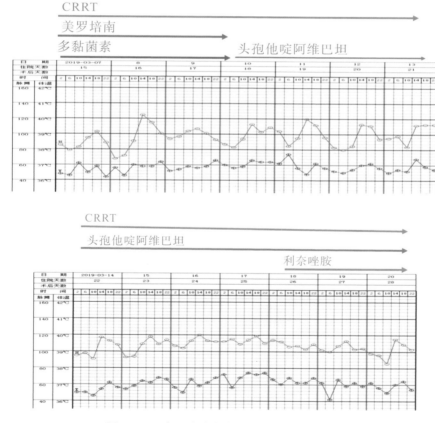

图 11.20 术后治疗方案调整及体温心率变化

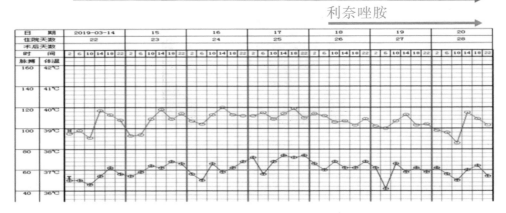

CRRT
头孢他啶阿维巴坦
利奈唑胺

图11.20(续)　术后治疗方案调整及体温心率变化

术后63天:患者复查肺部CT(图11.21):移植肺已能正常发挥功能。

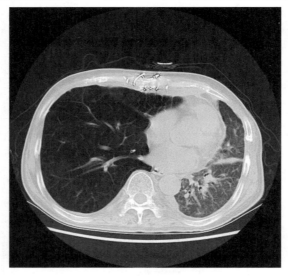

图11.21　肺移植术后63天肺部CT

5.临床思维导图

（1）抗感染治疗药物,随着患者的实验室检测结果及影像学检查结果不断调整(图11.22)。

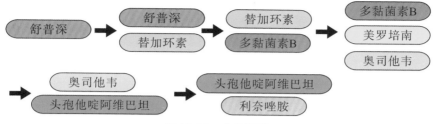

图11.22 药物调整

（2）术后患者经历了多种并发症（图11.23）。

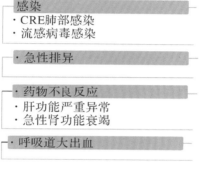

图11.23 并发症

（3）尽管经历多种波折，但患者最终还是顺利康复（图11.24）。

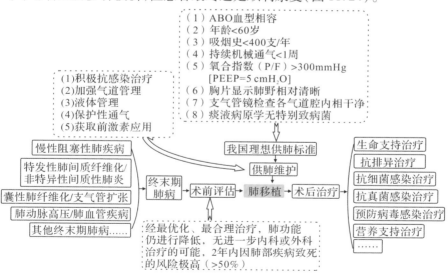

图11.24 临床思维导图

第二部分　文献分享与思考

1. 肺移植历史

1963年，美国密西西比大学 James Hardy 进行了首例人类肺移植，患者术后第18天死亡，全球肺移植尝试均失败告终；1983年11月7日，加拿大多伦多总院 Cooper 教授为一位58岁男性终末期肺纤维化患者行右单肺移植，术后6周患者出院并恢复工作，存活时间6.5年，标志了现代肺移植的开端。

2. 全球肺移植现状（图11.25）

目前，全球注册肺移植中心256个，全世界肺移植总量64803例（1985—2017）。

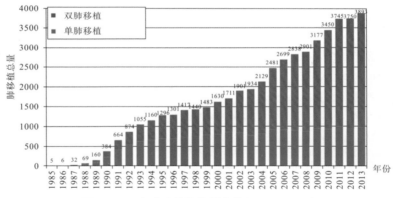

图11.25　全球肺移植数量变化（1985—2013）

3. 中国肺移植现状

中国目前具有肺移植资质医院42家，至2018年底全国肺移植总数共1640例，近三年增长率分别为38.8%、46.6%、34.8%（见图11.26）。

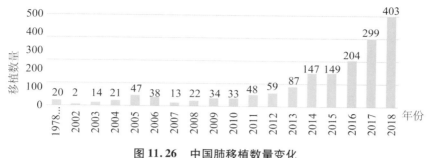

图 11.26 中国肺移植数量变化

4.肺移植适应证

肺移植是目前治疗终末期肺病唯一有效的办法!

2014 年国际心肺移植协会:若不行肺移植手术,2 年内有肺部疾病导致死亡的高风险(>50%);肺移植术后存活 90 天的可能性大(>80%);肺移植术后 5 年有足够的肺功能的可能性大(>80%)。

2019 年中国肺移植联盟:慢性终末期肺疾病患者经最优化、最合理治疗,肺功能仍进行性降低,无进一步内科或外科治疗的可能,2 年内因肺部疾病致死的风险极高(>50%),即应考虑肺移植。

5.肺移植禁忌证

绝对禁忌证:①难以纠正的心、肝、肾等重要脏器功能不全(器官联合移植除外);②恶性肿瘤晚期;③无法通过介入治疗或冠脉搭桥手术治疗缓解的冠心病或合并严重的左心功能不全(但部分患者经严格筛选后考虑心肺联合移植);④生理状态不稳定,如急性败血症、急性心肌梗死和急性肝衰竭等;⑤无法纠正的出血倾向;⑥依从性差,不能配合治疗或定期随访;⑦未治疗的精神疾病或心理状况无法配合治疗者;⑧缺乏可靠的社会、家庭支持。

相对禁忌证:①年龄 >75 岁(但年龄仅为一项参考条件,无绝对上限);②进行性或严重的营养不良;③严重的骨质疏松;④移植前使用机械通气和(或)体外生命支持(需要谨慎对待,要排除其他重要脏器急性或慢性功能不全后考虑行肺移植);⑤存在着高毒力或高度耐药的细菌、真菌定植或感染,或特定的分枝杆菌菌株定植及感染(如慢性肺病感染且预测肺移植术后难以控制者);⑥乙型肝炎病毒或丙型肝炎病毒感染排除肝硬化和门脉高压且无明显临床症状,影像学和生化检查无异常者可行肺移植;⑦HIV 感染(HIV – RNA 检测阴性并联合抗逆转录病毒治疗者,可以考虑在具有 HIV 丰富治疗经验的移植中心行肺移植);⑧洋葱伯克霍尔德氏菌、唐菖蒲伯克霍尔德氏菌、多重耐药的分枝杆菌感染者(得到充分治疗和控制者可在感染治疗经验丰富的中心行肺移植）；⑨动脉粥样硬化性疾病（可以在移植前先予以治疗，如冠心病应在肺移植术前先经介入治疗或搭桥术）；⑩其他未达到终末期状态的疾病（如糖尿病、高血压病、消化性溃疡或胃食管反流症等，应在移植前积极处理）。

6. 肺移植时机选择

评估标准：呼吸科医师将肺病患者转诊至肺移植科的时机。

特发性肺纤维化、肺囊性纤维化、特发性肺动脉高压患者能够耐受等待供肺的时间更短，应更早行肺移植评估。

移植标准：移植科医师将患者列入肺移植名单的时机。

2～3 年的生存率小于 50% 和/（或）心功能Ⅲ至Ⅳ级水平者。

不希望达到移植标准了才进行肺移植评估！

7. 供体选择

我国理想供肺标准：①ABO 血型相容；②年龄 <60 岁；③吸烟史 <400 支/年；④持续机械通气 <1 周；⑤动脉血氧分压（partial pressure of oxygen，PaO_2）/吸入氧浓度（fraction of inspiration O_2，FiO_2）> 300mmHg[呼气末正压（positive end - expiratory pressure，PEEP）= 5cmH_2O，10mmHg = 1.33kPa，1cmH_2O = 0.098kPa]；⑥胸片显示肺野相对清晰；⑦支气管镜检查各气道腔内相对干净；⑧痰液病原学无特别致病菌。

8. 供体维护

（1）积极抗感染治疗。

在脑死亡供肺中神经源性肺水肿（neurogenic pulmonary edema，NPE）发生率高，出现 NPE 后极易发生肺部感染，同时肺水肿会引起肺泡弥散功能下降，导致低氧血症。另外，长期插管卧床，亦常引起坠积性肺炎合并感染发生。

（2）加强气道管理。

适量翻身、拍背，每日行纤支镜检查及吸痰，清理气道，吸净支气管分泌物，确保肺扩张良好，尤其是防止肺下叶不张，经常进行 X 线胸片检查和血气分析。

（3）液体管理。

4～6cmH_2O 的中心静脉压（central venous pressure，CVP）是肺保存的最佳选择。CVP 为 8～10cmH_2O，则有助于肺泡 - 动脉氧分压差增加。故建议当仅获取腹部器官时，维持 CVP 为 10～12cmH_2O；仅获取肺脏时，维持 CVP <8cmH_2O；如果同时获取腹部器官和肺部，则维持 CVP 为 8～10cmH_2O。建议输注胶体液，以最大限度地减少肺水肿。

（4）保护性通气。

FiO$_2$应控制在 40% ~50%，潮气量为 6~8mL/kg，避免潮气量过大而引起肺泡损伤。保持 PEEP 为 6~8cmH$_2$O，可防止肺泡萎陷，对于膨胀不全的供肺，在每次吸痰后均应短时间内增加潮气量及 PEEP，使萎陷的肺泡重新开放，改善氧合。

（5）获取前激素应用以保护器官功能。

9. 肺移植术后的主要死亡原因

肺移植术后早期（30 天）内的主要死亡原因为移植物失功，感染在肺移植后的任何时期都是导致死亡的重要原因，细支气管炎是肺移植受者长期生存的巨大阻力。

第三部分　启示与扩展

肺移植目前仍存在巨大的挑战，从受者评估、供体选择、手术操作、术后治疗到术后康复，其中的每一个环节都与患者的预后密切相关，只有根据患者的病情变化做出正确判断并调整治疗方案，才能让患者尽早康复，提高生存率。

肺移植患者由于术后需要长期使用免疫抑制剂进行抗排异治疗，术后需要长期卧床，而肺部作为长期与外界相通的气管，极易发生感染。近年来，由于监护室中抗生素的大量应用，目前肺移植后感染的细菌多为耐药肺炎克雷伯菌或鲍曼不动杆菌，治疗难度极大。

抗感染治疗是肺移植术后治疗的重要组成部分。该病例中所采取的供肺在获取时符合供肺获取标准，但获取前已气管插管 2 天，其 CT 结果发现左肺（供肺）存在一微小感染病灶，因此移植后受者面临感染风险。在术后第 3 天，复查肺部 CT 提示原来供肺感染灶位置的感染范围进一步扩大，患者第 5 天复查气管镜发现大量黄脓痰，细菌培养结果也发现了耐碳青霉烯类抗菌药物肠杆菌科细菌肺炎克雷伯菌，因此及时更改抗感染治疗方案，改替加环素＋舒普深治疗，效果不明显后进一步改用替加环素＋多黏菌素 B 治疗，患者感染症状才得到控制，体温开始下降。患者术后出现甲流感染，考虑患者免疫力低下，为院内感染所致，因此也及时予以抗病毒治疗。

肺移植患者术后的抗排异治疗同样重要，但抗排异治疗的同时往往会导致机体免疫力低下,加重感染,因此肺移植术后如何平衡抗排异及抗感染治疗十分重要! 该病例中,患者术后 13 天开始出现氧合指数持续下降,CT 提示肺内实变逐渐加重,直至移植左肺基本丧失功能,但具体是什么导致肺实变? 肺内感染和急性排异都可能导致肺实变,但两者的治疗方法不同。如果是急性排异,需要大剂量激素冲击治疗;如果是感染,激素冲击治疗将导致感染加重,进一步危及生命。因此在术后第 16 天时进行了全院 MDT,讨论焦点在于到底是感染还是排异,但由于缺乏群体反应性抗体检测结果,无法最终明确。当时是周五,送检群体反应性抗体结果需要等到下个周一出结果,但患者如果不及时得到处理,将会出现生命危险。结合多学科意见,最终我们采取了一个比较中立的治疗方案:使用甲强龙 80mg q8h,小剂量激素试探治疗,同时抗感染治疗不松懈,奥司他韦 + 帕拉米韦抗病毒,继续美罗培南 + 多黏菌素 B 治疗细菌感染。使用激素后,患者氧合出现好转,为我们争取到了等待群体反应性抗体报告结果的时间,群体反应性抗体报告证实存在排异后立即予以激素冲击治疗,患者移植肺功能得到恢复。该病例的经验也为我们肺移植术后不能确定是否存在排异时,使用小剂量激素试探治疗提供了参考。

于 2016 年建科开始开展肺移植手术,该病例是 2019 年我科进行的一例肺移植患者,在当时尚存在经验不足,但随着时间推移,抗菌药物逐渐进步,治疗经验逐步积累,目前已很少碰到如此复杂的病例。2020 年我科完成了全球首次两例老年新型冠状病毒性肺炎终末期患者的肺移植,并将结果发表于外科学权威杂志 *Annals of Surgery*;2020 年,浙一肺移植围手术死亡率已达全国最低,达到世界先进水平,治疗费用也进一步降低,这得益于多学科治疗经验的积累和发展。今后,浙一肺移植科将会继续向前发展,为更多患者提供服务。

参考文献

1. LUND L H, KHUSH K K, CHERIKH W S, et al. The registry of the international society for heart and lung transplantation: thirty – fourth adult heart transplantation report – 2017, focus theme: allograft ischemic time. J Heart Lung Transplant, 2017, 36 (10): 1037 – 1046.

2. HU C X, CHEN W H, HE J X, et al. Lung transplantation in China between 2015

and 2018. Chin Med J（Engl）,2019,132(23):2783 −2789.

3. WU B, HU C, CHEN W, et al. China lung transplantation developing: past, present and future. Ann Transl Med,2020,8(3):41.

4. Branch of Organ Transplantation of Chinese Medical Association N Q M,Control Center for Lung Transplantation. Guideline on the standard of lung transplantation donors and the acquisition and transshipment in China（in Chinese）. Organ Transplant,2018, 9:325 −333.

5. FROST A E. Donor criteria and evaluation. Clin Chest Med,1997,18(2):231 −237.

6. HAN W,ZHU M,CHEN J,et al. Lung Transplantation for Elderly Patients With End −Stage COVID −19 pneumonia. Ann Surg,2020,272(1):e33 −e34.

作者简介：陈军,2019 级浙江大学医学院临床医学博士后,主攻方向为肺癌、肺移植。

指导老师：韩威力,主任医师,浙江大学医学院附属第一医院,主攻方向为肺癌、肺移植。

病例 12
不容忽视的黑痣

第一部分　病情变化过程

1. 病情概述

患者,男性,48 岁,发现腹股沟肿块 1 年余,切除术后 1 个月余。患者 1 年余前发现左侧腹股沟皮肤肿块,为黑痣样,边界不清,初始约黄豆大小,无疼痛,无压痛,无局部红肿,无皮肤破溃,未予重视。皮肤肿块于半年内长至约 5cm 大小。1 个月余前患者因肿块局部破溃疼痛,至当地医院就诊,予行腹股沟肿块切除术,术后病理示"(左侧腹股沟)恶性黑色素瘤",术后未予其他治疗。术后 2 周余患者再次发现腹股沟肿块,进行性增大,目前肿块约鸭蛋大小,无疼痛、局部红肿、皮肤破溃等不适。拟"恶性黑色素瘤"入院。入院后予以完善术前评估,考虑为临床Ⅲ期(淋巴结转移阳性)的恶性黑色素瘤,行根治性左侧腹股沟淋巴结清扫,术后予以为期 1 年的 PD-1 单抗免疫治疗,患者目前仍在治疗中,无复发迹象。

2. 接诊印象

患者左侧腹股沟肿块术后,病理提示恶性黑色素瘤。

由于我国恶性黑色素瘤好发于肢端,尤其是足底,为了鉴别上次手术切除的腹股沟肿块属于原发性还是转移性,我们对该患者进行了详细的查体,并未发现下肢皮肤有任何可疑黑痣样肿物,反复确认首次手术的病灶为黑痣样,边界不清,故认为当时切除的左腹股沟肿块为原发。

查体发现左侧腹股沟可及多枚肿大淋巴结,融合成团,边界清,活动度欠佳,符合典型的转移性淋巴结特征。

3. 病史回顾

1)主诉:发现腹股沟肿块 1 年余,切除术后 1 个月余。

2)简要病史:发现腹股沟肿块 1 年余,局部切除术后 1 个月余。近期腹股沟肿块增大明显,目前肿块约鸭蛋大小,无疼痛、局部红肿、皮肤破溃等不适。

3）既往史：乙肝小三阳 10 余年。

4）个人史：工人。有饮酒习惯，饮白酒，每天 100mL，已饮 30 年，未戒。有吸烟习惯，每天 10 支，已吸 30 年，未戒。其他个人史、家族史无殊。

5）查体：神清，精神可，皮肤巩膜无黄染，左侧颈部可及一长约 5cm 的手术瘢痕，心肺听诊无殊，腹软无压痛，无反跳痛，肝脾肋下未及，左侧腹股沟可及多枚肿大淋巴结，融合成团，约 7cm×6cm，质中界清，活动度欠佳，无压痛，表面可及一长约 5cm 手术瘢痕。双下肢无水肿，神经系统查体阴性。

6）辅助检查

血常规、糖脂肝肾功能、电解质等正常、肿瘤标志物基本正常。2018－12－30（当地医院）：（左侧腹股沟）恶性黑色素瘤。免疫组化：HMB45（＋）、Melan－A（＋）、S100（＋）、CD34（－）、Desmin（－）、SMA（＋）、LCA（－）、Ki67（30%＋）、CK（－）、EMA（－）。全腹增强 CT 见图 12.1。PET－CT 见图 12.2。

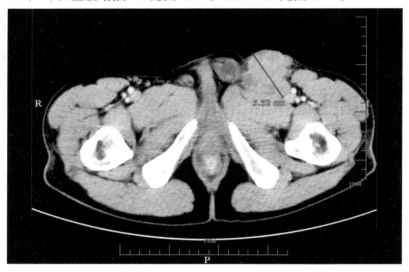

图 12.1 全腹增强 CT：左侧腹股沟区占位，结合病史肿瘤复发考虑，请结合临床。左侧腹股沟管积液。少量盆腔积液。肝硬化、脾大（左侧腹股沟区见一团块状高密度影，大小约 **5.5cm×5.0cm**，边缘不规则，密度不均匀，增强扫描病灶可见不均匀强化；病灶左后缘紧贴左股动静脉，局部分界欠清晰。左侧腹股沟管增宽，内见水样低密度影，增强扫描无强化）

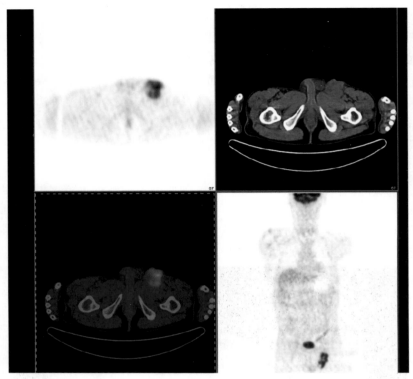

图 12.2　PET – CT：左侧腹股沟肿块切除术后改变，左侧腹股沟区见多发不规则团块、结节影，相互融合，FDG 代谢增高，结合临床及病理，考虑符合恶性黑色素瘤形态及代谢表现

4. 病情演变

患者左腹股沟恶性黑色素瘤初诊时即有淋巴结转移。考虑到当地医院未行规范化的区域淋巴结清扫，术后残留转移淋巴结增大，PET – CT 排除远处转移，根据恶性黑色素瘤 TNM 分期及指南，治疗方案可参考临床Ⅲ期（淋巴结阳性），以及淋巴结复发的路径。

经我院肿瘤中心讨论，决定行腹股沟淋巴结清扫（浅组＋深组），及术后辅助治疗。淋巴结清扫术中同期行腹股沟疝修补。排除手术禁忌后行腹股沟淋巴结清扫（浅组＋深组）＋腹股沟疝修补术。术中见患者左侧腹股沟下区多发淋巴结，相互融合，形成一巨大肿块，大小约 15cm×10cm，质硬，色黑，累及皮肤。腹股沟管区可及一肿块，长约 10cm 质软，经腹股沟内环与腹腔相联系。

患者手术后恢复顺利。1 周后拔除腹股沟引流管。

术后病理报告：送检左腹股沟淋巴结浅组，皮肤中央手术疤痕区下可见一灰黑结节，镜示：真皮层及 1/2 枚淋巴结内肿瘤细胞呈片状、巢团状，浸润性生长；瘤细胞异型,呈梭形或上皮样,胞质丰富红染,核偏位,核仁明显,肿瘤局部见大片坏死,送检左腹股沟淋巴结深组 9 枚,未见肿瘤转移。

病理诊断:(左腹股沟深淋巴结浅组)软组织及淋巴结转移性恶性黑色素瘤。

根据 TNM 分期(表 12.1),由于患者原发肿瘤大小和浸润深度不详,淋巴结转移诊断明确,判断为病理Ⅲ期,需进行辅助治疗。

表 12.1 TNM 分期

阶段	T	N	M
Stage 0 ↑	Tis	N0	M0
Stage Ⅰ A	T1a	N0	M0
	T1b	N0	M0
Stage Ⅰ B	T2a	N0	M0
Stage Ⅱ A	T2b	N0	M0
	T3a	N0	M0
Stage Ⅱ B	T3b	N0	M0
	T4a	N0	M0
Stage Ⅱ C	T4b	N0	M0
Stage Ⅲ A	T1a/b,T2a	N1a,N2a	M0
Stage Ⅲ B	T0	N1b,N1c	M0
	T1a/b,T1a	N1b/c,N2b	M0
	T2b,T3a	N1a/b/c,N2a/b	M0
Stage Ⅲ C	T0	N2b/c,N3b/c	M0
	T1a/b,T2a/b,T3a	N2c,N3a/b/c	M0
	T3b,T4a	Any N≥N1	M0
	T4b	N1a/b/c,N2a/b/c	M0
Stage Ⅲ D	T4b	N3a/b/c	M0
Stage Ⅳ	Any T,Tis	Any N	M1

辅助治疗的主要目的是降低患者复发、转移等风险。适用人群:高危期(Ⅱ B ~Ⅲ A 期)及极高危(Ⅲ B ~Ⅳ期)患者。对于恶性黑色素瘤,目前证据最多的是高剂量 α -2b 干扰素治疗。最新的辅助治疗方案包括 BRAF 抑制剂联合 MEK 抑制剂(辅助治疗 BRAF 突变的患者)或者使用 PD -1 单抗。

目前,PD-1单抗为NCCN指南推荐的首选辅助治疗、中国临床肿瘤学会指南推荐的Ⅲ～Ⅳ期恶性黑色素瘤的首选辅助治疗。

排除相关禁忌证后,该患者于术后1个月行PD-1单抗(特瑞普利单抗240mg Q3W)治疗1次,过程顺利,反应轻微。标准免疫治疗持续1年。

5.临床思维导图(图12.3)

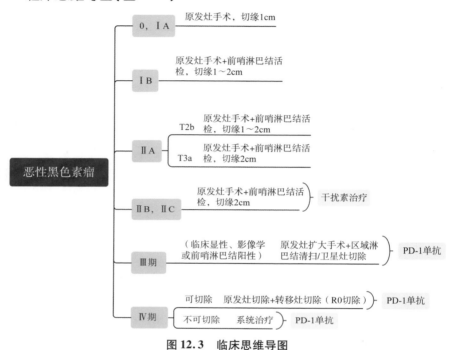

图12.3 临床思维导图

第二部分 文献分享与思考

恶性黑色素瘤的辅助治疗,是从干扰素治疗到免疫治疗的转变。

恶性黑色素瘤的辅助治疗目前证据最多的是高剂量α-2b干扰素治疗。针对我国患者,推荐采用改良的干扰素剂量1500万 $IU/m^2 d \times 4W + 900$ 万 IU tiw $\times 48W$ 治疗1年,亦可遵循NCCN指南推荐的标准剂量(2000万 $IU/m^2 d \times 4W$,1000万 IU/m^2 tiw $\times 48W$)。对于高危(ⅡB～ⅢA)、高龄、有并发症或无法耐受的患者,亦可选用 1 个月大剂量干扰素来代替 1 年干扰素。干扰素的主要不良反应包括流感样症状、骨髓抑制、肝功能损伤、乏力、精神神经症状、自身免疫反应等。尤其是流感样症状临床上发生率较高。

免疫治疗是以免疫系统为作用靶点,通过阻断免疫抑制通路或直接发挥免疫刺激作用,以增强机体的抗肿瘤免疫反应。近年来,以免疫检查点抑制剂尤其是 PD - 1 抗体为代表的免疫治疗,已经开启了肿瘤治疗的新时代,而由于黑色素瘤的免疫原性,各类免疫治疗在黑色素瘤中的应用最早,也最为广泛。

CTLA - 4 是 T 细胞表面的一种关键的抑制性调节受体,可与表达在树突状细胞及其他抗原提呈细胞表面的 CD80、CD86 结合,抑制 T 细胞的活化及扩增从而抑制免疫反应。伊匹单抗是一种针对 CTLA - 4 的单克隆抗体,是目前唯一批准用于治疗肿瘤的抗 CTLA - 4 单抗药物,2011 年 3 月由美国首批,中国未获批上市,目前处于原研进口申请临床阶段,而且缺乏与干扰素的直接对照临床研究。同时,鉴于其免疫相关不良反应的发生率较高,2019 年 NCCN 并未将其纳入辅助治疗方案。

PD - 1 是一种表达在活化细胞表面的抑制性调节受体,PD - 1 与其配体 PD - L1 结合后通过抑制免疫反应而促进肿瘤进展。2014 年,PD - 1 单抗帕博利珠单抗 Keytruda(pembrolizumab)通过了美国食品药品监督管理局审批,用于二线治疗已经接受过 Ipilimumab(CTLA - 4 抗体)治疗但仍有进展,或对 Ipilimumab 和 BRAF 抑制剂双重耐药的 BRAF V600 基因变异的晚期黑色素瘤患者。2015 年,美国食品药品监督管理局扩展批准 Keytruda 的适应证,允许其作为一线药物用于不可切除或转移性黑色素瘤患者,同时不用考虑患者的 BRAF 突变状况。2018 年 7 月,Keytruda 正式获得国家药品监督管理局批准,主要用于一线治疗后疾病发生进展的局部晚期或转移性黑色素瘤。2018 年 12 月 17 日,国家药品监督管理局有条件批准首个国产 PD - 1 单抗——特瑞普利单抗注射液上市。自此以后,国产 PD - 1 抗体包括卡瑞利珠单抗、信迪利单抗等也先后获批,在局部晚期或转移性黑色素瘤上得到广泛应用。

其他免疫治疗药物,如 Aldesleukin(Proleukin®):靶点 IL2R。1992 年 5 月由美国获批,Aldesleukin 是一种重组人白介素 2 产品,批准用于治疗成年人转移性肾细胞癌(转移性肾癌)和转移性黑色素瘤。

溶瘤病毒是一类能感染肿瘤细胞并复制,而最终导致肿瘤细胞裂解的病毒。T - vec 为 HSV - 1 衍生的溶瘤免疫治疗药物。一项Ⅲ期临床研究表明溶瘤病毒 T - vec在晚期黑色素瘤患者中可以带来长期生存获益,耐受性好,目前已被美国食品药品监督管理局批准用于黑色素瘤治疗。

分子靶向药物:中国恶性黑色素瘤 BRAF – V600E 的变异率为 26%。迄今为止,维莫非尼(Vemurafenib,商品名 Zelboraf)是唯一获得中国食品药品监督管理局批准用于治疗晚期 BRAF – V600E 突变的黑色素瘤的分子靶向药物。多项国际多中心Ⅲ期临床试验和我国的研究均充分证明了维莫非尼具有明显的生存获益。另有几种 MEK1/2 抑制剂已在美国上市,中国尚未获批上市。甲磺酸伊马替尼(格列卫)对于 CKIT 基因突变的黑色素瘤患者有效,可作为 CKIT 突变型晚期黑色素瘤的治疗手段。

结合该病例,患者属于病理Ⅲ期,具有较高的复发风险,需要进行辅助治疗。根据 2019 年 CSCO 指南,Ⅲ期患者首选 PD – 1 单抗,其次是高剂量干扰素治疗。相比干扰素治疗,PD – 1 免疫治疗的不良反应相对较轻,更容易被耐受,每 3 周治疗 1 次,患者的依从性更好。随着多种国产 PD – 1 抗体相继获批,并有部分药物纳入医保,患者的经济负担也大大减轻。

如果患者在 PD – 1 治疗过程中出现复发转移,可采用 CTLA – 4 单抗、BRAF 抑制剂(如检测出 BRAF V600E 突变)、达卡巴嗪等化疗药物、抗血管生成靶向药物,以及不同治疗的联合方案等。

(本病例除与胃肠外科协作手术外,无特别的 MDT 讨论。)

第三部分 启示与拓展

1. 对于皮肤肿物的首次治疗必须规范化

术前充分评估,术中及时行冰冻病理检查,术后根据病理报告及时跟进诊治,是任何一个皮肤肿物的规范诊治流程。

该患者因腹股沟皮肤肿物于当地医院就诊,术中单纯切除肿块后,未行冰冻病理检查,术后病理结果报告恶性黑色素瘤后也未进行进一步治疗,直至腹股沟淋巴结复发。当地医院术前评估不足,未考虑到肿瘤为恶性的可能性;术中未行冰冻病理检查,未及时行扩大切除和前哨淋巴结活检;术后病理报告出来后未及时跟踪,导致患者长时间未接受进一步诊治,直到淋巴结复发。该患者至我科后,经过根治性淋巴结清扫(恶性黑色素瘤的根治性腹股沟淋巴结清扫通常要求清扫数目不少于 10 枚)及规范的术后辅助免疫治疗,取得了良好的疗效。

除了恶性黑色素瘤以外,临床其他的皮肤恶性肿瘤也不少见,包括皮肤鳞癌、基底细胞癌、隆突性皮肤纤维肉瘤等,有时与良性皮肤肿物并不容易互相鉴别。可见临床上对于皮肤肿块不能掉以轻心,需要仔细评估有无可疑征象,并做好病理为恶性的准备。

2. 随着免疫治疗的快速发展和广泛应用,局部晚期和晚期恶性黑色素瘤的预后得到了明显改善

作为肿瘤外科医生,除了规范完成手术治疗以外,对肿瘤的综合治疗(化疗、放疗、靶向治疗、免疫治疗等)需要有全面的认识,时刻跟踪指南更新和研究进展,对于复杂病例,应积极与相关科室进行多学科讨论,为患者制定最合适的治疗方案。

3. 对于肿瘤免疫治疗疗效的预测指标(包括临床病理特征、分子标记物等)是近年研究的热点

黑色素瘤作为免疫治疗药物应用最广泛、研究最前沿的实体肿瘤,对其免疫治疗耐药相关机制的研究也相对深入。例如有研究表明,恶性黑色素瘤干扰素受体信号通路以及抗原递呈通路的缺陷,如 JAK1/2 突变,与 PD－1 抗体的原发及获得耐药有关;另外,基于转录组的分析发现 PD－1 的耐药也与肿瘤的免疫微环境相关,而 MHC－I 的表达下调是其标志之一。克服 PD－1 耐药的新型治疗手段是将来重要的研究领域,这些潜在耐药机制为其提供了理论基础。而且,上述研究的思路不仅限于恶性黑色素瘤,也给其他实体瘤中免疫治疗敏感性的相关研究提供了线索。

参考文献

1. 中国临床肿瘤学会指南工作委员会. 中国临床肿瘤学会(CSCO)黑色素瘤诊疗指南(2019).

2. NCCN clinical practice guidelines in oncology: cutaneous melanoma (2019. V1),2019.

3. EGGERMONT A M M, BLANK C U, MANDALA M, et al. Adjuvant pembrolizumab versus placebo in resected stage Ⅲ melanoma. N Engl J Med,2018,378 (19):1789－1801.

4. SHOUSHTARI A N, BAO R, LUKE J J. PD – 1 Blockade in Chinese versus western patients with melanoma. Clin Cancer Res,2020 ,26(16):4171 –4173.

5. LAROCCA C A, LEBOEUF N R, SILK A W, et al. An update on the role of talimogene laherparepvec (T – VEC) in the treatment of melanoma: best practices and future directions. Am J Clin Dermatol,2020,21(6):821 –832.

6. SI L. Prevalence of BRAF V600E mutation in Chinese melanoma patients: large scale analysis of BRAF and NRAS mutations in a 432 – case cohort. Eur J Cancer, 2012,48(1):94 –100.

7. ZARETSKY J M,GARCIA – DIAZ A,SHIN D S,et al. Mutations associated with acquired resistance to PD – 1 blockade in melanoma. N Engl J Med,2016,375(9):819 –829.

8. SHIN D S,ZARETSKY J M,ESCUIN – ORDINAS H,et al. Primary resistance to PD – 1 blockade mediated by JAK1/2 mutations. Cancer Discov, 2017, 7 (2): 188 –201.

9. LEE J H,SHKLOVSKAYA E,LIM S Y,et al. Transcriptional downregulation of MHC class I and melanoma de – differentiation in resistance to PD – 1 inhibition. Nat Commun,2020,11(1):1897.

作者简介:陈艳妍,2018 级临床医学博士后,主攻方向为胃癌的基础与转化研究。

指导老师:滕理送,主任医师,浙江大学医学院附属第一医院,主攻方向为胃肠及甲状腺肿瘤。

病例 13
医生，我的息肉会遗传吗?

第一部分　病情变化过程

1. 病情概述

患者，女性，18 岁。因"大便性状改变 4 年余"入院。患者父亲因患"家族性腺瘤性息肉病(familial adenomatous polyposis，FAP)"癌变后肿瘤进展去世。完善肠镜、基因检测及家系图后诊断为："家族性腺瘤性息肉病"。后续阿司匹林肠溶片口服化学预防，每年定期胃肠镜检查，摘除较大的息肉。

2. 接诊印象

2017 年的一天，病房来了一位新患者。她是一个 18 岁的女孩子，花一样的年纪本该无忧无虑地享受最美好的青春年华，但她却愁眉苦脸，心事重重。我在病床边对患者和家属进行了详细的问诊。患者告诉我 5 年前起就经常会出现腹胀伴腹泻，每日约 5 次，每次为少量黄色稀便。解大便时有明显的里急后重感，但腹痛、恶心呕吐等并不明显。尽管 5 年来症状反复出现，但她没有给予足够的重视。直到 3 天前患者在一次大便后发现便中带有少量的鲜血。这引起了患者母亲的警觉，便带患者至当地医院就诊。肠镜提示：回盲部至直肠见大量多发小息肉。病理提示：黏膜慢性炎，部分腺上皮呈低级别上皮内瘤变。患者的父亲因家族性腺瘤性息肉病癌变伴肝转移于我院治疗多年，后因疾病进展于 2 年前去世。患者十分担忧："医生，我的肠子里密密麻麻都是息肉，怎么办，它们是癌吗? 会遗传吗?"

3. 病史回顾

基本信息：患者，女性，18 岁，学生。

病史特点：

1) 主诉：大便性状改变 4 年余。

2) 简要病史：患者 4 年前无明显诱因下出现大便次数增多，每日约 3 ~ 4 次。每次为少量黄色软便，偶有食辛辣刺激食物后出现便中带血，无黏液。有里急后重感,无腹痛、腹胀,无恶心呕吐等其他不适。后至当地医院就诊查肠镜见:回盲部至直肠见多发小息肉。病理提示:黏膜慢性炎,部分腺上皮呈低级别上皮内瘤变。现为求进一步治疗来我院就诊。入院后完善初步检查。

3)查体:神志清,精神可,腹软,无明显压痛及反跳痛。肠鸣音:6 次/分。肛门指诊:进指 7cm 未及明显肿物,退指无染血。

4)辅助检查

a)实验室检验:粪便常规+隐血:粪便红细胞及隐血阳性。其余检查如血常规、尿常规、肝肾功能电解质及肿瘤标记物等未见明显异常。

b)影像学检查

全腹部增强 CT 和胸部高分辨 CT:均未见明显异常。

胃镜(图 13.1、图 13.2):食管各段黏膜色泽正常,未见溃疡与异常隆起。贲门无异常。

胃底、胃体黏膜多发息肉样黏膜隆起,最大直径约为 0.8cm。胃体部大弯侧最为密集。胃角切迹黏膜简光整未见白苔,胃窦部黏膜呈斑片状充血且散在数枚息肉样黏膜隆起;幽门圆,开放好。十二指肠球、降部未见异常。

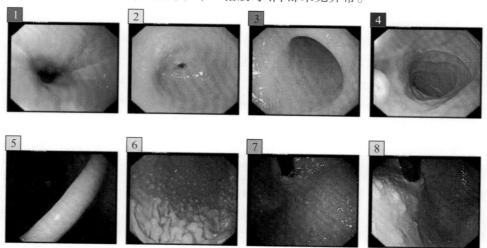

图 13.1　胃镜下可见大量息肉(蓝色箭头所指)

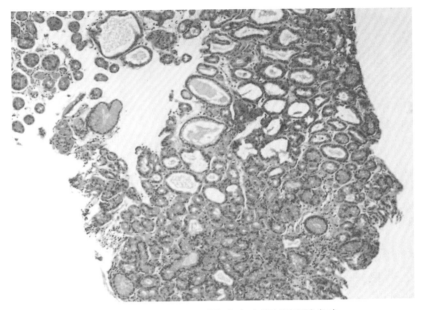

图 13.2　胃镜病理:(胃体大弯中部)胃底腺息肉

肠镜(图 13.3、图 13.4):插镜至回肠末段所见回肠黏膜无明显异常,回盲瓣呈唇型,全大肠可见息肉样黏膜隆起,最大直径约为 1cm,降结肠以下所见密集。

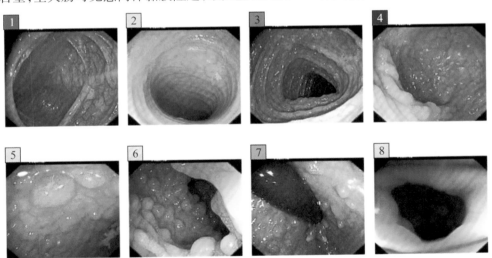

图 13.3　肠镜下可见大量息肉

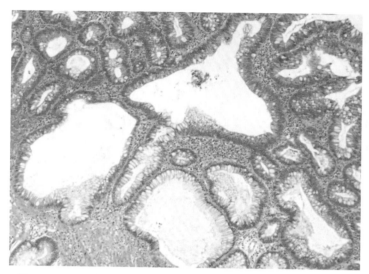

图 13.4　肠镜病理:(距肛 20cm)管状腺瘤,伴低级别上皮内瘤变

5)既往史:患者过去体质良好。无高血压;无糖尿病;无心脏病;无肾病史;无肺结核;无病毒性肝炎;无其他传染病;无食物、药物过敏;无外伤史;无手术史;无输血史;无中毒史;无长期用药史;无可能成瘾药物。

6)其他个人史、婚育史:无特殊。

7)家族史:患者父亲 2012 年于我院诊断为家族性腺瘤性息肉病伴癌变,肝转移癌,行腹腔镜辅助下全结肠切除 + 肝转移癌切除术,术后常规行辅助化疗,后出现肝转移灶复发伴脑转移,术后 2 年因疾病治疗无效于我院去世。患者伯父确诊为家族性腺瘤性息肉病。

根据患者家族史,绘制家系图(图 13.5)。

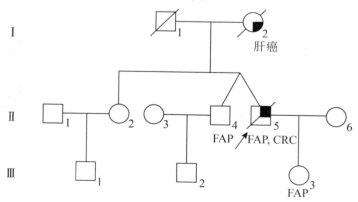

图 13.5　家系图 其中Ⅲ－3 为患者

4. 病情演变

为明确患者诊断,入院后对患者家系成员行全外显子测序。其中健康成员(Ⅱ-2 和Ⅱ-6)未检出 APC 基因突变。而患病成员(Ⅱ-4、Ⅱ-5 和Ⅲ-3)均检测出 APC 基因突变(图 13.6)。

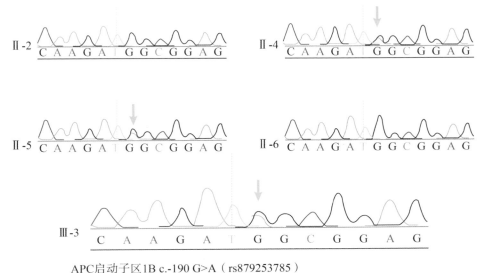

APC启动子区1B c.-190 G>A(rs879253785)

图 13.6　外显子测序结果

在完善胃肠镜检查、家系图及基因检测后明确患者患有 FAP。FAP 是遗传性结直肠癌的一种,以遍布整个大肠、数目 >100 个以上的腺瘤性息肉和微腺瘤为临床表现的常染色体显性遗传综合征。患者十几岁时开始出现腺瘤,如不治疗,至 40 岁时 100% 的患者会转变为有结直肠癌。患者通常需要接受全结肠切除或全大肠切除。目前,国际上并没有明确提出某种药物具有预防 FAP 癌变的效果。考虑患者尚年轻,阿司匹林可以作为一种尝试。同时患者每年都需要接受胃肠镜检查(图 13.7～图 13.10),摘除较大且具有癌变可能的息肉。

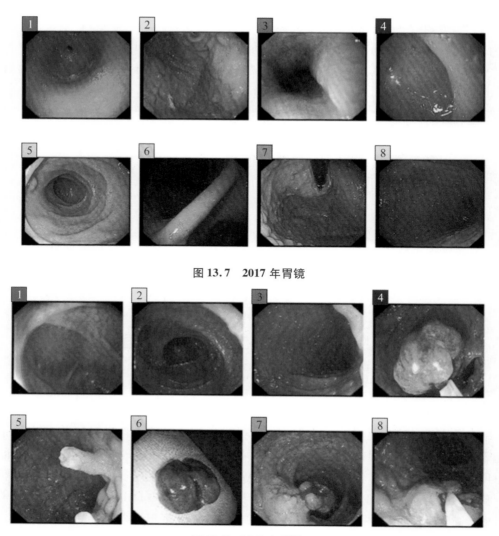

图 13.7　2017 年胃镜

图 13.8　2018 年肠镜

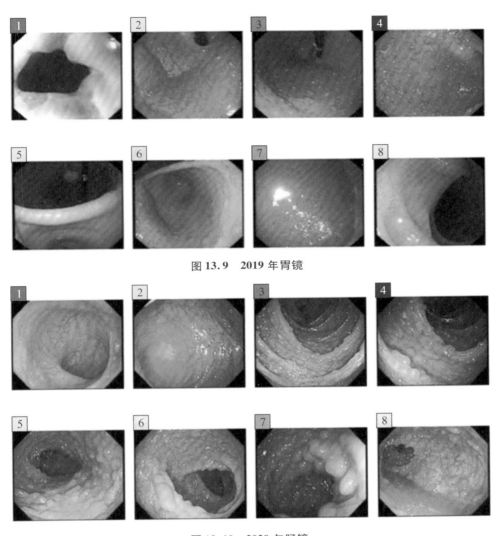

图 13.9   2019 年胃镜

图 13.10   2020 年肠镜

5. 临床思维导图(图 13.11)

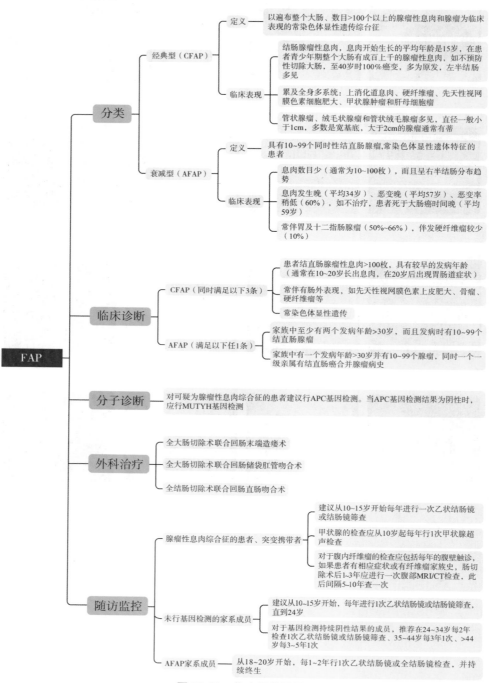

FAP

分类

经典型（CFAP）

定义　以遍布整个大肠、数目>100个以上的腺瘤性息肉和腺瘤为临床表现的常染色体显性遗传综合征

临床表现
- 结肠腺瘤性息肉，息肉开始生长的平均年龄是15岁，在患者青少年期整个大肠有成百上千的腺瘤性息肉，如不预防性切除大肠，至40岁时100%癌变，多为原发，左半结肠多见
- 累及全身多系统：上消化道息肉、硬纤维瘤、先天性视网膜色素细胞肥大、甲状腺肿瘤和肝母细胞瘤
- 管状腺瘤、绒毛状腺瘤和管状绒毛腺瘤多见，直径一般小于1cm，多数是宽基底，大于2cm的腺瘤通常有蒂

衰减型（AFAP）

定义　具有10~99个同时性结直肠腺瘤，常染色体显性遗传特征的患者

临床表现
- 息肉数目少（通常为10~100枚），而且右半结肠分布趋势
- 息肉发生晚（平均34岁）、恶变晚（平均57岁）、恶变率稍低（60%），如不治疗，患者死于大肠癌时间晚（平均59岁）
- 常伴胃及十二指肠腺瘤（50%~66%），伴发硬纤维瘤较少（10%）

临床诊断

CFAP（同时满足以下3条）
- 患者结直肠腺瘤性息肉>100枚，具有较早的发病年龄（通常在10~20岁长出息肉，在20岁后出现胃肠道症状）
- 常伴有肠外表现，如先天性视网膜色素上皮肥大、骨瘤、硬纤维瘤等
- 常染色体显性遗传

AFAP（满足以下任1条）
- 家族中至少有两个发病年龄>30岁，而且发病时有10~99个结直肠腺瘤
- 家族中有一个发病年龄>30岁并有10~99个腺瘤，同时一个一级亲属有结直肠癌合并腺瘤病史

分子诊断　对可疑为腺瘤性息肉综合征的患者建议行APC基因检测。当APC基因检测结果为阴性时，应行MUTYH基因检测

外科治疗
- 全大肠切除术联合回肠末端造瘘术
- 全大肠切除术联合回肠储袋肛管吻合术
- 全结肠切除术联合回肠直肠吻合术

随访监控

腺瘤性息肉综合征的患者、突变携带者
- 建议从10~15岁开始每年进行一次乙状结肠镜或结肠镜筛查
- 甲状腺的检查应从10岁起每年行1次甲状腺超声检查
- 对于腹内纤维瘤的检查应包括每年的腹壁触诊，如果患者有相应症状或有纤维瘤家族史，肠切除术后1~3年应进行一次腹部MRI/CT检查，此后间隔5~10年查一次

未行基因检测的家系成员
- 建议从10~15岁开始，每年进行1次乙状结肠镜或结肠镜筛查，直到24岁
- 对于基因检测持续阴性结果的成员，推荐在24~34岁每2年检查1次乙状结肠镜或结肠镜筛查，35~44岁每3年1次、>44岁每3~5年1次

AFAP家系成员　从18~20岁开始，每1~2年行1次乙状结肠镜或全结肠镜检查，并持续终生

图 13.11　临床思维导图

第二部分　文献分享与思考

约 1/3 的结直肠癌患者具有遗传学背景,5% ~6% 的患者可以明确诊断为遗传性结直肠癌。根据有无息肉,遗传性结直肠癌大致可分为两类:第一类是以息肉病为特征,包括家族性腺瘤性息肉病(familial adenomatous polyposis,FAP),MUTYH 相关性息肉(MUTYH – associated polyposis,MAP),黑斑息肉综合征(Peutz – Jeghers syndrome,PJS),幼年性息肉综合征(juvenile polyposis syndrome,JPS),锯齿状息肉病综合征(serrated polyposis syndrome,SPS)等;第二类为非息肉病性结直肠癌,包括 Lynch 综合征(遗传性非息肉病性结直肠癌)、家族性结直肠 X 型(familial colorectal cancer type X,FCCTX)等。

结直肠癌的遗传易感性已发现许多相关的致病基因,如 MLH1、MSH2、MSH6、PMS2、EPCAM、APC 和 MUTYH 等。通过对家系先证者的基因诊断,继而找到突变携带者,并对这些高危人群进行风险管理,从而实现结直肠癌的预防、早诊和早治。

Lynch 综合征作为最常见的遗传性结直肠癌,约占结直肠癌的 2% ~4%,是临床上较为常见的一种常染色体显性遗传肿瘤综合征,可引起结直肠及其他部位(包括子宫内膜、卵巢、胃、小肠、肝 胆、上尿道、脑和皮肤等)发生肿瘤。目前,已证实的相关致病基因为 MMR 家族中的 MLH1、MSH2、MSH6 或 PMS2 基因。MLH1 和 MSH2 是最主要的相关基因,其胚系突变占所有 Lynch 综合征基因突变的 80% ~90%。此外,EPCAM 基因缺失导致 MSH2 启动子高度甲基化,引起 MSH2 基因的沉默,亦会导致 Lynch 综合征。

病理科医生认为:可以通过以下两种方法对临床可疑的患者进行分子诊断。一种是通过免疫组化检测 MMR 蛋白 MLH1、MSH2、MSH6 或 PMS2 的表达。MLH1、MSH2、MSH6 或 PMS2 任一缺失即为错配修复功能缺陷(deficient mismatch repair,dMMR)。另一种则是通过二代测序方法检测是否存在微卫星不稳定(microsatellite instability,MSI)。MSI 的 5 个常用位点分别为 BAT – 25、BAT – 26、NR – 21、NR – 22 、NR – 24,其中≥2 个位点不稳定则称为微卫星高度不稳定(MSI – H),1 个位点不稳定称为微卫星低度不稳定(MSI – L),0 个位点不稳定则称为微卫星稳定(MSS)。

内科医生认为：Ⅱ期结肠癌 MSI – H 的 Lynch 综合征患者预后较好，无法从含 5 – FU 单药的辅助化疗中获益。此外，MSI – H 的晚期 Lynch 综合征患者可能从抗 PD – 1 药物中收益较大。

外科医生认为：结肠癌的 Lynch 综合征患者可选用部分结肠切除加每 1 ~ 2 年 肠镜检查或全结肠切除、回肠直肠吻合术加直肠监测两种手术方式。直肠癌的 Lynch 综合征患者可选择全结直肠切除、回肠储袋、肛管吻合或单纯的直肠前切除 术。而对于女性患者，特别是对于家族中有子宫内膜癌或卵巢癌病史者，推荐完成 生育后行预防性子宫和双附件切除手术，或在施行其他腹部手术时切除子宫及 附件。

第三部分　启示与拓展

1. 早期识别遗传性结直肠癌与普通结直肠癌十分有必要

目前，我国大部分医院对于遗传性结直肠癌的认识仍然欠缺，只在少数几家医 院开展相关的诊断与筛查工作。通过及早明确遗传性结直肠癌尤其是先证者的诊 断，可以加强对整个家系的管理，对高危患者进行系统的规范化随访，以达到疾病 早诊、早治的目的。

2. 开展规范化、专业化的肿瘤遗传咨询对于改善遗传性肿瘤的诊治具有重要 意义

肿瘤的遗传咨询是对患者及其亲属的遗传风险进行评估、解释和讨论患病风 险的过程。遗传性肿瘤往往发病率较低，较为少见，大部分的肿瘤科处理经验较缺 乏。同时，遗传性肿瘤往往伴发多系统、多器官疾病，临床表现多样，往往需要多学 科共同进行处理。因此，规范化、专业化的肿瘤遗传咨询对于改善遗传性肿瘤的诊 治具有重要意义。

参考文献

1. BOLAND P M, YURGELUN M B, BOLAND C R. Recent progress in Lynch syndrome and other familial colorectal cancer syndromes. CA,2018,68(3):217－231.

2. CHEN W,ZHENG R,BAADE P D,et al. Cancer statistics in China,2015. C A, 2016,66(2):115－132.

3. SINICROPE F A. Lynch syndrome－associated colorectal cancer. The New England Journal of Medicine,2018,379(8):764－773.

4. GIARDIELLO F M, ALLEN J I, AXILBUND J E,et al. Guidelines on genetic evaluation and management of Lynch syndrome：a consensus statement by the US multi－society task force on colorectal cancer. Gastroenterology,2014,147(2):502－526.

5. HAMPEL H, FRANKEL W L, MARTIN E, et al. Feasibility of screening for Lynch syndrome among patients with colorectal cancer. Journal of Clinical Oncology：Official Journal of the American Society of Clinical Oncology,2008,26(35):5783－5788.

作者简介:叶垚,2018 级临床博士后,主攻方向为结直肠癌的外科诊治,医学影像在结直肠癌诊疗中的应用。

指导老师:徐栋,主任医师,浙江大学医学院附属第二医院,主攻方向为消化道肿瘤的早期诊断与个体化治疗;消化道肿瘤的外科治疗;晚期大肠癌与乳腺癌的综合治疗;遗传性大肠癌的诊断与治疗。

病例 14
让人如坐针毡的痔疮

第一部分　病情变化过程

1. 病情概述

患者,男性,29 岁,因"便后出血 1 年余"入院。诊断为:混合痔。患者入院后完善术前准备,排除手术禁忌后在骶管麻醉下行经肛吻合器痔上黏膜环切术＋肛乳头切除术。术程顺利,术后予以换药、抗感染对症治疗,1 天后出院。

2. 接诊印象

患者是一个年轻男性,是从事 IT 行业的程序员,长期坐位办公。患者 1 年前发现自己的肛门区有不适,偶有大便后出血,极少量,因工作太忙碌未加以关注,自认为是"小毛病"。近来,患者大便后出血的症状逐渐增多,为便后滴血,平时偶感头晕,在就近诊室检查发现血色素低至贫血。患者非常焦虑,也很害怕这个毛病不止痔疮这么简单。主任接诊后告诉患者:"根据你的病史以及肛门指检的结果,我们还是首先考虑你得了'痔疮',但是你的担心也不是没有道理,我们也曾经接诊过非常年轻的肠癌患者,由于长期便血却被当作痔疮而耽误病情。你不要太担心,住院后我们会安排你先做个肠镜,排除下肿瘤性疾病。"主任安抚了患者的焦虑情绪,征得患者同意后,将患者收住入院,进一步诊治。

3. 病史回顾

基本信息:患者,男性,29 岁,IT 行业从业者。

病史特点:

1)主诉:便后出血 1 年余。

2)简要病史:患者 1 年余前无明显诱因下出现便后少量出血,2 周前体检发现贫血,血红蛋白 64g/L,伴有便后滴血及肛内肿物脱出。上述肿物起初可自行回纳,现需手法回纳。

3)查体:全身查体及腹部查体无殊,肛门视检(图 14.1):肛门皮赘隆起,肛门指检：Ⅲ 期混合痔，肛周呈湿疹样改变，其余无殊。

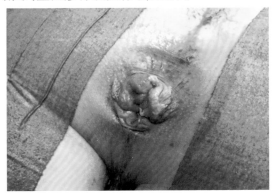

图 14.1 患者肛门视诊。肛门皮赘隆起，可见 3/4 圈混合痔向肛外脱出

4）既往史、个人史，家族史等均无殊。

5）辅助检查

a）肠镜（图 14.2）：插镜至回盲部，全结肠及直肠未见明显异常。

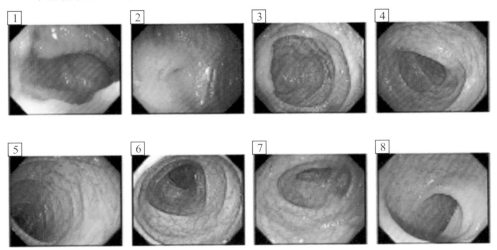

图 14.2 肠镜检查结果。肠镜进镜至回盲部，所见肠黏膜正常，未见明显肿物

b）影像学检查：胸部 CT 等其他影像学检查未见明显异常。

4. 病情演变

根据患者病史及查体结果，目前诊断考虑：①混合痔；②中度贫血。

患者入院后完善术前准备，排除手术禁忌后在骶管麻醉下行经肛吻合器痔上黏膜环切术＋肛乳头切除术。手术过程：患者取俯卧折刀位，麻醉达成后扩肛显露混合痔，见环状脱出，表面有出血点，肛乳头肥大 2 枚，肛周静脉曲张（图 14.3）。

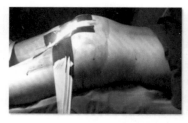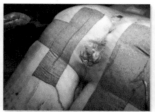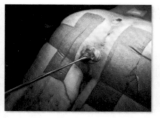

图 14.3　环状脱出,表面有出血点,肛乳头肥大 2 枚,肛周静脉曲张

拎起肥大肛乳头,根部电凝切除。置入扩肛器,距肛 5cm 黏膜下缝合一圈,置入 PPH 吻合器后,收紧荷包打结,将缝线从吻合器内拉出并提拉,收紧吻合器后激发。撤出吻合器,见切除一圈黏膜,宽约 2cm,原出血痔疮亦被切除,提拉效果明显,可吸收线间断缝合加固一圈。术程顺利,术后予以换药、抗感染对症治疗,1 天后出院。混合痔手术切除标本及病理结果见图 14.4。

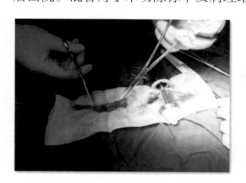

镜下形态:

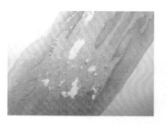

病理诊断:
　　(混合痔)大肠粘膜下见痔静脉丛扩张,迂曲,瘀血,伴局灶肠粘膜脱垂,结合临床,符合痔。
　　(肛乳头)肛乳头肥大。

图 14.4　混合痔手术切除标本(左)及病理结果(右)

5. 临床思维导图(图 14.5)

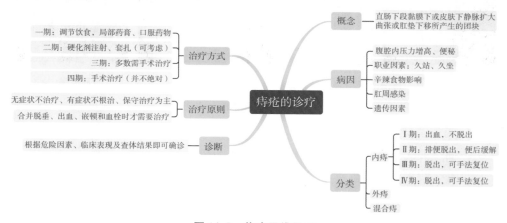

图 14.5　临床思维导图

第二部分　文献分享与思考

　　痔疮是指直肠下段黏膜下或皮肤下静脉扩大曲张或肛垫下移所产生的团块。目前,对于痔疮的形成主要有两个理论:①静脉曲张理论认为,痔是直肠下端或肛管的末梢静脉发生迂曲、扩张而形成的隆起静脉团;②肛垫下移理论则认为,痔的形成是由于肛垫发生松弛、断裂、肥大、脱垂时,遂并发静脉丛瘀血、曲张。

　　痔疮的病因/危险因素主要包括腹腔内压力增高、便秘。职业因素:久站、久坐、辛辣食物影响、肛周感染、遗传因素。其中,本例患者作为 IT 行业长期从业者,长时间久坐就是诱发痔疮的重要原因,痔疮的症状一般比较明显,主要为出血(便血)、疼痛、瘙痒、痔疮脱出、肛门坠胀。痔疮根据其发生位置与齿状线的关系,可分为内痔、外痔、混合痔。其中内痔根据其严重程度又可分为 Ⅰ ~ Ⅳ 期:Ⅰ 期指内痔出血但不脱出,Ⅱ 期指内痔排便脱出,便后缓解,Ⅲ 期指内痔脱出,但可手法复位,Ⅳ 期指内痔脱出,但不可手法复位。目前,痔疮的诊断较为简单,一般根据危险因素、临床表现及查体结果即可确诊。但值得注意的是,对于以便血为首诊表现的患者,一定要警惕肠道肿瘤的可能性;一般地,我们推荐符合表 14.1 的患者进行肠镜筛查。

表 14.1　建议接受肠镜检查的指征

编号	建议接受肠镜检查的指征
1	年龄≥50 岁且在近 10 年内未行肠镜检查
2	年龄≥40 岁,或若一级亲属中有 1 名在 60 岁前诊断为进展期腺瘤或肠瘤,则在其诊断年龄上提前 10 年进行检查
3	年龄≥40 岁,或若一级亲属中各有至少 2 名诊断为进展期腺瘤或肠瘤,则在其诊断年龄上提前 10 年进行检查
4	粪便隐血试验(免疫组化法)阳性
5	粪便隐血联合 DNA 检测

注:来源于结直肠癌多社会工作小组。

　　痔疮的治疗原则包括两点:①无症状不治疗、有症状不根治、保守治疗为主;②合并脱垂、出血、嵌顿和血栓时才需要治疗。其治疗方式根据分期可进行如下选择:Ⅰ 期为调节饮食,局部药膏、口服药物;Ⅱ 期为硬化剂注射、套扎(可考虑);Ⅲ

期为多数需手术治疗；Ⅳ期为手术治疗（并不绝对）。其中，痔疮的保守治疗方式主要有：生活习惯调理，包括改善饮食结构，多饮水，多进食膳食纤维，定时排便，温水坐浴；非手术治疗，包括药物内服、药物外用以及非手术肛垫固定术（针对药物治疗无效的Ⅰ/Ⅱ期、部分Ⅲ期的硬化剂注射、胶圈套扎疗法）。

本例患者由于混合痔较为严重，造成了中度贫血，我们选择了外科手术治疗，主要采用的是经肛吻合器痔上黏膜环切术（procedure for prolapse and hemorrhoid，PPH）。PPH基于肛垫下移理论，要求切除一圈黏膜，使得脱垂肛垫上移。其适应证为：Ⅲ期痔、环形Ⅱ期痔、伴直肠脱垂的Ⅱ期痔、套扎无效的Ⅱ期痔。绝对禁忌证为：肛管狭窄、肛周脓肿、复杂性肛瘘、肛管/直肠癌、直肠炎症性疾病、肛管直肠传播性疾病。另外，相对禁忌为：Ⅳ期痔、直肠大手术史、括约肌重建术史以及肛交患者。

总结：痔疮是一种常见病，需掌握保守治疗和外科治疗的分界。其诊疗原则在于无症状不治疗、有症状不根治、保守治疗为主治疗方式选择：Ⅰ～Ⅱ期，Ⅲ期以上或合并脱垂、出血、嵌顿和血栓时。特别需要强调的是，在门诊接诊考虑是痔疮的便血患者时，不管年纪如何，一定要警惕结直肠癌的可能性！

第三部分　启示与扩展

1. 精准分期是有效治疗痔疮的前提与保障

痔疮是一个良性常见疾病，其临床表现非常典型，主要是出血（便血）、疼痛、瘙痒、痔疮脱出、肛门坠胀。尽管其作为"难言之隐"对患者造成了诸多不便，但我们临床对于这类疾病的治疗"并不积极"。简单来说，我们对于严重程度不高的痔疮，一直以来是以保守治疗为主。因此，对于在门诊遇到的痔疮患者，更多的是结合临床症状和体征进行准确分期，从而区分手术治疗和非手术治疗的界限。对于非手术治疗，我们主要强调饮食、生活方式的改变以及内服、外用药物的对症支持治疗。而对于需要手术的患者，由于手术方式众多，目前缺乏临床指南来指导具体术式的选择，目前更加倾向于主诊医师的经验性选择。因此，在术式选择这一方面，似乎缺乏大量循证医学的依据，这也是未来痔疮外科治疗上值得研究的方面。

2. 有便血症状的年轻患者，及时行肠镜检查是十分必要的

本例患者是以便血来接受诊治，对于这类患者，务必警惕结直肠肿瘤的可能性。尽管患者较为年轻，但全球结直肠癌患者逐渐趋于年轻化。国际指南以及多项国际随机对照试验研究、队列研究将肠癌筛查的年龄逐步提前。因此，我们在门诊接诊便血的痔疮患者时，要增加警惕，与患者及家属多做沟通，劝说完成肠镜的检查，以免漏诊误诊，从而延误患者的病情。

参考文献

1. The American society of colon and rectal surgeons clinical practice guidelines for the management of hemorrhoids. 2018

2. WATSON A J, HUDSON J, WOOD J, et al. eTHoS study group. Lancet, 2016, 388:2375 – 2385.

作者简介: 孔祥兴,2019 级临床医学博士后,主攻方向为基于多组学技术的结直肠癌早期筛查新方法及结直肠癌微创手术及综合诊疗。

指导老师: 肖乾,副主任医师,浙江大学医学院附属第二医院,主攻方向为液体活检与结直肠肿瘤诊治靶标,Ras 突变型结直肠肿瘤的转化医学研究,保留回盲部的右半结肠癌根治术临床研究,多原发恶性肿瘤临床流行病学及发病机制研究。

病例 15
脖子上的包块

第一部分　病情变化过程

病例一

1. 病情概述

患者 A，中年女性，因"发现右颈包块 7 个月余"至血管外科门诊就诊。患者 7 个月余前无意中触及右颈包块，约指甲盖大小，质软，不伴压痛、肿胀等不适，患者未重视未诊治。2 个月前患者自觉肿块较前增大，否认其他不适，当地医院 B 超和 CT 平扫提示颈动脉分叉处约 3cm 占位，前来我院进一步检治疗。

2. 接诊印象

一个普通的下午，一位中年妇女忧心忡忡地拿着当地医院的检查报告来我院门诊就诊。当地医院医生已告知其大概率需要手术治疗。患者已有心理预期和准备接受手术的医院。

3. 病史回顾

基本信息：患者，中年女性，个体户。

病史特点：

1）主诉：发现右颈包块 7 个月余。

2）简要病史：无意中发现右颈包块 7 个月余，无明显症状，既往未诊治。当地医院影像学检查提示颈动脉分叉处约 3cm 占位后，即前来上级医院。

3）查体：右侧颈部颌下可及一肿块，大小约 3cm×3cm，质软，活动可，无压痛，无搏动。余无殊。

4）既往有高血压病史，单药控制良好，有左侧甲状腺切除和子宫切除手术史。个人、家族、婚育史无殊。

4. 病情演变

患者入院后完善颈动脉 CTA 检查,提示右颈总动脉分叉处见一大小约 3.3cm ×2.4cm 结节影,动脉期明显强化,包绕右侧颈总及右侧颈内外动脉,推移邻近颈内外动脉致其间隙增宽(见图 15.1)。

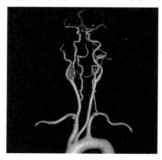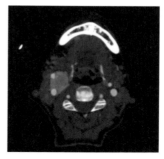

图 15.1 病例一的颈动脉 CTA 图像

诊断考虑为颈动脉体瘤。排除手术禁忌后行手术治疗:取右颈部沿瘤体切口,见颈内外动脉分叉处一肿块,质软,约 3cm×3cm,未及搏动。套带颈总、颈内、颈外动脉备用。仔细解剖分离颈动脉体瘤。完整切除瘤体后缝合切口。术后病理诊断明确为颈动脉体瘤。

患者术后恢复可,无明显不适。现处于定期复查阶段。

病例二

1. 病情概述

患者 B,中年女性,因"发现左颈部包块 10 余年"前来我科门诊。患者 10 余年发现左侧颈部包块,花生大小,无疼痛、红肿、破溃等不适,患者未重视未诊治,近年来感左颈部肿块较前增大,当地医院查 CT 提示左侧颈部巨大占位,骑跨于左颈总动脉分叉水平,当地行颈部血管造影示:颈外动脉多个分支动脉迂曲,供应左侧颈部瘤体,左侧椎动脉、甲状颈干多个分支动脉迂曲明显,呈团块状表现,血流供应瘤体。因肿瘤巨大,当地医院无法处理,遂来我院。

2. 接诊印象

一个普通的下午,一位中年妇女前来门诊。患者的左侧颈部巨大包块明显,突出体表,似有苹果大小。患者焦虑明显,诉有这个毛病已经很久了,之前不重视,现在十分懊恼。当地医院已告知无法处理,恳请上级医院积极治疗。

3. 病史回顾

基本信息:患者,中年女性,农民。

病史特点：

1）主诉：发现左颈部包块10余年。

2）简要病史：10余年发现左侧颈部包块，花生大小，无明显不适，未重视未诊治，近年来感左颈部肿块较前增大，当地医院查CT提示左侧颈部巨大占位，骑跨于左颈总动脉分叉水平。当地医院血管造影示：颈外动脉多个分支动脉迂曲，供应左侧颈部瘤体，左侧椎动脉、甲状颈干多个分支动脉迂曲明显，呈团块状表现，血流供应瘤体。当地医院表示无法处理，前来我院。

3）查体：左颈部6cm×7cm大小肿块，质中等，无压痛，局部皮肤无红肿溃烂。无明显颅神经受累表现。

4）既往、个人、家族、婚育史无殊。

4. 病情演变

入院后完善颈动脉CTA检查，提示：颈总动脉分叉处可见一软组织肿块影，边界清，密度均匀，增强后可见明显强化，部分强化不明显，大小约6.0cm×4.4cm，周围颈部组织及左颈内、外动脉明显受压，移位，其中左颈内动脉管腔稍窄（图15.2）。

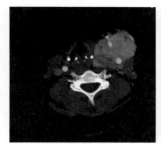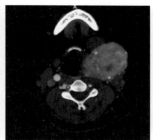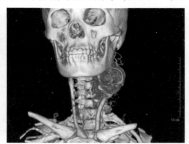

图15.2　病例二的颈动脉CTA图像

诊断考虑为颈动脉体瘤。排除手术禁忌后行手术治疗：麻醉后首先成功暴露左颈总动脉，继续探查发现瘤体巨大，包绕颈内、颈外动脉，瘤体粘连紧密，无法分离。遂游离控制颈内动脉远端，放置转流管后结扎颈外动脉切除瘤体，瘤体于颈内动脉粘连处取出部分颈内动脉完整切除瘤体，修补颈内动脉，拔出转流管，缝合切口。术后病理证实为颈动脉体瘤。

患者术后恢复可，无明显不适。现处于定期复查阶段。

5. 思维导图(图 15.3)

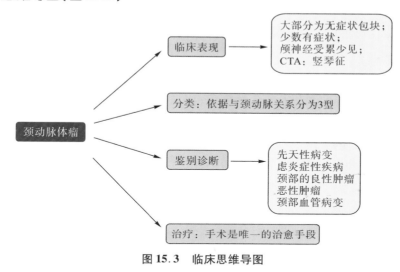

图 15.3　临床思维导图

第二部分　文献分享与思考

1. 颈动脉体概述

颈动脉体位于颈总动脉分叉处后方动脉壁上,呈椭圆形,长径约 5mm,血供主要来自颈外动脉,神经为自舌咽神经的分支。颈动脉体是人体内最大的副神经节,为外周化学感受器,在机体血液内出现缺氧、CO_2 分压升高、H^+ 浓度增加等变化时,可反射性引起呼吸加快、加深。

2. 颈动脉体瘤

颈动脉体瘤为少见疾病,1743 年首次报道,1903 年成功实施了第一例切除术。截至目前一共报道 4000 余例。

颈动脉体瘤分为三类。其中家族性比较少见,30% 的家族性患者可双侧占位;散发性为颈动脉体瘤的主要类型,以单侧占位为主;增生性的颈动脉体瘤非真正意义上的肿瘤。多见于长期缺氧的环境、COPD 患者等。

颈动脉体瘤的症状:大部分的颈动脉体瘤无症状,缓慢生长。触诊可发现瘤体质地偏硬、光滑、可左右推动而上下固定,可有动脉搏动感。30%的患者听诊可闻及动脉杂音。瘤体巨大时可有压迫症状以及非特异性表现:如头晕、耳鸣等。一般颅神经受累比较少见。虽然肿瘤有合成肾上腺素的能力,但一般肿瘤无功能,不分泌肾上腺素。

颈部肿物的鉴别诊断:首先要与先天性病变,如血管畸形、囊肿、水囊瘤(hygromas)相鉴别,也许考虑炎症性疾病,比如慢性淋巴结炎、反应性淋巴结增大等;当然也有可能是颈部的良性肿瘤,如脂肪瘤、腮腺肿瘤等,更重要的是要警惕恶性肿瘤发生的可能,如淋巴瘤、转移性的颈部肿瘤。也有极小的可能,需考虑颈部血管的病变,如颈动脉瘤、颈部血管扭曲等。一般颈部 B 超可用于筛查,颈动脉CTA 结合病史基本可明确诊断。

颈动脉体瘤的分型。传统上依据瘤体包绕颈动脉的关系,颈动脉体瘤分为 Ⅰ (无包绕)、Ⅱ(部分包绕)、Ⅲ(完全包绕)型,如图 15.4。最近北京协和医院血管外科提出按瘤体包绕颈动脉和瘤体大小(与下颌骨关系)分成 5 型,目前未广泛使用。

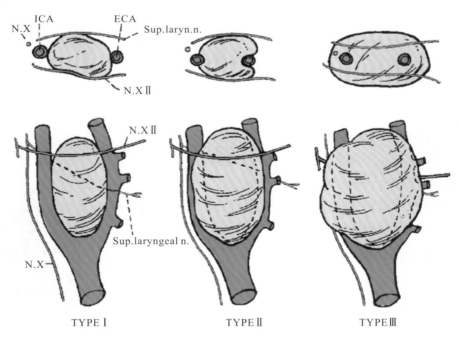

图 15.4　颈动脉体瘤分型

颈动脉体瘤的治疗。对于颈动脉体瘤这一肿瘤性疾病,化疗上并无循证医学证据;放疗上存在较大争议,一般认为颈动脉体瘤对放疗不敏感;手术治疗是最主要的治疗方式。

1）术前特殊准备：颈动脉体瘤生长缓慢，一般考虑择期手术。如合并有内分泌紊乱等表现，需判断颈动脉体瘤有无功能，应加做包含尿儿茶酚胺在内的激素检查。此外，因在手术中需要阻断颈内动脉。术前可有针对性地进行单侧颈动脉压迫训练，使机体适应单侧颈动脉血供减少。

2）手术步骤。

①切口：选择胸锁乳突肌前缘切口。分离皮下组织后使用撑开器撑开切口（图15.5）。

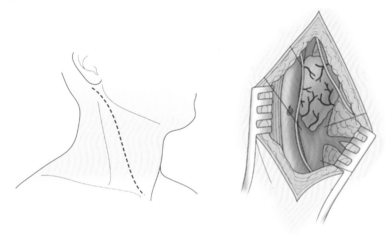

图 15.5　切口

②分离并圈套动脉：依次全套颈总动脉、颈外动脉（及其侧枝）、颈内动脉备用。右图为颈动脉狭窄病人套带。全套动脉相同但注意颈动脉分叉处无肿瘤。白色：颈总动脉；黄色：颈内动脉；红色：颈外动脉；蓝色：甲状腺上动脉（图15.6）。

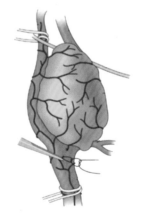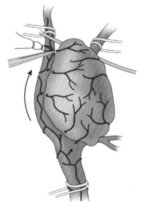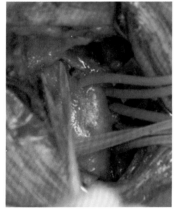

图 15.6　分离并圈套动脉

③分离肿瘤:沿着肿瘤边界仔细分离,尽量避免损伤神经和保留动脉(图15.7)。

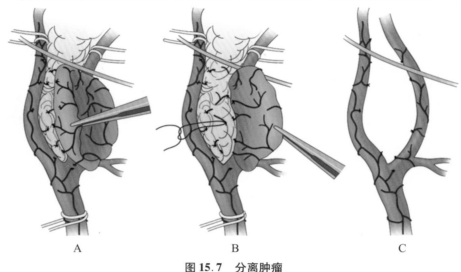

A   B   C

图15.7 分离肿瘤

如肿瘤包绕颈外动脉,无法分离,可切除颈外动脉,缝扎残端。但应注意,如肿瘤累及颈内动脉无法分离,则需要重建颈内动脉(补片/大隐静脉/人工血管)(图15.8)。

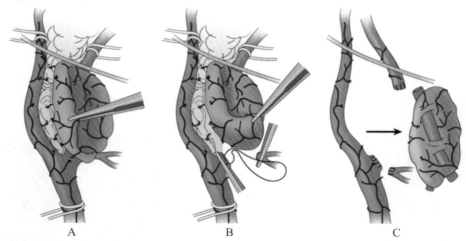

A   B   C

图15.8 如肿瘤包绕颈外动脉,无法分离,可切除颈外动脉,缝扎残端颈动脉体瘤的病理

①大体观。

颈动脉体瘤通常为红褐色、有韧性的组织,外观与正常颈动脉体类似。颈动脉体瘤通常缺乏真性包膜但一般边界清楚,并且高度血管性。颈动脉体瘤包绕颈外动脉多见,包绕颈内动脉少见。随着瘤体的增大,压迫颈动脉分叉处,使得颈内、颈外动脉的走形发生改变,形成比较特征性的"lyre sign(竖琴征)"(图 15.9)。

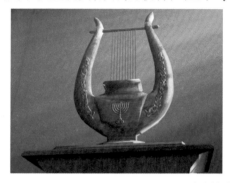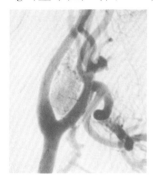

图 15.9 颈动脉体瘤大体观

②镜下表现。

颈动脉体瘤通常大多分化良好,与正常颈动脉体类似,极少恶性。免疫组化显示瘤体富含儿茶酚胺类物质,但与嗜铬细胞瘤等其他肿瘤不同,颈动脉体瘤一般无功能,染色亦不嗜铬。但应注意:即便病理学上分化良好,行为学可能恶性。有局部淋巴结转移、甲状腺转移、臂丛神经转移、肺、肾、胰腺等转移的报道。在病理学上,所有的副节瘤均为交界性肿瘤,只有明确有远处转移时,病理诊断才明确为恶性颈动脉体瘤。

颈动脉体瘤的手术结局。围术期死亡率较低,但如果肿瘤已经部分或完全包绕颈动脉(Ⅱ/Ⅲ型),颅神经损伤比例较高。

颈动脉体瘤要点。颈动脉体瘤是少见病,典型瘤体 CTA 影像学特征明显。因肿瘤血供极其丰富,术前禁止穿刺。颈动脉体瘤绝大部分为无功能的"良性"肿瘤,早期手术可获得良好预后。手术是唯一的有效治疗手段。

第三部分　启示与拓展

颈动脉体瘤为血管外科少见病。如果听闻过这个疾病,在患者就诊时通常不难明确诊断。如不清楚这个疾病,可能会贸然进行穿刺活检或手术治疗,导致严重的出血和手术风险。

Ⅰ型颈动脉体瘤手术技术成熟,并发症少。而涉及血管包绕的Ⅱ、Ⅲ型颈动脉体瘤颅神经损伤风险较高。目前尚无普及颈部手术颅神经术中检测技术。如有简单可行的术中检测设备,将给神经功能的保护提供护航保障。

参考文献

1. VAUX R. A systematic review and meta – analysis of the presentation and surgical management of patients with carotid body tumours. Eur J Vasc Endovasc Surg, 2019 ,57(4):477 – 486.

2. PAVLOS T. Role of preoperative embolization in carotid body tumor surgery:a systematic review and meta – analysis. World Neurosurg,2019,129:503 – 513.

3. Vascular surgery and endovascular therapy. 9th edition.

4. GU G C. Proposed modification to the Shamblin's classification of carotid body tumors:a single – center retrospective experience of 116 tumors. Eur J Surg Oncol, 2021:S0748.

5. ZHANG W. Surgical outcomes and factors associated with malignancy in carotid body tumors. J Vasc Surg,2021,S0741.

作者简介:邱宸阳,2018 级临床博士后,浙江大学医学院附属第一医院,方向为血管外科。

指导老师:吴子衡,副主任医生,浙江大学医学院附属第一医院,方向为血管外科。

病例 16
失控的伤口愈合

第一部分　病情变化过程

1. 病情概述

患者,女性,22 岁,右耳垂后结节状凸起 1 余年(图 16.1)。患者自诉发病前曾在该处打耳洞,打完后伤口一直隐隐作痛,伴红肿化脓,随后伤口处增生,逐渐增大,由软变硬,有轻微痛痒感,形成为一个球形疙瘩。

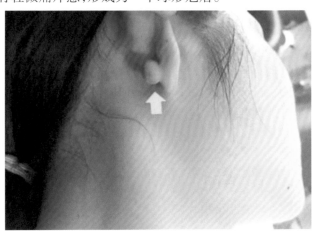

图 16.1　右耳垂后结节状凸起

后续治疗:外科手术彻底切除右耳垂后疙瘩并对耳垂形态进行修复,标本送病理检查。术后行 3 次浅层 X 射线放疗,降低复发概率。术后 1 周、1 个月及 3 个月随访均无复发,耳垂形态良好,左右对称,患者满意。

2. 接诊印象

患者 1 年多前在一家医院打了耳洞,伤口红肿化脓后逐渐增大而形成一个球形疙瘩,直径 1cm 左右,伴痛痒感,严重影响生活和工作。患者经过多方打听,找到了浙大一院整形外科主任徐靖宏主任及其医疗组。徐主任对她说:"这是典型的瘢痕疙瘩,是具有持续生长能力的瘢痕组织,类似于一种纤维组织肿瘤,无法自行消退,如果不进行治疗,会越长越大,而且伴有严重的痛痒,影响工作生活。"患者懵了,说:"我只是打了个耳洞,别人都没啥问题,我怎么会长出这个?"

"耳垂、胸口、肩胛等部位本来就是容易发生瘢痕疙瘩的地方,瘢痕疙瘩产生的原因,目前还没有统一定论,但是瘢痕体质、感染、异物刺激、局部张力过大等因素都是造成瘢痕疙瘩的重要诱因,而且瘢痕疙瘩很容易复发。"徐靖宏主任耐心地解释道,"一般来说,瘢痕体质的人更容易发生瘢痕疙瘩,但普通体质的人如果没有护理好伤口,瘢痕疙瘩一样也会有概率发生。"

患者回忆了自己打耳洞的过程,虽然是在正规医院打耳洞,但是回来后并没有注意护理,还经历了"挤脓",加上时常抓挠伤口,很可能在这过程中发生了感染,又没有进行正确的处理,导致瘢痕疙瘩越来越大。

3. 病史回顾

基本信息:患者,女性,22 岁,大学生。

病史特点:

1)主诉:右耳垂后结节状凸起 1 余年。

2)简要病史:患者 1 余年前因右耳垂"打耳洞"引起伤口感染,后伤口处增生,逐渐增大,由软变硬,有痛痒感,形成一个结节状凸起。

3)查体:右耳垂后结节状凸起,直径约 1cm 左右。

4)辅助检查:病理结果提示瘢痕疙瘩。图 16.2 为瘢痕切除组织 HE 染色结果。

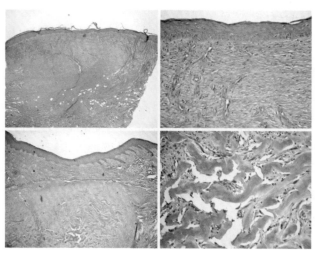

图 16.2 瘢痕切除组织 HE 染色结果

（HE 染色显示标本中有排列不规则的嗜酸性透明样胶原束。瘢痕组织中的优势细胞是成纤维细胞,是合成胶原和其他细胞外基质成分的细胞。在实验室研究中,当与生理性瘢痕组织的成纤维细胞比较时,来源于瘢痕疙瘩的成纤维细胞培养显示出更明显的纤维蛋白凝块收缩,会分泌更多的胶原及细胞外基质。正常瘢痕内形成与真皮平行的纤维束,而瘢痕疙瘩形成了密集的无细胞的胶原核心。）

4. 病情演变

接诊后无病情变化。

5. 临床思维导图

接诊时根据病史及临床表现,首先考虑为瘢痕疙瘩,于是制定了初步诊疗方案:手术 + 病理 + 放疗(图 16.3)。手术的要求是要将内核彻底切除。配合放射疗法,主要是用软 X 射线或 β 射线预防术后瘢痕疙瘩复发,目前主张术后24h 内进行首次放疗,每 2 ~ 3 天照射一次,每次 3 ~ 5Gy,在 2 周内给予 15 ~ 20Gy。若 1 个月后出现复发,再结合注射治疗。

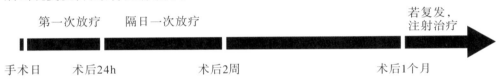

图 16.3 临床思维导图

第二部分 文献分享与思考

1. 瘢痕的定义

瘢痕是创伤愈合过程中的自然产物。缝合的皮肤手术切口和因外伤或化脓性感染所形成的开放性创面、创腔都需依靠瘢痕组织的生成而完成愈合。瘢痕组织连接创口的两侧,填满创腔的底部,伴随创缘皮肤表皮细胞的增生完成创面的上皮化而最终创伤愈合,恢复皮肤的连续性、完整性和护卫功能。

2. 瘢痕的分类

根据是否会引起患者的不适感、影响美观、造成功能障碍及治疗需求,将瘢痕分为生理性和病理性瘢痕。病理性瘢痕包括增生性瘢痕和瘢痕疙瘩。两者都是临床上常见的病理性瘢痕,有许多相似之处,尤其是在早期,均表现为过度的瘢痕增生,病理上均发现过度的胶原沉积、过量的成纤维细胞及小血管。两种瘢痕在早期有着相似的形态学特征,随着时间的推移,增生性瘢痕从一个增殖状态进入一个稳定状态,其胶原日趋有机化,形成与真皮平行的纤维束。相反,瘢痕疙瘩形成了密集的无细胞的胶原核心,伴随周围包绕的高度增殖的成纤维细胞的集中。这两种病理性瘢痕除了在后期形态学、组织病理学上存在差异之外,治疗上的差别也很明显,所以对这两者进行鉴别诊断非常有必要。

3. 瘢痕疙瘩的鉴别诊断

瘢痕疙瘩需要与增生性瘢痕、慢性肉芽肿、皮肤隆突性纤维细胞肉瘤等进行鉴别,最常见的是与增生性瘢痕进行鉴别。目前尚无特异性的诊断方法,主要依靠其临床表现和对治疗的反应来明确诊断。

表 16.1 为增生性瘢痕与瘢痕疙瘩的区别。

表 16.1 增生性瘢痕与瘢痕疙瘩的区别

项目	增生性瘢痕	瘢痕疙瘩
1. 发病年龄	各种年龄均可发病	15～45 岁为主,多发生与青春发育期
2. 好发部位	不定	好发于胸骨前、上背部、耳垂及肩峰等
3. 症状及体征	灼痛和奇痒;病变限于创口范围内;早起色鲜红、质硬;常呈过度角化、溃疡及挛缩	痒、痛较轻;病变超出原创口范围,边缘呈"蟹足肿"样突起;质坚硬,极少有过度角化、溃疡及挛缩
4. 创伤史	明确	明显或无可察觉的创伤史
5. 病程及转归	病程短,数月至 1～2 年后症状可消失,并逐渐变为暗褐色,平坦而柔软,趋于稳定	病程长,多在数年乃至几十年,多持续增大,很少自行萎缩
6. 镜检	胶原纤维方向于瘢痕长轴并行且较整齐,向周围正常皮肤逐渐消失	含较多的成纤维细胞,并可见分裂相;后期呈嗜酸性透明样胶原纤维,具折光性,较密;纤维方向不规则,呈旋涡状,与周围皮肤分界清楚
7. 压力疗法	持续加压数月,多能促使萎缩	多无效
8. 手术切除	复发少	复发多

4. 瘢痕疙瘩的诊断标准

瘢痕疙瘩是整形外科、烧创伤外科和皮肤科的常见病和多发病,也是一种临床治疗上极其困难的难愈性疾病,甚至可以说具有治疗抵抗和治疗后高复发率的肿瘤类疾病的特征,一部分学者也直接称其为皮肤的良性肿瘤。目前,瘢痕疙瘩的诊

断标准主要是临床标准,一般应当符合以下条件:

①肿块隆起于皮肤表面,坚硬,表面光滑发亮,界限欠规则,1 年内无退缩征象。

②病变超过原始损伤边缘,向周围正常组织发生浸润,呈蟹足状生长。

③具有持续性生长、发红、疼痒等临床症状,无自愈倾向,不能自行消退。

④单纯手术切除后极易复发,而且复发范围可超过原瘢痕范围。

⑤病理学检查证实瘢痕疙瘩组织内有胶原及基质成分的大量沉积,成纤维细胞很多,并有分裂象。

5. 瘢痕疙瘩的易感因素

①张力:张力大,刺激纤维组织形成。

②人种:瘢痕疙瘩只累及人类,不涉及其他动物。黑色人种和黑肤色的人(发病率为 6% ~16%)较白色人种更易形成瘢痕疙瘩,所有种族的白化病患者未见瘢痕疙瘩的报道。

③部位:最常见于胸骨前、上背部、耳垂及肩峰等。

④家族倾向:HLA - B14 和 HLA - B16 的人有更大的危险性。

⑤内分泌:好发于青春期及妊娠期。

6. 瘢痕疙瘩的治疗

通常采用是以手术切除病变为主的综合治疗,效果较好。

①儿童:保守治疗为主。

②小型:综合治疗为主(耳垂/耳轮部位采用手术)。

③中、大型:手术切除缝合 + 综合治疗。

④超大型:手术前行风险评估,手术切除 + 皮瓣/植皮 + 综合治疗。

过去很长一段时间内,因瘢痕疙瘩手术后的复发率较高(文献报道为 50% ~100%),而且复发后较原来病变的范围更大,生长更快,医学界不主张对瘢痕疙瘩进行手术治疗。结果造成了许多瘢痕疙瘩患者失去了早期手术的治疗机会,造成了后期治疗更加困难的局面。现在的认识是对瘢痕疙瘩应当尽早给予手术治疗。因为:①从瘢痕疙瘩的临床特点看,瘢痕疙瘩呈持续性、浸润性生长,病程长,没有自行消退现象,而是越长越大,这个特点决定了瘢痕疙瘩应早期治疗;②从瘢痕疙瘩临床治疗现状来看,以手术为主的综合治疗方案的治疗效果是确切的,只有手术治疗能最大限度地缩小瘢痕面积。

手术方法应根据病变大小和周围组织情况选用瘢痕疙瘩切除术,切除后根据创面情况选择直接缝合或者皮瓣修复。综合治疗包括放射治疗和瘢痕内注射。还有一些手术及综合治疗之外的辅助治疗包括:药物口服、硅凝胶外用、激光治疗、加压疗法等。

放射肿瘤科医生认为:对于较薄、较小的增生性瘢痕或瘢痕疙瘩、瘢痕易发部位术后切口瘢痕增生的预防以及瘢痕疙瘩手术后切口复发的预防,可以采用放射治疗。一般来说,整形外科医生会联合放射肿瘤科一起制定治疗方案。

目前有不少医生和患者担心该方法具有严重的副作用而不愿意接受,事实上这是个误区,这是受肿瘤放射治疗副作用的影响而产生的误解,因为瘢痕疙瘩放射治疗从射线种类、照射剂量和照射深度方面与肿瘤的放射治疗有很大的差别(表16.2),疗效远远高于风险,因此要转变观念,接受放射疗法来防治瘢痕。

表16.2 瘢痕与肿瘤放射疗法比较

放射指标	瘢痕	恶性肿瘤
射线种类	X 射线或 β 射线	X 射线或 γ 射线
照射深度	皮肤浅层(真皮)	机体深部
单次照射剂量	3Gy ~ 5Gy	3Gy ~ 5Gy
疗程照射总量	较小(15Gy ~ 20Gy)	较大(60Gy ~ 70Gy)
疗程时间	短(2 周)	长(6 ~ 7 周)
副作用	轻微	较大

瘢痕内注射:如 5 – FU 和糖皮质激素类药物。2019 年的 *PRS* 杂志也在动物实验中报道了 A 型肉毒素具有与激素类药物类似的抗瘢痕疙瘩的效果(图 16.4),为新的瘢痕内注射药物的使用提供了理论支持。5 – FU 和激素联合注射药物配制见表 16.3。

表16.3 5 – FU 和激素联合注射药物配制

治疗用药	预防用药
5 – FU 0.6mL + 2% 利多卡因 5.0mL	5 – FU 0.6mL + 2% 利多卡因 5.0mL
5 – FU 0.6mL + 2% 利多卡因 1.0mL + 曲安奈德 5.0mL	5 – FU 0.3mL + 2% 利多卡因 2.0 ~ 3.0mL + 曲安奈德 2.0 ~ 3.0
5 – FU 0.1mL + 2% 利多卡因 0.5mL + 得宝松 1.0mL	5 – FU 0.1mL + 2% 利多卡因 1.0 ~ 2.0mL + 得宝松 0.5 ~ 1.0mL

注:5 – FU 浓度为 25mg/mL,曲安奈德浓度为 10mg/mL,得宝松浓度为 7mg/mL。

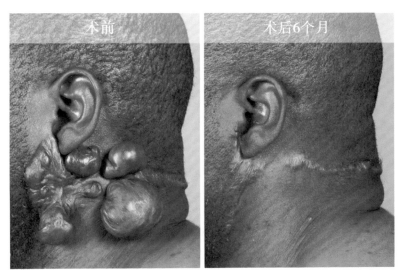

图 16.4 耳郭下方的瘢痕疙瘩,手术切除合并术中伤口 5 - FU 冲洗的术前术后对比图

第三部分 启示与拓展

当瘢痕疙瘩实在太大时,手术切除会影响原有形态,如耳垂、耳郭形状,这时就需要进行修复重建。会选择打耳洞的人一般对自己形象都比较在意,所以我们在治疗的同时,尽可能帮助患者恢复耳垂原样,避免影响外貌。

非整形外科、烧创伤外科和皮肤科的专科医生平时可能不会遇到太多瘢痕疙瘩的患者,但是对于临床医生尤其是外科医生来说,手术或外伤引起的瘢痕却是在所难免的。瘢痕的分期防治可以避免明显的瘢痕增生,减轻因瘢痕而造成的心理障碍。

有三个阶段至关重要。

(1)第一阶段:外伤或手术即刻,我们需要彻底清创,一期缝合(外伤即刻);加强应用抗生素;逐层减张缝合,切口设计与皮纹一致,并适当加压包扎。

(2)第二阶段:瘢痕形成 1 个月后,使用局部硅胶类产品,局部注射激素和 5 - FU,并使用外用抗瘢痕药物。

(3)第三阶段:瘢痕形成 1 年后,这个时候适合进行手术切除,必要时采用激光及放射治疗。

参考文献

1. AL – ATTAR A, MESS S, THOMASSEN J M, et al. Keloid pathogenesis and treatment. Plastic and Reconstructive Surgery,2006,117(1):286 – 300.

2. 中国整形美容协会瘢痕医学分会常务委员会专家组. 中国瘢痕疙瘩临床治疗推荐指南. 中国美容整形外科杂志,2018,29(5):5.

3. 蔡景龙. 瘢痕疙瘩的诊疗指南建议. 中国美容医学,2016,25(6):38 – 40.

4. OGAWA R. The most current algorithms for the treatment and prevention of hypertrophic scars and keloids. Plastic and Reconstructive Surgery,2010,125(2):557 – 568.

5. COLES M C,BUCKLEY C D. Ready – made cellular plugs heal skin wounds. Nature,2019,576(7786): 215 – 216.

6. 王炜. 中国整形外科学. 杭州：浙江科学技术出版社,2019:933 – 952.

作者简介:沈泽仁,2018 级临床医学博士后,主攻方向为创面愈合与瘢痕。

指导老师:徐靖宏,博士生导师,主任医师,浙江大学医学院附属第一医院,主攻方向为创面愈合与瘢痕。

病例 17
伤者不残，残者不废

第一部分　病情变化过程

1. 病情概述

病例一：患者，女性，30 岁，因右腰部皮肤肿物 10 余年，至门诊就诊，诊断为：色素痣。患者考虑到穿衣摩擦，要求予以手术切除。

病例二：患者，男性，35 岁，因下唇肿物 20 余年，至门诊就诊，诊断为：色素痣。色素痣生长于高风险部位，建议患者予以手术切除。

病例三：患者，男性，56 岁，因右面部皮肤肿物进行性增大伴脱屑 3 年，至门诊就诊，诊断为：皮角。建议患者予以手术切除。

2. 接诊印象

体表肿物十分常见，但是分类较多，治疗方案不一，在临床工作中需要仔细加以鉴别。病例一是年轻女性，发现右腰部皮肤肿物 10 余年，患者向我询问她这种情况是否需要做手术切除。我查体发现这个肿物突出于皮肤表面，色暗红，压之不褪色，质地柔软，看上去很可能是常见的皮内痣，我的意见是可以做手术，也可以不做手术，患者自己考虑后要求手术切除。病例二是年轻男性，下唇的红唇部正中间有一块黑色的病变，我一看就跟他说建议他尽快做手术，红唇部的皮肤极薄，没有角质层和色素，在红唇部长出来的色素痣通常都是不好的信号。病例三是老年男性，右面部皮肤肿物像长出来的一个角，明显地高出皮面了，而且尖端可见皮屑。这种病变第一眼的直观印象就感觉不会是什么可以置之不理的东西。毫无疑问，尽早手术切除并行病理检查是最好的选择。

3. 病史回顾

病例一

基本信息：患者，女性，30 岁，企业职工。

病史特点:

1)主诉:发现右腰部皮肤肿物10余年。

2)简要病史:患者偶然发现右腰部皮肤肿物,10余年来肿物无明显增大,不伴瘙痒、疼痛、皮肤破溃等。

3)查体(图17.1):右腰部皮肤肿物直径约5mm,质地柔软,突出于皮肤表面,色暗红,压之不褪色。

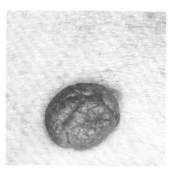

图17.1　右腰部皮肤肿物

4)既往史、个人史、家族史无殊。

病例二

基本信息:患者,男性,35岁,企业职工。

病史特点:

1)主诉:发现下唇肿物20余年。

2)简要病史:患者20余年前发现下唇正中黑色肿物,1个月前自觉肿物较发现时有所增大,不伴明显瘙痒、疼痛、皮肤破溃等。

3)查体(图17.2):下唇红唇部正中直径约3.5mm,黑色皮肤肿物,略高出于皮面,质地柔软。

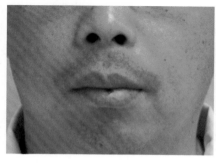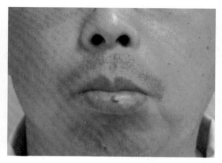

图17.2　下唇肿物

4)既往史、个人史、家族史无殊。

病例三

基本信息:患者,男性,56 岁,农民。

病史特点:

1)主诉:发现右面部皮肤肿物进行性增大 3 年。

2)简要病史:患者 3 年前发现右侧颧部皮肤肿物,黄豆大小,未予以特殊处理,肿物大小逐渐增大,可见脱屑,不伴明显的瘙痒、疼痛。

3)查体(图 17.3):右颧部皮肤肿物,如角状突出于皮肤表面,基底直径约 1.3cm,质地坚韧,表面可见皮屑形成。

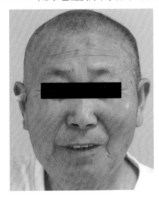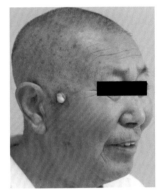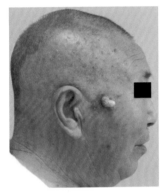

图 17.3 右面部皮肤肿物

4)既往史、个人史、家族史无殊。

4. 病情演变

病例一和病例二就诊后预约门诊择期手术予以病灶切除,手术标本送病理检查。病例三收入院手术治疗,手术标本送病理检查。

5. 临床思维导图(图 17.4)

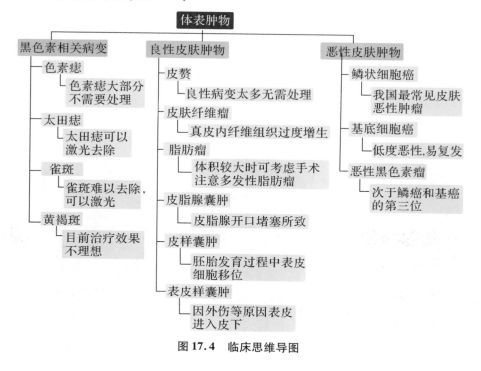

图 17.4　临床思维导图

第二部分　文献分享与思考

　　人一生中可能出现大量体表肿物。许多肿物都很容易被发现,患者经常要求临床医生确认这些肿物的性质以及该如何处理。大多数体表肿物根据临床表现和病史即可做出诊断。如果病变诊断不明,或者病变的外观或症状出现意料之外的改变,则需要采取诊断性操作(如活检、切除)来确诊。对于有症状或影响美观的良性病变,通常可以采取简单的操作,例如冷冻疗法、电外科或切除。这里,我们讨论一些常见体表肿物的临床特征、诊断和治疗。

　　(一)黑色素相关病变

　　色素痣:由黑色素细胞错构并聚集所形成的赘生物或色斑。可以终生稳定,亦可以缓慢增生,亦可以发生退化,亦可以恶变为肿瘤。

　　色素痣的发生与黑色素的代谢有关,人体对黑色素的代谢随着年龄变迁:新生儿期,通常无黑色素变化;婴儿期,皮肤和毛发黑色素形成增加,出现各种黑色素痣;幼儿期,黑色素形成增加,黑色素痣继续增加,雀斑出现;青春期,黑色素继续增加,黑痣继续增多;中年期,黑色素痣开始消退,皮肤颜色稍变深,毛发色泽变淡;老年期,毛发色泽转灰白,皮肤可出现老年性雀斑样痣、脂溢性角化等。

　　根据色素痣出现时间的不同,可以分为先天性黑色素细胞痣和后天性黑色素痣细胞痣,先天性黑色素细胞痣根据面积大小可分为巨型先天性黑色素细胞痣(巨痣)和非巨型先天性黑色素细胞痣。根据痣细胞分布的层次,可以分为皮内痣、交界痣和混合痣,皮内痣的痣细胞分布在真皮层内,未见恶变报道,交界痣的痣细胞分布在表皮与真皮交界处,有恶变可能,混合痣是交界痣向皮内痣演变的过渡表现,有恶变可能。

　　正常成年人全身平均有 15～20 个痣,大部分的黑痣可以不进行治疗。出现以下情况建议手术治疗:有碍面容,出于美观需要;有恶变可能,经常受摩擦部位,如手掌、足底、外生殖器以及红唇黏膜;有恶变讯号,骤然增大、颜色加深或不均匀、边界变模糊、色素放射状扩展、周围出现色素环或卫星小瘤、原有毛发脱落、局部刺痒疼痛、表面出血结痂溃疡。直径 3mm 以下的色素痣可以考虑非手术治疗,如激光、化学、冷冻、电解等。

　　太田痣:是一种特殊的先天性色素痣,又称为眼上颌青褐色痣,最典型的形象是水浒传中的“青面兽”杨志。常与三叉神经周围支分布一致的真皮层黑色素增多。东亚蒙古人种常见疾病,无遗传倾向,与恶变无明确关系。目前首选激光治疗,经数次治疗后绝大部分可以消退。

　　雀斑:属常染色体显性遗传,多在儿童期出现,随年龄增大而增多,患者女性居多,主要位于暴露部位,特别是面部,日晒后颜色加深,一般不建议治疗,如确有美容需要,可采用化学剥脱法、皮肤磨削术或激光治疗。

　　黄褐斑:是健康妇女常见的色素增多现象,常发生于生育期妇女,口服避孕药女性中发生率 20% 以上,主要发生于两颊和额部,对称分布呈蝶状,常在夏季日晒后诱发或加重,经久不退,部分在分娩或停药后缓慢消退。目前难以有效治疗,激光治疗后病情容易反复,可尝试口服妥塞敏。

(二)常见体表良性肿瘤

　　皮赘:又称软纤维瘤或软垂疣,是由正常皮肤覆盖的体表赘生物,是一种纤维组织赘生物,属良性肿瘤。表现为悬挂于身体表面的带蒂肿物,多见于面颈部、腋下、肩臂、上肢及胸背部,一般在蒂部电灼或手术切除。

皮肤纤维瘤：是真皮内纤维组织反应性过度增生，而非真性肿瘤。病变主要位于真皮，与皮肤表面粘连而与深部组织不粘连，可随皮肤移动，可见于任何年龄，多见于中年人，可手术切除，术后不复发。

脂肪瘤：由成熟脂肪细胞构成的良性软组织肿瘤，通常出现在浅表部位，如皮下，也可累及筋膜或更深的层次。脂肪瘤可分为4种类型：①最常见的皮下脂肪瘤；②特殊脂肪瘤，血管脂肪瘤、肌肉脂肪瘤等；③异位脂肪瘤，肌肉间脂肪瘤、血管肌肉脂肪瘤、神经纤维脂肪瘤等；④良性棕色脂肪瘤。皮下脂肪瘤的特点：质软无痛皮下结节；好发于躯干，如肩背、颈项、乳房和臀部，也可见于面部、头皮和外生殖器；终身存在，偶见自发萎缩；多无自觉症状，较大后出现压迫症状。

皮脂腺囊肿：是皮脂腺导管堵塞后腺体分泌物聚积而形成的囊肿，也称粉瘤。好发于头皮与颜面部，胸颈部相对少见。多单发，高出皮面，基底无粘连，推动时可感到与表面相连。表面可见导管开口，由开口可挤出白色内容物。有囊壁，手术切除时应一同切除，否则易于复发。有感染存在时应先控制感染，再安排手术。

皮样囊肿：是胚胎发育过程中表皮细胞偏离原位沿胚胎闭合线处形成的先天性囊肿。好发于头、面、颈及躯干。近半数出生时已出现，其他的也在5岁内发现。缓慢增大的皮下结节直径可大于5cm，基底常与骨膜粘连。囊肿壁除表皮细胞还有毛囊、汗腺、皮脂腺。囊内含角蛋白碎屑、油性分泌物、毛发、大量纤维组织。

表皮样囊肿：又称外伤性表皮囊肿，或表皮包涵囊肿，是表皮进入皮下生长形成的囊肿。往往是外伤异物刺入将表皮带入皮下。多见于运动摩擦部位，如手掌、足底，偶见于头部。单发质地坚硬肿块，基底可移动，不与周围组织粘连。囊壁为表皮层，内容物为角化不全的角质层。

（三）常见恶性体表肿瘤

鳞状细胞癌：通常简称鳞癌，是一种起源于表皮或附属器角朊细胞的恶性肿瘤，癌细胞倾向于不同程度的角化，是我国最常见的皮肤恶性肿瘤，占皮肤恶性肿瘤80%左右。以头、面、颈、手背等暴露部位多发，其他部位均有可能。好发于50~60岁，男性多于女性。

早期表现为浸润性的硬块，可发展为斑块、结节或疣状病灶，表面形成溃疡或呈菜花状，肿瘤组织往往充血明显，边缘为污秽的暗黄红色。发生在活动部位，如口唇或生殖器的鳞癌往往表现为小溃疡。

根据肿瘤组织中不典型鳞状细胞的多少分4级：Ⅰ级鳞癌——不典型细胞低于25%，浸润在汗腺以上，边缘基底细胞排列完整，中心有角化珠，癌组织周围可见明显炎症反应，多不转移；Ⅱ级鳞癌——不典型细胞占25%~50%，侵袭达真皮深层，境界不清，角化较轻，周围炎症反应较轻；Ⅲ级鳞癌——不典型细胞占50%~75%，角化不明显，周围炎症反应不明显；Ⅳ级鳞癌——几乎所有细胞都是不典型鳞状细胞，无角化现象。

手术切除是首选治疗。切除范围应包括病灶周围2cm范围内的正常组织，切除深度以广泛彻底切除为度。皮肤鳞癌未发现淋巴结转移时，一般不需预防性淋巴结清扫。鳞癌转移多在晚期，并多在下肢，因此，下肢鳞癌疑有腹股沟浅表淋巴结转移时需行淋巴结清扫。其他部位鳞癌若经放疗后仍有淋巴结转移，也需手术治疗。

放射治疗适用于年老体弱及有手术禁忌证的患者，以及已经出现骨转移或淋巴结转移的患者。

经合适的治疗，皮肤鳞癌患者5年生存率可达90%以上。

基底细胞癌： 是发生在表皮基底细胞或毛囊、毛发、汗腺的始基细胞的一种低度恶性肿瘤。多见于老年人，生长缓慢，极少转移，好发于头面部等暴露部位，与日光照射及放射性皮炎有关，晚期可发生淋巴转移及肺、肝、骨转移。

早期表现为表面光亮、边缘隆起的圆形斑片，表皮菲薄，可见雀斑状小黑点，伴有少数毛细血管扩张；也可表现为淡红色苔藓样丘疹，表面少有角化，或伴有小而表浅的糜烂、结痂或浅表溃疡。

后期分型：结节溃疡型——开始为小而有光泽的结节，伴有毛细血管扩张，而后结节逐渐增大，中心形成较大的溃疡，包绕的边缘呈珍珠样。色素型——与结节溃疡型相似，但病灶伴有黑褐色的色素增多，需与恶黑鉴别。硬化型——表现为硬化的黄白色斑块，质硬，边界不清，表皮长期完好，到晚期才出现溃疡。浅表型——常见于上胸部，病灶呈红斑或脱屑性斑片，逐渐向周围扩大，斑片周围可部分包绕以珍珠样边缘，斑片表面可见小的浅表溃疡与结痂。

手术治疗强调彻底切除。而彻底切除的标准因不同的分型而异。结节溃疡型比较局限，侵袭力低，边界清，切除范围可在病灶周围4~5mm内。在面部可选择相对保守的安全范围。

硬化型侵袭深而范围广，边界不清，放疗不敏感，切除范围应扩大到周围1cm以上，深达深筋膜，术后需密切随访。浅表型则侵袭较浅，一般不必切除过深。切除后局部皮肤缺损可用植皮或皮瓣移植修复。如切除后体表器官外形破坏较重，一般先闭合创面，术后1~2年确认肿瘤无复发后再行修复重建。基底细胞癌对放疗敏感，有条件可行放疗。硬化型对放疗不敏感，不适宜手术者可尝试局部化学药物治疗、光动力治疗、冷冻治疗、激光治疗等。

恶性黑色素瘤：简称恶黑，是起源于皮肤黑色素细胞的高度恶性肿瘤，占体表恶性肿瘤的 7% ~ 20%，次于鳞癌和基底细胞癌，居第三位。黑色素细胞起源于胚胎时期的神经嵴，神经嵴的分化与皮肤、眼球及神经系统有关，因此，恶黑可发生于皮肤、眼球、消化道、生殖系统等。皮肤恶黑最常见，达到 3/4，下肢和会阴部位为最好发部位，占 51%。我国的恶黑还常见于足趾或手指甲下。好发于 40 岁以上成年人，青少年发病者少，儿童更罕见。发生在年轻人身上的起源于黑色素痣的恶黑的恶性程度较高，生长迅速，转移较早。

早期表现是在正常皮肤上出现黑色病损，或原有的黑痣于近期内扩大、色素加深，随着病灶增大，损害隆起呈斑块或结节状，也可呈菜花状，表面易破溃、出血，周围可有不规则的色素晕或色素脱失。如在皮下生长，则呈皮下结节或肿块，如向周围扩散，可出现卫星灶。绝大多数原发灶是单发损害。ABCD 识别法：A（asymmetry），病灶外观不对称；B（border irregularity），边缘不规则，界限不清；C（color variegation），色彩斑驳或黑色；D（diameter），直径大于 0.6cm。

恶黑可分为原位性恶黑和侵袭性恶黑。原位性恶黑病变仅局限于表皮内，处于原位状态，又可分 3 型——恶性雀斑样痣、浅表扩散性原位恶黑、肢端雀斑样原位恶黑。肢端雀斑样原位在恶黑黄种人中多见，3 年存活率约为 11%，多见于手掌、足跖等部位。侵袭性恶黑是出现侵袭性生长的恶黑病灶，可以是开始就侵袭性生长，也可以是原位性恶黑发展的第二阶段，也可分 3 型——恶性雀斑样黑色素瘤、浅表扩散性黑色素瘤、结节性恶性黑色素瘤。恶性雀斑样黑色素瘤 5 年生存率 80% 以上，浅表扩散性黑色素瘤 5 年生存率 70%，结节性恶黑较早发生转移，即使在转移前正规治疗，5 年生存率仅也为 50% ~ 60%。

尽早进行根治手术是最理想的治疗方法。一般认为无淋巴结转移的原发病灶尽可能切除周围 3cm 正常组织，深度应达深筋膜。过去曾主张切除应达到 5cm 以上，给创面修复增加了困难，而根据随访认为切除范围可减少到 3cm。位于肢端的恶黑，常需行截指术。淋巴结清扫指征：原发病灶靠近淋巴结；原发肿瘤位于预后较差的部位；原发肿瘤有明显侵袭生长迹象，如大而隆起、破溃等，侵袭及真皮深层。

没有转移证据，但有转移危险者，可通过手术结合化疗、放疗及非特异性免疫治疗。恶黑对化疗药物多不敏感，但对已转移患者可采用化疗或合并免疫治疗。放疗除对早期雀斑型恶黑有效外，对其他原发病灶疗效一般不理想，但可作为复发和转移的姑息治疗。免疫治疗有希望，但是目前的有效率不高。

第三部分　启示与扩展

1. 体表肿物在临床工作中十分常见,医生碰到这样的病例应该如何?

临床医师应至少做到以下三点:1)能识别常见体表肿物的类型;2)能根据体表肿物的类型制订合适的治疗方案;3)在自己不能处理时能推荐患者到合适的科室就诊。

2. 色素痣的手术治疗方案有哪些?

色素痣的治疗方案根据病变面积大小而不同,直径 3mm 以下的色素痣可以考虑激光等非手术治疗,直径 3mm 以上的色素痣主要考虑手术切除。切除后皮肤缺损的修复是治疗的关键,按照缺损面积从小到大可以遵循整形外科修复重建阶梯进行:直接缝合—植皮—局部皮瓣—游离皮瓣。以下展示一些治疗案例(图 17.5、图 17.6、图 17.7、图 17.8)。

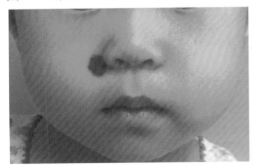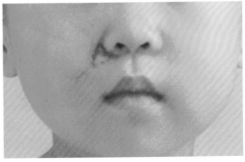

图 17.5　鼻唇沟皮瓣治疗先天性色素痣

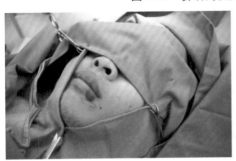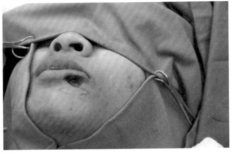

图 17.6　斧头瓣治疗下唇色素痣

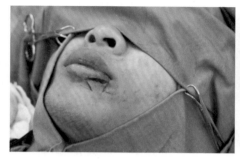
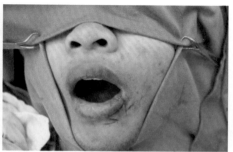

图 17.6（续） 斧头瓣治疗下唇色素痣

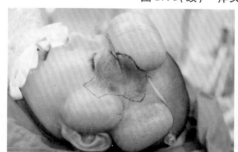
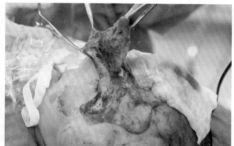

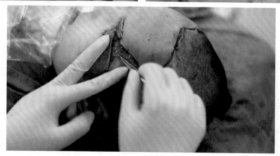

图 17.7 扩张皮瓣治疗先天性色素痣

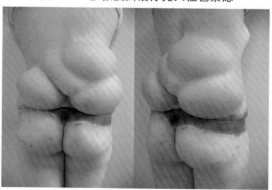

图 17.8 扩张皮瓣治疗背部巨痣

3. 皮脂腺囊肿、皮样囊肿、表皮样囊肿的主要区别

皮脂腺囊肿主要是皮脂腺导管堵塞而形成,有时在肿物表面可以观察到导管开口,肿物内容物主要为皮脂腺分泌物,周围有包膜,在手术切除时尽量保持包膜的完整,一并切除,否则易于复发。图 17.9 为一例连同包膜完整切除的皮脂腺囊肿。

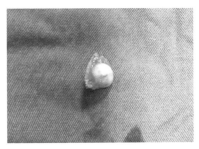

图 17.9　连同包膜完整切除的皮脂腺囊肿

皮样囊肿是胚胎发育过程中表皮细胞偏离原位沿胚胎闭合线处形成的先天性囊肿,囊内含角蛋白碎屑、油性分泌物、毛发、大量纤维组织等,囊壁除表皮细胞外,还有毛囊、汗腺、皮脂腺等。

表皮样囊肿是表皮因为外伤等原因进入皮下生长形成的囊肿,病变部位有外伤史,或病变发生于运动摩擦部位,囊内容物为角化不全的角质层,囊壁为表皮层。

4. 整形美容外科的使命

整形美容外科,不仅是通过重睑术、除皱术、吸脂术、激光美容、注射美容等操作来帮助健康的人完成变美的追求,同时也是通过各种各样的修复重建手术帮助饱受疾患之苦的患者获得完整形体进而恢复正常的生活。简而言之,整形美容外科的使命是使"伤者不残,残者不废",使健康人更英俊、更美丽。

参考文献

1. 王炜. 中国整形外科学. 杭州:浙江科学技术出版社,2020.

2. SCHAFFER J V. Update on melanocytic nevi in children. Clin Dermatol,2015,33(3):368 – 386.

3. BERKLITE L, RANGANATHAN S, JOHN I, et al. Fibrous histiocytoma/dermatofibroma in children: the same as adults? Hum Pathol,2020,99:107 − 115.

4. SOLIVETTI F M, DESIDERIO F, ELIA F, et al. Sonographic appearance of sebaceous cysts. Our experience and a review of the literature. Int J Dermatol,2019,58(12):1353 − 1359.

5. KIM D P,KUS K J B,RUIZ E. Basal cell carcinoma review. Hematol Oncol Clin North Am,2019,33(1):13 − 24.

6. WALDMAN A, SCHMULTS C. Cutaneous squamous cell carcinoma. Hematol Oncol Clin North Am,2019,33(1):1 − 12.

7. PAVRI S N, CLUNE J, ARIYAN S, et al. Malignant melanoma: beyond the basics. Plast Reconstr Surg,2016,138(2):330e − 340e.

作者简介：陈志雄,2019 级临床博士后,浙江大学医学院附属第一医院整形外科,研究方向为整形美容。

指导老师：徐靖宏,主任医师,浙江大学医学院附属第一医院整形外科,研究方向为整形美容手术改良的临床研究。

病例 18
头痛医头？——急性闭角型青光眼

第一部分　病情变化过程

1. 病情概述

患者，男性，69 岁，因"咳嗽、咳痰 20 余年，发现肺部阴影 3 个月余"入呼吸内科。患高血压 2 年，控制可。胸部 CT：左肺上叶团片灶，需鉴别特殊炎症与肿瘤，建议穿刺活检。入院诊断："肺部阴影待查：肺癌？肺部感染性病变？高血压 2 级中危组"。入院拟择期行肺穿刺活检，后因"肺腺癌"行手术治疗，术后出现头痛、视物模糊等不适，考虑急性闭角型青光眼，予以眼科处理后症状缓解，择期行双眼白内障手术。

2. 接诊印象

患者为老年男性，在其儿子陪同下进入诊室。其儿子取出患者的体检报告，时间为 3 个月前，报告上写有"肺结节"。患者不停地说："没啥事，没啥事，我这个肺是老毛病了，儿子看到我的体检报告后一定要我来看。"患者自述已有咳嗽、咳痰 20 多年，曾患有"肺结核"，已痊愈，后一直有咳嗽、咳痰，未正规诊治。儿子说父亲体检之后家人都没有及时关心报告结果，他最近偶然发现父亲的报告上写着"肺结节"，上网查了一下，觉得不放心，说服父亲就诊。门诊告知患者因这样的肺结节已经过了 3 个月，需要复查胸部 CT，患者及儿子同意检查。2016 – 11 – 27 查胸部平扫示左肺上叶团片灶，门诊拟"肺部阴影待查"收住入院。

3. 病史回顾

基本信息：患者，男性，69 岁，退休人员。

病史特点：

1）主诉：咳嗽、咳痰 20 余年，发现肺部阴影 3 个月余。

2）简要病史：患者 20 余年前无明显诱因下出现阵发性咳嗽，偶有咳痰，当时未重视，未就诊。10 年前患者出现咯血，遂至地方医院就诊，诊断"肺结核"（具体报告未见),予"链霉素"治疗后症状明显缓解,继续服药半年后随访示病愈。后患者仍有咳嗽、咳痰,活动耐量无影响。3个月余前患者体检时发现肺部阴影,为寻进一步治疗至我院就诊,于2016-11-27查胸部平扫示左肺上叶团片灶。现患者仍有咳嗽、咳痰,咳痰为白色黏液性痰,门诊拟"肺部阴影待查"收住入院。

3)体格检查:呼吸 20 次/分;体温(口)36.3℃;脉搏 82 次/分;血压 103/68mmHg;疼痛评分 0 分;神清,精神软,颈静脉无怒张,颈部淋巴结未及肿大;两肺呼吸音清,未闻及明显干湿啰音,心律齐,心音中,各瓣膜区未及明显病理性杂音;腹平软,无压痛及反跳痛,肝脾肋下未及,移动性浊音阴性。四肢肌力正常,双下肢无水肿。病理征阴性。

4)辅助检查(2016-11-27):我院胸部平扫:①左肺上叶团片灶,需鉴别特殊炎症与肿瘤,请对照既往检查,建议穿刺活检;②两肺下叶胸膜下多发小斑点灶,良性考虑,建议随访。

5)既往史:10 年前"肺结核"病史,已痊愈。

6)其他个人史、婚育史和家族史:患高血压 2 年余,长期口服硝苯地平 20mg 每日 1 次,控制可。已婚,育有 1 子,体健。父患心脏病去世,母患高血压去世。有 3 兄 3 姐,其中 1 姐患肠癌去世。

4. 病情演变

入院第 4 天行经皮穿刺活检,病理考虑为"腺癌",转胸外科手术活检。入院第 9 天全麻下行"胸腔镜左上肺切除、淋巴结清扫+胸膜粘连松解术"。术后约 1h 出现头痛、视物模糊,逐渐加重。术后 12h 出现恶心呕吐,量多,吐后不缓解。值班医师予 20% 甘露醇 100mL 静滴一次处理,请神经内科急会诊。

神经内科会诊:头痛性质,额部裂开样,程度尚可忍。查体:神清,精神软,双侧瞳孔 6mm,对光反射钝,视力粗测下降,无复视,视野粗测可,双侧球结膜充血(神经系统查体均阴性,略)。予急查头颅 CT、D 二聚体、凝血功能、血常规、电解质。头颅 CT 阅片未见出血、占位,建议眼科评估眼压、眼底、视野、视力,复查头颅磁共振。

眼科会诊:双眼视力 0.06,眼压 T+2,结膜混合充血,角膜雾状水肿,前房浅,周边房角关闭,瞳孔中等散大,对光反射迟缓,晶状体混浊,余结构窥视不清。

诊断:双眼急性闭角型青光眼(大发作期);双眼年龄相关性白内障。

眼科处理:缩小瞳孔,毛果芸香碱滴眼液点双眼 10min 一次×4 次后改每日 4 次;降低眼压:20% 甘露醇 250mL 静滴每日 2 次;局部用药:抗炎及降低眼压的滴眼液。

经上述治疗后患者眼压恢复正常,疼痛完全缓解,限期行双眼白内障手术;术后双眼视力 1.0。

5. 临床思维导图(图 18.1)

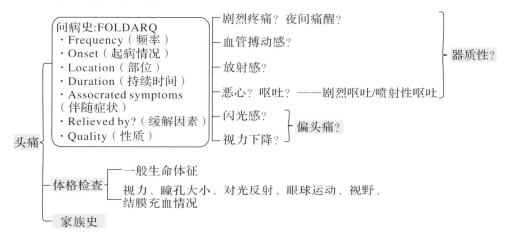

图 18.1　临床思维导图

第二部分　文献分享与思考

急性闭角型青光眼大发作是眼科急症,误诊、漏诊容易导致不可逆性视力丧失。非眼科医师往往会被青光眼大发作时出现的头痛、恶心、呕吐等症状迷惑,从而首先考虑颅内病变,而忽视了视力下降、瞳孔大小或对光反射异常、眼部充血等情况,导致误诊。

本例患者出现了双眼急性闭角型青光眼发作,考虑由系统性药物,即全麻术中使用的阿托品所诱发。全麻术中使用的阿托品具有抑制腺体分泌、对抗迷走神经兴奋等目的。但因阿托品为 M 胆碱能受体阻滞剂,在眼部具有扩大瞳孔的作用,对于前房角狭窄的人群,容易导致房角堵塞而引起眼压急性升高。因此,青光眼患者是阿托品这类具有散瞳效果的药物说明书上的常见禁忌证。事实上,青光眼分为闭角型和开角型,阿托品等散瞳药物主要禁用或者慎用于闭角型青光眼患者,而在其发作之前,往往具有远视眼、小眼球、前房拥挤、前房角狭窄等解剖基础。尤其是老年患者,当晶体出现混浊膨胀,进一步加剧了前房角狭窄,在此基础上,局部或全身使用阿托品类散瞳药物,容易诱发闭角型青光眼发作。因此,散瞳药物的禁忌证不仅仅是闭角型青光眼患者,应该包括前房角狭窄人群,即尚未发作闭角型青光眼的临床前期人群。对于此类人群,传统认为可以通过虹膜激光来预防青光眼发作,因为其简单易行,可在基层医疗机构普及。然而,近期在《柳叶刀》杂志发表的一项由我国进行的单中心随机对照临床试验结果表明,并不提倡广泛地对前房角狭窄人群打预防激光。另一项发表于《柳叶刀》杂志的随机对照临床试验表明,对于闭角型青光眼,更彻底的治疗方法是晶体置换(白内障摘除联合人工晶体植入)。本例患者最终正是通过这项眼科手术治疗,取得了视力恢复和避免青光眼再发的良好效果。

第三部分　启示与拓展

1. 麻醉医师和手术医师需要时刻警惕老年患者全麻术中使用阿托品存在诱发急性闭角型青光眼的可能

麻醉医师及外科医师都需要警惕全麻术中阿托品的使用可能诱发急性闭角型青光眼的可能。因此,在术前麻醉访视时是否需要增加眼科会诊是一个值得探讨的问题。

2. 全麻术后出现头痛伴视物模糊,除常规神经内科会诊外,不能遗漏眼科会诊

对每一个患者都进行眼科检查,较为费时费力,对有远视、白内障、青光眼等病史的患者,尤其是老年患者进行重点筛查,可能是一个解决方法。如全麻术后患者出现眼红、眼痛、头痛、恶心呕吐、视力下降、瞳孔中等散大、对光反射迟缓等临床表现,在请神经内科会诊的同时,应及时请眼科会诊以排除青光眼急性发作,避免延误诊治而导致不可逆地视力丧失。对于前房角狭窄人群,或急性闭角型青光眼发作后缓解的患者,及时行白内障手术,可彻底解除诱发因素,避免再发。

3. 药物引起青光眼的途径

一般通过两个途径:一是通过影响房水分泌而直接引起眼压升高;二是改变了眼部结构而导致房水引流障碍,如引起瞳孔扩大、晶体虹膜隔前移等导致前房角关闭。除了直接测量眼压变化之外,新的眼科成像技术,如眼前节全景分析仪、光学相干断层扫描等仪器可以评估瞳孔大小、前房深度、前房容积、前房角度等参数,从而帮助我们更精准地评估用药前后眼球结构的变化,监测急性闭角型青光眼的发生风险。

参考文献

1. LACHKAR Y, BOUASSIDA W. Drug – induced acute angle closure glaucoma. Curr Opin Ophthalmol,2007,18(2):129 – 133.

2. MANDAK J S, MINERVA P, WILSON T W, etal. Angle closure glaucoma complicating systemic atropine use in the cardiac catheterization laboratory. Cathet Cardiovasc Diagn,1996,39(3):262 – 264.

3. FLORES – SÁNCHEZ B C, TATHAM A J. Acute angle closure glaucoma. Br J Hosp Med (Lond),2019,80(12):C174 – C179.

4. HE M. Laser peripheral iridotomy for the prevention of angle closure:a single – centre,randomised controlled trial. Lancet,2019,393(10181):1609 – 1618.

5. AUGUSTO A B. Effectiveness of early lens extraction for the treatment of primary angle – closure glaucoma (EAGLE):a randomised controlled trial. Lancet,2016,388 (10052):1389 – 1397.

作者简介:谢文加,2015 级临床医学博士后,主攻方向为屈光白内障的诊治。

指导老师:姚玉峰,主任医师,浙江大学附属邵逸夫医院,主攻方向为角膜病的研究和临床诊治。

病例 19
微整形 = "危"整形?

第一部分　病情变化过程

1. 病情概述

患者,女性,20 岁,因"突发右眼视力丧失半天"急诊入院。查体:右额及口鼻区域青紫,右眼轻度上睑下垂,无光感,眼压 11mmHg,瞳孔散大,视乳头及视网膜水肿苍白,动脉血流阻断。诊断为:右眼视网膜中央动脉阻塞。遂急诊行透明质酸酶球后注射,扩血管、降眼压等治疗。患者术后 1 周复查,右额及口鼻区域青紫消退,右眼上睑下垂好转,无光感,眼压 6mmHg,瞳孔散大,视乳头及视网膜水肿好转,动脉狭窄,血流可见。

2. 接诊印象

患者是从杭州周边地级市的一个整形诊所转诊过来的,一同陪来的还有当地整形诊所的客户经理。患者是一位年轻的女孩子,因为右眼突然看不见,情绪非常焦虑,并不停地小声啜泣,由陪同人员搀扶着进入急诊室。陪同人员告诉急诊医生,患者于当天下午在整形诊所接受隆鼻术,术中突然出现右眼视物不见。当地无法处理眼部(图 19.1)的问题,就赶紧把患者送到了杭州。但由于路途遥远,花了近 4 个小时才到达急诊中心。听完陪同人员的叙述,急诊医生心头一紧,赶忙问了一句:"隆鼻术中用了什么填充材料?"果不其然,陪同人员说是玻尿酸。急诊医生更加确定了病情的严重性,检查完毕后即对患者说:"需要立刻治疗!"

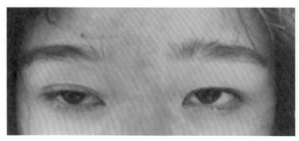

图 19.1　眼部照片

3. 病史回顾

基本信息：患者，女性，20 岁，学生。

病史特点：

1）主诉：突发右眼视力丧失半天。

2）简要病史：患者半天前于隆鼻术中突发右眼视力丧失，无眼痛不适。

3）查体：右额及口鼻区域青紫，右眼轻度上睑下垂，无光感，眼压 11mmHg，瞳孔散大，视乳头及视网膜水肿苍白，动脉血流阻断。

4）辅助检查：右眼底照相（图 19.2）显示视乳头及视网膜水肿苍白，动脉血流阻断。

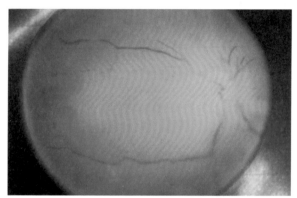

图 19.2 右眼底照相

5）既往史：患者过去的体质良好。无高血压；无糖尿病；无心脏病；无肾病史；无肺结核；无病毒性肝炎；无其他传染病；无食物、药物过敏；无外伤史；无手术史；无输血史；无中毒史；无长期用药史；无可能成瘾药物。疫苗接种史不详。

6）个人史、婚育史和家族史：无特殊。

4. 病情演变

患者于当日 19:00 急诊入院后，经过仔细查体及辅助检查结果确认，确诊为右眼视网膜中央动脉栓塞。结合患者鼻部玻尿酸注射病史，考虑为玻尿酸导致动脉栓塞，遂于 19:30 予球后注射透明质酸酶 1500 单位，并给予急性视网膜中央动脉栓塞的常规治疗来扩张血管（硝酸甘油 0.6mg ST 舌下含服、凯时 5μg QD 静滴）和降低眼压（尼目克司 25mg BID 口服、甘露醇 250mg QD 静滴，前房穿刺，眼球按摩）。

使用视力表及眼底照相对患者进行随访。患者 1 周后复查（图 19.3），视力仍然无光感，但视乳头及视网膜水肿较前好转，动脉血供有所恢复。

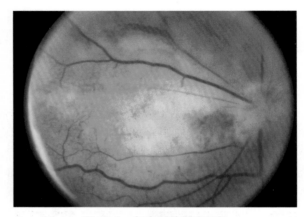

图 19.3　复查后的眼底照相

5. 临床思维导图(图 19.4)

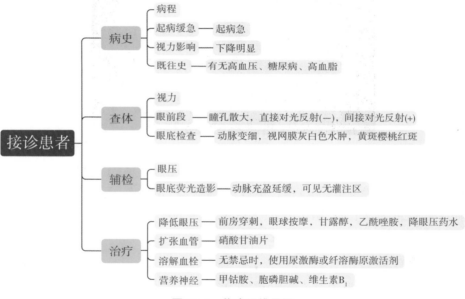

图 19.4　临床思维导图

第二部分　文献分享与思考

本案例中,患者在注射玻尿酸后失明长于 4 小时,球后注射透明质酸酶对改善视力无效,分析原因如下。

眼科医生认为:首先,患者转诊至本院时间较晚,视网膜缺血坏死已不能逆转。灵长类动物的视网膜只能耐受最长 90min 的视网膜中央动脉夹闭。如果缺血时间超过 90min,视网膜出现不可逆性坏死。因此,必须在 90min 内开通玻尿酸栓塞的视网膜动脉,才能挽救患者的视力。其次,注射到眼球后的透明质酸酶必须弥散通过血管壁,才能进入眼动脉系统,才有机会接触导致栓塞的玻尿酸。这种弥散的效率可能比较低,不足以在眼动脉内达到有效的透明质酸酶浓度。

神经内科医生认为:玻尿酸栓塞后,继发血栓形成,需要同时使用溶栓药物。有动物研究显示:治疗腹壁下动脉玻尿酸栓塞,透明质酸酶和尿激酶联合治疗的效果最佳,明显优于透明质酸酶单药治疗。

整形科医生认为:面部注射填充术所致血管栓塞的病例中,注射部位眉间、鼻部居多,自体脂肪注射比例最高(约48%),其次为玻尿酸(约24%)。栓塞血管主要为眼动脉、视网膜中央动脉及其分支。视力突发下降,甚至失明均发生在术中和术后即刻。因此,术前必须充分告知患者可能存在的风险。

1. 玻尿酸注射后血管栓塞的分级

玻尿酸注射后血管栓塞的分级见表 19.1、图 19.5。

表 19.1　玻尿酸注射后血管栓塞的分级

等级	症状表现
轻度	轻度肿胀 开始显现地图样变化及花斑样变化 可有小范围的脓点或者溃破,位置较浅
中度	中重度肿胀 地图样变化或者花斑样变化更明显,皮肤出现坏死的趋势 可出现较多的脓点,位置较深
重度	较大面积的皮肤坏死、溃破、黑痂 出现器官缺损 出现失明、脑血管意外等其他严重症状

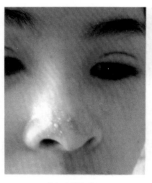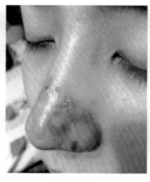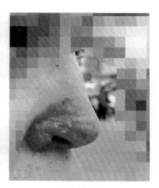

轻度栓塞　　　　　　　　中度栓塞　　　　　　　　重度栓塞

图 19.5　玻尿酸注射后血管栓塞的分级

2. 面部微整形注射时降低视网膜动脉栓塞的风险

- 应用钝针或者小口径注射针(眼动脉直径 2mm)。
- 用较小的注射器,最好是 0.5mL 或者 1mL,以保证较小的注射压力。
- 少量、缓慢、轻柔注射。
- 近期有外伤史、手术史时不要注射。
- 每次注射时,一定要明确针头的解剖层次、深度。
- 如果患者主诉疼痛或者视力下降,马上停止注射。

3. 视网膜动脉栓塞的治疗研究进展

视网膜动脉栓塞最常见的病因是栓子栓塞视网膜动脉。常见的栓子有血栓、脂肪和玻尿酸等。高血压是视网膜动脉栓塞最常见的危险因素,而同侧颈动脉狭窄是最有意义的危险因素。目前的临床治疗手段包括扩张血管、降眼压等保守治疗以及溶栓、Nd:YAG(掺铵钇铝石,neodymium-doped yttrium aluminium garnet)激光等积极治疗。保守治疗同该疾病的自然病程相比较,并没有高质量的研究表明其预后更好。溶栓治疗虽能提高患者的视力,但是因为其并存的风险以及无对照组研究而一直不能为临床提供有力的证据支持。发生视网膜动脉阻塞后,患者还有可能再次发生其他部位的血管栓塞从而引起不同程度的心脑血管事件。临床医师除了重视眼部治疗外,还应该将更多的焦点放在防止心脑血管事件的发生上,重视其全身危险因素的筛查并积极治疗,以降低心脑血管事件的发病率和死亡率。

4. 视网膜动脉栓塞如不及时治疗的后果

视网膜动脉栓塞的黄金救治时间为 60～90min。如果填充物为玻尿酸,应立即进行球后注射透明质酸酶,并快速扩张血管和降低眼压。本案例中,患者注射玻尿酸后突发栓塞,当时未予任何处理,并花了 4 个小时才赶至本院急诊,已错过最佳的救治时间。虽然急诊医生对患者进行了及时规范的治疗,视网膜动脉血供有所恢复,但视网膜缺血时间过长,损伤无法逆转,视力仍然无光感。视网膜动脉栓塞是眼科的急症之一,为获得良好的预后,必须在最短时间内进行处理。

第三部分　启示与拓展

1. 注射美容广为流行,爱美人士需谨慎选择

注射美容是通过注射的方法,将可注射的材料直接注射于人体局部或者特定部位,起到美容作用。优点如下:对医生而言,易学易开展,适应证广;对患者而言,方便快捷,痛苦小,无须停工;对医院而言,投入少,利润高,市场大。但是,玫瑰虽美,终究带刺。注射美容不可避免地存在缺点:盲视操作,对医生的手感以及解剖功底要求很高,绝不是表面上所看到的"扎哪打哪";可能出现栓塞、过敏、出血、水肿等并发症,特别是眼部血管栓塞可致盲! 注射美容目前非常流行,建议爱美人士充分权衡注射美容带来的风险和益处,选择专业的整形机构。

2. 医疗美容行业良莠不齐,资格准入和监管需规范

近年来,由于人民生活水平的提高和对医疗美容需求的增加,医疗美容行业得到了迅猛的发展。由卫生部颁布并于 2002 年起实施的《医疗美容服务管理办法》至今已近 20 年,在规范医疗美容服务、促进医疗美容事业的健康发展、维护就医者的合法权益等方面发挥了重要作用。美容医疗机构必须经卫生行政部门登记注册并获得医疗机构执业许可证后方可开展执业活动。但是医疗美容行业仍存在良莠不齐的现象,根据 2020 年国家卫健委发布的《进一步加强医疗美容综合监管执法工作的通知》,需从以下几方面进行监管:①强化自我管理主体责任:规范医疗美容服务,规范药品和医疗器械生产经营使用,规范医疗美容广告发布;②积极发挥行业组织自律作用:支持医疗美容和生活美容相关协(学)会等行业组织发展壮大,进一步完善行业管理;③着力加大政府监管力度:强化部门联动,健全部门间信息沟通机制,创新监管手段,严格监督执法;④强化社会监督,推进社会共治:加大医疗美容法律法规和科普宣传力度,提高群众安全就医意识。

3. 由于微整形导致视力严重受损，如何与患者进行沟通?

告知患者注射美容本身有一定发生视网膜动脉栓塞的风险。该病是一种严重影响视力的眼科急症，但一部分病例可最终恢复一定的视力。西医目前的治疗方式多在发病90min内有效。还可选择中医治疗方式，比如中药汤剂、针刺和中药制剂等。西医和中医相结合的治疗策略为视网膜动脉栓塞的治疗方案带来了更多的选择途径。同时，与患者强调随访的重要性，本病的治疗不是立马就能见效的，需要定期来医院就诊，根据病情变化情况及时调整治疗方法。

4. 面部注射美容材料的应用现状与研究进展

注射美容自一百多年前诞生以来，其材料和技术经历了极大的变革。目前，面部注射材料主要是神经调节剂类（如肉毒素）及填充类（如玻尿酸、自体脂肪），常用于面部年轻化、改善面部轮廓及矫正面部缺陷等，具有耗时短、起效快、创伤小等优点。但注射美容的并发症也在不断发生，影响治疗体验及最终效果，给就医者的身心造成不同程度的伤害，严重时还对其生命安全造成威胁。随着更多新材料获得审批而逐步进入临床，原本由肉毒素、玻尿酸及自体脂肪形成的美容格局或将被打破。

左旋聚乳酸是少数被美国食品药品监督管理局批准的一类安全的、填充效果极佳的降解型人工合成生物材料，具有良好的生物相容性、低毒性、易于改性等优点。羟基磷灰石钙除具有高分子填充剂共有的优良生物相容性外，还具有注射后短期内可手工塑形的优势，在美国的填充剂使用量中长期处于第二位，仅次于透明质酸。富血小板血浆具有调节细胞增殖和分化、促进血管增生等作用，联合自体脂肪注射可促进脂肪的血管化，提高成活率;单独使用可改善眼周皱纹、凹陷及黑眼圈，增加局部组织弹性。

过去，我们常常把目光放在各个注射材料更广泛的应用上，对材料本身及并发症的研究往往缺乏足够重视，未来应该进行更多前瞻性基础研究及大样本回顾性临床研究，将材料本身及并发症的机制问题了解清楚，减少并发症特别是严重并发症的发生，为广大就医者提供一个更安全的注射美容环境。

参考文献

1. SUREK C C, SAID S A, PERRY J D, et al. Retrobulbar injection for hyaluronic acid gel filler – induced blindness: a review of efficacy and technique. Aesthet Plast Surg, 2019, 43(4): 1034 – 1040.

2. ZHU G Z, SUN Z S, LIAO W X, et al. Efficacy of retrobulbar hyaluronidase injection for vision loss resulting from hyaluronic acid filler embolization. Aesthet Surg J, 2017, 38(1): 12 – 22.

3. CHIANG C, ZHOU S, LIU K. Intravenous hyaluronidase with urokinase as treatment for arterial hyaluronic acid embolism. Plast Reconstr Surg, 2016, 137(1): 114 – 121.

4. BELEZNAY K, CARRUTHERS J D, HUMPHREY S, et al. Avoiding and treating blindness from fillers: a review of the world literature. Dermatol Surg, 2015, 41(10): 1097 – 1117.

5. CHRONOPOULOS A, SCHUTZ J S. Central retinal artery occlusion – a new, provisional treatment approach. Surv Ophthalmol, 2019, 64(4): 443 – 451.

6. HAYREH S S. Central retinal artery occlusion. Indian J Ophthalmol, 2018, 66(12): 1684 – 1694.

7. 缪娜, 范玮. 视网膜中央动脉阻塞的治疗研究现状及进展. 中华眼底病杂志, 2018, 34(3): 296 – 299.

作者简介: 楼丽霞, 2016 级临床医学博士后, 主攻方向为眼部整形。

指导老师: 叶娟, 主任医师, 浙江大学医学院附属第二医院, 主攻方向为眼部整形。

病例 20
失而复得的视力

第一部分　病情变化过程

1. 病情概述

患者,女性,31 岁,因"左眼视力下降 4 天"就诊,就诊时孕 14 周 + 2 天。眼科查体发现左眼视力 0.1,双眼视网膜局部水肿、浅脱离,左眼累及黄斑。诊断为 Vogt - 小柳 - 原田综合征,经产科会诊后予以激素冲击治疗。治疗 1 周复诊时患者诉左耳听力减退。治疗 7 周时患者的眼部与耳部症状消失,视网膜水肿消退。继续予以激素维持治疗数月,未复发。

2. 接诊印象

10 月的一个下午,眼底病专科门诊接待了一位年轻的女性患者。"医生,我的视力一直很好,但是这几天发现左眼有点看不清东西了。"我看了一眼她在分诊台的视力检查结果,发现患者右眼是正常 1.0 的视力,而左眼只有 0.1,这是比较不寻常的。这么年轻的患者,短时间内视力迅速下降,会是什么问题? 我瞟了一眼她的眼睛,发现她的左眼有点红,心想或许是角膜炎或者虹膜睫状体炎。但是她又说眼睛不痛不痒,就是看东西不清楚。于是,我请她在裂隙灯前坐下,仔细查看了起来。在裂隙灯下可以清晰地观察到,她的左眼红是结膜下出血导致的,但结膜下出血并不会影响视力;她的角膜、前房以及晶状体都是透明的,瞳孔对光反射也灵敏;由此看来,这名患者的病灶很可能在视网膜上。通过散瞳检查眼底,我发现她的双眼视网膜都是水肿的,而且有很多浅脱离的病灶,而左眼黄斑部视网膜也发生了脱离,因此患者感到左眼视力明显下降。我将病情告知了患者,并且建议患者进行眼底血管荧光造影检查以进一步明确诊断。然而,患者有些为难:"医生,我现在怀孕 3 个多月了,能做这项检查吗?""荧光造影需要注射造影剂,确实对胎儿有潜在风险,但是不进行这项检查,你的诊断不能够明确,你的双眼视力很可能进一步下降,这是一个两难问题。我会请产科医生会诊,评估这项检查的风险,但是最终的决定权还是在你手中。"

3. 病史回顾

基本信息：患者，女性，31 岁。

病史特点：

1）主诉：左眼视力下降 4 天。

2）简要病史：患者在无明显诱因下于 4 天前出现左眼视力下降，无畏光流泪，无眼痛，无视物变形，无头痛头晕，无恶心呕吐。

3）查体：右眼视力 1.0，左眼视力 0.1；左眼结膜下出血，双眼结膜轻度充血，泪河窄，角膜透明，前房清、深浅可，瞳孔圆，晶体无明显混浊，网膜局部浅脱离、水肿，左眼累及黄斑。

4）辅助检查

a）眼底照相（图 20.1）：双眼视网膜水肿，局部浅脱离，左眼累及黄斑部。

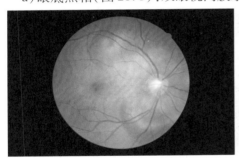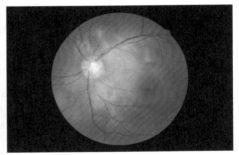

图 20.1　眼底照片示双眼视网膜水肿伴多处视网膜浅脱离病灶，左眼累及黄斑部

b）眼部 B 超（图 20.2）：双眼玻璃体轻度混浊，视网膜局限性浅脱离（后极部）。

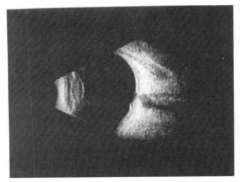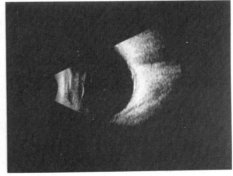

图 20.2　眼部 B 超提示双眼视网膜局限性浅脱离

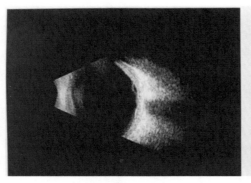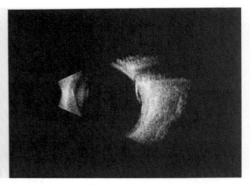

图 20.2(续)　眼部 B 超提示双眼视网膜局限性浅脱离

　　c)光学相干断层扫描(optical coherence tomography,OCT)(图 20.3):双眼视网膜神经上皮脱离。

OCT（右眼）

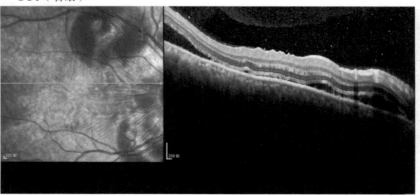

OCT（右眼）

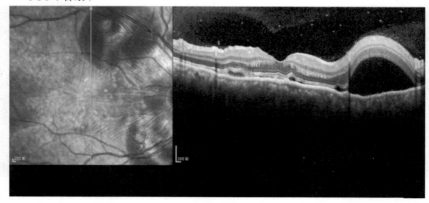

图 20.3　OCT 示双眼视网膜神经上皮脱离

OCT（左眼）

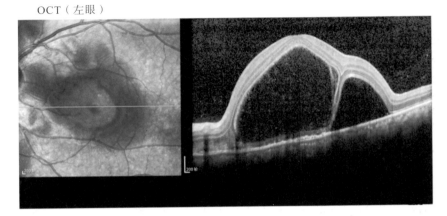

OCT（左眼）

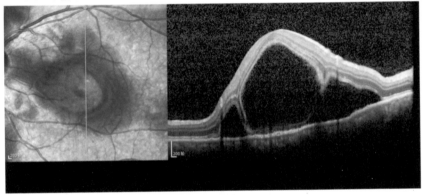

图 20.3（续）　OCT 示双眼视网膜神经上皮脱离

5）既往史：患者过去体质良好。无高血压；无糖尿病；无心脏病；无肾病史；无肺结核；无病毒性肝炎；无其他传染病；无食物、药物过敏；无外伤史；无手术史；无输血史；无中毒史；无长期用药史；无可能成瘾药物。疫苗接种史不详。

6）婚育史：已婚，目前孕 14 周 +2 天，1 – 0 – 1 – 1。

4. 病情演变

患者目前的诊断首先考虑葡萄膜炎，需行眼底血管造影来明确诊断，如诊断葡萄膜炎，可能需大剂量激素冲击治疗。因患者目前处于孕 14 周 +2 天，请产科会诊协助诊治。产科会诊意见：①Bp 128/81mmHg，心率 91 次/分，宫底脐耻之间，胎心 140 次/分，尿蛋白（–）；②孕 14 周后权衡利弊，可行眼底血管造影，激素冲击治疗建议使用甲强龙。患者行荧光素眼底血管造影（图 20.4），提示双眼视网膜血管渗漏。

荧光素眼底血管造影（右眼）

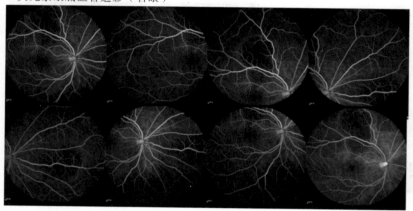

荧光素眼底血管造影（右眼）

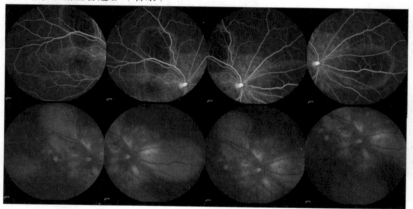

荧光素眼底血管造影（左眼）

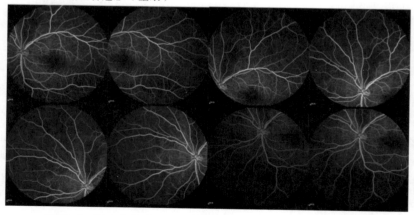

图 20.4　眼底血管造影提示双眼视网膜血管渗漏伴晚期染料积存

荧光素眼底血管造影（左眼）

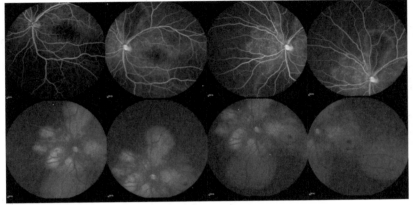

图 20.4（续） 眼底血管造影提示双眼视网膜血管渗漏伴晚期染料积存

根据患者的病史、查体与辅助检查结果，目前诊断为 Vogt–小柳–原田综合征。予以激素治疗，起始剂量为甲强龙 48mg qd 口服。同时予以补钙、补钾对症支持治疗。眼科及产科密切随访。在治疗开始后 1 周，患者的左眼视力恢复至 0.8，但是右眼视力下降至 0.6，同时左耳出现耳鸣、听力减退症状。眼底检查（图 20.5、图 20.6、图 20.7）示双眼视网膜仍有水肿，但视网膜脱离较前明显好转，但右眼黄斑部视网膜出现浅脱离。

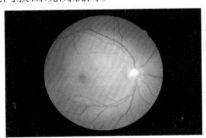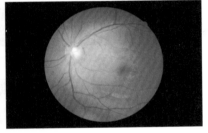

图 20.5 眼底照片示双眼视网膜水肿及网膜脱离较前明显好转

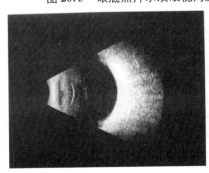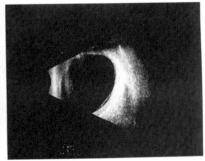

图 20.6 眼部 B 超示双眼网膜水肿伴局限性视网膜浅脱离

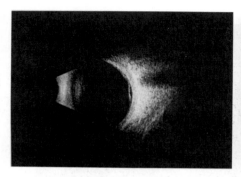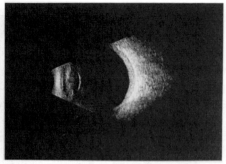

图 20.6(续)　眼部 B 超示双眼网膜水肿伴局限性视网膜浅脱离

OCT（右眼）（治疗1周）

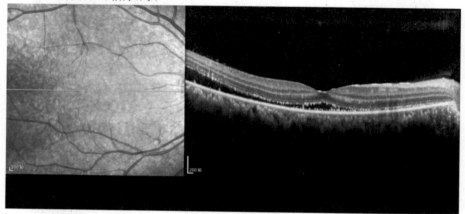

OCT（左眼）（治疗1周）

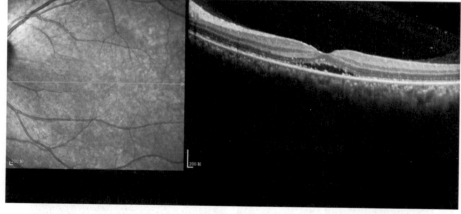

图 20.7　OCT 示双眼黄斑部神经上皮浅脱离

　　治疗 2 周时患者后极部视网膜水肿较前明显减退，予以激素减量至 40mg qd 口服，1 周后再次减量至 36mg qd 口服，此后激素每周减量 4mg，直至 8mg qd 维持剂量，嘱患者以该维持剂量长期治疗，并定期复查。

　　治疗 4 周时复查眼底血管造影，荧光素眼底血管造影 + 吲哚菁绿脉络膜血管造影均未见明显渗漏。至治疗第 7 周时患者的双眼视力完全恢复至 1.0，网膜水肿消退，左耳听力恢复。具体见图 20.8、图 20.9、图 20.10。

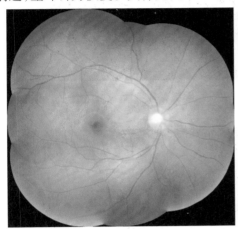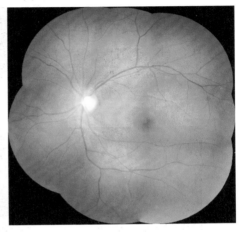

图 20.8　眼底照相示双眼视网膜平伏

OCT（右眼）（治疗7周）

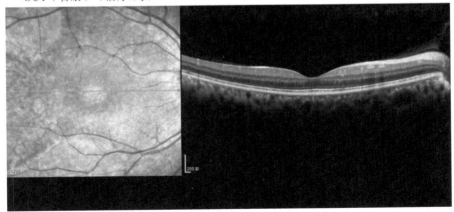

图 20.9　OCT 示双眼黄斑部视网膜平伏

OCT（左眼）（治疗7周）

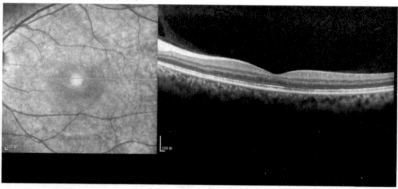

图 20.9（续）　OCT 示双眼黄斑部视网膜平伏

眼底血管造影（右眼）

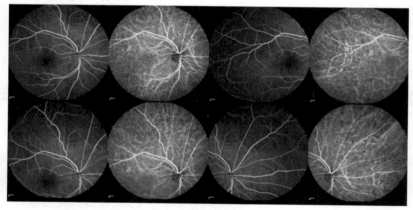

眼底血管造影（左眼）

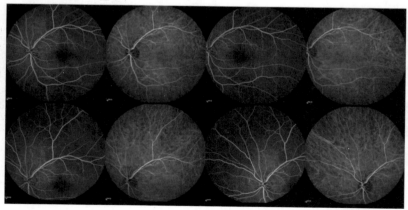

图 20.10　眼底血管造影未见双眼视网膜血管渗漏

5. 临床思维导图(图 20.11)

Vogt-小柳-原田综合征

疾病特点
双眼弥漫性渗出性葡萄膜炎,伴有脑膜刺激征,听觉功能障碍,皮肤和毛发异常

临床表现
前驱期头痛(82%),脑膜刺激症状(55%),发热(18%),恶心(9%),头晕(9%),CSF淋巴细胞和蛋白增加,听力受损,耳鸣等

急性葡萄膜炎期:前驱期后3~5天出现双眼视力突然下降,视盘充血水肿,视网膜水肿,多发性视网膜神经上皮脱离,渗出性视网膜脱离,脉络膜增厚,结膜睫状充血,羊脂状KP,前房闪辉,瞳孔缩小,虹膜后粘连

恢复期:葡萄膜炎持续数周后,眼部炎症消退,视网膜复位;眼底色素脱失,晚霞状改变,脉络膜视网膜萎缩灶;Dalen-Fuchs结节;白癜风,毛发变白,脱发

慢性复发期:反复发作的肉芽肿性前葡萄膜炎;并发性白内障;继发性青光眼;视网膜下新生血管

辅助检查
眼部B超:弥漫性脉络膜增厚,渗出性视网膜脱离;轻度玻璃体混浊

OCT:网膜下积液及纤维蛋白分隔;脉络膜增厚

荧光素眼底血管造影:造影早期点状强荧光,后期燃料积存;视盘血管渗漏和染色,伴有出血者可有荧光遮蔽

吲哚菁绿脉络膜血管造影:早期脉络膜血管高荧光及渗漏;脉络膜充盈迟缓

诊断标准
患者无眼部外伤或手术史

至少具有下列4种体征中的3种:
(1)双侧慢性虹膜睫状体炎
(2)后葡萄膜炎,包括渗出性视网膜脱离、视乳头充血或水肿或晚霞状眼底
(3)神经系统表现:耳鸣、颈项强直、颅神经或中枢神经系统异常,或脑脊液淋巴细胞增多
(4)皮肤及毛发改变:脱发、白发、白癜风等

治疗
治疗原则:控制炎症,恢复视力

首选糖皮质激素
·早期、足量、全身应用、缓慢减量
·口服泼尼松1~2mg/kg/d
·维持剂量<7.5mg/d
·治疗时间通常在1年左右

免疫抑制剂
·环抱素、苯丁酸氮芥、环磷酰胺等
·用于治疗复发性和顽固性VKH局部用药
·糖皮质激素、非甾体消炎药和睫状体麻痹剂点眼
·缓解眼前节炎症、防止虹膜后粘连

图 20.11 临床思维导图

第二部分　文献分享与思考

Vogt - 小柳 - 原田综合征（Vogt - Koyanagi - Harada syndrome, VKH 综合征）又名"特发性葡萄膜炎大脑炎"。本病好发于 20～40 岁青壮年,主要见于有色人种,如亚洲人、西班牙人、印第安人和黑人,高加索人少见。在我国,VKH 发病率占葡萄膜炎的 15.9%～16.3%,是较为常见的葡萄膜炎类型。VKH 的发生机制不明,根据临床急性发病,多伴有流感样症状,可能与病毒感染有关;近年来认为本病是自身免疫性疾病,是 CD4 + T 细胞介导的针对自身色素相关抗原、视网膜 S 抗原和光感受器间维生素 A 类结合蛋白的自身免疫反应。本病主要病变在葡萄膜炎和 RPE,伴有色素细胞破坏。

VKH 的主要症状包括眼部症状和眼外症状。眼部表现包括双侧弥漫性脉络膜炎、视乳头炎、多灶性浆液性视神经上皮脱离或黄斑水肿;荧光素眼底血管造影（fluorescein fundus angiography, FFA）可见多发性点状强荧光渗漏、逐渐融合成片状积存以及视盘着染。眼外表现包括感冒样症状、发热、头痛、恶心、呕吐、颈项僵硬、头皮过敏、耳鸣、听力异常、脑脊液中淋巴细胞增多、脱发、毛发变白、白癜风。有文献报道 VKH 并发神经系统症状、耳部症状与皮肤症状的患者比例分别为 85.1%、44.4% 和 15.3%,而且眼外表现多出现在疾病前驱期。本案例中,患者以视物模糊为首发症状,在开始治疗 1 周后才出现耳鸣、听力下降等耳部症状,临床表现不典型。因此,在首诊时依赖临床表现及 OCT 结果明确诊断具有一定的难度;因患者是孕妇,如需行荧光素血管造影检查或确诊后行激素冲击治疗,可能会对胎儿产生不利影响。因此,该患者的诊断与治疗需要眼科、产科与耳鼻喉科医生共同参与。

产科医生:患者处于孕 14 周 + 2 天,血压正常,尿蛋白为阴性,妊高症诊断依据不足,可排除妊高症导致的视网膜病变。目前孕周权衡利弊可以行荧光造影;如后续需要激素冲击治疗,建议使用甲强龙。

耳鼻喉科医生:患者视物模糊就诊,近期出现左耳鸣及听力下降症状,查体见双外耳道通畅,鼓膜完整。因患者处于妊娠状态而无法用药,建议少盐少水,继续治疗原发病,定期复诊。

眼科医生:患者行荧光素血管造影检查示双眼眼底血管荧光素渗漏,晚期融合成片状积存。根据病史及辅助检查,目前诊断考虑 VKH。对于初发型 VKH,治疗需早期、足量[1~2mg/(kg·d)]、全身应用糖皮质激素,后期需缓慢减量,并以小剂量(7.5mg/d)长期维持治疗,治疗时间通常在 1 年左右。告知患者大剂量激素使用对胎儿的潜在风险,考虑是否继续妊娠。此外,注意补钾、补钙,尽量减少激素使用的不良反应。

最后,患者接受大量激素的冲击治疗,并选择继续妊娠。在经规范治疗后,患者的眼部症状与耳部症状显著好转;在治疗 7 周时所有的眼部症状与体征均消失。在后续随访中,也未发现 VKH 的后遗症表现,如眼底色素斑、色素脱失与晚霞状眼底改变。在激素维持治疗期间,患者足月顺产一名健康女婴,产程顺利。但是,该患者的远期预后以及激素使用对婴儿的远期影响,仍然有待进一步观察。

孕期 VKH 目前尚无标准的诊疗方案。孕期患者一般不倾向于有创性检查,如荧光素眼底血管造影。因此,光学相干断层扫描(optical coherence tomograply,OCT)检查对于孕期 VKH 诊断尤为重要。相较于普通 OCT,EDI - OCT 可以提供更多的信息,比如脉络膜厚度。研究表明,VKH 早期往往表现为脉络膜显著增厚,这可能与炎症浸润和渗出有关;而在 VKH 恢复期,脉络膜变薄,其厚度与晚霞状眼底的产生密切相关。除 OCT 外,另一项较前沿的无创检查眼底相干光层析血管成像术(optical coherence tomography angiography,OCTA)也对孕期 VKH 的诊断有所帮助。OCTA 有助于对 VKH 的眼底血管缺血病灶进行定位。VKH 的典型 OCTA 表现是脉络膜毛细血管层的低灌注区。

VKH 需要积极的抗感染治疗,而对于孕期患者,全身使用糖皮质激素需要考虑激素对胎儿生长发育的影响。目前已有证据表明孕妇使用糖皮质激素可导致胎儿出生体重过低。Steahly 报道了 2 例妊娠期 VKH 患者,在接受了大剂量激素治疗后,一名患者发生自发性流产,另一名发生了早产;而 Friedman 和 Miyata 报道了 4 例妊娠期 VKH 在使用激素后产下健康婴儿的案例。除糖皮质激素外,免疫抑制剂是 VKH 的二线治疗方案。对于妊娠期 VKH,大部分免疫抑制药物,如环磷酰胺、甲氨蝶呤和霉酚酸酯应当避免使用;而咪唑硫嘌呤对年轻孕妇相对较安全,可用于孕期自身免疫疾病,如系统性红斑狼疮、克罗恩病以及 VKH 的治疗。

第三部分　启示与拓展

1. 患者孕期使用了大剂量糖的皮质激素,虽然最后分娩过程顺利,新生儿无生长发育异常,但是不能完全排除孕期使用激素对孕妇及胎儿的远期影响。对于孕期 VKH 的治疗是否能够在药物种类与剂量上进行调整,降低远期不良反应的风险?

有关孕期 VKH 治疗的相关文献较少,多以病例报告的形式发表,可见孕期 VKH 发作的案例并不多。部分研究者认为,由于孕期胎盘具有分泌糖皮质激素的作用,细胞与体液免疫都处于抑制状态,因此孕期葡萄膜炎的严重程度通常较轻;甚至有孕期 VKH 仅局部用药而不全身应用糖皮质激素尚能痊愈的案例。因而有学者主张孕期 VKH 全身应用低剂量激素即可。对于激素维持治疗的时间,国内外学者普遍认为孕期 VKH 激素必须缓慢减量,尽量延长激素的使用时间,因为产后体内激素水平骤降,如果贸然停用激素,很可能导致产后 VKH 复发或加重。在激素药物的选择方面,一般推荐泼尼松龙,不推荐使用地塞米松,因为后者可能会导致新生儿肾上腺功能障碍。总体而言,全球有关孕期 VKH 的案例不多,能够从相关文献中汲取的经验较少。而风湿免疫科医生在处理孕期自身免疫性疾病方面的经验更加丰富,因此可以在诊疗过程中请风湿免疫科医生协助诊治,共同商议孕期 VKH 的用药方案。

2. 高风险诊疗活动中应特别注意医患沟通技巧,并对患者进行人文关怀

VKH 对于老百姓,甚至对于很多非相关学科的医生来说都是比较陌生的疾病。在发现自己视力忽然下降时,普通患者都会十分不安,而对于一名孕妇来说,焦虑紧张情绪则会更加明显。此时,应充分宽慰患者,告知此病是预后相对较好的一类葡萄膜疾病,只要规范治疗,多数患者的视力都能够得到恢复。而孕期 VKH 较为棘手,还需要考虑诊疗活动对胎儿的不良影响。患者面对的是一个两难问题,究竟是优先治疗眼病,还是优先保胎;如果优先治疗眼病,是继续妊娠还是终止妊娠。临床医生应向患者充分说明治疗或保守观察的获益与风险,帮助患者分析利弊,最终协助患者做出抉择。在沟通时应考虑患者的经济水平、文化背景与个人生活史。比如本病例中该患者的经济水平尚可,文化程度较高,依从性较好;而她此前已生育一子,对于二胎发生意外的承受能力相对较强。因此,可以预想该患者的治疗意愿较强烈。充分的医患沟通是高质量诊疗活动的基石,应该引起每一位临床医生的重视。

参考文献

1. YANG P, ZHONG Y, DU L, et al. Development and evaluation of diagnostic criteria for vogt – koyanagi – harada disease. JAMA Ophthalmol, 2018, 136:1025 – 1031.

2. INGOLOTTI M, SCHLAEN B A, ROIG MELO – GRANADOS E A, et al. Azathioprine during the first trimester of pregnancy in a patient with vogt – koyanagi – harada disease:a multimodal imaging follow – up study. Am J Case Rep,2019,20:300 – 305.

3. TIEN M C, TEOH S C. Treatment of vogt – koyanagi – harada syndrome in pregnancy. Can J Ophthalmol,2009,44:211 – 212.

4. STEAHLY L P. Vogt – Koyanagi – Harada syndrome and pregnancy. Ann Ophthalmol,1990,22:59 – 62.

5. FRIEDMAN Z,GRANAT M,NEUMANN E. The syndrome of vogt – koyanagi – harada and pregnancy. Metab Pediatr Ophthalmol,1980,4:147 – 149.

6. MIYATA N,SUGITA M,NAKAMURA S,et al. Treatment of vogt – koyanagi – harada's disease during pregnancy. Jpn J Ophthalmol,2001,45: 177 – 180.

作者简介:何沁,2018 级临床医学博士后,主攻方向为白内障,视网膜疾病。

指导老师:唐旭园,浙江大学医学院附属第一医院,主攻方向为视网膜疾病,葡萄膜炎。

病例 21
AIDS 并发巨细胞病毒性视网膜炎

第一部分　病情变化过程

1. 病情概述

患者,男性,42 岁,因"双眼视物模糊数天"就诊,最先于外院诊断为"双眼视网膜血管炎",行眼底激光治疗。后因确诊为获得性免疫缺陷综合征(acquired immune deficiency syndrome,AIDS)患者行抗病毒治疗,治疗期间自觉双眼视物模糊加重,当地医院检查后诊断为"双眼巨细胞病毒性视网膜炎",予全身"更昔洛韦 + 膦甲酸"治疗,视物模糊症状有所改善,但随后又加重。遂就诊于我院,经玻璃体腔注射及全身抗病毒治疗后,病变较轻的眼获得了较好的视力。

2. 接诊印象

第一次见到这个患者时,他的右眼视力已经很差了,只有 0.04,眼底情况也很差,视乳头颜色淡,血管白线状,视网膜大片坏死、萎缩,伴有网膜增殖,想要提高视力基本上是希望很小了。但值得庆幸的是,他的左眼视力尚可,有 0.6,眼底看上去病变也轻一些,病变主要集中在鼻下象限,可见视网膜片状坏死、出血。患者在不久前确诊为 AIDS,加上眼睛的病变发展较快,整个人看上去有些焦虑、紧张,担心自己很快就会什么都看不见了。这时,指导老师凭借着多年的经验,耐心跟患者分析病情,同时告诉他,这只左眼如果得到及时治疗的话,还是有希望提高视力。经过一番讲解,患者的眼神里逐渐看到了希望,面容也不似刚进门那般愁苦了,愿意积极配合接下去的治疗。后面这个患者的依从性很好,对治疗结果也很满意。

3. 病史回顾

基本信息: 患者,男性,42 岁。

病史特点:

1)主诉:双眼视物模糊 6 个月余,右眼明显。

2)病史:患者 6 个月余前无明显诱因出现双眼视物模糊,右眼明显,伴眼前黑影飘动,无眼红、眼痛、眼痒,无头晕、头痛等不适,就诊于外院,考虑"血管炎",先后予眼底激光,局部对症治疗(具体不详),上述症状稍有好转。3 个月前患者抗HIV 确证试验结果阳性,予抗逆转录病毒治疗。2 个月前因双眼视物模糊加重,就诊于当地医院,诊断"双眼巨细胞病毒性视网膜炎",予"更昔洛韦 + 膦甲酸"静滴治疗,上述症状有所好转。近日自觉视物模糊较前加重,遂来就诊。

3)查体:VA OD 0.04,OS 0.6;NCT OD 15mmHg,OS 20mmHg;双眼前节(一);右眼玻璃体轻混浊,眼底见视盘色淡,血管细,大量血管白线,网膜大片坏死、萎缩,伴出血,可见陈旧性激光斑;左眼眼底见鼻下象限可见视网膜片状坏死、出血。

4)辅助检查

a)眼底照相(图 21.1):右眼眼底显示视盘色淡,血管细,大量血管白线,网膜大片坏死、萎缩,伴出血,可见陈旧性激光斑;左眼鼻下象限可见视网膜片状坏死、出血。

右眼 　　　　　　　　　　　　　左眼

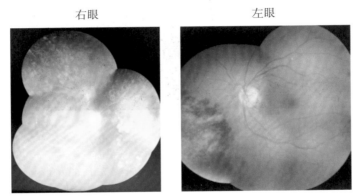

图 21.1　双眼眼底照相

b)OCT(图 21.2):右眼黄斑区结构紊乱,视网膜层次不清;左眼黄斑区大致正常。

右眼

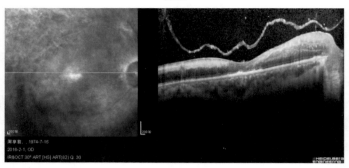

左眼

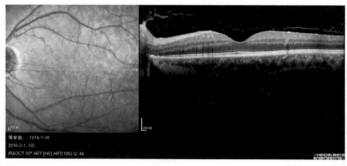

图 21.2　双眼 OCT

c）OS 玻璃体穿刺液 CMV：4.47×10^4。

5）既往史：3 个月前确诊 AIDS。个人史及家族史无其他异常。

4. 病情演变

　　患者最初是由于双眼视物模糊就诊，并于当地医院诊断为"血管炎"，给予了眼底激光及局部对症治疗。后因确诊为 AIDS，同时视物模糊加重，再次就诊时考虑"双眼巨细胞病毒性视网膜病变"，给予了抗病毒治疗，上述症状有所改善。患者这一就诊过程可以给予我们什么启示？我想，对于我们年轻医生来讲，如果碰到一个血管炎的患者，需要通过抓住眼底特征，找到一些疾病的诊断方向，比如该患者的眼底表现，除了血管炎，可能还有局部的视网膜出血、坏死等，同时还需要努力与患者沟通，使患者明白全身检查的重要性，积极寻找病因，以便给予及时的全身治疗。

　　患者来我院就诊时，通过典型的眼底表现及玻璃体腔穿刺液病毒检测，诊断已经很明确了。那接下来就是如何治疗的问题了。对于 AIDS 并发的巨细胞病毒性视网膜病变，在全身抗逆转录病毒治疗的前提下，还需要进行抗巨细胞病毒的治疗。抗巨细胞病毒可以采用玻璃体腔局部注射,全身抗巨细胞病毒治疗,以及两者联合治疗。对于这个患者,在全身"更昔洛韦 + 膦甲酸"静滴治疗后,患者的病情有所改善,但病情仍在进展,在左眼中可以看到新鲜活动的病灶,因此我们采用了局部及全身联合治疗的方法:更昔洛韦 4mg 玻璃体腔注射联合更昔洛韦 300mg ivgtt q12h,2 周后改为口服更昔洛韦。在经过 4 个多月的治疗后,最终左眼病灶明显吸收,视力由 0.6 提高到 1.0。

5. 临床思维导图(图 21.3)

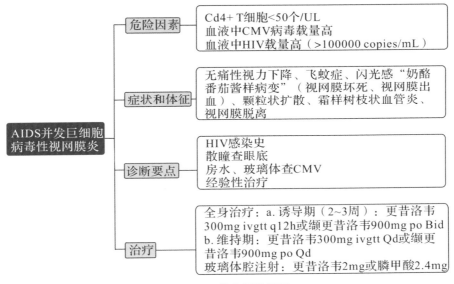

图 21.3 临床思维导图

第二部分 文献分享与思考

巨细胞病毒(cytomegalovirus,CMV)是一种疱疹病毒家族中的双链 DNA 病毒,可在接受免疫抑制治疗的 HIV 感染患者中引起弥散性或局限性终末器官疾病。由 CMV 引起的终末器官疾病尤其容易发生在那些 CD4 T 淋巴细胞计数 <50 个细胞/mm³ 的患者身上,他们未接受抗逆转录病毒疗法或对抗逆转录病毒疗法无应答。

在有效抗逆转录病毒治疗之前,约有 30% 的艾滋病患者会感染 CMV 视网膜炎。随着抗逆转病毒疗法的出现,新的 CMV 终末器官疾病病例的发生率下降超过95%。对于已确诊 CMV 视网膜炎的患者,活动性病变的复发率大大低于抗逆转病毒疗法前时代。然而,即使对于那些免疫力恢复足以停止抗 CMV 治疗的患者,即 CD4 计数 >100 个细胞/mm³,视网膜炎的复发率仍可达每年 0.03/人,并且偶尔会发生在 CD4 的计数高至 1250 个细胞/mm³ 的患者上。因此,无论是否继续进行抗 CMV 治疗,都需要定期的眼科随访。

关于 CMV 视网膜炎的治疗,应根据病变的位置和严重程度、潜在的免疫抑制水平以及其他因素(如伴随用药和坚持治疗的能力),对 CMV 视网膜炎的初始治疗方法进行个体化选择。鉴于全身治疗的明显益处,如减少对侧眼的 CMV 感染、减少内脏 CMV 疾病并提高生存率,在医学可行的情况下,CMV 视网膜炎的治疗方案均应包括全身治疗。以下是 CLINICAL INFO. HIV. GOV 对 HIV 相关巨细胞病毒视网膜炎的推荐治疗。

对于立即威胁视力的病变(中央凹 1500μm 内病变),推荐:玻璃体腔注射更昔洛韦(2mg/次)或膦甲酸(2.4mg/次),7~10 天内进行 1~4 次,以便在眼内更昔洛韦浓度达到稳定水平前提供更高的眼内药物水平和更快的感染控制;同时加用缬更昔洛韦 900mg po BID 持续 14~21 天,然后改为 900mg 每天 1 次维持治疗。

对于周边病变:推荐口服缬更昔洛韦 900mg Bid 14~21d 后,改 900mg 每天 1 次维持治疗。

第三部分　启示与扩展

1. 终止抗 CMV 治疗的时机

终止治疗的指征为:CD4 + T 细胞 > 100 个/μL,持续 3~6 个月;抗 CMV 治疗至少 3~6 个月,连续 1 个月眼底无活动性病变。

据报道,对于免疫恢复后已停止抗 CMV 治疗的患者,CMV 视网膜炎的复发率为 3%,并且没有绝对安全的 CD4 细胞计数水平(曾有 CD4 细胞计数为 1250 个细胞/mm³ 的患者复发 CMV 视网膜炎的报道)。因此,对于所有已停止抗 CMV 维持治疗的患者,应在免疫重建后至少每 3 个月定期进行眼科随访,以早期发现 CMV 视网膜炎复发以及免疫重建性葡萄膜炎。

2. 关于免疫重建性葡萄膜炎

免疫重建性葡萄膜炎(immune recovery uveitis, IRU)常出现在抗逆转录病毒疗法开始治疗的数周之内,可继发多种并发症,危害视功能。研究表明,与延后开始抗逆转录病毒疗法相比,立即开始抗逆转录病毒疗法治疗组免疫重建性葡萄膜炎的发生率显著增加(71%:31%),这提示抗逆转录病毒疗法治疗延迟至视网膜炎得到控制,可能有助于降低念一重建性葡萄膜炎的可能性或严重性。但是,如果延迟抗逆转录病毒疗法启动,则必须权衡该策略与其他机会感染发生的可能性。

诊断:确诊 AIDS;接受高效联合抗逆转录病毒疗法治疗后 CD4 细胞 >100 个/μL;既往巨细胞病毒性视网膜炎病史(病变处于静止期);眼内炎症反应,排除药物毒性及新的机会感染。

体征:前房细胞;虹膜粘连;晶体混浊;玻璃体炎性混浊;黄斑囊样水肿;视网膜前膜;增殖性玻璃体视网膜病变合并视网膜脱离;血管炎。

3. 医患沟通的重要性

在该患者的接诊过程中,我们充分体会到了医患沟通的重要性。有效的医患沟通不仅可以使患者增加对疾病发生发展的认识,建立医患间的信任,同时对于开始治疗后提高患者的依从性也有很大帮助。因此,在今后的行医过程中,我们要更加深刻地认识到医患沟通的作用,不能因为患者多或者工作忙而忽视了医患沟通。

参考文献

1. JABS D A, NATTA M L, KEMPEN J H, et al. Characteristics of patients with cytomegalovirus retinitis in the era of highly active antiretroviral therapy. Am J Ophthalmol Jan, 2002, 133(1):48 – 61.

2. ARRIBAS J R, STORCH G A, CLIFFORD D B, et al. Cytomegalovirus encephalitis. Ann Intern Med, 1996, 125(7):577 – 587.

3. ABS D A, NATTA M L, HOLBROOK J T, et al. Longitudinal study of the ocular complications of AIDS: 1. Ocular diagnoses at enrollment. Ophthalmology, 2007, 114 (4):780 – 786.

4. SCHWARCZ L, CHEN M J, VITTINGHOFF E, et al. Declining incidence of

AIDS – defining opportunistic illnesses：results from 16 years of population – based AIDS surveillance. AIDS,2013,27(4):597 –605.

5. JABS D A,AHUJA A,NATTA M,et al. Studies of the ocular complications of ARG. Comparison of treatment regimens for cytomegalovirus retinitis in patients with AIDS in the era of highly active antiretroviral therapy. Ophthalmology,2013,120(6):1262 –1270.

作者简介：赵媛,2018 级眼科临床医学博士后,主攻方向为青光眼视网膜神经节细胞损伤机制的研究。

指导老师：盛艳,副主任医师,浙江大学医学院附属第一医院,主攻方向为眼底病。

病例 22
头晕眼花的小姑娘

第一部分　病情变化过程

1. 病情概述

患者,女性,23 岁,因"头晕目眩 1 个月余,右眼视力下降 2 周",眼科门诊就诊。诊断为:右眼眼底疾患待查,视网膜血管炎? 系统性红斑狼疮? 血液病相关性眼底病? 反应性浆细胞增多? 患者多次辗转就诊于内分泌科、神经内科、耳鼻喉科、血液科、风湿免疫科、急诊科及发热门诊等,于眼科完善眼底造影,发现黄斑区视网膜缺血,考虑血液黏滞度异常所致的眼底疾患? 风湿免疫相关视网膜血管炎? 多中心多科室讨论后,将原发病最终诊断为系统性红斑狼疮,于风湿免疫科定期进行环磷酰胺免疫抑制治疗。

2. 接诊印象

一位年轻的女孩子走进诊室,体态纤瘦,弱不禁风。医生问:"是怎么不舒服?"女孩子一边扶着额头,一边声音细细地回答:"医生,我眼睛不舒服有很长一段时间了,头也昏沉沉的,视力很受影响。以前是有甲亢,用赛治治疗过的。最近看了很多次病,也不知道是什么原因导致这样难受。"医生打开门诊病历记录,发现女孩子白细胞处于危急值,近期多次去内分泌科、神经内科、耳鼻喉科、血液科就诊,甚至还去过急诊和发热门诊。正值疫情肆虐的时期,医生不免要多了解一下之前的病情:"你还去过发热门诊? 现在人还好吗?"女孩子说自己也没有特殊接触及旅居史,发热原因不清楚,也不是高热。于是,医生接下来按规定流程进行了眼科检查,详细地询问了女孩子这段时间所有的眼部和全身不适症状。

3. 病史回顾

基本信息:患者,女性,23 岁,学生。

病史特点:

1)主诉:头晕目眩 1 个月余,右眼视力下降 2 周。

2）简要病史：1个月余前，患者无明显诱因下出现反复头晕目眩，视物旋转，伴站立不稳，发作时偶有眼胀。曾伴恶心呕吐1次，抬头时头晕目眩明显，平躺后好转。发作时，否认体位突然改变、耳鸣耳闷、口齿含糊、肢体不利等。曾于内分泌科、神经内科、发热门诊、血液科、耳鼻喉科就诊，诊断为头晕待查、发热待查、白细胞减少、耳石症等，予利可君、倍他司汀、氟桂利嗪、强力定眩胶囊、乌灵胶囊等治疗。2周前，发现右眼视力明显下降，伴右眼前黑影飘动感。仍有反复头晕目眩，否认眼前固定黑影遮挡，有眼红、眼痛、眼胀等眼部不适，伴乏力。

3）查体：神清，精神稍软，未见明显贫血貌，神经查体阴性。右眼视力：指数/50cm，矫正无提高；左眼视力：1.0/c。眼压12.3/12.3 mmHg。双眼位正，眼球运动正常，未见上睑退缩、眼球突出等。双眼结膜未见明显充血，角膜透明，前房深清，晶体透明，散瞳后见：左眼眼底未见明显异常，右眼玻璃体腔轻度浑浊，后极部多个片状出血灶，黄斑区色素紊乱，黄斑周围硬性渗出及软性渗出，颞上、颞下血管白线化，视盘边界不清。

4）辅助检查

a）实验室检验：血常规（五分类）：血红蛋白101g/L，平均红细胞体积68.4fL，中性粒细胞绝对数0.92×10⁹/L。ESR 23mm/h，P－ANCA阳性，抗核抗体1：100颗粒型，nRNP抗体阳性，线粒体M2阳性，补体C3 0.36g/L，HLA－B27阴性。弓形虫、t－spot、结核、类风湿、狼疮筛查正常。凝血因子：血浆蛋白S 42.1%（60%～130%）。凝血功能、Coombs、Hb电泳正常。免疫球蛋白：IgG 21.80g/L。尿蛋白1＋。

b）影像学检查：颅脑MR＋DWI：无殊。右侧颞动脉及双侧颈动脉彩超未见明显异常。

c）眼科检查：眼底照相（图22.1）、黄斑OCT（图22.2）、眼底造影（图22.3）。

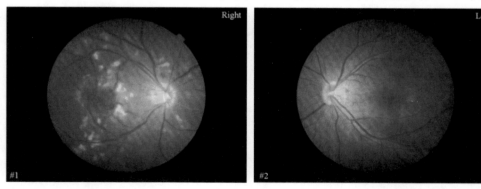

图22.1 眼底照相：#1右眼后极部多个片状出血灶，黄斑区色素紊乱，黄斑周围硬性渗出及软性渗出，颞上、颞下血管白线化，视盘边界不清；#2左眼：无明显异常

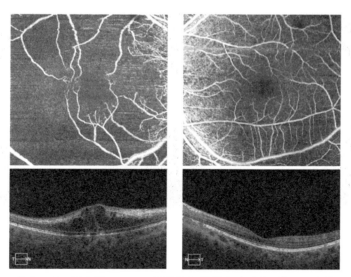

图 22.2　黄斑 OCT 及血流 OCTA：右眼黄斑囊样水肿改变，黄斑区大片无灌注区

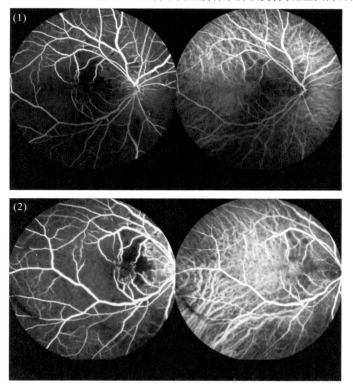

图 22.3　眼底造影 FFA + ICGA：(1)、(2)右眼黄斑区大片无灌注区，黄斑区囊样水肿改变，周
　　　　边血管早期未见明显渗漏；(3)左眼无明显异常

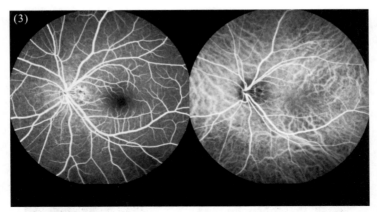

图 22.3（续）　眼底造影 FFA + ICGA：（1）、（2）右眼黄斑区大片无灌注区，黄斑区囊样水肿改变，周边血管早期未见明显渗漏；（3）左眼无明显异常

5）既往史：患者"甲亢"病史 1 年余，半年前外院同位素治疗后甲减（曾服用优甲乐半个月）。近期发现中性粒细胞低，口服利可君片 20mg 每日 3 次。曾发热至 38.1℃，当时胸部平扫：两肺上叶少许渗出、两侧胸腔少量积液。贫血，慢性病程，小细胞低色素性。无高血压；无糖尿病；无心脏病；无肾病史；无肺结核；无病毒性肝炎；无其他传染病；无食物、药物过敏；无外伤史；无手术史；无输血史；无中毒史；无可能成瘾药物。疫苗接种史不详。

6）其他个人史、婚育史或家族史：LMP 2020 - 09 - 01，月经量适中，规律。否认性生活史。

4. 病情演变

完善眼科及全身检查后，发现患者主要由于黄斑区微循环异常、黄斑区无灌注区扩大，缺血、缺氧状态，而表现为黄斑区囊样水肿。患者也有贫血及中性粒细胞绝对值显著低下，考虑可能由于血液黏滞度异常，造成黄斑区微循环明显变差，建议患者进一步于血液科就诊，行骨穿检查。骨髓涂片发现：成浆比例偏高，成红部分呈串钱状排列，建议免疫分型和骨髓活检。考虑"浆细胞反应性升高或多发性骨髓瘤"。

但患者为年轻女性，而且成浆比例占 4%，而多发性骨髓瘤主要以中年男性为多，成浆比例一般会显著升高。多发性骨髓瘤证据不足。考虑浆细胞反应性升高可能性大，建议患者进一步于风湿免疫科就诊。虽然结合病史及实验室检查，患者系统性红斑狼疮诊断证据不足，但考虑到患者为年轻女性，相关体征可能为系统性红斑狼疮早期的表现。遂于外院就诊，诊断为"系统性红斑狼疮"，予激素及甲氨蝶呤治疗。后于我院规律复诊，予环磷酰胺针 600mg 免疫抑制治疗，每月 1 次。

5. 临床思维导图(图 22.4)

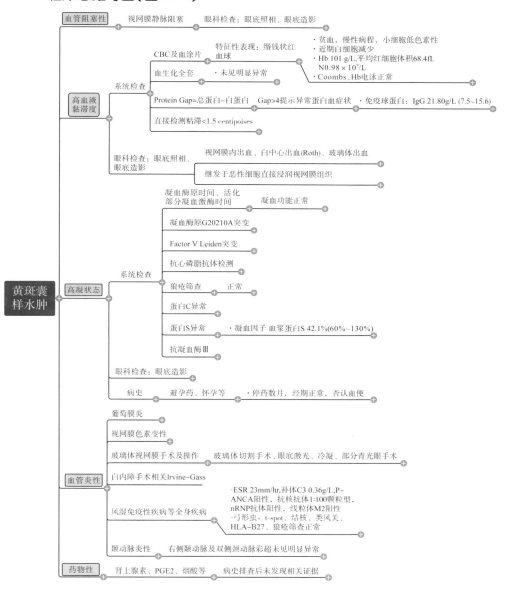

图 22.4　临床思维导图

第二部分　文献分享与思考

血液系统增殖性疾病除了通过直接浸润眼部组织外,还可引起血液黏滞度增高,从而使血流速度减慢、血液淤滞、眼部组织缺氧,进而表现出一系列的眼部体征。血液系统增殖性疾病早期,往往以高粘血症为特征;高粘血症对静脉系统的影响比对动脉系统的影响更显著,因为静脉系统的血流速度比动脉系统的血流速度低;因此视网膜静脉迂曲扩张可能是高粘血症的最早体征,有助于血液系统增殖性疾病的早期诊断。

血液病相关眼部异常包括:

·前部缺血性视神经病变。

·视神经鞘髓外造血。

·眼底静脉迂曲扩张、出血、棉毛斑及偶有 Roth 斑。

·颅内压升高(在矢状窦血栓形成或颈静脉血栓形成后描述的血管闭塞)。

·虹膜炎,双眼副肿瘤性浸润导致窄角闭角型青光眼。

·结膜及结膜腔同时出血和梗死。

·髓外造血:眼眶和泪腺有髓外造血肿瘤(硬化性髓外造血肿瘤)、厚皮骨膜病(睑板增厚和上睑下垂的跗骨炎)。

该患者眼部表现为右眼黄斑区无灌注、水肿,后极部出血、渗出,并未有明显的静脉迂曲扩张。结合患者相关检查及体征,从文献查阅中发现,虽然患者存在贫血、白细胞显著减少等,但诊断为血液恶性疾病证据不足。而有报道表明,系统性红斑狼疮也会引起黄斑区无灌注的表现。系统性红斑狼疮是一种自身免疫性疾病,其特征是自身抗体免疫复合物在全身沉积。多达三分之一的系统性红斑狼疮患者中发现了眼部并发症。既往报道描述了诸如干燥性角结膜炎、结膜炎、巩膜炎、巩膜炎、间质性角膜炎和虹膜睫状体炎等眼前节疾病,以及包括棉絮斑、视网膜内出血、视网膜动脉和(或)静脉阻塞、中央浆液性脉络膜视网膜病变、视神经炎和继发于颅内压升高的乳头水肿等眼后段表现。回顾文献,黄斑缺血作为系统性红斑狼疮的初始发现曾有 2 例报道。而已有的案例显示,在系统性红斑狼疮病程早期发生的黄斑水肿,视力预后往往较差。

第三部分　启示与拓展

1. 眼科医生要高度重视患者的病史采集,避免遗漏任何蛛丝马迹

眼部表现尤其是眼底疾患,往往与全身系统性疾病、血管相关异常等有关。前来眼科就诊的患者,往往只会描述眼部相关体征,而忽略对全身一般状况及既往系统性疾病病史的提及。因此,眼科医生不仅要仔细关注眼部表现和病情变化,也要对患者的其他病史、药物服用史等保持高度的警惕心。

2. 门诊开展 MDT 有助于复杂病例的精准诊治

患者多次前往多个科室就诊,可以提示我们该病例的复杂性,可能需要 MDT 多学科讨论共同诊治。而对于门诊患者,往往不像住院患者一样,可以随时对其密切观察和监护。门诊的流动性较大,如果与患者的沟通不够完善,那么很可能患者就难以重视自我的病情管理,从而耽误自身病情的诊治。而门诊的机动性较强,也对患者多学科共同诊治提供了可能,也便于集中各科室多中心的医疗资源。因此,在门诊复杂病例的诊治过程中,一定要注意保证患者对病情的适当理解,以及门诊资料和记录的留存,以便更好地制定诊疗方案。

参考文献

1. WAKEFIELD D, LLOYD A. The role of cytokines in the pathogenesis of inflammatory eye disease. Cytokine,1992,4:1 − 5.

2. TRIPATH Y, KOUSHI K, ROHAN C, et al. Ultra − Wide Field Fluorescein Angiography in Retinitis Pigmentosa with Intermediate Uveitis. Journal of Ophthalmic & Vision Research,2016: 237 − 239.

3. TRIPATHY, KOUSHIK. Cystoid macular edema in retinitis pigmentosa with intermediate uveitis responded well to oral and posterior subtenon steroid. Seminars in

Ophthalmology,2017:1 – 2.

4. WRIGHT P L, WILKINSON C P, BALYEAT H D, et al. Angiographic cystoid macular edema after posterior chamber lens implantation. Arch Ophthalmol,1988,106: 740 – 744.

5. URSELL P G,SPALTON D J,WHITCUP S M,et al. Cystoid macular edema after phacoemulsification: relationship to blood – aqueous barrier damage and visual acuity. J Cataract Refract Surg,1999,25:1492 – 1497.

6. RAY S,D'AMICO D J. Pseudophakic cystoid macular edema. Semin Ophthalmol, 2002,17:167 – 180.

7. BRADFORD J D, WILKINSON C P, BRADFORD R H, et al. Cystoid macular edema following extracapsular cataract extraction and posterior chamber intraocular lens implantation. Retina,1988,8:161 – 164.

8. FRAUNFELDER F W, FRAUNFELDER F T, ILLINGWORTH D R. Adverse ocular effects associated with niacin therapy. Br J Ophthalmol,1995,79:54 – 56.

9. DOWLER J G,SEHMI K S,HYKIN P G,et al. The natural history of macular edema after cataract surgery in diabetes. Ophthalmology,1999,106:663 – 668.

10. SHEIN N,JEAN M D,SHUKL A,et al. Macular infarction as a presenting sign of systemic lupus erythematosus. Retinal Cases & Brief Reports,2008 :55 – 60.

11. SHEARN M A, PIROFSKY B. Disseminated lupus erythematosus: analysis of thirty – four cases. Arch Intern Med,1952,90:790 – 759

12. READ R W. Clinical mini – review systemic erythematosus and the eye. Ocul Immunol Inflamm,2004,12:87 – 99.

13. FRITH P,BURGE S M,MILLARD P R,et al. External ocular findings in lupus erythematosus: a clinical and immunopathological study. Br J Ophthalmol,1990,74:163 – 167.

14. GOLD D H, MORRIS D A, HENKIND P. Ocular findings in systemic lupus erythematosus. Br J Ophthalmol,1972,56:800 – 804.

15. FOSTER C S,SAINZ D, MAZA M. Clinical considerations of episcleritis and scleritis: The Massachusetts Eye and Ear Infirmary Experience. In: FOSTER C S, SAINZ D,MAZA M. The Sclera. New York: Springer – Verlag,1994:95 – 136.

16. HALMAY O, LUDWIG K. Bilateral band – shaped deep keratitis and iridocyclitis in systemic lupus erythematosus. Br J Ophthalmol 1964;48:558 – 562.

17. LANHAM J G, BARRIE T, KOHNER E M, et al. SLE retinopathy: evaluation by fluorescein angiography. Ann Rheum Dis, 1982, 41: 473 – 478.

18. CUNNINGHAM E T, ALFRED P R, IRVINE A R. Central serous chorioretinopathy in patients with systemic lupus erythematosus. Ophthalmology, 1996, 103: 2081 – 2090.

19. JABS D A, MILLER N R, NEWMAN S A, et al. Optic neuropathy in systemic lupus erythematosus. Arch Ophthalmol, 1986, 104: 564 – 568.

20. BETTMAN J W, DAROFF R B, SANDERS M D, et al. Papilledema and asymptomatic intracranial hypertension in systemic lupus erythematosus. JAMA, 1974, 228: 197 – 200.

作者简介:王玮玮,2019 级临床医学博士后,主攻方向为角膜病、白内障等。

指导老师:姚玉峰,主任医师,浙江大学医学院附属邵逸夫医院,主攻方向为复杂角膜病、角膜移植、复杂白内障等。

病例 23
与细菌的殊死博弈

第一部分 病情变化过程

1. 病情概述

患者,67 岁,男性,因剧烈腹痛 3h,急诊入院,初步诊断为:消化道穿孔、急性弥漫性腹膜炎、感染性休克。急诊行剖腹探查术,术中见腹腔内大量积液、积粪,探查发现乙状结肠有一呈环状缩窄性病变,近端结肠扩张明显,呈闭袢性肠梗阻,伴盲肠穿孔。遂行结肠癌扩大根治 + 回肠造口术,手术过程顺利,术后转入 ICU。

ICU 期间,患者迅速出现多器官功能衰竭,予以特级监护患者的生命体征,气管插管呼吸支持,三线抗生素积极抗感染治疗,对症支持治疗来保护肝肾功能,保护消化道黏膜屏障功能,营养支持改善全身的基本情况等。患者于 ICU 第 3 天自动出院。

2. 接诊印象

晚上 10 点,刚结束一天繁忙的择期手术,值班电话即刻传来:"您好,这边是急诊科,有位 67 岁的大伯疑诊消化道穿孔,可能需要急诊手术,麻烦您赶来会诊。"我和老师火速赶到抢救室,看到大伯表情痛苦,精神萎靡,鼻导管 5L/min 吸氧下 SpO_2 仅 89%。监护仪显示体温 35.6℃,心率 131 次/分,呼吸 35 次/分,去甲肾上腺素泵注维持下血压 95/58mmHg,血气分析报告氧分压 PO_2 57.2mmHg,全血乳酸 9.8mmol/L,提示微循环灌注已经很糟糕了。急诊 CT 提示肠梗阻伴穿孔,腹/盆腔积液、积粪。我和老师对视了下,这是很典型的脓毒性休克,累及多个脏器功能受损,SOFA 评分达到 8 分。该类急重症患者的死亡率高达 33%,必须分秒必争进行外科手术来清除感染灶!我们找来家属谈话:"老爷子初步诊断为肠穿孔。现在病情很重,肚子里有大量粪便,累及循环呼吸,随时都有死亡可能,需要赶紧手术;即使手术成功,也不能保证可以救回来。"家属面露难色:"我们打工的没有多少钱,怎么手术完了人还不一定活过来?""我很理解你们的心情,也许会人财两空,但是不赶紧手术的话,病情就会越来越重,活下来的希望就越来越渺茫,必须尽快手术,把肚子里的粪便清理掉,找到肠子破了的部位和原因。希望你们家属尽快做出决定,和我们医生一起为大伯争取生的希望。"家属思虑再三在知情同意书上签字。我和老师随即赶回手术室准备起来。

3. 病史回顾

基本信息: 患者,男性,67 岁,退休工人。

病史特点:

1)主诉:剧烈腹痛 3h。

2)简要病史:患者无明显诱因下于 3h 前出现全腹部疼痛,伴排气、排便停止,有恶心呕吐,有胸闷气急。

3)查体:急性痛苦面容,体温 35.6℃,心率 131 次/分,呼吸 35 次/分,无创血压 98/56mmHg,全腹部膨隆,全腹压痛伴肌紧张,反跳痛,无腹泻,无呕血,无血便、黑便等。

4)辅助检查

a)实验室检验:白细胞计数 12.87×10^9/L,中性粒细胞 9.42×10^9/L,胆红素 44.7μmol/L,谷丙转氨酶 64U/L,谷草转氨酶 49U/L,肌酐 102μmol/L,B 型尿钠肽(前体)153pg/mL,全血乳酸 9.8mmol/L。

b)影像学检查:CT 全腹平扫 + 增强:肠梗阻伴穿孔,结肠梗阻为著,梗阻点位于左下腹;降结肠肠壁局部增厚。腹腔多发渗出。腹有少量积液,可见膈肌下游离气体。

肺部 CT(图 23.1)可见膈肌下游离气体(蓝色箭头)。腹部 CT(图 23.1)可见肠道明显扩张积气(红色箭头),腹、盆腔内可见积液积粪(紫色箭头)。

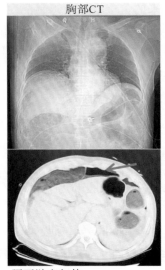
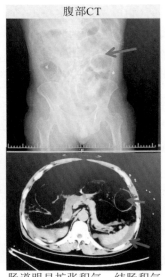

胸部CT

腹部CT

膈下游离气体

肠道明显扩张积气，结肠积气
更为显著，腹、盆腔积液积粪

图 23.1　肺部 CT 和腹部 CT

5）既往史：患者过去体质良好。无高血压；无糖尿病；无心脏病；无肾病史；无肺结核；无病毒性肝炎；无其他传染病；无食物、药物过敏；无外伤史；无手术史；无输血史；无中毒史；无长期用药史；无可能成瘾药物。疫苗接种史不详。

6）其他个人史、婚育史或家族史：无特殊。

4. 病情演变

患者于当晚 21:23 入抢救室，麻醉会诊时，患者体温 35.6℃，心率 131 次/分，呼吸 35 次/分，去甲肾上腺素维持下血压 95/58mmHg。急诊完善相关检查后，腹部 CT 明确诊断，行急诊剖腹探查手术，遂于 22:30 出抢救室并转运至手术室。

患者于 22:50 入手术室，入室体温 34.5℃，立刻启用水浴保温毯，心电监护提示室上速，心率 190 次/分，去甲肾上腺素泵注维持下血压 72/50mmHg，面罩 10L/min 吸氧状态下皮氧波动于 63% ～75%。入室后，紧急开通双路外周静脉通路快速补液，迅速行左侧桡动脉穿刺置管，查动脉血气：pH 7.126，PCO_2 27.3mmHg，PO_2 60.1mmHg，Glu 8.8mmol/L，Lac 11.4mmol/L，BE −11.7mmol/L，明确患者存在严重代谢性酸中毒，立刻予以 5% 碳酸氢钠 250mL 静滴。同时，行右侧颈内静脉双腔导管置入，开放中心静脉，继续快速加温补液，监测中心静脉压，CVP 为 3cmH$_2$O。23:35，患者心律恢复为窦性心律，心率波动于 120～140 次/分，调节去甲肾上腺素用量以维持动脉血压波动于（70～90）/（50～60）mmHg。23:38，进行麻醉诱导,患者发生肠梗阻,按饱胃处理选择清醒插管,用利多卡因喷喉进行局麻,并利用纤支镜引导清醒插管顺利,即刻予以舒芬太尼 5μg,肌松药维库溴铵 6mg,术中以丙泊酚 50mg/h,瑞芬太尼 0.2mg/h,复合吸入麻醉药七氟醚来维持患者镇静镇痛的状态。

23:51,手术开始,术中见腹腔内大量积液、积粪,探查发现乙状结肠有一呈环状缩窄性病变,大小约 4cm×5cm,近端结肠扩张明显,呈闭袢性肠梗阻,盲肠见一大小约 3.5cm 的破口。予以间断封闭盲肠破口,用大量生理盐水冲洗腹腔至清,行结肠癌扩大根治术,再次用大量生理盐水及稀碘伏水冲洗腹腔及膈下间隙至清。

手术持续 3 个多小时,术中补晶体液 2500mL,输注新鲜冰冻血浆 650mL,补充氯化钾 2g,葡萄糖酸钙 2g,甲强龙 80mg,5% 碳酸氢钠 500mL 尿量 300mL,术中出血约 100mL,期间予以垂体后叶素、多巴酚丁胺、去甲肾上腺素维持动脉血压。出室时,患者体温 38℃,窦性心律,心率约 110 次/分,动脉血压波动于(110～120)/(70～80)mmHg,CVP 9cmH_2O,Lac 5.3mmol/L,酸中毒、微循环衰竭和组织缺氧得到明显纠正(如图 23.2)。

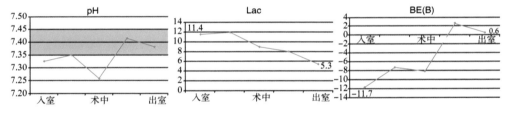

图 23.2 术中患者酸中毒、组织灌注不足等现象得到明显改善

手术结束于凌晨 3:59,患者转入 ICU 后,予以丙泊酚 + 瑞芬太尼 + 咪达唑仑镇静,去甲肾上腺素维持 MAP 75mmHg,呼吸机辅助通气(PC 模式),PC 22cmH_2O,PEEP 5cmH_2O,FiO_2 50%。同时,予以亚胺培南西司他丁钠 0.5g Q6H 抗感染、盐酸氨溴索化痰、奥美拉唑保护胃黏膜、生长抑素预防消化道止血、人血白蛋白 25g QD 静滴。患者术后 4h 总入量 1183mL,总出量 500mL,尿量 100mL,心率 124 次/分,去甲肾上腺素维持下血压 97/60mmHg,查血气:pH 7.55,PCO_2 29.8mmHg,PO_2 119.0mmHg,Lac 3.4mmol/L,于 10:35 拔出气管导管。

次日凌晨 3:40,患者突发 SpO_2 持续下降,伴呼吸急促,予紧急床边气管插管,床旁气管镜发现主气道大量白黏痰悬挂于管壁,反复吸引后吸净,可见右肺下叶前基底段、左肺下叶基底段少量白黏痰。虽然术后给予了患者积极的抗感染、抗休克治疗,用大剂量血管活性药物维持血压,生命体征稍有好转,但肺作为最易受累的器官开始出现功能衰竭,而且重症感染引起的其他多器官功能衰竭也相继出现。

与患者家属沟通后,患者家属放弃进一步治疗的要求自动出院。

术后标本病理示:(乙状结肠)溃疡隆起型中分化腺癌伴淋巴结转移性癌、(阑尾)慢性阑尾炎。

5. 临床思维导图(图 23.3)

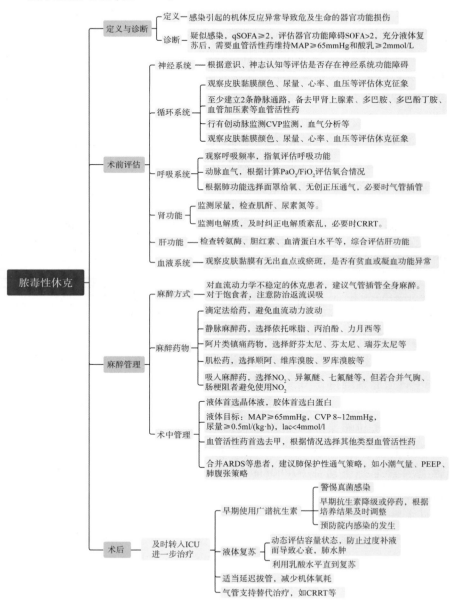

图 23.3　临床思维导图

第二部分　文献分享与思考

在希波克拉底时期,脓毒症(sepsis)是指腐烂的肉。随着科技医疗卫生的发展,人们逐渐发现脓毒症是机体与病原微生物相互斗争的结果,是感染引起的器官功能衰竭。2020 年全球经历的新冠肺炎,大多数患者仅有轻微症状,约有 5% 的患者,尤其是老年人,合并有基础疾病的患者在感染后可出现呼吸困难、低氧血症,甚至发展为急性呼吸窘迫综合征或多器官功能衰竭,即病毒性脓毒症。

结合该病例,患者的肠道肿瘤导致肠梗阻,诱发肠道急性穿孔,大量肠道菌群进入腹腔从而引发严重的腹腔感染,就诊时患者的氧合指数(PaO_2/FiO_2)< 300,全血乳酸 9.8mmol/L,提示微循环灌注差,组织缺氧严重,血压也较难维持。面对这样的危重症患者,往往需要急诊科、结直肠外科、感染科和重症监护室等多学科的协同合作参与救治。

急诊科医生认为:该患者的严重腹腔感染导致脓毒性休克,病情严重,进展迅速。在急诊抢救室的抢救过程基本规范,仍有需要改善提高的地方。首先,在该患者等待手术的过程中,虽然立即予以液体复苏治疗,但 1000mL 晶体液显然是不够的。其次,急诊选用了头孢曲松进行抗感染治疗,但对于这种严重感染,由于其进展迅速,可直接须先用最高级别的抗生素。尽管脓毒症患者血培养的阳性率只有30% ~40%,但是在应用抗生素前未能及时留取血标本进行病原学培养,也是疏漏之处。最后,该类病情进展迅速,全血乳酸已高达 9.8mmol/L,需要去甲肾上腺素维持血压,提示微循环衰竭,组织灌注差,未能得到有效改善,而且相关生化指标提示肝肾功能开始受损,死亡率高。

感染科医生认为:从感染科的角度出发,患者的腹腔感染严重,在使用抗生素之前未能留取血标本进行培养,而且 ICU 内的培养结果均是阴性,无法指导抗生素的应用。对于这种重症感染,可直接选择临床三线抗生素,如泰能等。

结直肠外科医生认为:该患者入院时即有脓毒性休克的表现,符合急诊手术指征,尽早手术、清除感染灶是主要的治疗策略。术中发现该患者有结肠肿瘤,予以结肠癌扩大根治术进行一期切除。鉴于术前肠梗阻、肠胀气明显,而且腹腔感染严重,若一期吻合易导致吻合口漏,适合先行回肠造口术,再行二期吻合。

虽然最后该患者由于家属的放弃而自动出院,但是若再次遇到如此凶险的外科脓毒性休克的患者,我们应该如何分秒必争、有效精准地来救治患者?

首先,首诊医生必须要认识到脓毒症是急危重症,与严重创伤、急性心肌梗死、卒中一样,早期识别、清除感染源、积极抗菌、容量治疗、器官功能支持等综合救治可以显著改善脓毒患者的预后。"拯救脓毒症运动"于2004年首次提出脓毒症集束化治疗(Bundle)的概念,并通过不断的完善和改进,将3h和6h Bundles整合成一个"1小时Bundle"。"1小时Bundle"包括:①测定血乳酸水平,若患者的初始乳酸水平升高(>2mmol/L),应动态监测。②使用抗生素前进行血培养。③给予广谱抗生素治疗。④低血压或乳酸水平≥4mmol/L,开始快速输注30mL/kg晶体液。⑤患者在液体复苏期间或之后仍处于低血压状态,应用血管活性药物,维持平均动脉压≥65mmHg(2018 sepsis bundle)。

脓毒性休克早期,器官损伤多为功能性,有效地改善组织低灌注和低氧血症可逆转器官功能衰竭。目前,我们通常用乳酸作为组织低灌注的指标。但是,乳酸的升高不仅仅是组织缺氧造成的,如药物反应、应激反应导致的肾上腺素水平增高、恶性肿瘤等也可导致乳酸的升高,因此,仅仅采用乳酸水平评估组织低灌注有一定的局限性。除了组织低灌注外,组织的氧利用也发生了变化。在脓毒症动物模型中可以观察到线粒体嵴消失、排列紊乱、空泡形成等形态结构的变化,导致超级复合物活性下降,线粒体动力失衡,ATP耗竭,线粒体相关自噬增加,器官功能将无法恢复。最新研究发现,间充质间质细胞来源的线粒体可显著改善脓毒症患者的肺功能以及远隔器官的功能损害。就如肿瘤患者,除了外科切除,联合靶向治疗、基因治疗已经常规化了。相信随着脓毒症研究的深入,早期线粒体相关的靶向治疗将用于逆转脓毒症导致的器官衰竭。

第三部分 启示与拓展

1. 脓毒性休克

脓毒性休克属于急危重症,医院对所有参与住院医师规培的学员以虚拟仿真模式反复进行规范化培训,让他们了解这一类常见急重症救治的临床诊疗思维和快速医患沟通至关重要,能够提高该类患者的生存率和预后。

2. 突破常规思路,研发全新的抗菌肽

尽管该患者于 ICU 内使用了亚胺培南西司他丁钠等最高级别的抗生素,但感染仍然难以控制。众所周知,"后抗生素时代"来临,抗生素耐药是全球面临的严峻挑战。2020 年世界卫生组织发布的"备选抗生素报告"显示,全球备选药物开发几乎处于停滞的状态,新近被批准的抗生素中约 82% 是现有抗生素类别的衍生物,无法解决耐药性问题。新型抗生素的研发是亟待解决的关键环节。阳离子抗菌肽是机体内存在的具有广谱杀灭病原体、不产生耐药的小分子多肽类。本课题组借助计算生物学、化学分析、药效动力学等多个学科专家共同攻关,发现药效团,获取先导化合物,进行结构优化,研发全新的抗菌肽。虽然目前这种新型抗生素暂时尚未应用于临床,但是应用前景值得期待。

3. 麻醉医生需要对疾病认识有丰富的知识储备并及时更新

既往研究显示,在脓毒症动物模型中可观察到器官细胞内线粒体嵴消失、排列紊乱、空泡形成等形态结构变化,继而导致超级复合物活性下降,线粒体动力失衡,ATP 耗竭,线粒体相关自噬增加,器官功能将无法恢复。最新研究发现,间充质间质细胞来源的线粒体可显著改善脓毒症患者的肺功能以及远隔器官的功能损害。如同肿瘤患者,除了外科切除以外,联合靶向治疗、基因治疗已经常规化了。相信随着脓毒症研究的深入,早期线粒体相关的靶向治疗将用于逆转脓毒症导致的器官衰竭。

4. 该类患者的病情并不复杂,容易确诊,但病情恶化快,不仅在诊断救治上要规范、精准,还要掌握与患者家属快速沟通的技巧

希波克拉底说过,医生有三大法宝:语言、药物和手术刀。象牙塔的临床医学教育让我们掌握了后两者,但是位列第一的"语言"却相对缺乏。在日常生活中,人们不免耳闻目睹了一些负面信息,对医务人员缺乏信任,而有些医生为了"合理避险",放弃风险大或者复杂程度高的手术,或者无意识地将病情可能的风险夸大。这无疑都会导致医生和患者及其家属的沟通过程中出现问题,无法达到对患者而言最佳的临床诊疗质量。因此,掌握与患者家属快速沟通的技巧也是整个诊疗过程中的重要环节。

参考文献

1. LI H,LIU L,ZHANG D Y,et al. SARS－CoV－2 and viral sepsis：observations and hypotheses. Lancet,2020,395(10235):1517－1520.

2. MITCHELL M L, LAURA E E, ANDREW R. The surviving sepsis campaign bundle：2018 update. Intensive Care Med,2018,44(6):925－928.

3. SINGER M. The role of mitochondrial dysfunction in sepsis－induced multi－organ failure. Virulence,2014,5(1):66－72.

4. CARVALHO L R P, ABREU S C, CASTRO L L, et al. Mitochondria－rich fraction isolated from mesenchymal stromal cells reduces lung and distal organ injury in experimental Sepsis. Crit Care Med,2021.

作者简介:崔萍,2019级非定向临床型博士后,研究方向为脓毒症的发病机制与防治。

指导老师:方向明,教授,浙江大学医学院附属第一医院总部麻醉科主任,浙江大学医学院副院长,研究方向为急重症患者的围术期管理、脓毒症发病机制和防治研究。

王迪,教授,浙江大学基础医学院副院长,感染与免疫中心执行主任,研究方向为免疫代谢学。

内科篇

病例 24
一例伴 ST 段抬高的胸痛

第一部分　病情变化过程

1. 病情概述

患者,男性,45 岁,因突发胸闷伴剑突下疼痛 3h 余,外院查心电图提示"V1～V3 导联 ST 段抬高",心超提示"前壁及前侧壁局部运动幅度稍减弱,左室收缩功能正常值低限;反复测量 EF:49%～55%",心肌酶谱和肌钙蛋白阴性。首先考虑急性心肌梗死,遂急诊行冠脉造影,术中见"左主干斑块,前降支近段斑块,远端肌桥,收缩期压缩 20%～30%,余未见明显狭窄;回旋支中远段 30%～40% 病变,余未见明显狭窄。右冠小,未见明显病变",术后复查心肌酶和肌钙蛋白未见异常。结合患者的症状和心电图,考虑"Brugada 综合征",予电生理检查:"右室流出道 S1S1 250ms 诱发室速自行终止,重复刺激 S1S1 240ms 诱发室速蜕变为室颤,行直流电 200J 除颤转为窦律",患者最后确诊为"Brugada 综合征",行埋藏式心脏复律除颤器置入术。

2. 接诊印象

胸痛是心内科急诊最常见的疾病,今天的患者稍有不同。急诊打来电话,告知有一个胸痛 3h 的患者,当地医院提示心电图 V1～V3 ST 段明显抬高。我心里又一阵悲凉,患者年纪轻轻,肯定又是一个 ST 段抬高的心肌梗死,又在时间窗内,不出意料的话待会儿要谈话进行急诊经皮冠状动脉介入治疗了,去急诊的路上心里暗暗把 PCI 急诊手术的谈话在脑子里过一遍。

到急诊室后一番问诊,患者是一个中年男人,平时吸烟挺严重的,但是既往体健,没有冠心病的其他危险因素,无高血压、糖尿病病史。翻看病史资料,发病至我院急诊 3h,外院心电图提示 V1~V3 ST 段明显抬高,可能是由于发病时间未到 4h,外院的心肌酶谱和肌钙蛋白未见明显升高,首先考虑急性心肌梗死,跟家属签署 PCI 知情同意书后,马上联系告知导管室有一例急性心肌梗死的患者需要急诊 PCI,请他们尽早手术。这事就告一段落了,术后收进心内科病房进行优化药物治疗。我心里是这样盘算的,因为胸痛心梗的患者每天均有 2~3 例,现在冠心病年轻化也是很常见的,吸烟、熬夜及高强度的工作压力让现在年轻人的血管不堪一击,血管里面都堆满了"垃圾"。

但是接近下班的时候,今日二唤也就是今日导管室的值班医生,打过来一通电话,告知我们那个胸痛伴 ST 段抬高的患者的冠脉造影并无明显的狭窄,也没有看见明显的冠脉肌桥或者冠脉痉挛,但复查心电图仍有明显的 ST 段抬高,再次复查心肌酶谱和肌钙蛋白未见异常。同时,告知我们患者家族史中父亲猝死,病因不详。该患者的 ST 抬高的原因需进一步深究。

3. 病史回顾

基本信息:患者,男性,45 岁,工人。

病史特点:

1)主诉:突发胸闷伴剑突下疼痛 3h。

2)简要病史:患者 3h 前睡觉过程中突发胸闷,剑突下疼痛,濒死感,伴恶心呕吐 2 次,呕吐物为胃内容物,无肩背部放射痛,无大汗淋漓,无头晕、头痛等不适,症状持续不能得到缓解。其他院里,查心电图提示 V1~V3 导联 ST 段抬高,心肌酶谱及肌钙蛋白阴性,考虑急性心肌梗死,予阿司匹林 300mg,氯吡格雷 300mg,阿托伐他汀 20mg 嚼服后,转我院进一步治疗。

3)查体:体温(口)37.2℃;脉搏 87 次/分;血压 119/88mmHg;呼吸 19 次/分;神志清,精神可,颈静脉无怒张,双肺呼吸音清,未及干湿罗音,心前区无膨隆,无抬举性心尖冲动,心率 87 次/分,心律齐,心脏各瓣膜区未及明显病理性杂音,腹平软,上腹部轻压痛,无反跳痛,肝脾肋下未及,双下肢无凹陷性水肿。双侧巴氏征阴性。

4)辅助检查

a)实验室检验。血常规(五分类):白细胞计数 $12.1 \times 10^9/L$;中性粒细胞(%)79.5%;中性粒细胞 $9.60 \times 10^9/L$。肌酸激酶 153IU/L,肌酸激酶同工酶 25IU/L,肌钙蛋白 0.020ng/mL。

b)影像学检查。入院时心电图:V1~V3 导联 ST 段抬高(图 24.1)。心超:

①前壁及前侧壁局部运动幅度稍减弱,该处心肌稍薄,请结合临床及心电图检查(建议患者情况好转后到心超室复查);②左室收缩功能正常值低限;反复测量 EF49% ~ 55%。主动脉彩超:主动脉弓及三分叉处显示段内膜毛糙。

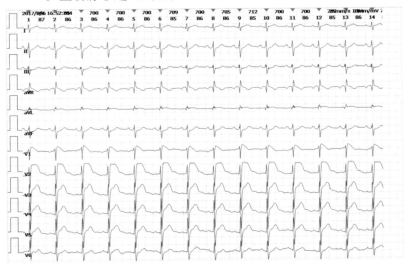

图 24.1 入院时心电图:V1 ~ V3 导联 ST 段抬高

5)既往史:高血压病史 1 年,未规律服用药物,血压一般在 $140^+/90^+$ mmHg。

6)其他个人史、婚育史或家族史:父亲猝死病史,余无殊。

4. 病情演变

患者胸痛明显,伴心电图 ST 段抬高,首先考虑急性心肌梗死,遂急诊行冠脉造影,术中见"左主干斑块,前降支近段斑块,远端肌桥,收缩期压缩 20% ~ 30%,余未见明显狭窄;回旋支中远段 30% ~ 40% 病变,余未见明显狭窄。右冠小,未见明显病变"(图 24.2),术后复查心肌酶和肌钙蛋白未见异常。

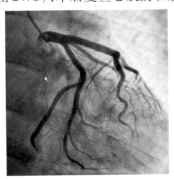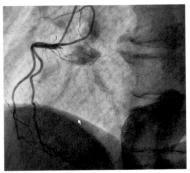

图 24.2 冠脉造影结果,左冠(左图)和右冠(右图)

结合患者的症状和心电图,考虑"Brugada 综合征",予电生理检查:"右室流出道 S_1S_1 250ms 诱发室速自行终止,重复刺激 S_1S_1 240ms 诱发室速蜕变为室颤,行直流电 200J 除颤转为窦律",患者最后确诊为"Brugada 综合征",行 ICD 置入术。

左冠状动脉:左主干斑块,前降支近段斑块,远端肌桥,收缩期压缩 20% ~ 30%,余未见明显狭窄;回旋支中远段 30% ~40% 病变,余未见明显狭窄。右冠状动脉:右冠小,未见明显病变。

冠脉造影术后复查心电图见图 24.3。

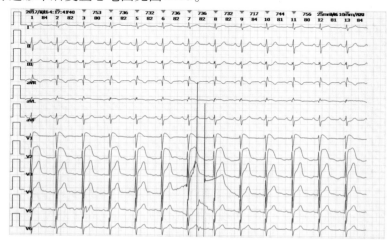

图 24.3　冠脉造影术后复查心电图

电生理检查见图 24.4。

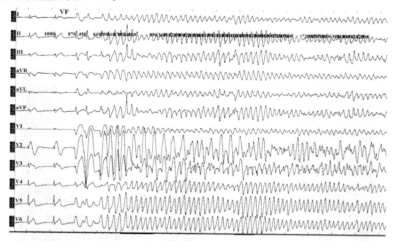

图 24.4　电生理检查。右室流出道 S_1S_1 250ms 诱发室速自行终止,重复刺激 S_1S_1 240ms 诱发室速蜕变为室颤

5. 临床思维导图(图 24.5)

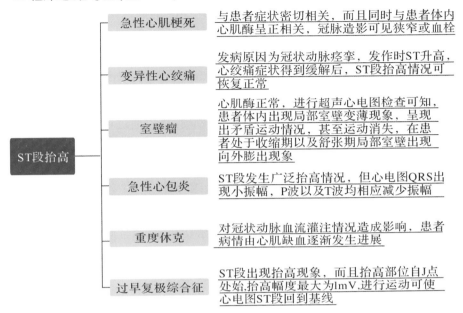

图 24.5　心电图中 ST 段抬高的鉴别诊断的临床思维导图

第二部分　文献分享与思考

　　心电图可以对患者的电位变化予以相对准确的观察,它主要是指 Q 波终点与 T 波起点之间的所有线段,ST 段是处于心肌细胞动作电位的曲线之中,其形成的主要原因在于 Ca^{2+} 缓慢内流;大多数正常情况下,其 ST 段也可能出现有抬高的情况,但是其抬高的幅度不会在 0.1mV 之上,而且 V1 ~ V3 导联的抬高的幅度不会在 0.25mV 之上;若在心电图检查中,其 ST 段抬高幅度超过了正常的抬高幅度,则基本可以判断为心肌损伤。

　　单凭心电图检查时不能够作为确定患者疾病的鉴别标准,因此,在临床诊断中,应该将 ST 段抬高幅度与患者的临床症状予以结合判断,以与有效的疾病种类相鉴别,如:急性心肌梗死的患者的 ST 段抬高位置主要在梗死区域的导联之中;室壁瘤的患者主要为弓背向上的抬高形式;变异性心绞痛的 ST 段则出现有损伤性抬高,但值得注意的是,若患者的病情得到好转,则 ST 段能够恢复到正常位置之中;急性细胞炎的患者会有广泛性的 ST 段抬高,但 QRS 的振幅幅度比较小,P 波以及 T 波的振幅也会减小;感染性休克由于自身的低血容量,从而使心肌出现雀薛的症状,严重时会导致心肌损伤,会有相应导联的 ST 段抬高;过早复极综合征可能与患者的心室复极异常、迷走神经张力增高有关,心电图会呈现 ST 段自 J 点抬高,最高的可达到 1mV。

综上所述,医护人员在为患者进行临床诊断时,可以通过观察者的心电图显示的 ST 段抬高情况并结合患者情况进行诊断,其能够有效提高诊断准确率。

诊断和鉴别:

(1)发生急性心肌梗死疾病的患者的心电图检查:其 ST 段抬高现象位于梗死区域的导联,而且呈现出单项曲线性质,上述特征为急性心肌梗死疾病最具有临床价值的特征。ST 段抬高检查结果与患者病情密切相关,而且同时与患者体内心肌酶呈正相关。

(2)变异性心绞痛患者进行冠脉造影:可知患者此类疾病的发病原因为冠状动脉痉挛,而且经患者心电图检查可知,ST 段发生抬高情况,抬高属于损伤型,对应导联 ST 段下降,当患者的心绞痛症状得到缓解后,经心电图检查可知患者体内 ST 段抬高情况恢复正常。

(3)室壁瘤:患者体内具有正常的心肌酶水平,进行超声心电图检查可知,患者体内出现局部室壁变薄现象,呈现出矛盾运动情况,甚至运动消失,在患者处于收缩期以及舒张期时局部室壁出现向外膨出现象。

(4)对于出现急性心包炎且病情对心外膜下浅层心肌进行累及时,患者体内产生损伤电流,对患者进行心电图检查可知,ST 段发生广泛抬高情况,但心电图 QRS 出现较小振幅,P 波以及 T 波均相应减小振幅。

(5)发生重度休克的患者体内出现低血容量,因此,对患者体内冠状动脉血流灌注情况造成影响,待患者病情由心肌缺血逐渐发生进展而演变为心肌损伤时,进行心电图检查可知其体内相应导联 ST 段出现抬高。

(6)对过早复极综合征患者进行心电图检查,结果被认为是一种正常变异心电图,其发病原因与患者体内出现心室复极异常、迷走神经张力升高等现象有关,对患者进行心电图检查可知,ST 段出现抬高现象,而且抬高部位自 J 点处开始,抬高幅度最大为 1mV,进行运动可使心电图 ST 段回到基线。

本案例中的患者出现胸痛不能缓解,ST 段出现抬高,因为发病时间较短,在心肌酶谱和肌钙蛋白无殊的情况下,首先考虑急性心肌梗死,进行急诊 PCI,以上符合临床规范。本案例中的患者心电图显示 V1～V3 ST 段呈下斜型抬高,所以需进一步考虑 Brugada 综合征。

Brugada 综合征是一种遗传性心脏离子通道疾病,主要表现为特征性右胸导联(V1～V3)ST 段呈下斜型(coved type)或马鞍型(saddleback type)抬高,临床特征为患者可能出现致命性室性快速性心律失常(室速或室颤)发作,严重可引起反复晕厥和猝死。Brugada 综合征主要分布在亚洲,尤其是东南亚,健康男性中多见,男女比例大约为 10:1,多数在 30～40 岁发病。Brugada 综合征占心脏病猝死的 4%～12%,占无器质性心脏病猝死的 20%～60%,而人群中符合 Brugada 综合征心电图诊断标准的发生率约在(0～5)/1000。1992 年,西班牙巴塞罗那大学的 Brugada 兄弟最早报道了一组 8 例心源性猝死患者,表现为猝死时心电图呈多源性室速或室颤,静息时心电图表现为有右束支传导阻滞,V1～V3 导联 ST 段抬高。1996 年正式引入 Brugada 综合征。2002 年以及 2004 年分别制定了 Brugada 综合征的国际专家共识。

Brugada 综合征是编码心脏离子通道基因突变导致的常染色体显性遗传性疾病——原发性心电疾病,多为编码钠通道(INa)、瞬时外向电流(Ito)、IKATP、Na－Ca 交换电流等离子通道的基因发生突变。目前,唯一已被证实的致病基因是编码钠通道 α 亚单位的 SCN5A 基因,检出率约为 18%～28%。分子遗传学研究对于 Brugada 综合征的诊断意义重大,但是临床尚有不少限制。首先,基因突变检测的时间较长,需要数周至数月,目前很少有临床科室直接能做基因检测,同时只有一部分(10%～30%)Brugada 综合征患者能检测出 SCN5A 基因突变,可能存在新的致病基因。

Brugada 综合征患者临床可表现为晕厥或猝死,发作时伴呻吟、呼吸浅慢而困难,多数的患者无症状,体检发现有异常心电图表现。典型的心电图表现又称为 Brugada 波,主要是指类右束支阻滞、V1～V3 导联 ST 段下斜型或马鞍型抬高及 T 波双向或倒置,其中根据心电图的不同特征,又可分为 3 型(如表 12.1 和图24.6)。Ⅰ型:J 点及 ST 段抬高>2mm,呈"穹窿"型改变,T 波倒置,ST－T 改变呈马鞍型;Ⅲ型:ST 段抬高>2mm,呈"穹窿"型或"马鞍"型。对于心电图波形,其中 Ⅰ 型具有诊断意义,Ⅱ、Ⅲ 型心电图没有特殊的诊断意义,当表现为 Ⅱ、Ⅲ 型心电图特征时,可通过下列方法使其表现出 Ⅰ 型图形,才具有诊断价值,如将胸前导联向上移 1～2 个肋间或用药物诱发。

表 24.1　**Brugada 波分型**

类别	Ⅰ型	Ⅱ型	Ⅲ型
J 波幅度	≥2mm	≥2mm	≥2mm
T 波	倒置	直立或双向	直立
ST 段形状	穹隆型	马鞍型	马鞍型
ST 段(终末部分)	逐渐下降	抬高≥1mm	抬高<1mm

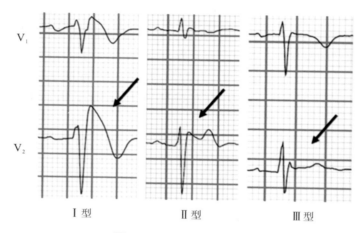

图 24.6　**Brugada 波分型**

关于 Brugada 综合征的诊断,Ⅰ型 Brugada 波是前提条件,同时需具有下列五个标准中的一个:

- 个人史(3 条):①室颤或多形性室速;②晕厥或夜间极度呼吸困难;③心脏电生理检查。

- 家族史(2 条):①家族成员 45 岁以下猝死;②家族成员存在Ⅰ型 Brugada 波。

在确诊 Brugada 综合征之前,应排除导致 ST 段抬高的其他病因,产生Ⅰ型 Brugada 波心电图改变可见于右束支传导阻滞、致心律失常性右心室心肌病、前壁心梗等疾病,同时也需要与药物诱发的 Brugada 波相鉴别,比如氟西汀、三环抗抑郁药物、三氟吡嗪等。这些情况又被称为 Brugada 拟表型,指临床上因其他诱因或病因出现典型的 Brugada 波,并且除去病因或诱因后心电图可恢复正常,无其他相关症状或家族史,基因检测结果也是阴性。

Brugada 拟表型见表 24.2。

表 24.2　Brugada 拟表型

鉴别诊断	影响因素
非典型右束支传导阻滞	电解质紊乱
心室肥厚	高低钾血症
早复极	高低钙血症
急性心包炎/心肌炎	低体温或高体温
急性心肌雀薜或心肌梗死	睾丸激素增多症
肺栓塞	药物
变异性心绞痛	抗心律失常药物：Ⅰa Ⅰc 类、钙离子拮抗剂、β 受体阻滞剂
夹层主动脉瘤	抗心绞痛的药物：钙离子拮抗剂、硝酸酯类、钾通道开放剂
中枢或自主神经系统异常	精神类药物：三环类抑郁药物、选择性 5 - HT 重吸收抑制剂、锂制剂、苯二氮卓类药物、吩噻嗪类药物
杜氏肌营养不良	麻醉/镇静剂：普鲁卡因、丙泊酚
Friedreich 共济失调	其他：H1 受体阻滞剂、酒精中毒、可卡因、大麻类
强直性肌营养不良症	—
致心律失常性右室心肌病	—
右室流出到机械性压迫损伤	—
除颤后记录的心电图	—

　　心脏电生理检查是确诊标准之一，诱发率达 76.7%，电生理阳性是最强的危险因素，电生理阳性患者是电生理阴性患者发生猝死风险的 9 倍。

　　Brugada 综合征的治疗手段——埋藏式心脏复律除颤器植入式是目前唯一被证实有效的方法。对于既往有心源性猝死病史或心电图室速/室颤的证据，不论伴或不伴晕厥病史，ICD 植入是Ⅰ类推荐；Brugada 综合征患者有Ⅰ型心电图改变，晕厥可能由室颤或室速引起，植入 ICD 是Ⅱa 推荐；Brugada 综合征患者无症状且电生理诱发出室颤时，植入 ICD 是Ⅰb 推荐；对于无症状的自发性Ⅰ型 Brugada 心电图患者，实施电生理检查，若可诱发出室颤或室速，应予以 ICD 治疗。

　　其余治疗方式。有部分研究结果提示射频消融能有效减少 Brugada 综合征患者室速或室颤的发作次数。因缓慢心率所致慢频率依赖型的室速或室颤也可用起搏器治疗。在药物方面，奎尼丁、增加 L 型钙电流的药物（异丙肾上腺素、地诺帕明等）、磷酸二酯酶Ⅲ抑制剂西洛他唑等均被报道可减少室颤的发作。

第三部分 启示与拓展

1. ST 段抬高的鉴别诊断

急性胸痛伴 ST 段抬高的患者需要首先考虑急性心肌梗死,需尽快完善冠脉造影来排除心梗疾病。但在临床上,ST 段抬高的原因有很多种,不仅局限在急性心肌梗死,在临床上遇到类似情景时,需拓展思维。室壁瘤、主动脉夹层动脉瘤、急性肺栓塞、致心律失常性右室心肌病、高低钾血症、高低钙血症以及三环类抗抑郁药物等也会引起 ST 段抬高,临床医生需要结合患者情况进行诊断,其能够有效提高诊断的准确率。

2. Brugada 综合征的诊断

Brugada 综合征的诊断需要根据临床资料与基因检测两方面进行,它的诊断指南已被反复更新。2002 年,欧洲心脏病协会提出自发或药物刺激下至少有一个右胸导联 Ⅰ 型 Brugada 波改变,同时要结合患者的个人史或家族史,才能诊断为 Brugada 综合征。2013 年,美国心率学会和欧洲心律学会建议药物刺激或自发情况下在第 2~4 肋间的 V1~V2 至少有 1 个导联出现典型的 Ⅰ 型 Brugada 波改变,即可诊断为 Brugada 综合征。2016 年,J 波综合征共识回忆首次推出用上海评分系统来诊断 Brugada 综合征。但是,万变不离其宗,心电图是诊断 Brugada 综合征的根本。所以,临床中要熟练掌握心电图。

3. 医患沟通的重要性

医学上很多疾病是不能被治愈的,"医学不是神",不要对医学产生过高的预期。主流媒体和医界自身都不遗余力地报道了太多的"医学先进成果",塑造了太多的"德艺双馨"的神,而对于医学的失败和无力则讳莫如深。这给老百姓造成了错觉:中国医学没有解决不了的问题。但是这并不符合临床实际。本案例中的 Brugada 综合征是不能治愈的疾病,猝死的风险较正常人的高。医学不能治愈疾病,而需要其他的力量去解决,但是可以做到"To Cure Sometimes,To Relieve Often,To Comfort Always(有时治愈,常常帮助,总是安慰)",帮助患者及家属理解认识疾病的本身。当患者真正从内心理解生命和疾病的时候,医疗环境才能够变得非常平和。

参考文献

1. MILMAN A, ANDORIN A, POSTEMA P G, et al. Ethnic differences in patients with Brugada syndrome and arrhythmic events: new insights from survey on arrhythmic events in brugada syndrome. Heart Rhythm, 2019, 16(10): 1468 – 1474.

2. BRUGADA P, BRUGADA J. Right bundle branch block, persistent ST segment elevation and sudden cardiac death: a distinct clinical and electrocardiographic syndrome: a multicenter report. Journal of the American College of Cardiology, 1992, 20(6): 1391 – 1396.

3. YAN G X. Antzelevitch C. Cellular basis for the electrocardiographic J wave. Circulation, 1996, 93(2): 372 – 379.

4. WILDE A A, ANTZELEVITCH C, BORGGREFE M, et al. Proposed diagnostic criteria for the Brugada syndrome: consensus report. Circulation, 2002, 106(19): 2514 – 2519.

5. ANTZELEVITCH C, BRUGADA P, BORGGREFE M, et al. Brugada syndrome: report of the second consensus conference: endorsed by the Heart Rhythm Society and the European Heart Rhythm Association. Circulation, 2005, 111(5): 659 – 670.

6. SARQUELLA – BRUGADA G, CAMPUZANO O, ARBELO E, et al. Brugada syndrome: clinical and genetic findings. Genetics in Medicine: Official Journal of The American College of Medical Genetics, 2016, 18(1): 3 – 12.

7. PRIORI S G, WILDE A A, HORIE M, et al. Executive summary: HRS/EHRA/APHRS expert consensus statement on the diagnosis and management of patients with inherited primary arrhythmia syndromes. Europace : European Pacing, Arrhythmias, and Cardiac Electrophysiology: Journal of The Working Groups On Cardiac Pacing, Arrhythmias, and Cardiac Cellular Electrophysiology of The European Society of Cardiology, 2013, 15(10): 1389 – 1406.

8. KAPPLINGER J D, TESTER D J, ALDERS M, et al. An international compendium of mutations in the SCN5A – encoded cardiac sodium channel in patients

referred for Brugada syndrome genetic testing. Heart rhythm,2010,7(1):33 –46.

9. WILLEMS S,HOFFMANN BA,SCHAEFFER B,et al. Mapping and ablation of ventricular fibrillation – how and for whom? Journal of interventional cardiac electrophysiology : an international journal of arrhythmias and pacing,2014,40(3):229 –235.

10. YAN G X,ANTZELEVITCH C. Cellular basis for the Brugada syndrome and other mechanisms of arrhythmogenesis associated with ST – segment elevation. Circulation,1999,100(15):1660 –1666.

11. TSUCHIYA T, ASHIKAGA K, HONDA T, et al. Prevention of ventricular fibrillation by cilostazol,an oral phosphodiesterase inhibitor,in a patient with Brugada syndrome. Journal of Cardiovascular Electrophysiology,2002,13(7):698 –701.

作者简介:李亚,2018 级临床医学博士后,主攻方向为心血管疾病。
指导老师:张文斌,副主任医师,浙江大学医学院附属邵逸夫医院,主攻方向为冠
心病。

病例 25
ST 段抬高的操场少年

第一部分　病情变化过程

1. 病情概述

患者,男性,25 岁,因跑步后胸痛 8h 伴压榨感,出汗,疼痛无法缓解,持续无法入眠于我院急诊就诊,急诊查心电图示:广泛前壁 ST 段抬高,伴异常 Q 波。急诊心肌酶谱:肌钙蛋白 – T1.240ng/mL↑、肌酸激酶 – MB70U/L↑,诊断急性 ST 段抬高型心肌梗死(ST segment elevation myocardial infarction,STEMI),予双抗抗血小板聚集联合他汀负荷调脂后,急诊行冠状动脉造影:左主干瘤样扩张,前降支远端和第一对角支血栓形成;于左前降支远段及第一对角支抽吸血栓。后患者心电图机心肌酶谱下降,胸痛缓解,多学科会诊示患者目前单用抗凝,予出院随访。

2. 接诊印象

结束了前半夜的忙碌,我正准备缓口气坐在椅子上打个盹,一阵急促电话声响起:"倪医生,来了一位 25 岁的大学生,考虑心肌梗死,请您速来抢救室。"不应该吧,25 岁 STEMI?睡眼蒙眬的我让护士重复了一下患者的情况,瞬间跳了起来。急诊平车送上来一位虚弱的小伙子,是一名大学生。了解到他前驱只有一个跑步史,我就知道,他不是个寻常的小伙子。他的同学围在一边,表情凝重,辅导员朝我跑过来,急促地说:"医生,您务必救救他,他才 25 岁!"我一边安抚,一边开始进行心电监护。

3. 病史回顾

基本信息:患者,男性,25 岁,大学生。

病史特点:

1)主诉:活动后胸痛 8h。

2)简要现病史:患者 8h 前跑步后出现胸口闷痛,自觉为压榨感,伴出汗,疼痛无法自行缓解。无背部、左肩部放射痛,无呼吸困难,无头晕头痛,无恶心呕吐,休息后无缓解,疼痛持续无法入睡,遂于 2h 前于我院急诊就诊。

3)体格检查:T 37.4℃,P 75bpm,BP 147/86mmHg,RR 18/min,SpO₂ 100%,意识清晰,BMI 27.10kg/m²。

专科体检:浅表淋巴结无肿大,颈静脉无怒张,心前区无隆起,心界未扩大,心律齐,未闻及明显杂音。两肺呼吸音清,未闻及明显杂音。无腹部压痛反跳痛,未及包块,肝脾肋下未及。神经系统检查阴性。双下肢无水肿,Allens 试验阳性。

4)既往史:既往血压偏高,长期 140/80mmHg,未予以治疗。否认糖尿病、高同型半胱氨酸血症、家族性高脂血症等。

5)个人史:否认吸烟、饮酒、过敏、毒物接触、药物滥用等。

6)家族史:父亲既往高血压,具体不详,否认冠心病家族史。

7)辅助检查。血常规 WBC 10.1 × 10⁹/L,N% 80.9%,N 8.14 × 10⁹/L,Hb 162g/L,Plt 202 × 10⁹/L,心肌酶谱 cTnT 1.240ng/mL ↑,CK – MB:70U/L ↑,LDH:303U/L ↑。

急诊首个 ECG:下午 1:44,广泛前壁 ST 段抬高,伴异常 Q 波(图 25.1)。

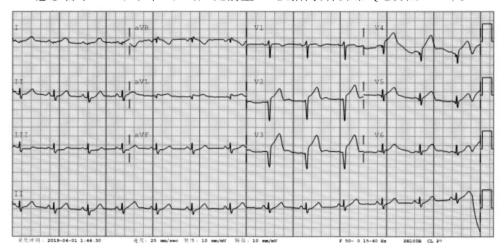

图 25.1　急诊心电图提示:广泛前壁 ST 段抬高,伴异常 Q 波

4. 病情演变

患者初步诊断为急性前壁 ST 抬高型心肌梗死,心功能 1 级(killip)。

急诊立即予阿司匹林 300mg,波立维 300mg 嚼服,联合立普妥 40mg 强化,行急诊冠脉造影(图 25.2、图 25.3)。

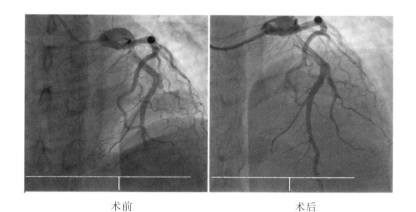

术前   术后

图 25.2 急诊 PCI 影像

2019-04-13,3:36，冠脉内局部药物释放治疗术

病变部位	狭窄	形态	TIMI血流
前降支远端	0%	血栓形成	0
第一对角支	0%	血栓形成	0
左主干		动脉瘤	

右冠优势型,左前降支远端以及第一对角支可见血栓

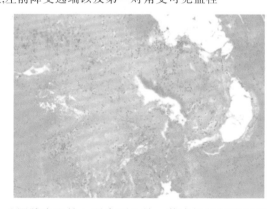

（冠脉内血栓）混合型血栓，伴中性粒细胞浸润

图 25.3 冠脉狭窄具体情况及血栓病理

1)住院诊疗经过

替罗非班 0.15mcg/(kg·min) Ⅳ 12h。

阿司匹林 100mg QD,氯吡格雷 75mg QD。

培哚普利叔丁胺 4mg QD,琥珀酸美托洛尔缓释片 47.5mg QD,阿托伐他汀钙片 20mg QN。

LMWH 0.4mL Q12H(4.2~4.10),华法林 3mg QD(4.10~4.15)。

2)完善实验室检查

ANA 全套(-),ANCA 全套(-),ACL-ab(-),抗β2-糖蛋白抗体(-),狼疮抗凝物(-),CMV-IgG(-),CMV-IgM(-),EBV-IgG(-),EBV-IgM(-)

呼吸道病毒/流感 A and B(-),RPR(-),TPPA(-),甲状腺激素全套(-),无川崎病指证。

3)完善影像学检查

CT 全主动脉造影(图 25.4):无殊。

双侧甲状腺及颈部淋巴结检查:双侧甲状腺多发胶质结节。

心超(4.1):EF 61.1%,LVIDs 3.19cm,LVIDd 5.08cm,左室心肌节段性运动异常,左室整体收缩功能正常范围。

其余部位超声:无殊。

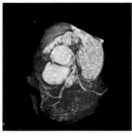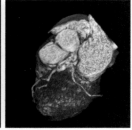

2019-04-09,15:52冠造及IVUS

病变部位	狭窄	形态	TIMI血流
前降支中段	20%	心肌桥	3
回旋支近段	0%	无	3
前降支近段	0%	正性重构,瘤样扩张,钙化斑块	3

前降支中段可见心肌桥,前降支近段-左主干可见正性重构,瘤样扩张,钙化斑块

图 25.4　复查冠脉造影情况

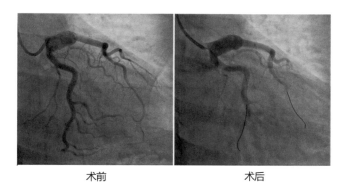

术前   术后

图 25.4(续)　复查冠脉造影情况

血管内超声结果见图 25.5。

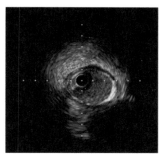 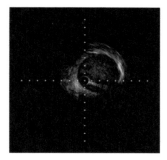 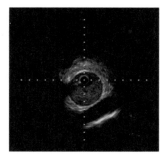

图 25.5　血管内超声结果

复查 ECG 结果见图 25.6。

CK-MB 及 TnT 动态变化见图 25.7。

2019-04-09，9:38宽而深的病理性Q波形成，伴心前区导联T波倒置

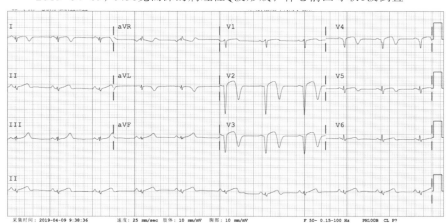

图 25.6　复查 ECG 结果

- INR 0.99 (4.10)→1.36(4.13)→1.67(4.15)
- LFT:AST 49U/L↑, ALT 139U/L↑
- RFT:Cr 75μmol/L, BUN 3.56mmol/L

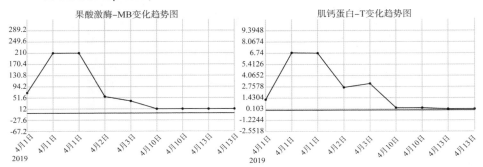

图 25.7　CK – MB 及 TnT 动态变化

4)MDT 讨论后出院计划

药物治疗:阿司匹林 100mg QD 口服,波立维 75mg QD 口服,雅施达 4mg QD 口服,琥珀酸美托洛尔缓释片 47.5mg QD 口服,华法林 2.25mg QD 口服。

抗栓抗凝方案:DAPT + 华法林,1 个月——波立维 + 华法林,2 个月——华法林终身运动限制。

5.临床思维导图(图 25.8)

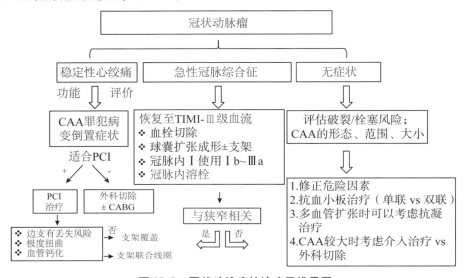

图 25.8　冠状动脉瘤的诊疗思维导图

第二部分　文献分享与思考

　　冠状动脉瘤的发病率为 0.3% ~5% ,男性多于女性,冠脉近端多于远端。研究显示冠状动脉瘤(coronary artery aneurysm, CAA) 合并冠状动脉瘤样扩张(coronary artery ectasia, CAE)的发生率高于 CAA, CAA 的发生率 <1% 。冠状动脉瘤好发于右冠状动脉(40%),其次为左前降支(32%),左主干处较少见(3.5%),但囊状冠脉瘤好发于左前降支。冠状动脉粥样硬化性和血管性 CAA 常有超过 1 根血管受累,先天性和医源性 CAA 则常局限于 1 根血管。结合本病例,患者为青年男性,左主干处巨大冠状动脉瘤,为常见人群里的罕见病变位置。图 25.9 为冠状动脉瘤的分型。

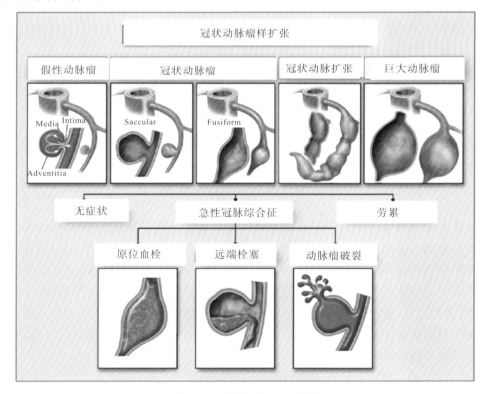

图 25.9　冠状动脉瘤的分型

1. 评估手段

冠脉造影是目前最常用来评价冠状动脉扩张或动脉瘤的成像手段。但是,前向造影剂充盈延迟、节段性反流、造影剂瘀滞于扩张节段往往使得冠脉造影无法获得最佳图像。强力长时间注射造影剂可以有效避免动脉瘤处造影剂瘀滞而导致血栓形成,在巨大动脉瘤中效果尤为显著。

此外,血管内超声(intravenous ultrasound,IVUS)也是一种非常有用的成像手段,可以对管壁进行成像,区分真性动脉瘤、假性动脉瘤和因斑块破裂或邻近节段狭窄所致的动脉瘤样外观。此外,IVUS 可以准确测量 CAA 和(或)邻近狭窄管腔的尺寸,在需要行冠状动脉介入治疗(percutaneous coronary intervention,PCI)时协助选择支架尺寸。支架植入后行 IVUS 时需格外小心,避免造成支架移位。

2. 管理策略

鉴于以下原因,目前 CAA 患者的治疗颇具挑战性。

(1)冠状动脉瘤的自然病程尚不清楚,因此偶然发现的 CAA 或无冠脉狭窄或闭塞的冠脉扩张尚无最佳治疗策略。

(2)有心绞痛或急性心梗表现的患者无论是接受介入治疗还是外科血运重建,在技术上都具有挑战性。

(3)此外,无论是有症状还是无症状的 CAA 患者,目前均缺乏相关随机试验或大规模试验的数据。目前,大多数推荐都是基于小型病例研究或经验。

3. 药物治疗

动脉粥样硬化在 CAA 的病因中占据很大比例,尤其是老年患者中。因此,改善相关危险因素的重要性不言而喻。此病因与本病例关系不大。

双联抗血小板或抗凝治疗在 CAA 患者尤其是偶然发现 CAA 的患者当中的应用目前仍有争议。不幸的是,目前尚无高质量证据支持或反对抗血小板或抗栓治疗在这类患者当中的应用。既往研究的结果各异。近期一项研究显示 CAE 合并急性冠脉综合征的患者接受口服抗凝药治疗并达到治疗时间窗 >60% 后,不良心血管事件(major adverse cardiac event,MACE)事件发生率由 33% 降至 0%,提示 CAE 合并急性冠脉综合征的患者接受抗凝治疗可有获益。本病例最终采取了这种方案,急性冠脉综合征(acute coronary syndrome,ACS)急性期采用三联方式,然后迅速撤去双联抗血小板策略(dual anti‐platelet therapy,DAPT),让患者终生抗凝随访冠状动脉瘤进展,为相对最佳的选择。

一些学者发现血管紧张素转换酶可以预防或延缓 CAA 进展,但这一结论尚未在长期研究中得到证实。值得注意的是,血管舒张剂如硝酸盐类可以加速 CAA 或

CAE 患者的心肌缺血进展,因此应避免使用。Kawasaki 病患者经静脉使用免疫球蛋白可以降低 MACE 事件的发生率。

4. 介入治疗

由 CAA 所致的急性冠脉综合征患者的治疗重点在于恢复血流。鉴于这类患者往往有血栓负荷较重,因此在扩张动脉或动脉瘤处行 PCI 时常选择血栓切除(抽吸或机械切除)联合血小板糖蛋白 Ⅱ b/ Ⅲ a 抑制剂。尽管如此,无复流和远端栓塞的发生率仍较高。无急性冠脉综合征的 CAA 患者的干预治疗更为复杂。当患者有高危临床或解剖特征时往往考虑干预治疗。其治疗手段因动脉瘤形状和范围有所不同。目前,普遍采用覆膜支架及线圈栓塞的手段。

覆膜支架的输送:覆膜支架往往较硬,需要通过较大的指引导管输送,增加了手术相关并发症的发生率,尤其是在较为扭曲的血管中。此外,覆膜支架输送入边支较困难,可能导致动脉瘤覆盖不完全。某些情况下覆膜支架无法输送,可考虑使用支架联合线圈栓塞,见图 25.10。

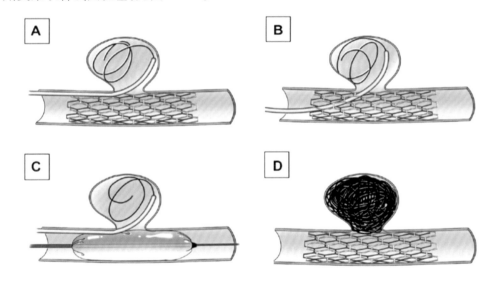

图 25.10　冠状动脉瘤的线圈栓塞示意图

5. 结论

冠状动脉瘤样扩张并不少见,其管理目前仍颇具挑战性。理解其自然进程、评估手段及干预手段对于达到最佳治疗结果至关重要。

第三部分　启示与拓展

1. 不要忽略青年心梗的几大病因

本病例患者为青年男性,STEMI 起病。这种患者在临床上可谓少之又少,但是如果发生,需要考虑哪些原因,是一个合格的心内科临床医生需要拥有的专科思维。第一,要考虑的是川崎病(kawasaki disease)。川崎病是冠脉动脉瘤最常见的病因,作为一种血管炎,通常发生在婴儿和儿童时期,主要特征是高热、口腔黏膜结膜炎、皮疹、淋巴结肿大和四肢皮肤变化及蜕皮。冠脉动脉瘤是其最严重的后遗症之一,可能导致心肌缺血事件甚至是猝死。在没有早期接受静脉注射免疫球蛋白治疗的患者中,发生冠脉动脉瘤的风险尤其高。因此,对于冠脉动脉瘤合并有川崎病病史的患者,尤其没有接受规范治疗的患者,应考虑川崎病引起的冠脉动脉瘤。第二,我们需要考虑马凡综合征(Marfan syndrome,MFS),这是一类因 FBN1 基因突变引起的常染色体显性遗传病,由于纤维蛋白的先天缺陷,MFS 患者体内的许多结构较常人都更脆弱,比如脊柱、硬脑膜、虹膜和心血管,而引发一系列的严重并发症。主动脉瘤是马凡综合征患者最严重的并发症之一,常发生在主动脉根部,也有合并发生于冠脉的病例报道。对于有冠脉动脉瘤合并 MFS 家族史,或表现出身高过高、蜘蛛手等临床表现怀疑马凡综合征的患者,应考虑由此引起的动脉瘤。除了马凡综合征外,一类影响结缔组织的遗传病如皮肤弹性过度综合征(Ehlers-Danlos 综合征)、Turner 综合征(先天性卵巢发育不全)等都会增加动脉瘤的发生率,其破裂风险也更高。第三,血管炎等自身免疫相关性疾病也不能除外,如白塞(Behcet)综合征,这是一种系统性血管炎,患者常表现出复发性且疼痛的皮肤黏膜溃疡。1/3 的患者会发生大血管受累,引发动脉狭窄、动脉血栓或动脉瘤形成。尽管少见,Behcet 综合征也可累及冠状动脉,导致冠状动脉血管炎或动脉瘤形成。除此以外,其他系统性炎症疾病,如系统性红斑狼疮、IgG4 - RD 也可能引起冠脉动脉瘤的发生。

2. 充分了解患者所需要的抗凝、DAPT 策略以及与患者充分沟通

上述文献综合证明冠状动脉瘤在循证医学方面,在没有动脉粥样硬化的情况下首选抗凝而非抗血小板,然而本病例患者是 ACS 且为最严重的 STEMI 起病,在

支架植入后的 DAPT 是不可避免的,由于患者出血风险小,栓塞风险大,主任们在 MDT 后还是选择了三联抗血栓方案,在血管充分内皮化以后改为单药抗血小板策略＋抗凝,接着根据指南进行抗凝终生应用。我们在今后的工作中也应该在出血与缺血风险中进行慎重的考虑和判断,选择出对患者最佳的抗血栓抗凝方案,并且在此过程中,必须与患者充分沟通抗血小板及抗凝对此病的必要性及迫切性,并且充分告知可能出现的出血风险和相应的对应策略。这是我们医生对患者的最基本知情权的尊重,也是不伤害原则的基石,谨以此病例分享给大家。

参考文献

1. SWAYE P S, FISHER L D, LITWIN P, et al. Aneurysmal coronary artery disease. Circulation,1983,67: 134－138.

2. BAMAN T S,COLE J H,DEVIREDDY C M,et al. Risk factors and outcomes in patients with coronary artery aneurysms. Am J Cardiol,2004,93:1549－1551.

3. WARISAWA T, NAGANUMA T, TOMIZAWA N, et al. High prevalence of coronary artery events and non－coronary events in patients with coronary artery aneurysm in the observational group. Int J Cardiol Heart Vasc,2016,10:29－31.

4. DOI T,KATAOKA Y,NOGUCHI T,et al. Coronary artery ectasia predicts future cardiac events in patients with acute myocardial infarction. Arterioscler Thromb Vasc Biol,2017,37:2350－2355.

5. COHEN P, OGARA P T. Coronary artery aneurysms: a review of the natural history,pathophysiology,and management. Cardiol Rev,2008,16:301－304.

6. JARCHO S. Bougon on coronary aneurysm (1812). Am J Cardiol,1969,24:551－553.

7. TRINIDAD S,GRAYZEL D M,RAPOPORT P. Aneurysm of the coronary artery. Ann Intern Med,1953,39: 1117－1124.

8. PACKARD M, WECHSLER H. Aneurysms of coronary arteries. Arch Intern Med,1929,43:1.

9. LUO Y,TANG J,LIU X,et al. Coronary artery aneurysm differs from coronary

artery ectasia: angiographic characteristics and cardiovascular risk factor analysis in patients referred for coronary angiography. Angiology,2017,68:823 – 830.

10. DIAZ – ZAMUDIO M,BACILIO – PEREZ U,HERRERA – ZARZA M C,et al. Coronary artery aneurysms and ectasia: role of coronary CT angiography. Radiographics, 2009,29:1939 – 1954.

11. MARKIS J E,JOFFE C D,COHN P F,et al. Clinical significance of coronary arterial ectasia. Am J Cardiol,1976,37: 217 – 222.

12. MAEHARA A,MINTZ G S,AHMED J M,et al. An intravascular ultrasound classification of angiographic coronary artery aneurysms. Am J Cardiol, 2001, 88:365 – 370.

13. MANGINAS A,COKKINOS D V. Coronary artery ectasias: imaging,functional assessment and clinical implications. Eur Heart J,2006,27:1026 – 1031.

作者简介:倪骋,2018 级临床医学博士后,主攻方向为心脏纤维化的机制及干预靶点研究。

指导老师:王建安,教授,主任医师,浙江大学医学院附属第二医院,主攻方向为心血管疑难杂症及心脏瓣膜病的介入治疗。

病例 26
是什么乱了心弦

第一部分　病情变化过程

1. 病情概述

患者,女性,70 岁,因"发现白细胞升高 2 个月余,牙龈肿胀半月"入我院血液科病房。完善血化验及骨髓相关检查后,最终诊断为:急性髓细胞白血病,M5a 型。明确诊断后,予阿扎胞苷 + 高三尖杉酯碱 + 阿糖胞苷化疗,同时加强水化、碱化,哌拉西林他唑巴坦 + 泊沙康唑抗感染,以及护肝、护胃、补充白蛋白等对症支持治疗。用药 3 天后,患者夜间突发胸闷心悸、呼吸困难、全身水肿,测血氧饱和度低,心率160 次/分,予启动快速反应小组,转入 ICU。

2. 接诊印象

那是一个炎热的午后,一位阿姨走进了血液科病房:"医生,我来办住院!"我抬起眼,只见这位阿姨烫着一头棕色的卷发,穿着时髦,完全看不出已经 70 岁了,仔细一端详,她的口唇有些许泛白,眉眼之间带着几分疲态。于是,我便开始询问病情:"阿姨,您哪儿不舒服?"她从包里取出一叠化验单,说道:"我几个月前体检,查出来白细胞很高,这段时间牙龈肿得厉害,饭都吃不下了。"我接过她手里的单子一看,血常规提示白细胞计数达 $75 \times 10^9/L$,其中中性粒细胞百分比只有 11%,单核细胞百分比跌到了 0%,幼稚细胞占了 65%,血红蛋白和血小板都有轻微下降,我心想,糟糕,八成是白血病。了解了完整的病史之后,我赶紧拿着她的化验结果请示了老师,老师看着她的化验单,面色凝重:"血里的幼稚细胞这么多,病情刻不容缓,我们得尽快明确诊断,进行相应的治疗,下午就把骨穿做了,你去准备东西,我去谈话。"于是,我们以最快的速度完善了骨穿,老师下班后在病理室泡了一晚上,基本摸清了她的诊断,"根据这个人的骨髓象,大致可以判断是一个 M5a 型急性髓细胞白血病,当然还要结合她的免疫学、染色体及基因检测结果。"明确诊断后,我们马上制定了下一步的治疗方案,阿姨全程都非常理解并配合我们的治疗。

3. 病史回顾

基本信息：患者，女性，70 岁，退休工人。

病史特点：

1）主诉：发现白细胞升高 2 个月余，牙龈肿胀半月。

2）简要病史：患者 2 个月余前体检发现白细胞升高，以幼稚细胞为主，半个月前出现牙龈肿胀，进食困难，伴乏力，半月体重减轻 2.5kg。

3）查体：脉搏 88 次/分，呼吸 18 次/分，血压 114/77mmHg，体温 38.6℃。神清，精神软，双侧颈部、锁骨上浅表淋巴未及，牙龈肿胀，颈静脉无充盈怒张，胸廓无畸形，两肺呼吸音清，未闻及明显干湿性啰音。心律齐，各瓣膜区未闻及病理性杂音。腹平软，无压痛反跳痛，肝脾肋下未及，移动性浊音阴性。双下肢无水肿。双侧病理征阴性。

4）辅助检查

a）实验室检验。血常规：白细胞计数 75.0×10^9/L↑、红细胞 2.19×10^{12}/L↓、血红蛋白 79g/L↓、血小板计数 156×10^9/L、中性粒细胞百分比 11.0%↓、淋巴细胞百分比 24.0%、单核细胞百分比 0.0%↓、异常细胞 65.00%。

血生化：白蛋白 27.8g/L↓、钾 3.41mmol/L↓、钙 1.94mmol/L↓、镁 0.64mmol/L↓、尿素氮 10.40mmol/L↑、肌酐 202μmol/L↑、C–反应蛋白 46.0mg/L↑。

b）影像学检查。胸部高分辨 CT：两肺少许纤维增殖钙化灶。心脏多普勒超声：二尖瓣、三尖瓣少量反流。

c）心电图：窦性心律；完全性右束支传导阻滞。

6）既往史：既往有高血压病史 20 年，长期服用氯沙坦每日 1 片，自诉血压控制可。有脑梗塞病史 5 年，长期服用阿托伐他汀。无糖尿病；无肾病史；无肺结核；无病毒性肝炎；无其他传染病；无食物、药物过敏；无外伤史；无手术史；无输血史；无中毒史；无可能成瘾药物。疫苗接种史不详。

7）其他个人史、婚育史或家族史：无殊。

4. 病情演变

对患者采用阿扎胞苷 + 高三尖杉酯碱 + 阿糖胞苷化疗，同时加强水化、碱化，哌拉西林他唑巴坦 + 泊沙康唑抗感染，以及护肝、护胃、补充白蛋白等对症支持治疗。

用药 3 天后，患者于 19:30 出现胸闷心悸、呼吸困难、全身水肿，值班医生于床边查看，神志清、精神软，急性病容，大汗，端坐呼吸，颜面部及双下肢水肿明显，面罩 10L/min 吸氧，SPO₂ 92%~95%，体温 38℃，心率 160 次/分，心律绝对不齐，血压 159/90mmHg，呼吸频率 30 次/分，双肺呼吸音粗，双肺可闻及细湿啰音。予急查

床边心电图、床边胸片、血常规、血生化、血气分析、凝血谱、心肌酶谱、NT -
proBNP等。

19:40完善床边心电图:快速型心房颤动;完全性右束支传导阻滞(图26.1)。
予速尿20mg、西地兰0.4mg静推。

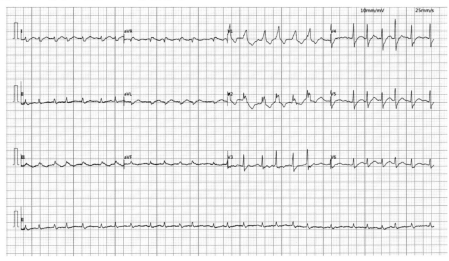

图26.1 床边心电图

20:00完善床边胸片:双肺渗出明显(图26.2)。

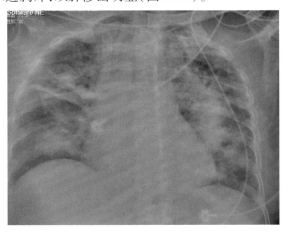

图26.2 床边胸片

20:30急血化验结果回报:

(1)血常规:白细胞计数13.9×10^9/L↑,中性粒细胞21%↓,淋巴细胞7%↓,
单核细胞25%↑,血红蛋白58g/L↓,血小板45×10^9/L↓。

（2）血生化：白蛋白 35.3g/L，肌酐 137μmol/L↑，钾 3.07mmol/L↓，CRP 38.6mg/L↑。

（3）心肌酶谱：肌钙蛋白 -Ⅰ <0.019ng/mL，CK - MK 11U/L。

（4）NT - proBNP：15114pg/mL↑。

（5）动脉血气分析：pH 7.389，氧分压 81.3mmHg，二氧化碳分压 42.7mmHg，碳酸氢根浓度 25.2mmol/L，SBE 0.8。

患者胸闷心悸、呼吸困难仍明显，利尿效果不佳，心率 150～180 次/分波动，面罩 10L/min 吸氧下 SpO₂ 90% 左右，予启动快速反应小组，于 21:00 转入 ICU。

5. 临床思维导图（图 26.3）

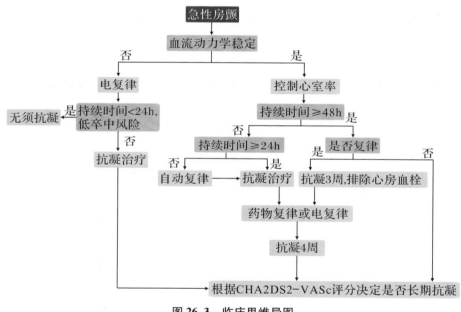

图 26.3　临床思维导图

第二部分　文献分享与思考

心房颤动(atrial fibrillation，AF)，简称房颤，是一种心房激动异常的快速性心律失常,最终导致心房无效收缩,是目前最常见的心律失常之一。房颤的典型心电图表型是 P 波消失,代之以高频杂乱的房颤波,同时合并 R－R 间期绝对不规则。目前,临床上比较常用的房颤分型把房颤分为:首次诊断的房颤,即无论是否有房颤症状及持续时间,第一次确诊为房颤;阵发性房颤,发作后 7 天内自行或通过干预终止的房颤;持续性房颤,即持续时间超过 7 天的房颤;长程持续性房颤,即患者在决定转律之前,房颤以及持续时间超过 12 个月;永久性房颤,患者和医生共同决定放弃恢复窦性心律,任由房颤心律维持。我们常说的急性房颤主要是指房颤首次发作、阵发性房颤发作期以及持续性或永久性房颤发生快速心室率或症状加重。

从病因学上,房颤的发生主要由触发因素以及房颤的基质决定。房颤的触发因素主要包括过量饮酒、咖啡、睡眠障碍、剧烈运动、焦虑情绪、外科手术(尤其是心胸外科手术)、急性心衰、心肌梗死、心肌炎、心包炎、肺栓塞、急性感染、代谢紊乱等。而高龄、性别、种族、遗传背景等不可调控因素以及高血压、糖尿病、吸烟、肥胖、慢性肾病、血管疾病等可调控因素相互作用所导致的心房电重构及结构重构组成了房颤的基质。近期,加拿大心血管协会提出了房颤自然转归的模型,认为房颤的自然病程是一种进行性疾病,随着时间的推移,阵发性房颤终究会转化为持续性/永久性房颤。在病程早期,纠正触发因素,房颤可不再出现;而在病程晚期,控制可调控因素可减少房颤的发生与进展(图 26.4)。因此,对于急诊房颤来说,纠正触发因素对于房颤的有效控制尤为重要。

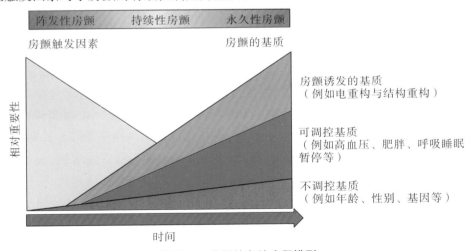

图 26.4　房颤的自然病程模型

结合该病例,患者的基础疾病较为复杂,此次在化疗期间突发急性房颤及心衰,心室率较快,氧饱和度低,诱发房颤的原因不明。

血液科医生认为：患者此次主要因血液病入院，入院后完善骨髓检查，急性髓细胞白血病 M5a 型诊断明确，已予阿扎胞苷＋高三尖杉酯碱＋阿糖胞苷联合化疗 3 天，期间出现急性房颤及心衰。高三尖杉酯碱具有一定的心脏毒性，较常见的表现为窦性心动过速、早搏以及心电图出现 ST－T 改变等，极少患者可出现房颤；而对于阿扎胞苷的临床研究也报道该药物可能诱发房颤及心衰等，但亦较为罕见，因此，该患者的病情变化不能排除化疗药物的副作用所致，但可能性较小。

心内科医生认为：患者既往有高血压病史，血压控制良好，无房颤病史，入院时已完善胸部 CT 及心超，未提示明显结构性改变，基础心功能可。此次突发房颤诱发因素主要考虑：首先，患者入院时血肌酐水平偏高，已达到慢性肾脏病 4 期水平，极易出现水电解质平衡紊乱，在经过化疗及大量水化、碱化过程中，由于代谢障碍导致循环血容量增多，一方面牵拉心房，另一方面引起充血性心衰，进而诱发房颤的发作，而房颤又可加重心衰；其次，该患者合并低血钾，可使得心肌细胞的兴奋性增加，诱发各种心律失常，包括房颤。

对于急诊房颤患者的治疗，要基于对患者症状、诱因及卒中风险的快速评估。首先判断血流动力学是否稳定，血流动力学不稳定性的房颤定义为：①收缩压＜90mmHg，并有低灌注的表现；②肺水肿；③心肌缺血。转复窦性心律是血流动力学不稳定性房颤的第一要务，对于该部分患者，首选同步直流电复律。对于血流动力学稳定的房颤患者，首先考虑通过控制心室率缓解症状，在此基础上进一步考虑是否进行复律治疗。复律治疗的时间点以 48h 为切点，房颤持续超过 48h 就认为有血栓形成的风险，需先行标准化抗凝治疗，再考虑复律。无论血流动力学是否稳定及症状的严重程度，卒中风险评估及抗凝治疗始终贯穿房颤疗程：①对于房颤发作时间超过 24h，但不超过 48h 的情况，应立即启动抗凝治疗，为后续的复律治疗做准备；②对于 48h 内进行复律的患者，后续应继续抗凝治疗至少 4 周；③房颤持续时间超过 48h，需有效抗凝治疗 3 周后进行复律，复律后继续抗凝 4 周；④复律后根据 CHA2DS2－VASc 评分评估是否长期抗凝；⑤持续性或永久性房颤需要长期抗凝。针对该患者的情况，有急性肺水肿表现，属于血流动力学不稳定性房颤，应首选同步直流电复律治疗；对于诱因，主要考虑循环负荷过剩合并电解质紊乱，应积极进行较少液体负荷，纠正心衰及低钾；同时，该患者 CHA2DS2－VASc 评分提示高卒中风险，应在复律前/后立即给予治疗量的抗凝剂，复律后需长期抗凝治疗至少 4 周。

第三部分　启示与拓展

1. 房颤的综合管理理念

房颤是最常见的心律失常之一,主要可表现为心悸、胸闷气急、乏力、运动耐量下降等,部分患者可无症状,若无有效控制,将最终导致卒中、心衰、痴呆、心血管死亡等严重临床结局。对于房颤的诊治,最新的指南引入了"CC‑ABC"综合管理理念。在诊断方面,在明确房颤(confirm AF)的同时,更加强调房颤的特征性评估(characterize AF),即卒中风险、症状严重程度、房颤负荷及房颤的基质,以上综合评价体系将更有利于房颤患者的个体化管理和治疗方案的优化。在治疗方面,以ABC整体管理路径为主线,即抗凝或卒中预防(anticoagulation/avoid stroke)、更好的症状管理(better symptom management)以及优化心血管并发症和危险因素管理(cardiovascular and comorbidity optimization),强调以患者为中心的多学科合作模式在房颤综合管理中的地位。因此,需要临床医生站在更高的角度,树立全局观及发展观,从病因、症状、并发症、预后等多方位提高房颤诊疗的科学性。

2. 专科医生需提高对患者疾病的整体认识,增加多学科合作

该患者入院时血化验即提示肾功能不全,在这种情况下若进行大量输液极易出现液体潴留及水电解质平衡紊乱,从而导致心衰及各种心律失常。然而在对该患者的诊疗过程中,医生更侧重于血液病的治疗,而忽视了其他系统的并发症。或许更早意识到这个问题,并进行合适的干预及多学科讨论,制定适合该患者的个体化方案,可在一定程度上避免此次房颤及心衰的发生。随着学科的不断细化,对于疾病的认识不断深入,促使了专科医生对于疾病诊疗的分工化,同时也导致专科医生对病情理解的碎片化,往往只关注患者某一方面的问题,缺乏对患者疾病状态的整体认识。而患者作为一个整体,各种疾病或病理生理状态之间很有可能相互作用、相互影响,进而影响疗效。因此,在促进专科发展的同时,亦需树立对患者的整体观理念,开展多学科合作,制定综合化及个体化治疗方案。

参考文献

1. HINDRICKS G, POTPARA T, DAGRES N, etal. ESC Scientific Document Group 2020 ESC Guidelines for the diagnosis and management of atrial fibrillation developed in collaboration with the European Association of Cardio – Thoracic Surgery (EACTS). Eur Heart J, 2021, 42(5): 373 – 498.

2. KHOO C W, LIP G. Acute management of atrial fibrillation. Chest, 2009, 135 (3): 849.

3. GROH C A, FAULKNER M, GETABECHA S, et al. Patient – reported triggers of paroxysmal atrial fibrillation. Heart Rhythm, 2019, 16(7): 996 – 1002.

4. ANDRADE J G, AGUILAR M, ATZEMA C, et al. The 2020 Canadian cardiovascular society/canadian heart rhythm society comprehensive guidelines for the management of atrial fibrillation. Can J Cardiol, 2020, 36(12): 1847 – 1948.

5. EL – DEEB M H, SULAIMAN K J, AL R A, et al. 2014 oman heart association protocol for the management of acute atrial fibrillation. Crit Pathw Cardiol, 2014, 13(3): 117.

6. CARLSON M D, IP J, MESSENGER J, et al. A new pacemaker algorithm for the treatment of atrial fibrillation: results of the Atrial Dynamic Overdrive Pacing Trial (ADOPT). J Am Coll Cardiol, 2003, 42(4): 627.

作者简介: 叶飞鸣, 2019 级临床医学博士后, 研究方向为动脉粥样硬化。

指导老师: 谢小洁, 主任医师, 博士生导师, 浙江大学医学院附属第二医院, 研究方向为动脉粥样硬化与动脉瘤。

病例 27
鸽子"捎来"的肺炎

第一部分　病情变化过程

1. 病情概述

患者,男性,49 岁,因"反复咳嗽伴低热 1 个月"入院。患者 1 个月前无明显诱因下出现咳嗽,伴午后低热,自诉体温 37.8℃左右,遂前往当地医院就诊,行血常规及肺部 CT 后考虑肺炎,予哌拉西林他唑巴坦 2.5g 静滴,每日 2 次抗感染、化痰等对症治疗,未见明显好转遂前往我院。

2. 接诊印象

呼吸内科的住院患者大多为老年人,不少患者病情危重,精神状态不佳,需要持续吸氧。但该患者是一位青壮年男性,症状轻微,时常在病房里行走活动,倒像是某个患者的家属。

3. 病史回顾

基本信息:患者,男性,49 岁,银行职员。

病史特点:

1)主诉:反复咳嗽伴低热 1 个月。

2)简要病史:患者 1 个月前无明显诱因下出现咳嗽,伴午后低热,自诉体温 37.8℃左右。

3)体格检查:T/P/R 36.7/72/18;BP 113/72mmHg;SpO_2 97%,结膜无红肿、出血,巩膜无黄染,瞳孔 R/L 3mm/3mm,对光反射 +/+,心律齐,各个瓣膜未及明显病理性杂音,两肺听诊无殊,腹软,无明显压痛及反跳痛,双下肢无水肿。

4)辅助检查

a)实验室检验:CBC 为 WBC H(11.7×10^9/L),NE% N(69.5%);CX7:CRP H(33.3mg/L);凝血功能:D-Dimer H(4.88μg/L);大小便常规:N;乙肝/丙肝/梅毒/HIV:HBsAb/HBcAb H;痰培养:N/A;PCT:N;内毒素/G 试验/GM 试验:内毒

素 H（0.18EU/mL）；血沉：H（80mm/h）；T－SPOT：N；肿瘤标记物：NSE H（16.16ng/mL），CA211 N，SCC N；自身免疫/血管炎/ANCA：N。

b）影像学检查（图27.1）：胸部 CT 增强：首先考虑左下肺感染性病变，建议抗炎后复查；右上肺结节，请随访；右上肺纤维灶。

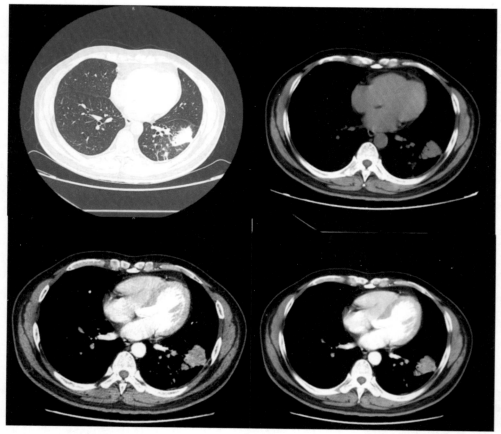

图27.1　左下肺不规则团片状高密度影，内见支气管影，伴邻近胸膜增厚，周围多发斑片结节

5）既往史：患者过去体质良好。无高血压；无糖尿病；无心脏病；无肾病史；无肺结核；无病毒性肝炎；无其他传染病；无食物、药物过敏；无外伤史；无手术史；无输血史；无中毒史；无长期用药史；无可能成瘾药物。疫苗接种史不详。

6）其他个人史、婚育史或家族史：吸烟史，25 年 20 支/天；饮酒史，社交饮酒；居住地附近有养鸽场。

4. 病情演变

患者入院后考虑社区获得性肺炎，予以莫西沙星片 400mg 每日 1 次口服抗感染治疗(2018 – 03 – 26 至 2018 – 03 – 31),但患者仍有反复咳嗽、咳痰伴低热,考虑患者肺肿块,伴咳嗽、低热,抗感染治疗欠佳。此时需进一步鉴别:①感染性疾病(肺结核细菌感染真菌感染);②肿瘤性疾病(原发性肺癌/转移癌/淋巴瘤/错构瘤/软骨瘤/平滑肌瘤);③免疫性疾病(韦格纳肉芽肿/嗜酸性肉芽肿性多血管炎/结节病);④血管性疾病(肺梗死/肺动静脉畸形/肺动脉瘤)。为明确诊断,遂于2018 – 03 – 29 完善支气管镜检查(图 27.2),术中见气管及两侧主支气管管腔通畅,未见明显狭窄或新生物堵塞管腔,于左下背段支气管予以毛刷及局部生理盐水灌洗送检。术后考虑患者莫西沙星抗感染 5 天效果欠佳,为排除 ESBLs 菌株所致感染,调整抗生素为予哌拉西林他唑巴坦 4.5g 静滴,每日 2 次抗感染治疗,但症状仍未明显好转。后肺泡灌洗液送检新型隐球菌荚膜多糖抗原结果阳性,考虑肺隐球菌感染。

新生隐球菌为酵母型真菌的情况见图 27.3。

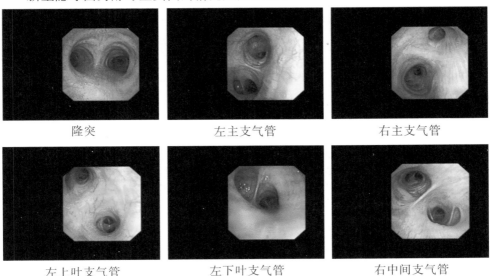

隆突　　　　　　　　　左主支气管　　　　　　　　　右主支气管

左上叶支气管　　　　　　左下叶支气管　　　　　　右中间支气管

图 27.2 支气管镜经鼻腔进入,声门对称闭合好,气管管腔通畅,未见明显狭窄或新生物堵塞管腔,隆突锐利搏动存,气管及两侧主支气管管腔通畅,未见明显狭窄或新生物堵塞管腔,支气管黏膜无明显充血肿胀,见少量白粘分泌物

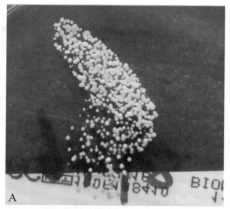
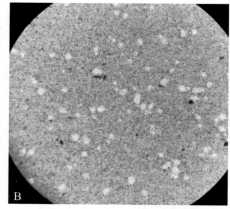
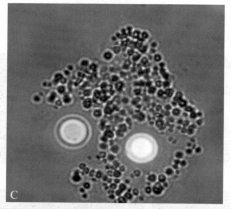

检验项目	结果显示	结果
新生隐球酵母		10%
5-氟胞嘧啶		≤4
两性霉素B		≤0.5
氟康唑		≤2
伊曲康唑		≤0.125
伏立康唑		≤0.06
正常菌群生长		

D

序号	检验项目	结果提示	结果	单位	参考范围
	新型隐球菌荚膜多糖抗原		71.31μg/L		<5为阴性；5~8应结合临床，建议连接检测观察；≥8则为阳性

E

图27.3 新生隐球菌为酵母型真菌,外包一层多糖组成的肥厚荚膜(A),一般染色法难以着色,但用墨汁染色法可见到透明荚膜包裹着菌细胞(B),荧光显微镜镜检可以看到菌细胞外折光性强的荚膜(C),隐球菌荚膜多糖抗原检测是一项敏感性较高的方法(E)

患者于 2018-04-18 完善腰椎穿刺术,结果显示墨汁染色阴性,隐球菌荚膜多糖抗原结合(图 27.4)需结合临床解释,考虑患者无明显头晕、头痛等中枢神经系统症状,不考虑中枢神经系统隐球菌感染,遂予以氟康唑 400mg 口服每日 1 次治疗。2018-09-10 复查胸部 CT 增强提示左下肺少许感染性病变,较前吸收好转,考虑患者抗真菌治疗 5 个月,但病灶仍未完全吸收,为排除肿瘤可能,进一步完善脱落细胞学检查和纤支镜毛刷细胞学检查,结果为未找到恶性肿瘤细胞。2019-

03 – 06 再次复查胸部 CT 增强提示病灶完全吸收。

序号	检验项目	结果提示	结果	单位	参考范围
1	颜色		无色		
2	透明度		透明		
3	红细胞		4.0	/μL	/μL
4	白细胞		2.0	/μL	0.0~8.0
5	中性细胞百分数		/	%	
6	淋巴细胞百分数		/	%	
7	单核细胞百分数		/	%	
8	嗜酸细胞百分数		/	%	
9	其他		/		
10	脑脊液细胞计数		/		

序号	检验项目	结果提示	结果	单位	参考范围
1	潘氏试验	阴性(−)			阴性
2	脑脊液葡萄糖		3.61	mmol/L	2.50~4.44
3	脑脊液氯化物		124	mmol/L	119~129
4	脑脊液微量蛋白		305.8	mg/L	150.0~450.0

序号	检验项目	结果提示	结果	单位	参考范围
1	墨汁染色	阴性(−)			阴性

序号	检验项目	结果提示	结果	单位	参考范围
	新型隐球菌荚膜多糖抗原（脑脊液）		6.09μg/L		<6为阴性；6~10应结合临床，建议连接检测观察；≥10则为阳性

图 27.4　脑脊液常规、生化、墨汁染色及隐球菌荚膜多糖抗原检测结果

5. 临床思维导图(图 27.5)

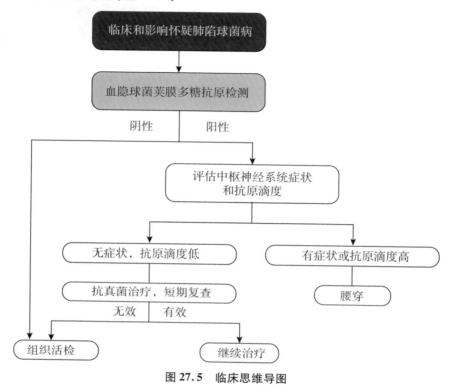

图 27.5　临床思维导图

第二部分　文献分享与思考

　　这是一例免疫功能正常的成年人的肺部感染,由于患者居住附近有鸽子场,所以可能通过吸入真菌的担孢子形式或荚膜包裹不良的小酵母菌而感染新生隐球菌。一项回顾性研究纳入了约90例免疫功能正常的肺隐球菌病患者,其中32%的患者无症状,肺部感染仅为偶然发现。胸片结果疑似恶性肿瘤的无症状患者偶尔会经活检发现隐球菌病。国外的研究中,肺隐球菌病患者中无免疫抑制人群的比例较少(17% ~ 35%),而国内的肺隐球菌病更常见于无免疫抑制患者(54% ~70%)。

由于隐球菌能够在宿主细胞中长期潜伏,许多人在童年就遇到了这种微生物。对于免疫功能缺陷的患者,由于患者感染 HTV 病毒后出现 CD4 + T 细胞数目下降,这些潜伏感染患者出现症状。但对实体器官移植后隐球菌病患者的一项研究发现,只有 52% 的感染是由于重新激活而引起的,重新激活并不是隐球菌感染的唯一机制。一项对于等位基因相关性研究发现,免疫功能正常的隐球菌感染患者通常带有甘露糖凝集素 101(Mannose - binding lectin 101)的缺陷,或 Fcγ 受体 2B(FcγRⅡB)102 基因 232I 等位基因为纯合子。

HIV 阴性患者肺隐球菌病的临床表现不一,包括从无症状性肺炎到急性呼吸衰竭。最常见的症状为发热(63%)、胸痛(44%)、呼吸困难(27%)、咳嗽(17%)和咯血(7%)。

免疫功能正常的肺隐球菌病患者的影像学表现特征多变。最常见的表现是单个或几个边界清晰的非钙化结节,位置常邻近胸膜。其他影像学表现包括肺叶浸润、肺门和纵隔淋巴结肿大及胸腔积液。一项纳入 12 例免疫功能正常的宿主病例研究显示,10 例患者有结节和肿块(其中 8 例为外周分布),3 例形成空洞。

隐球菌抗原检测具有快速简便的优势,同时具有较高的敏感性和极高的特异性。侧流免疫层析法可以有效检测新生隐球菌和格特隐球菌,不需要依赖特殊仪器,不需要对标本进行特殊处理,结果判读简单,与乳胶凝集试验结果具有很好的一致性,诊断隐球菌感染的总体敏感性和特异性分别为 97.6% 和 98.1%。但隐球菌抗原测定在诊断孤立性肺隐球菌病中存在敏感性不足的限制,在非 HIV 的单纯肺隐球菌感染患者中,仅有 56% 的患者乳胶凝集试验血清隐球菌抗原结果为阳性。

免疫功能正常者极少出现感染从肺传播至中枢神经系统,故通常无须行常规腰椎穿刺来评估有无隐球菌脑膜炎。血清隐球菌抗原滴度低(<1:512)且没有中枢神经系统症状的免疫功能正常宿主无须接受腰椎穿刺,但是有神经系统症状或基础疾病容易引起感染播散的患者则需要接受腰椎穿刺。腰椎穿刺术也适用于血清隐球菌抗原滴度极高(>1:512)的免疫功能正常者,这类患者的感染负荷较高,感染可能向肺外扩散并播散至中枢神经系统。

隐球菌肺炎的最佳治疗尚未确定,一般而言对于没有弥漫性肺部浸润及播散性感染且免疫功能正常的轻至中度肺隐球菌病患者,可口服氟康唑 400mg/d,持续6 ~ 12 个月。对于常规药物治疗症状或体征持续无缓解,影像提示肺部病灶持续存在的患者,可考虑外科手术切除治疗,而不是继续抗真菌治疗或予以观察。胸腔镜或胸腔镜辅助小切口手术是治疗局限性肺隐球菌病的优选有效手段,但应强调术中避免挤压,术后给予抗真菌治疗至少2个月,以避免造成隐球菌播散。

该病例中患者居住地附近有养鸽厂,以发热、咳嗽为主诉就诊,肺部CT见左下肺外周局限性团块影,病灶侧肺泡灌洗液隐球菌荚膜抗原阳性,脑脊液荚膜抗原阴性,考虑患者为局限性肺隐球菌病,予以口服氟康唑400mg/d治疗,治疗5个月后复查胸部CT病灶未完全吸收,送脱落细胞检测结果为阴性。孤立性结节性肺隐球菌病与肺癌在临床表现上有相似之处,鉴别有一定的困难,特别是肺癌合并隐球菌感染的鉴别诊断就更为困难,遂行多学科病例讨论。

影像科医生认为:在CT表现上肺癌与隐球菌病十分相似,但细节上有一定的区别。隐球菌病肺结节多分布于胸膜下区,而表现为孤立结节的肺癌多发生于肺上叶。分叶征指结节表面高低不平,呈分叶状的多个弧形或花瓣状突出,分叶征在肺癌中的出现明显高于肺隐球菌病。毛刺征表现为病灶周边或部分边缘的放射状的条索或线状影,近体端略粗,不与胸膜相连,远端无分支。肺隐球菌和肺癌均可发现毛刺征,但肺癌出现率更多,表现为短细毛刺,而隐球菌的毛刺多为长毛刺,柔软,多分布在病灶的部分边缘上。空气支气管征是一个可见含气支气管的放射学征象,当未发现空气支气管征或发现不规则空气支气管征时,多提示病变为恶性,而当发现规则、走行自然,未见明显管腔狭窄、扩张、中断时,提示病变为良性。晕征是结节周围的磨玻璃影,多为出血引起的一种非特异性症状,隐球菌病的晕征发生率多于肺癌。结合该病例患者肺结节出现在胸膜下区,部分边缘可见细长柔软的毛刺,空气支气管征未见明显管腔狭窄、扩张、中断,结节周围可见晕征,这些提示该病灶为感染性病变。

呼吸内科医生认为:患者,中年男性,有25年吸烟史,无肺癌家族史,表现为咳嗽、发热等非特异性症状,无明显体重减轻,WBC及CRP增高,胸部CT提示左肺占位,未见淋巴结肿大,抗生素使用效果不佳,氟康唑治疗5个月后有缩小趋势,对于该患者在治疗过程中仍需密切随访症状,监测结节大小,完善及监测肿瘤指标、脱落细胞等检查,必要时行PET-CT或穿刺活检以进一步明确。

临床药剂科医生认为:氟康唑主要经肾排泄,80%以上以原形自尿中排出,半衰期为27~37h,肾功能减退时,半衰期明显延长,肾功能不良患者应根据情况调整本药剂量,否则易引起蓄积中毒,肾功能正常者也有血尿、腰痛等不良反应。氟康唑也有少量在肝脏代谢,偶有患者使用氟康唑后出现严重肝毒性,这主要发生在大剂量或长期服用的病例及有严重基础疾病者身上,但也有小剂量短疗程造成肝损害的报道,停用氟康唑后其肝毒性通常是可逆的,因此在长期大剂量使用氟康唑时应定期进行肝功能检测。由于氟康唑作为半抗原可产生各种过敏反应,不良反应中以各类过敏反应最为常见。患者目前服用氟康唑 400mg/d,持续 5 个月,需继续氟康唑治疗,应定期检测肝肾副作用。

第三部分 启示与拓展

1. 东亚人群基因型对隐球菌病的不耐受机制探讨

已有研究和指南提出在国外的研究中肺隐球菌病患者中无免疫抑制人群的比例较少,而国内的肺隐球菌病更常见于无免疫抑制患者。而在疟疾流行的地区,镰状细胞性贫血症的发病率也较高,两个疾病表面上无关,内在却息息相关。镰状细胞性贫血症是一种单基因遗传病,孩子如果从父母双方各遗传到一个异常基因,就会患上该疾病;如果只从双亲的一方遗传到一个异常基因,就是携带者,不发病但血液中有部分红细胞是镰刀形的。当疟原虫侵入这种异常基因携带者的镰状红细胞后,这些红细胞就容易形成血栓,人体的免疫系统会提前吞噬这些红细胞,而积聚在红细胞上的疟原虫也被杀灭,因此镰状细胞性贫血症的携带者有特殊的基因能抵抗疟疾的侵袭。隐球菌多来自于鸽粪和桉树这些来源于国外而我国人群不常接触到的动植物,或许是因为国外人群通过长时间的自然选择已经筛选出能抵抗隐球菌的特殊基因,那么通过相关人群的全基因组关联分析可以进一步提示隐球菌感染的机制。

2. 人工智能 CT 读片技术

对于肺部疾病上感染性和肿瘤性疾病的鉴别十分具有挑战性。在该病例中隐球菌和肺癌的 CT 鉴别诊断是关键因素。隐球菌和肺癌在 CT 上十分相似,但在细节上有区别,单纯通过单个特点难以提高确诊的概率,通过大量样本建立多元、多因素诊断公式能提高诊断水平。

3. 彼此信任的医患关系和良好的医患沟通是诊治成功的关键

该病例是 2018 年 4 月在呼吸内科轮转期间经历的一个病例,患者从开始的焦虑不安到最后完成腰穿顺利回家,彼此信任的医患关系和良好的医患沟通是诊治的关键。那天患者在完成支气管镜后准备出院,病理科回报说患者真菌培养可疑阳性,当时患者刚办好出院手续,我及时问护士取得了患者的电话号码并让他重新回院,同时外送隐球菌荚膜抗原。肺隐球菌不太常见,隐球菌荚膜抗原又需要外送公司检测。诊疗过程中有许多需要衔接与沟通的地方，特别是隐球菌病治疗时间长，可能出现药物副作用，患者的信任是医疗决策得以顺利实施的基石。

参考文献

1. CAMPBELL G D. Primary pulmonary cryptococcosis. Am Rev Respir Dis, 1966, 94:236 – 243.

2. KIERTIBURANAKUL S, WIROJTANANUGOON S, PRACHARKTAM R, et al. Cryptococcosis in human immunodeficiency virus – negative patients. Int J Infect Dis, 2006, 10:72 – 78.

3. SAHA D C, GOLDMAN D L, SHAO X, et al. Serologic evidence for reactivation of cryptococcosis in solid – organ transplant recipients. Clin Vaccine Immunol, 2007, 14: 1550 – 1554.

4. OU X T, WU J Q, ZHU L P, et al. Genotypes coding for mannose – binding lectin deficiency correlated with cryptococcal meningitis in HIV – uninfected Chinese patients. J Infect Dis, 2011, 203:1686 – 1691.

5. ROHATGI S, GOHIL S, KUNIHOLM M H, et al. Fc gamma receptor 3A polymorphism and risk for HIV – associated cryptococcal disease. mBio, 2013, 4: 573 – 513.

6. KERKERING T M, DUMA R J, SHADOMY S. The evolution of pulmonary cryptococcosis: clinical implications from a study of 41 patients with and without compromising host factors. Ann Intern Med, 1981, 94:611 – 616.

7. FOX D L, MULLER N L. Pulmonary cryptococcosis in immunocompetent patients: CT findings in 12 patients. AJR Am J Roentgenol, 2005, 185:622 – 626.

8. HUANG H R, FAN L C, RAJBANSHI B, et al. Evaluation of a new cryptococcal antigen lateral flow immunoassay in serum, cerebrospinal fluid and urine for the diagnosis of cryptococcosis: a meta – analysis and systematic review. PLOS One, 2015, 10:e0127117.

9. PAPPAS P G, PERFECT J R, CLOUD G A, et al. Cryptococcosis in human

immunodeficiency virus – negative patients in the era of effective azole therapy. Clin Infect Dis,2001,33:690 – 699.

10. BADDLEY J W,PERFECT J R,OSTER R A,et al. Pulmonary cryptococcosis in patients without HIV infection:factors associated with disseminated disease. Eur J Clin Microbiol Infect Dis,2008,27:937 – 943.

11. PERFECT J R, DISMUKES W E, DROMER F, et al. Clinical practice guidelines for the management of cryptococcal disease: 2010 update by the infectious diseases society of america. Clin Infect Dis,2010,50:291 – 322.

作者简介:毕徐堃,2017 级临床医学博士后,主攻方向为心血管临床和基础研究。

指导老师:傅国胜,主任医师,浙江大学医学院附属邵逸夫医院,主攻方向为心血管临床和基础研究,在复杂冠心病、瓣膜病介入治疗领域具有较高的造诣。

病例 28
"吃胖了"的胰腺

第一部分 病情变化过程

1. 病情概述

患者,男性,52 岁,因上腹部隐痛 1 个月余,加重伴肤黄、尿黄 1 周入院,亚急性病程,入院初步诊断为胰腺占位性病变,胰腺癌待排。经过反复影像学检查及超声内镜引导下穿刺后,最终确诊自身免疫性胰腺炎,经过积极的激素抗感染治疗,辅以数次人工肝治疗退黄、保肝降酶等对症治疗后病情逐渐好转。

2. 接诊印象

"医生,我是不是得癌症了?"一位中年大叔拿着腹部 B 超报告,双手不自觉地颤抖着,神情焦虑地望着我们。这位患者,中等体型,略显紧张地坐在病床前,面色暗黄,巩膜也是发黄的,双手手臂可以看到片状的皮肤发红和零星的鳞屑。我接过他的报告单,只见上面写了"胰头低回声结节,占位?"心里咯噔一下,这位大叔不会真的患上"癌中之王"——胰腺癌了吧?

3. 病史回顾

基本信息: 患者,男性,52 岁,工人。

病史特点:

1)主诉:上腹部隐痛 1 个月余,加重伴肤黄、尿黄 1 周。

2)简要病史:患者 1 个月余前出现进食后上腹部隐痛,以左肋下疼痛明显,伴腹胀,休息后无明显缓解,当时无发热、呕吐、反酸、胃灼热、腹泻等不适。至外院查血生化:总胆红素 23.4μmol/L,淀粉酶 122U//L,脂肪酶 300.6U/L;腹部 B 超示"主胰管扩张,胰腺头部低回声结节(约 36mm×26mm×35mm),占位?"转至我院就诊,查脂肪酶 232.2U/L,IgG4 3.6g/L,予以波利特、替普瑞酮等对症治疗后腹痛稍好转。1 周前患者出现左肋下持续性隐痛,进食后明显,自觉小便发黄伴眼睑、巩膜黄染,常感口干。

自起病来,神清,精神软,胃纳睡眠一般,小便偏黄,大便 1～2 次/日,糊状青黄,体重无明显增减。

3)查体:神志清,精神可,皮肤巩膜黄染,浅表淋巴结未及明显肿大,全身遍布色素沉着,心肺无殊,腹平软,左肋下有轻压痛,无反跳痛,未及包块。肝脾肋下未及,Murphy 征阴性,移动性浊音阴性。

4)辅助检查

a)实验室检验。肝肾脂糖电解质:谷丙转氨酶 268U/L,谷草转氨酶 177U/L,碱性磷酸酶 198U/L,总胆汁酸 163.4μmol/L,总胆红素 188.5μmol/L,直接胆红素 145.4μmol/L,间接胆红素 43.1μmol/L,谷氨酰转酞酶 356U/L,甘油三酯 2.04mmol/L,空腹血糖 6.15mmol/L。糖化血红蛋白 A1 6.9%,糖化血红蛋白 A1c 5.8%。血清脂肪酶:149.7U/L,血淀粉酶 43U/L,肿瘤标志物:癌胚抗原 5.2ng/mL。ASO + RF + 超敏 CRP + CCP:抗环瓜氨酸肽抗体 <7.0U/mL,抗链球菌溶血素 O(抗"O")135.0IU/mL。血清 IgA 276.0mg/dL,IgG 1443.0mg/dL,IgM 76.0mg/dL,C3 96mg/dL,C4 12mg/dL。血 IgG4 5.080g/L。余血常规、甲功、抗核抗体系列、ANCA、凝血功能等未见明显异常。查尿常规:胆红素 + +(50)μmol/L,颜色为暗黄色。粪便常规(一)。

b)影像学检查:腹部 CT(平扫 + 增强)(图 28.1)结论:胰腺增大饱满,自身免疫性胰腺炎考虑,建议进一步检查。肝脏多发囊肿,肝内外胆管扩张。胆囊炎。前列腺钙化。

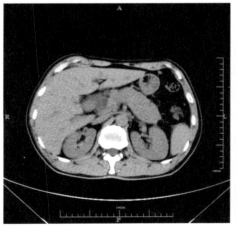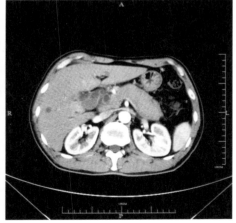

图 28.1　腹部 CT 平扫 + 增强,可见胰腺增大饱满,信号欠均匀

胰腺 MR(平扫 + 增强)(图 28.2):胰腺肿胀并信号改变,胰头周围多发淋巴结增大,肝内外胆管扩张,胆囊增大,自身免疫性胰腺炎待排,请结合临床及其他检查。肝多发囊肿。脾内小脉管瘤。

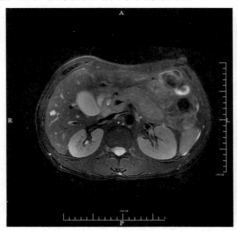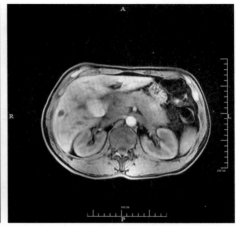

图28.2　胰腺 MR 平扫＋增强：可见胰腺肿胀，信号欠均匀

5）既往史：银屑病史20余年，目前病情稳定；余无殊。

6）其他个人史、婚育史及家族史：吸烟史20余年，20支／天，无饮酒习惯，余无殊。

4. 病情演变

患者入院后血糖偏高，经会诊后考虑为特殊类型糖尿病，予以胰岛素控制血糖。患者巩膜、皮肤黄染进行性加重，予 ERCP＋ENBD 减黄，辅以药物保肝退黄治疗。为明确病理，行超声内镜引导下细针穿刺术（EUS－FNA），术中见胰腺体尾部明显增大，回声减低不均匀，其内夹杂高回声，未见明确肿块，胰周呈鞘样改变，未见主胰管扩张，内径约2.2mm。进入十二指肠球部，超声扫描胰头增大，回声减低，胆总管下段管壁稍增厚，管腔内充满絮状回声，并可见细管腔样回声（考虑鼻胆管），胆总管内径0.78cm，胰头门静脉旁可见一肿大淋巴结。分别穿刺胰头及胰体组织，穿刺病理：未见肿瘤细胞。临床诊断为自身免疫性胰腺炎（Ⅰ型），加用美卓乐16mg bid 治疗。治疗期间患者肝酶及胆红素指标仍进一步升高，胆汁淤积进行性加重（图28.3）。

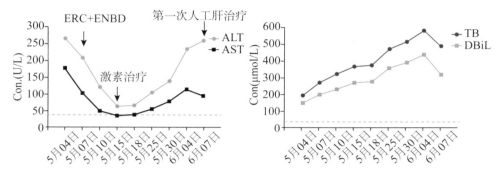

图 28.3　患者肝功能及胆红素指标变化情况

　　之后再次请肝胆外科、感染科会诊，考虑为 IgG4 相关性硬化性胆管炎，加用优思弗退黄治疗。完善 MRCP 检查以排除恶性病变，结果显示胰胆管未见明显异常改变。之后患者胆红素指标仍进一步升高，遂行浆胆红素吸附 + 树脂吸附（人工肝）治疗。先后经历 6 次人工肝治疗，继续予美卓乐（24mg qd）治疗，特治星预防胆道感染，辅以思美泰、优思弗退黄，还原性谷胱甘肽、美能降肝酶、凯时改善微循环、波利特护胃，诺和灵降糖，钙尔奇补钙等治疗后，患者肝功能逐渐改善，腹胀及黄疸症状均较强好转（图 28.4），予以带药出院，消化科门诊定期随访。

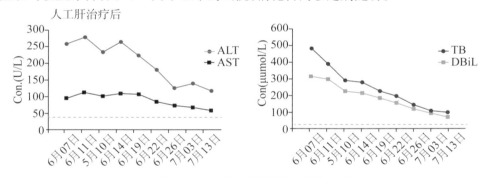

图 28.4　治疗后患者肝功能及胆红素指标变化情况

5. 临床思维导图（图 28.5）

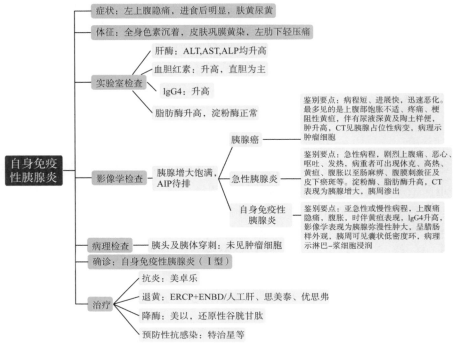

图 28.5　临床思维导图

第二部分　文献分享与思考

　　自身免疫性胰腺炎（autoimmune pancreatitis，AIP）是一种慢性胰腺炎，近几年被广泛报道，具体致病机制尚未明确。AIP 主要分为Ⅰ型淋巴浆细胞硬化性胰腺炎（AIP－LPSP）和Ⅱ型特发性中央导管胰腺炎（AIP－IDCP），主要特点为胰腺肿大或淋巴细胞主要为浆细胞浸润及胰腺组织纤维化，也见中性粒细胞性上皮损伤、阻塞性脉管炎、局部导管上皮破坏等表现，很少出现胰腺钙化、胰管结石或假性囊肿，免疫组化的表现为弥漫性 IgG4＋浆细胞浸润＞50/HP，特别是 IgG4＋/IgG＋浆细胞＞40％可以诊断 AIP。

　　近年来，IgG4 相关性疾病的提出，更加深了临床对于 AIP 的系统性认识（图

28.6）。IgG4 相关性疾病是一种多器官受累的免疫介导性纤维炎症性疾病,可累及胰腺、唾液腺、泪腺、淋巴结、肾脏等多个器官组织,临床表现多样。而 AIP 作为 IgG4 相关性疾病的一种表现形式,其分子机制也日益受到关注。

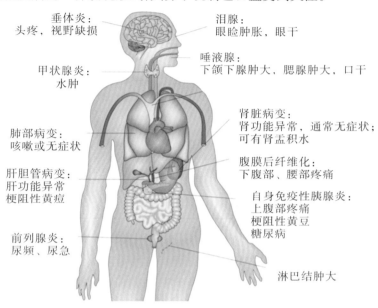

垂体炎:
头疼,视野缺损

泪腺:
眼睑肿胀,眼干

唾液腺:
下颌下腺肿大,腮腺肿大,口干

甲状腺炎:
水肿

肾脏病变:
肾功能异常,通常无症状;
可有肾盂积水

肺部病变:
咳嗽或无症状

腹膜后纤维化:
下腹部、腰部疼痛

肝胆管病变:
肝功能异常
梗阻性黄疸

自身免疫性胰腺炎:
上腹部疼痛
梗阻性黄豆
糖尿病

前列腺炎:
尿频、尿急

淋巴结肿大

图 28.6 IgG4 相关性疾病简图

目前 AIP 的诊断标准主要包括日本诊断标准(JPS2006、2011)、国际诊断标准(ICDC)、美国临床诊断标准(HISORt)、韩国诊断标准及亚洲诊断标准等(表28.1),尽管各个临床标准不尽相同,但基本都需要依靠临床表现、血清学、影像学、病理学、激素治疗效果及胰腺外器官受累等进行临床诊断。

表 28.1 AIP 诊断标准

项目	美国临床诊断标准(HIRORt)	日本(2006 年)	韩国(2006 年)	亚洲(2008 年)
1. 影像学表现	①典型:弥漫性胰腺肿大、延迟强化、弥漫性主胰管狭窄; ②不典型:局部肿块、局灶性主胰管狭窄、胰腺萎缩钙化	①弥漫性胰腺肿大或局灶性胰腺肿大; ②弥漫性或局灶性胰管狭窄	①弥漫性胰腺肿大; ②弥漫性或局灶性胰管狭窄	①弥漫性胰腺肿大或局灶性胰腺肿大; ②弥漫性或局灶性胰管狭窄
2. 血清学指标	IgG4	球蛋白、IgG 或 IgG4 或抗核抗体、类风湿因子阳性	IgG 或 IgG4 或自身抗体阳性	IgG 或 IgG4 或自身抗体阳性

项目	美国临床诊断标准（HIRORt）	日本（2006年）	韩国（2006年）	亚洲（2008年）
3.组织病理学	①手术标本或活检:I型AIP ②淋巴-浆细胞浸润、IgG4（+）细胞≥10个/高倍镜	淋巴-浆细胞浸润伴纤维化	淋巴-浆细胞浸润伴纤维化	淋巴-浆细胞浸润伴纤维化以及IgG4（+）细胞浸润
4.激素治疗反应	胰腺外器官均反应良好	/	反应良好	反应良好
5.胰外器官受累	IgG4（+）淋巴细胞浸润	/	/	/
6.诊断	A第3点①+第3点② B第1点①+第2点 C第2点和（或）第5点+第4点 满足A、B、C任何1条均可诊断	第1点（必要）+第2点或第3点+排除胰腺癌	第1点（必要）+第2点或第3点+第4点	A第1点（必要）+2或3 B手术标本病理诊断明确 C第4点+肿瘤标志物阴性 满足A、B、C任何1条均可诊断

AIP实验室检查有以下表现:①血清γ球蛋白及IgG升高,尤其是IgG4升高,血清IgG4升高>140mg/dL在AIP诊断方面特异性为76%,敏感性为93%;②血清淀粉酶正常或升高;③淤胆性肝功能酶学异常;④自身抗体阳性。影像学表现为胰腺弥漫性肿大,呈腊肠样外观,胰周可见囊状低密度环。经内镜逆行胰胆管造影术表现为主胰管局灶性、节段性或弥漫性狭窄,呈指压痕、管壁不规则狭窄。

AIP主要应与普通胰腺炎及胰腺癌相鉴别。与普通胰腺炎的鉴别点主要为:胰腺外表现、IgG升高、对常规胰腺炎治疗反应差,以及无明显诱因反复发作,此时应警惕AIP,其中有一部分AIP可以转化为慢性胰腺炎。AIP特别是表现为局限性肿块型的AIP与胰腺癌较难相鉴别,影像学的差别主要为胰腺癌一般存在胰腺占位效应,表现为胰管明显扩张、其他部位腺体萎缩及侵犯周围血管,除了影像学差别,还有一些研究应用质谱法分析代谢产物的差别。有病例报道显示在AIP背景下也可以出现胰腺癌,提示在临床上对两者的鉴别仍需慎重。

治疗上,AIP主要是应用激素,激素用量为0.5~0.6mg/(kg·d)或者30~40mg/d,不同国家及地域应用激素存在差别,但不同治疗方案对疗效的影响有待深入研究。在治疗有效的患者中有一部分可以复发,表现为症状复发,伴随着胰腺和（或）胰腺外,包括胆道、唾液腺和后腹膜影像学异常及血清Ig4水平升高。研究表明,AIP复发与激素首剂给予剂量无关,通过激素维持治疗可降低复发率。除了应用激素外有病例报道可以合并应用熊去氧胆酸,而对激素应答不佳的患者还可以应用咪唑硫嘌呤、吗替麦考酚酯、环磷酰胺、利妥昔单抗,然而目前的文献对其他用药的有效性评估有限。

再次回顾该病例,患者因上腹痛伴肤黄、尿黄就诊于消化科,入院后检查示胰腺占位,良恶性质不明,而患者在诊疗过程中黄疸指标进行性升高,先后请肝胆外科 ERCP + ENBD、感染科行人工肝治疗、内分泌科调整血糖等多学科协助稳定患者病情,并积极完善超声内镜下胰腺穿刺明确病理,最终得以确诊为自身免疫性胰腺炎,患者的肝功能指标也逐步恢复,病情日益稳定。该病例也为我们带来一定的启示,对于胰腺占位性病变,除了胰腺癌之外,应考虑到 AIP 的可能性,消化科与肝胆外科均会面对此类初诊的病患,在诊疗过程中应广泛开展多学科合作,选择合适的检查手段来进行确诊,从而优化患者的治疗方案,避免漏诊、误诊。

第三部分　启示与拓展

自身免疫性胰腺炎在临床上比较少见,在与胰腺癌的鉴别上具有一定的困难,因此临床上仍存在一定的误诊现象。自身免疫性胰腺炎大多数是激素治疗敏感,尽管患者停药后可能出现病情复发,在重启激素治疗后往往也能得到不错的效果,其临床预后远远优于胰腺癌。希望通过本病例的分享,可以帮助大家提高对该病的认识。综上,本病例的启示意义如下。

(1)慢性胰腺炎及不典型胰腺占位性病变,应警惕 AIP 可能,需完善相应临床诊断(包括 IgG、IgG4 等),如能获得病理学检查,更有利于疾病诊断。相比于手术而言,超声内镜下胰腺穿刺活检创伤小,操作较为便捷,是目前获取胰腺病理较为理想的检查手段。

(2)对于影像学不典型、无病理组织学支持的病例,如果综合分析高度怀疑 AIP,可以进行试验性糖皮质激素治疗。若患者在治疗后效果明显,则可临床诊断为 AIP。

(3)对 AIP 的研究尚处于起步阶段,在发病机制、诊断、治疗方案等方面还有很多问题有待进一步深入研究和探讨,如有疑似患者需全面分析,不能因为患者某项临床检查结果不支持而轻易排除。

参考文献

1. KRASINSKAS A M, RAINA A, KHALID A, et al. Autoimmune pancreatitis. Gastroenterol Clin North Am,2007,36(2): 239 - 257.

2. KAWA S. Immunoglobulin G4 - related disease: an overview. Jma J,2019,2(1): 11 - 27.

3. WATANABE T, MINAGA K, KAMATA K, et al. Mechanistic insights into autoimmune pancreatitis and IgG4 - related disease. Trends Immunol,2018,39(11): 874 - 889.

4. AGRAWAL S, DARUWALA C, KHURANA J. Distinguishing autoimmune pancreatitis from pancreaticobiliary cancers: current strategy. Ann Surg,2012,255(2): 248 - 258.

5. MATSUMORI T,SHIOKAWA M,KODAMA Y. Pancreatic mass in a patient with an increased serum level of IgG4. Gastroenterology,2018,155(2):269 - 270.

6. MASAMUNE A,NISHIMORI I,KIKUTA K,et al. Randomised controlled trial of long - term maintenance corticosteroid therapy in patients with autoimmune pancreatitis. Gut,2017,66(3):487 - 494.

作者简介:郭方方,2019 级临床医学博士后,主攻方向为消化道相关疾病。

指导老师:许国强,主任医师,浙江大学医学院附属第一医院,主攻方向为消化道相关疾病。

病例 29
让人不敢靠近的"血案"

第一部分　病情变化过程

1. 病情概述

患者,男性,61 岁,因发热伴全身酸痛 5 天入院,诊断为:新型布尼亚病毒感染;肝肾功能不全;血二系减少。老年男性,急性起病,接触不明原因出血死亡患者病史。实验室结果为白细胞、血小板严重减少,肝酶、心肌酶谱、D 二聚体升高,合并有肾功能不全,免疫功能低下。影像学表现和体格检查无殊,抗感染治疗无效。予激素加丙球联合治疗,辅以护肝、降酶、输血小板对症支持治疗后好转出院。

2. 接诊印象

炎热夏日,急诊转来一位发热近 1 周的老年患者。患者表情痛苦,精神萎靡,双手不自主抽动。家属看上去非常奇怪,表情非常焦虑不安,但又与患者刻意保持距离,仿佛在害怕什么。家属看到我就像看到了救星,大声嚷道:"医生,快救救我家老爷子,家里着了魔,之前刚有个亲戚七窍流血死了,现在我们老爷子也开始出现了不好的征兆。"我顿时没了午后的困意,仔细看了下急诊病历,患者高热 5 天,当地医院抗感染治疗无效,白细胞血小板进行性下降,现在只有 $15 \times 10^9/L$,发病 1 周前患者有不明原因出血死亡患者血液密切接触史。目前体温 39.1℃,心率偏快,血压循环暂稳定。我心里有了底,和主任汇报病情:外院转来一个发热伴血二系减少的患者,结合病史和实验室检查,考虑可能是出血性传染病,需要进一步完善检查,取得病原学依据。并一再和患者陪护家属交代,戴上手套和口罩,护理患者,避免接触患者的体液和血液。同时告知:患者病情较重,出血风险大,脑出血和胃肠道继发出血可能危及生命。

3. 病史回顾

基本信息:患者,男性,61 岁,农民。

病史特点：

1）主诉：发热伴全身酸痛 5 天。

2）简要病史：患者 5 天前出现发热，体温最高达 39.5℃，发热前畏寒寒战明显，伴全身酸痛不适，稍有咳嗽。1 天前当地医院住院治疗，查血常规示：白细胞计数 0.9×10^9/L，中性粒细胞计数 0.5×10^9/L，血小板 46×10^9/L，超敏 C 反应蛋白 6.5mg/L，入院后予粒细胞集落刺激因子升白细胞，左氧氟沙星 400mg qd 抗感染，余补液退热对症治疗。治疗后患者无明显好转，感全身肌肉酸痛，仍持续高热，乏力明显。

3）辅助检查

a）实验室检验

血常规和 CRP：白细胞计数 1.0×10^9/L，血小板计数 15×10^9/L，C 反应蛋白 15.1mg/L；查心肌酶谱常规检查：乳酸脱氢酶 1190U/L，羟丁酸脱氢酶 829U/L，磷酸肌酸激酶 416U/L，肌酸激酶同工酶 41U/L，肌钙蛋白 I 0.065ng/mL。肾功能、电解质：肌酐 118μmol/L，尿素 8.81mmol/L，钾 3.31mmol/L。查凝血功能常规检查：活化部分凝血活酶时间 44.3s，凝血酶时间 27.8s，D－二聚体 >88000μg/L FEU。肝肾脂糖电解质测定：白蛋白 31.9g/L，谷丙转氨酶 70U/L，谷草转氨酶 288U/L。查肿瘤标志物：癌胚抗原 9.1ng/mL，铁蛋白 >40000.00ng/mL，总前列腺特异抗原 5.337ng/mL。尿微量白蛋白 191.940g/mol Cr，维生素结合蛋白 RBP 3.925g/mol Cr，尿 β_2 微球蛋白 4.087g/mol Cr。查 CD3/4 19/45/56 测定：T 细胞（CD3＋）39.5%，辅助性 T（CD3＋，CD4＋）21.2%，B 细胞（CD19＋）37.1%，淋巴细胞计数（CD45＋）508 个/μL，T 细胞（CD3＋）201 个/μL，辅助性 T（CD3＋，CD4＋）108 个/μL，杀伤性 T（CD3＋，CD8＋）87 个/μL，NK 细胞（CD16＋，CD56＋）115 个/μL。

b）影像学检查。心脏彩色多普勒超声：左室舒张功能减退，主瓣、二三尖瓣轻度反流。双下肢动静脉超声未见异常。肺部 CT 平扫：两肺支气管病变，两肺肺气肿。两肺下叶少许间质性改变。左肺舌段小片炎性灶。左肺下叶背段小结节灶，建议随诊复查。双侧胸腔少量积液。上纵隔及双侧腋窝多发肿大淋巴结显示。肝胆脾胰、双肾＋输尿管＋膀胱＋前列腺超声提示：肝内囊性暗区，肝囊肿考虑，脾大，胆囊壁毛糙，前列腺增生伴结石图。

c）病原学：新型布尼亚病毒阳性。

4）既往史：患者过去体质良好。无高血压；无糖尿病；无心脏病；无肾病史；无肺结核；无病毒性肝炎；无其他传染病；无食物、药物过敏；无外伤史；无手术史；无输血史；无中毒史；无长期用药史；无可能成瘾药物。疫苗接种史不详。

5）其他个人史、婚育史或家族史：发病 1 周前患者有不明原因出血死亡患者密切接触史。

6）体格检查：T 39.1℃，HR 84 次/分，BP 125/80mmHg，神清，精神软，皮肤巩膜无黄染，未见瘀点瘀斑，全身浅表淋巴结未触及肿大，咽不红，扁桃体无肿大，双肺呼吸音清，未闻及明显干湿性啰音，心律齐，未闻及明显病理性杂音，腹软，无明显压痛及反跳痛，肝脾肋下未及，移动性浊音阴性，双下肢不肿，病理征阴性。

4. 病情演变

患者当日入住我院感染科，入院后完善各项检查，提示疾病可能累及心肌和肾脏，出现多脏器功能受损，免疫细胞受损明显。首先考虑病毒感染，不排除血液系统疾病可能。

治疗经过：予人丙种免疫球蛋白 20g qd 治疗 1 周、甲泼尼龙 40mg qd 抗炎支持治疗 3 天。3 天后患者新型布尼亚病毒 RNA 回报阳性，甲强龙减量至 20mg qd，人血白蛋白支持治疗，人粒细胞集落刺激因子升白细胞治疗，重组人白介素－11 针升血小板治疗，同时输注血小板治疗。并予以还原型谷胱甘肽、复方甘草酸苷针、腺苷蛋氨酸针护肝治疗，奥美拉唑抑酸护胃治疗，三磷腺苷营养心肌治疗。

患者入院后 3 天予以激素和丙种免疫蛋白球治疗后，血小板仍持续降低，最低到 11×10^9/L，体温开始回归正常，白细胞也有上升。患者自觉症状没有明显改善，手抖、乏力、食欲缺乏较为明显。期间还出现剧烈头痛，紧急头颅 CT 排除了颅内出血，好的方面是多脏器功能损伤情况改善，肝损功能和心肌酶谱都在持续下降。3 天后血小板逐渐回升，白细胞也回归到正常水平。此后患者症状逐渐得到改善，入院 10 天血小板已回归到正常水平，顺利出院，见图 29.1。

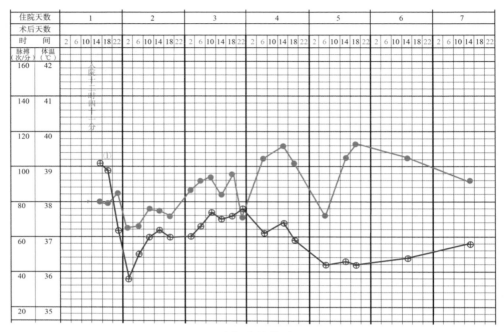

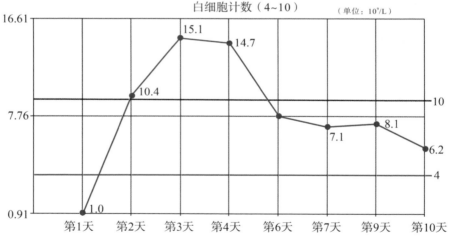

图29.1　患者体温、心率和关键实验室指标动态的变化情况

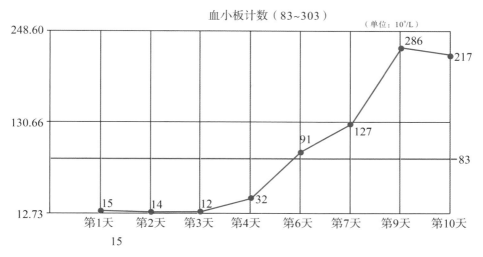

血小板计数（83~303）

（单位：10⁹/L）

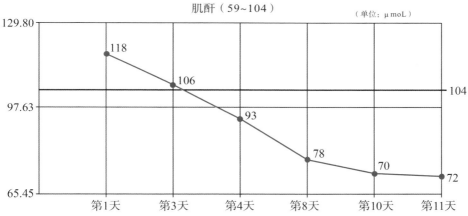

肌酐（59~104）

（单位：μmoL）

图 29.1（续）　患者体温、心率和关键实验室指标动态的变化情况

5. 临床思维导图(图 29.2)

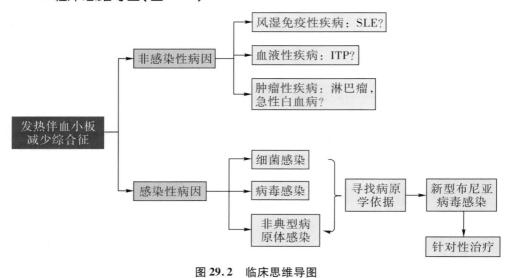

图 29.2　临床思维导图

第二部分　文献分享与思考

　　发热伴血小板减少综合征是在中国首次被报道的一种新发出血热,由发热伴血小板减少综合征布尼亚病毒(severe fever with thrombocytopenia syndrome bunyavirus,SFTSV)(简称新型布尼亚病毒)感染而引起的一种新的急性传染性疾病。

　　病毒性出血热是一组由虫媒病毒所引起的自然疫源性疾病,以发热、出血和休克为主要临床特征。常见病毒性出血热包括克里米亚－刚果出血热、埃博拉出血热、马堡出血热、拉沙热、裂谷热、登革出血热、黄热病及天花等。

　　结合该病例,患者持续高热,伴血小板和白细胞严重缺少,同时还存在多脏器功能损害,面对这样的危重症患者,往往需要急诊科、血液科、感染科等多学科的协同合作参与救治。

　　急诊科医生认为:该患者严重血小板降低伴多脏器功能受损,病情严重,进展迅速。患者从外院转入,感染性疾病和血液系统疾病均不能排除,需特别警惕患者由于血小板缺乏引起的继发性出血,如患者出现神经系统症状或者便血等情况,均要引起重视。同时,患者又有接触不明原因出血患者接触史,碰到类似患者,需要注意接触隔离,避免院内感染。

感染科医生认为:从感染科的角度出发,患者高热伴血小板减少,在病因不明的情况下,需首先考虑细菌或病毒感染,可以经验性选用抗生素,同时尽快获得病原学依据,如血培养、病毒核酸检测,甚至可以选用二代测序,这样才能展开针对性治疗。

血液科医生认为:该患者入院时血小板减少,伴多系统器官损害,恶性血液系统疾病不能排除,需尽快完善骨髓穿刺,治疗上先予输血小板等对症支持治疗,如病情进展较快,可考虑予激素丙球联合治疗,必要时可考虑转重症监护室。

最后,该患者明确诊断为新型布尼亚病毒感染。早在 2009 年,在河南、河北这些中国中部地区曾爆发过蜱虫病,表现即为发热伴血小板减少,最初病死率高达 30%。面对这个我们不太熟悉的疾病,我们临床诊治中时常也会碰到类似患者,需要有个初步了解。

新型布尼亚病毒基因组为单股负链 RNA 病毒,并分为小(S)、中(M)、大(L)3 个节段,其中 S 片段为双义编码链,M、L 段为负义链。L 片段包含 6368 个碱基,编码 2084 个氨基酸。L 片段编码 RNA 聚合酶主导病毒 RNA 的复制和 mRNA 的顺利合成。M 段包含 3378 个碱基,编码 1073 氨基酸学列,M 片段编码膜蛋白前体(GP),形成 Gn 和 Gc 两个膜蛋白;Gn 可以促进 SFTSV 的早期感染。Gn、Gc 以及 NP 为 SFTSV 的主要抗原。有研究表明,虽然抗原表位主要集中于 NP,但中和活性的抗原表位却分布在 Gn 和 Gc,即 NP 是重要的免疫原,但因为中和表位能刺激机体产生特异性抗体,故 GP 成了目前疫苗研究的重要靶点。S 段含 1744 个氨基酸序列,S 段相对保守,双向编码蛋白,即正向编码核蛋白(NP)和反向编码非结构蛋白(NSs),核蛋白在病毒传代中扮演重要角色,非结构蛋白与病毒的免疫逃逸高度相关。SFTSV 三个片段的 5′和 3′端的 UTR 区序列短,核苷酸序列大部分互补,形成平锅柄状结构,病毒基因的复制有赖于该区碱基的精确配对,其非配对区对调节病毒 RNA 的合成也发挥重要作用,故非编码序列区(UTR)在病毒复制过程中起重要调控作用,见图 29.3。

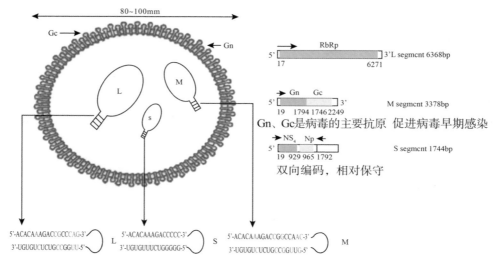

图 29.3　非编码序列区(UTR)在病毒复制过程中起重要调控作用

国际上公认将白蛉病毒属病毒分成两大组:一组是对人类致病的,如裂谷热病毒、Punta Toro 病毒、托斯卡纳病毒、Massila 病毒和白蛉热西西里病毒等;另一组一般对人类不致病,如乌库病毒等,新发现的 SFTSV 为白蛉病毒属第三组病毒。布尼亚病毒科病毒抵抗力弱,不耐酸,易被热、乙醚、去氧胆酸钠和常用消毒剂及紫外线照射等迅速灭活。

新型布尼亚病毒流行病学中我国绝大部分病例集中在河南、湖北、山东、安徽、浙江、辽宁、江苏 7 省。我省病例主要集中在台州、湖州和金华等地级市,发病地区包括舟山、安吉、临海、岱山、象山、仙居和义乌等。发病时间一般开始于 3 月,高峰期在 5～7 月,可延续至 11 月。SFTSV 易感人群年龄分布在 39～83 岁,其中 50 岁以上患者占 75%;没有明显性别差别。在流行区域,该病毒感染率约为 1%～3%,病死率在 6%～30%,平均病死率约为 10%。

发热伴血小板减少综合征是自然疫源性疾病。目前认为蜱是传播媒介,主要是长角血蜱,部分病例自述有蜱暴露史,并且在蜱中分离到病毒。自然宿主尚有待进一步的研究确定,已在病例所在村的牛、羊、狗等家畜中发现血清学感染的证据。还有接触传播,比如急性期患者的血液可能有传染性,护理处理接触尸体都有可能感染。

该病的潜伏期可能为 1～2 周。临床表现:①发热,体温多在 38℃ 以上,重者持续高热,可达 40℃ 以上,部分病例热程可长达 10 天以上。②伴乏力、明显纳差、恶心、呕吐等,部分病例有头痛、肌肉酸痛、腹泻等。③查体常有颈部及腹股沟等浅表淋巴结肿大伴压痛、上腹部压痛及相对缓脉。少数病例病情危重,出现意识障碍、皮肤瘀斑、消化道出血、肺出血等,可因休克、呼吸衰竭、弥漫性血管内凝血等多脏器功能衰竭死亡。

SFTSV 风险因素很多,在临床表现里出现弥漫性血管内凝血,死亡风险可以达到 60 倍,神经系统症状,OR 值为 15.27,出血症状临床表现 OR 值为 20,多脏器衰竭 OR 为 32,实验室指标中 LDH 超过 800U/L,死亡风险 24 倍,CKMB 大于 50,死亡风险可达 25 倍。SFTSV 常伴有多器官损伤、衰竭,神经系统损伤,肺部重症感染,感染性休克等并发症。有研究发现,重症组患者肺部感染发生率为 100%。急性脑病/脑炎作为 SFTSV 的中枢神经系统表现形式是常见并发症。研究揭示了全身性淋巴组织的坏死性淋巴结炎为 SFTSV 的少见并发症。新型布尼亚病毒感染可能导致急性胰腺炎,多发生于疾病缓解期。

对 SFTSV 可以依据流行病学史(流行季节在丘陵、林区、山地等地工作、生活或旅游史等或发病前 2 周内有被蜱叮咬史),临床表现和实验室检测结果进行诊断。

(1)疑似病例:具有上述流行病学史、发热等临床表现且外周血血小板和白细胞降低者。

(2)确诊病例。疑似病例具备下列之一者:①病例标本新型布尼亚病毒核酸检测阳性;②病例标本检测新型布尼亚病毒 IgG 抗体阳转或恢复期滴度较急性期 4 倍以上增高者;③病例标本分离到新型布尼亚病毒。

SFTSV 导致血小板降低的原因在 PANS 中发现脾巨噬细胞为病毒感染复制的靶细胞,在 SFTSV 感染的脾组织中,巨噬细胞大量增加,血小板也出现大量沉积,并且荧光共定位研究显示病毒与血小板共定位于巨噬细胞的胞质中。结合细胞学实验发现 SFTSV 可以黏附于人血小板并引发巨噬细胞对血小板的吞噬,目前的研究提示 SFTSV 感染导致的血小板减少可能是由于脾巨噬细胞对病毒黏附血小板的异常清除所致。SFTSV 患者急性期血清中促炎性细胞因子 IL1 – RA、IL – 6、IL – 8、IL – 10、MCP – 1、G – CSF 及 IP – 10 水平大幅度提升,而 PDGF – BB 和 RNATES 水平则显著降低,病毒载量与血清细胞因子水平具有相关性。研究结果提示高病毒载量可能会导致危重症患者的严重病理变化,而促炎性细胞因子异常可能与 SFTSV 症状加重有关。

第三部分　启示与拓展

1. 新型布尼亚病毒感染患者有很高的死亡率,靠临床分期对推断确诊患者病情进展至关重要

SFTSV 感染疾病分为发热期(病程 1~7 天)、多器官功能障碍期(病程 7~13 天)、恢复期(病程 13 天以后)三个时期。发热期:头痛、乏力、肌肉酸痛、腹痛、腹泻、淋巴结肿大等非特异性症状。多器官功能障碍期:肝酶和心肌酶明显升高,呼吸道和消化道出血、肝肾多器官功能紊乱,神经系统症状明显,多脏器功能衰竭和弥散性血管内凝血(disseminated intravascular coagulation,DIC)。恢复期后:所有的症状、体征和实验室检查指标逐渐恢复至正常。多器官功能障碍期此阶段病毒载量处于较高水平,血小板数量持续下降,淋巴结肿大,患者肝酶和心肌酶明显升高,可出现明显蛋白尿和出血,严重患者会出现多脏器功能衰竭和 DIC,重症患者合并有神经系统症状,表现为烦躁、谵妄、不自主的四肢颤动、意识障碍等,该症状是关键的死亡预测指标,大多数神经系统症状常常在疾病晚期(发病时间超过 6 天)出现。此阶段约有 10%~15% 的重症患者死亡。

2. 新型布尼亚病毒属于出血热病毒的一种,传染性强,控制院内感染意义重大

新型布尼亚病毒是虫媒传播的疾病,主要是由蜱虫传播,对于既往有蜱虫咬叮咬的患者出现发热伴血小板减少症状更需要怀疑。同时,新型布尼亚病毒也可以通过接触患者血液传播,所以住院患者应该严格接触隔离,护士采血输液过程中应戴好手套口罩,对照料患者的家属也需要做好防控措施,告诫患者陪护患者时都要做好防护,勤洗手通风,避免院内感染发生。

3. 新型布尼亚病毒感染的最新治疗方案效果的进展

一般治疗 SFTSV 患者的支持治疗包括补液、维持电解质平衡、输入新鲜冰冻血浆和血小板、刺激白细胞及血小板生成、稳定心肌细胞、抑酸、保护胃肠道、保肝等治疗,但效果有限。早期血浆置换发病后 6 天内可以改善预后。静脉注射人免疫球蛋白注射液能够提高 SFTSV 治疗效果。糖皮质激素对出现神经系统症状患者有效。抗菌药物可预防或治疗继发性细菌感染,特别是有蜱虫叮咬史的患者抗病毒治疗:①利巴韦林。利巴韦林是一种鸟苷(核糖核酸)类似物,用于阻止病毒

RNA 合成和病毒 mRNA 加帽,起到抗病毒的效果。利巴韦林在体外有抗 SFTSV 的作用,所以是指南唯一推荐的抗 SFTSV 药物,利巴韦林治疗有效地将 SFTSV 患者病死率从 6.25%(15/240)降至 1.16%(2/173),但仅限于病毒载量低于 1×10^9 拷贝/L 的患者($P=0.027$)。同时,利巴韦林出血溶血和骨髓抑制也限制了临床的使用。②法匹拉韦。法匹拉韦是新型广谱抗病毒药物,其作用靶标是 RdRp RNA 聚合酶,法匹拉韦在体外水平能够有效抑制 SFTSV 复制,在小动物模型上对 SFTSV 感染有良好的治疗作用,能够有效提高 SFTSV 感染后小鼠的存活率。日本国立传染病研究院报道,法匹拉韦及其结构衍生物 T1105 和 T1106 能够显著抑制 SFTSV 在 Vero 细胞上的复制,能够保护干扰素受体缺陷的小鼠免受致死剂量的病毒攻击,并有效降低血清和组织病毒载量。美国犹他州立大学抗病毒研究所利用信号传导及转录激活 2 基因缺陷的仓鼠作为 SFTSV 攻毒模型,进一步验证了法匹拉韦的体内疗效。

近期,*CELL RESEARCH* 报道钙通道阻滞剂贝尼地平体内抑制 SFTSV 复制,进一步的实验表明,包括硝苯地平在内的大量钙通道阻滞剂(calcium channel blocker,CCB)均抑制了 SFTSV 感染。在人源化小鼠模型中进一步分析了这两种 CCB 的抗 SFTSV 效应,其中 CCB 治疗导致减少病毒载量并降低死亡率。通过回顾性临床研究分析,在 2087 名 SFTS 患者中,我们发现硝苯地平给药可以提高病毒清除率,改善临床恢复率,病死率明显降低了 1/5。其具体作用机制还不明确,可能和抑制 Ca 细胞内流、影响病毒复制相关。

参考文献

1. YU X J,LIANG M F,ZHANG S Y,et al. Fever with thrombocytopenia associated with a novel bunyavirus in China. N Engl J Med,2011,364(16): 1523 – 1532.

2. GAI Z T,ZHANG Y,LIANG M F,et al. Clinical progress and risk factors for death in severe fever with thrombocytopenia syndrome patients. J Infect Dis,2012,206(7): 1095 – 1102.

3. JIN C,LIANG M,NING J,et al. Pathogenesis of emerging severe fever with thrombocytopenia syndrome virus in C57/BL6 mouse model. Proc Natl Acad Sci USA,

2012,109(25):10053 - 10058.

4. SUN Y, JIN C, ZHAN F, et al. Host cytokine storm is associated with disease severity of severe fever with thrombocytopenia syndrome. J Infect Dis,2012,206(7): 1085 - 1094.

作者简介:石鼎,2018 级临床医学博士后,主攻方向为感染微生态。

指导老师:盛吉芳,主任医师,浙江大学医学院附属第一医院,主攻方向为感染性
　　　　　疾病和肝病研究。

病例 30
人工肝与肝移植的接力赛——肝衰竭的救治

第一部分　病情变化过程

1. 病情概述

患者,66 岁,男性,因"乏力、尿黄 20 余天"入院,诊断为:慢加急性肝衰竭 C 型,中期,慢性乙型病毒性肝炎,2 型糖尿病,高血压病,胆囊结石。在内科综合治疗的基础上,给予李氏人工肝治疗。患者经过综合治疗后,胆红素和谷丙转氨酶指标明显好转,但患者的病情仍然进展,并发肝性脑病,后期患者等到肝源,通过肝移植手术得到成功救治,在肝移植术后 17 天康复出院。

2. 接诊印象

这是一个普通的周日,又是繁忙的一周即将结束的一天。我接到病房电话,又要开始排明天的人工肝治疗。我打开病例系统,查看患者信息,患者有长期的乙肝病史,未正规治疗,在慢性病的基础上出现急性发病,同时患者的年龄大,有高血压、糖尿病等基础疾病。并且已经存在肝硬化,同时肝脏代偿功能已经很差,肝脏体积出现明显缩小。患者入我院时已经存在严重的高胆红素血症,同时凝血功能明显变差,已经完全符合慢加急性肝衰竭 C 型,中期,慢性乙型病毒性肝炎,这种肝衰竭的病死率高达 80% 以上,经过内科综合治疗后无明显好转。于是,我打印了知情同意书,到病房找患者及家属签字。走进病房,看到这大伯,精神软,全身发黄,于是找来家属谈话:"老爷子的肝脏已经不能发挥作用了,情况比较严重,人工肝可能可以尝试,如果人工肝不能挽救,必须联合肝移植才能挽救他。"家属很茫然:"怎么会这样? 怎么会这么重? 人工肝到底是什么? 可以通过人工肝救回来吗? 人工肝治疗无效怎么办? 肝移植效果可以吗?""人工肝是一种体外装置,可以清除炎症风暴,同时暂时替代肝脏功能,给肝脏再生和休息的时间,期望存活的肝脏能够增生代偿,如果肝脏细胞坏死太多,无法代偿,可能需要肝移植才能挽救,目前想要挽救生命,可以尝试人工肝,但是需要做好肝移植的准备。"家属思虑再三在知情同意书上签了字。我随即给患者安排人工肝治疗。

3.病史回顾

基本信息：患者,男性,66岁,退休工人。

病史特点：

1）主诉：乏力、尿黄20余天。

2）简要病史：患者20余天前出现全身乏力、四肢酸软,尿色加深,伴腹胀,进食后明显,无恶心呕吐,无呕血黑便,无胃纳减退,无发热,无腹痛。

3）查体：神志清,精神稍软,皮肤巩膜明显黄染,黏膜无瘀斑,未见肝掌及蜘蛛痣,全身浅表淋巴结未及肿大,双肺呼吸音清,未闻及湿啰音,心律齐,各瓣膜未及病理性杂音,全腹平软,无压痛反跳痛,移动性浊音阴性,肝脾肋下未及,双下肢不肿,神经系统检查阴性。

4）辅助检查：

a）实验室检验：肝肾功能电解质：谷丙转氨酶301U/L,谷草转氨酶136U/L,总胆红素348.9μmol/L,间接胆红素150.5μmol/L,直接胆红素198.4μmol/L,白蛋白28.3g/L。2019 – 03 – 13查血浆氨测定（急诊）：血氨36μmol/L。凝血功能常规检查 + D – 二聚体：国际标准化比值1.92,纤维蛋白原1.32g/L,APTT对照31.00s,活化部分凝血活酶时间48.4s,凝血酶时间25.9s,凝血酶原时间22.3s,D – 二聚体792μg/L FEU。

b）影像学检查（图30.1）：当地第一人民医院全腹增强CT:慢性肝病征象,请结合临床。胆囊结石;胆囊底部胆壁稍增厚,腺肌症考虑;请复查。副脾。双肾囊肿。来院肝脏CT提示肝硬化,脾大,肝周少量积液。

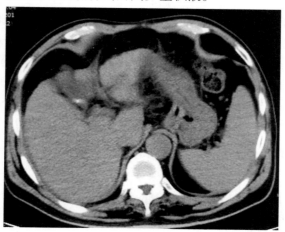

图30.1　患者的肝脏CT图像:肝硬化,脾大,肝周有少量积液

5)既往史:患者过去体质一般。高血压史有 10 余年,目前服用"非洛地平缓释片 5mg、qd 及缬沙坦胶囊 80mg、qd"治疗,血压监测尚平稳,有糖尿病史,目前应用"门冬胰岛素 30 针早 4u、晚 4u"控制血糖,血糖监测尚平稳;有乙肝病史 10 余年,不定期门诊随诊,未抗病毒治疗。按国家规定接种疫苗;1 年前行左踝关节融合术。无心脏病史、肾病史;无肺结核史、其他传染病史;否认食物药物过敏史;无输血史;无中毒史;无可能成瘾药物。

6)其他个人史、婚育史或家族史:无特殊。

4. 病情演变

患者入院后予恩替卡韦分散片(润众)口服抗病毒,异甘草酸镁针、腺苷蛋氨酸针、还原性谷胱甘肽针、乙酰半胱氨酸针、前列地尔针护肝降酶退黄及改善肝脏微循环,头孢他啶针静滴预防抗感染,泮托拉唑钠针护胃,降压降糖及多次输血浆等治疗,入院后第 5、第 6 及第 8 天,共进行 3 次人工肝治疗。第 3 次人工肝后患者出现神志模糊,扑翼样震颤阳性,当天加用门冬氨酸鸟氨酸针(雅博司)降血氨、醒脑治疗。当日复查血常规(五分类):白细胞计数 7.0×10^9/L,中性粒细胞 77.9%,淋巴细胞 11.7%,单核细胞 10.3%,嗜酸性粒细胞 0.0%,血红蛋白 98g/L,血小板计数 30×10^9/L。查肝肾脂糖电解质测定:白蛋白 30.6g/L,球蛋白 38.8g/L,谷丙转氨酶 91U/L,谷草转氨酶 88U/L,碱性磷酸酶 231U/L,总胆红素 281.0μmol/L,直接胆红素 212.0μmol/L,间接胆红素 69.0μmol/L,腺苷酸脱氨酶 27.6U/L,谷氨酰转酞酶 52U/L,空腹血糖 8.70mmol/L。查凝血功能常规检查 + D - 二聚体:国际标准化比值 1.91,纤维蛋白原 1.80g/L,APTT 对照 31.00s,活化部分凝血活酶时间 50.0s,凝血酶时间 29.4s,凝血酶原时间 22.2s,D - 二聚体 1876μg/L FEU。次日查血浆氨测定(急诊):血氨 99μmol/L。患者在乙肝肝硬化基础上出现肝衰竭、肝性脑病,病情重,经上述综合治疗后,病情未见好转,联系肝移植中心后,认为有肝移植治疗指征,告知家属病情,家属经商议后决定肝移植。

最后一次进行人工肝治疗后第 4 天患者全麻下行"肝移植术",术中探查见:腹腔内无明显粘连,腹腔有少量腹水,肝脏硬化明显,体积缩小,全肝质地偏硬,颜色呈暗红色。探查余腹腔未见明确病灶。遂解剖第一、第二、第三肝门结构,切除病肝,置入供肝,吻合下腔静脉、门静脉后开放血流,经止血后吻合肝动脉和胆道。术中超声实时监测示肝脏灌注良好。腹腔内充分止血,放置第一肝门及右膈下引流管各 1 根,术毕送入肝移植监护室继续治疗。术后 17 天患者恢复良好,带药出院。

5. 临床思维导图(图30.2)

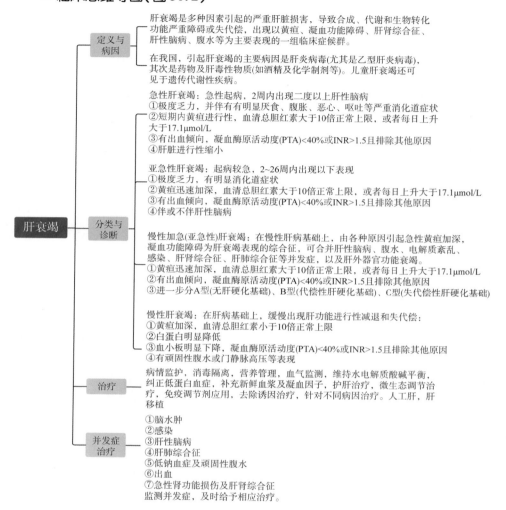

肝衰竭

定义与病因
- 肝衰竭是多种因素引起的严重肝脏损害，导致合成、代谢和生物转化功能严重障碍或失代偿，出现以黄疸、凝血功能障碍、肝肾综合征、肝性脑病、腹水等为主要表现的一组临床症候群。
- 在我国，引起肝衰竭的主要病因是肝炎病毒(尤其是乙型肝炎病毒)，其次是药物及肝毒性物质(如酒精及化学制剂等)。儿童肝衰竭还可见于遗传代谢性疾病。

分类与诊断

急性肝衰竭：急性起病，2周内出现二度以上肝性脑病
①极度乏力，并伴有明显厌食、腹胀、恶心、呕吐等严重消化道症状
②短期内黄疸进行性，血清总胆红素大于10倍正常上限，或者每日上升大于17.1μmol/L
③有出血倾向，凝血酶原活动度(PTA)<40%或INR>1.5且排除其他原因
④肝脏进行性缩小

亚急性肝衰竭：起病较急，2~26周内出现以下表现
①极度乏力，有明显消化道症状
②黄疸迅速加深，血清总胆红素大于10倍正常上限，或者每日上升大于17.1μmol/L
③有出血倾向，凝血酶原活动度(PTA)<40%或INR>1.5且排除其他原因
④伴或不伴肝性脑病

慢性加急(亚急性)肝衰竭：在慢性肝病基础上，由各种原因引起急性黄疸加深，凝血功能障得为肝衰竭表现的综合征，可合并肝性脑病、腹水、电解质紊乱、感染、肝肾综合征、肝肺综合征等并发症，以及肝外器官功能衰竭。
①黄疸迅速加深，血清总胆红素大于10倍正常上限，或者每日上升大于17.1μmol/L
②有出血倾向，凝血酶原活动度(PTA)<40%或INR>1.5且排除其他原因
③进一步分A型(无肝硬化基础)、B型(代偿性肝硬化基础)、C型(失代偿性肝硬化基础)

慢性肝衰竭：在肝病基础上，缓慢出现肝功能进行性减退和失代偿：
①黄疸加深，血清总胆红素小于10倍正常上限
②白蛋白明显降低
③血小板明显下降，凝血酶原活动度(PTA)<40%或INR>1.5且排除其他原因
④有顽固性腹水或门静脉高压等表现

治疗
病情监护，消毒隔离，营养管理，血气监测，维持水电解质酸碱平衡，纠正低蛋白血症，补充新鲜血浆及凝血因子，护肝治疗，微生态调节治疗，免疫调节剂应用，去除诱因治疗，针对不同病因治疗。人工肝，肝移植

并发症治疗
①脑水肿
②感染
③肝性脑病
④肝肺综合征
⑤低钠血症及顽固性腹水
⑥出血
⑦急性肾功能损伤及肝肾综合征
监测并发症，及时给予相应治疗。

图30.2 临床思维导图

第二部分 文献分享与思考

肝衰竭是多种因素引起的严重肝脏损害,导致合成、代谢和生物转化功能严重

障碍或失代偿,出现以黄疸、凝血功能障碍、肝肾综合征、肝性脑病、腹水等为主要表现的一组临床症候群。肝衰竭病死率高达 50%～80%。在我国,引起肝衰竭的主要病因是肝炎病毒(尤其是乙型肝炎病毒),其次是药物及肝毒性物质(如酒精及化学制剂等)。儿童肝衰竭还可见于遗传代谢性疾病。

结合该病例,患者为老年男性,慢加急性肝衰竭 C 型,中期,慢性乙型病毒性肝炎,2 型糖尿病,高血压病,胆囊结石。在当地医院治疗效果不佳,转我院继续治疗。在内科综合治疗的基础上,给予李氏人工肝治疗。患者经过综合治疗后,胆红素和谷丙转氨酶指标明显好转,但患者病情仍然进展,并发肝性脑病,后期通过肝移植手术成功救治。感染科和肝胆外科的紧密合作,人工肝和肝移植的有序衔接挽救了患者。

感染科医生认为:该患者肝功能衰竭,给予积极护肝、降酶、退黄等治疗,病情进展随时可能出现肝性脑病、肝肾综合征、肝肺综合征、消化道大出血、颅内出血、重症感染等危及生命,必要时需人工肝甚至肝移植,将病情告知患者家属。

肝胆外科医生认为:患者肝功能衰竭,经过内科综合治疗和人工肝治疗,患者病情持续进展,并出现肝性脑病,需要肝移植才能改善预后,目前有手术指征,尽快完善术前相关检查,尽快转入肝移植监护室。

最后,该患者经过内科综合治疗、人工肝及肝移植治疗,顺利康复出院。对于以后面临的肝衰竭患者,我们应该如何更加有效治疗,尽量挽救生命?

首先,首诊医生必须要认识到肝衰竭是一个危重症,与严重创伤、消化道大出血、急性心肌梗死、脑卒中、急性肺梗死一样,早期识别与正确及时处理可以显著改善肝衰竭患者的预后。内科综合治疗及人工肝治疗大大降低了肝衰竭的病死率。尤其是人工肝的出现和发展,给肝衰竭患者带来了福音。人工肝是治疗肝衰竭的有效方法之一,其治疗机制是基于肝细胞的强大再生能力,通过一个体外的机械、理化和生物装置,清除各种有害物质,补充必需物质,改善内环境,暂时替代衰竭肝脏的部分功能,为肝细胞再生及肝功能恢复创造条件及等待机会进行肝移植。

若肝衰竭患者经过积极的内科综合治疗和人工肝治疗仍不能得到恢复,需要考虑肝移植治疗。肝移植是治疗各种原因所致的中晚期肝功能衰竭最有效的方法之一。人工肝治疗可以显著降低终末期肝病评分,提高肝移植的成功率。

第三部分　启示与拓展

1. 及时有效的肝衰竭的内科综合治疗为肝移植奠定基础

患者入院后予恩替卡韦分散片（润众）口服抗病毒，异甘草酸镁针、腺苷蛋氨酸针、还原性谷胱甘肽针、乙酰半胱氨酸针、前列地尔针护肝降酶退黄及改善肝脏微循环，头孢他啶针静滴预防抗感染，泮托拉唑钠针护胃，降压降糖及多次输血浆等治疗，4 天内共行 3 次人工肝。第三次人工肝治疗后患者出现神志模糊，扑翼样震颤阳性，当天加用门冬氨酸鸟氨酸针（雅博司）降血氨、醒脑治疗。内科综合治疗能够有效改善患者预后，并为患者后续进行肝移植奠定了基础。

2. 及时开展肝衰竭患者肝移植治疗并做好围手术期管理，对成功挽救肝衰竭患者起到决定性作用

患者 3 月 22 日夜出现胡言乱语，偶有行为异常，对答不配合，计算力、定向力下降，无寒战发热，无呼吸急促，无咳嗽咳痰，无大小便失禁。3 月 25 日前已经完善肝移植术前准备，3 月 25 日转入肝移植监护室治疗。3 月 25 日全麻下行"肝移植术"，术毕送入肝移植监护室继续治疗，4 月 11 日康复出院。肝移植团队的迅速跟进，肝移植的围手术期管理及后续监护治疗的流程化操作，对肝移植成功挽救患者起到了重要作用。

3. 加强特殊人群肝衰竭知识宣教及预防十分必要

肝衰竭的病死率高，而我国肝衰竭的主要病因是乙型病毒性肝炎，所以要继续加强疫苗接种，同时对乙肝患者要进行肝衰竭的宣教，并对患者进行全程管理。肝衰竭可以预防。

参考文献

1. GROUP OF LIVER FAILURE AND ARTIFICIAL HEPATOLOGY, INFECTIOUS

BRANCH OF CHINESE MEDICAL ASSOCIATION . Guidelines for the diagnosis and treatment of liver failure(2018). Chin J Hepatol Jan,2018,27(1):18 – 26.

2. SARIN S K,KEDARISETTY C K,ABBAS Z,et al. Acute – on – chronic liver failure: consensus recommendations of the Asian Pacific Association for the Study of the Liver (APASL)2014. Hepatology international,2014,8(4):453 – 471.

3. SETO W K,LO Y R,PAWLOTSKY J M,et al. Chronic hepatitis B virus infection. Lancet,2018,392(10161):2313 – 2324.

4. LARSEN F S,SCHMIDT L E,BERNSMEIER C,et al. High – volume plasma exchange in patients with acute liver failure: An open randomised controlled trial. Journal of hepatology,2016,64(1):69 – 78.

5. WU T,LI J,SHAO L. Development of diagnostic criteria and a prognostic score for hepatitis B virus – related acute – on – chronic liver failure. Hepatology, 2017:1 – 11.

6. STUTCHFIELD B M,SIMPSON K,WIGMORE S J. Systematic review and meta – analysis of survival following extracorporeal liver support. The British Journal of Surgery,2011,98(5):623 – 631.

7. BANARES R,NEVENS F,LARSEN F S,et al. Extracorporeal albumin dialysis with the molecular adsorbent recirculating system in acute – on – chronic liver failure: the RELIEF trial. Hepatology,2013,57(3):1153 – 1162.

8. KRIBBEN A,GERKEN G,HAAG S,et al. Effects of fractionated plasma separation and adsorption on survival in patients with acute – on – chronic liver failure. Gastroenterology,2012,142(4):782 – 789 e783.

9. LI L J,LIU X L,XU X W,et al. Comparison of plasma exchange with different membrane pore sizes in the treatment of severe viral hepatitis. Therapeutic Apheresis and Dialysis,2005,9(5):396 – 401.

作者简介:吴晓鑫,2019 级临床医学博士后,主攻方向为新发突发传染病的发病机制及疫苗研发,人工肝及肝衰竭。

指导老师:徐小微,主任医师,浙江大学医学院附属第一医院,主攻方向为人工肝及肝衰竭。

病例 31
"肺"外生枝

第一部分　病情变化过程

1. 病情概述

患者,男性,57 岁,因右侧胸痛伴发热半月余入院,病程中有右侧胸痛,局部肋骨有肿块伴压痛。诊断为:①发热待查;②肋骨骨折或者软骨炎。入院后先后予莫西沙星、利奈唑胺等抗感染,效果不佳,完善 PET – CT、肋骨活检等,最终在活检组织中找到抗酸染色阳性菌,给以四联抗非结核分枝杆菌(non – tuberculous mycobacteria,NTM)药,患者不规律服用,后迁延感染至右侧胫骨,再次清创活检培养,最终成功培养到 NTM 菌株。

2. 接诊印象

"2 床的新患者来了。"护士喊了一句。我拿起听诊器奔向病房,患者是个中年男性,人有点偏瘦。"您是怎么不舒服的?""发烧,体温最高烧到 38.3℃,退下来还会上去。""有没有咳嗽、咳痰?""很少,偶尔咳一下,没什么痰,然后右边胸痛,大口喘气就有点痛。"我一摸,右侧第 4 肋骨有个小硬块,压着还有点疼,初步印象:感染性发热或者肋软骨炎。

3. 病史回顾

基本信息:男性,57 岁,工人。

病史特点:

1)主诉:右侧胸痛伴发热半月余。

2)简要病史:半个月前患者于夜间 1 ~ 2 点出现右侧抽动样胸痛,放射至腰背部,伴发热畏寒,体温 38.3℃,无明显咳嗽、咳痰,无胸闷气促,无头晕、头痛,服退热药后疼痛发热缓解。白天自诉胸痛好转,无明显发热。其后患者反复出现上述症状,伴乏力纳差,夜间盗汗明显,遂至当地医院治疗,考虑"肋骨病变,骨折可疑",予药物治疗,未见好转。6 天前患者诉夜间疼痛加重,遂来我院。

3）查体：右侧胸壁局部有压痛，右侧胸壁可触及一个 2～3cm 的包块，伴明显压痛，表面皮肤完整无破溃，无皮肤发红，无皮疹。

4）辅助检查

a）实验室检验：血常规：白细胞 22.8×10^9/L，中性粒细胞 88.8%，淋巴细胞 8.1%；CRP：78.6mg/L，ESR：77mm/h，PCT：0.31ng/mL，凝血功能 + d 二聚体，肝肾功能电解质：无明显异常；肿瘤标志物 + CA125 + 铁蛋白 + PSA（男）：糖抗原 125 46.7U/mL，铁蛋白 452.5ng/mL，余无殊；抗核抗体系列：阴性；EBV – DNA 9.37×10^3 拷贝/mL；EB 病毒 IgG（ + ），EB 病毒 IgM（ – ）；巨细胞病毒 IgG（ + ），巨细胞病毒 IgM（ – ）；血 T – SPOT：阴性；真菌 D – 葡聚糖检测：β – 1,3 – D 葡聚糖 95.48pg/mL。

b）影像学检查：肝胆脾胰，超声提示：肝实质回声偏细，建议随访。常规心电图 + 心电向量图：①窦性心律；②室性早搏（建议 24h 动态心电图检查）。心脏彩色多普勒超声：左室舒张功能减退二尖瓣轻度反流。

胸部 CT 平扫（图 31.1）：两肺散在炎症考虑。两肺小结节，增殖钙化灶考虑。

右侧第 4 前肋骨质破坏，周围伴团块状软组织影（红色箭头），建议进一步检查。

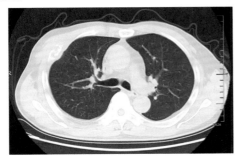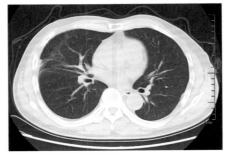

图 31.1 胸部 CT 平扫提示右侧第 4 前肋骨质破坏，周围伴团块状软组织影

骨骼 ECT（图 31.2）：全身骨骼显像清晰，颅骨、下段颈椎、胸骨、双肩胛骨、双肱骨、右尺桡骨、双肋、骶椎、盆骨、双股骨、双胫骨示踪剂分布异常浓聚。双肾显影浅淡。诊断为：全身多发骨骼骨质代谢异常增高灶，请结合临床信息以鉴诊骨多发转移可能。

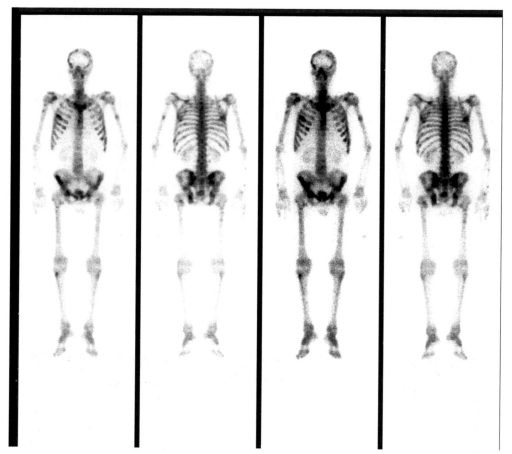

图 31.2　骨骼 ECT 提示全身多发骨骼骨质代谢异常增高灶

5）既往史:患者过去体质良好。无高血压;无糖尿病;无心脏病;无肾病史;无肺结核;无病毒性肝炎;无其他传染病;无食物、药物过敏;无外伤史;无手术史,无输血史;无中毒史;无长期用药史;无可能成瘾药物。疫苗接种史不详。

6）其他个人史、婚育史或家族史:无殊。

4. 病情演变

入院后首先考虑感染性发热,予塞来昔布降温,先后予莫西沙星、阿奇霉素、利奈唑胺抗感染,患者仍有反复发热,再次分析病例特点:中年男性,急性起病,发热伴盗汗乏力等毒血症状明显;炎症指标,白细胞、中性比例增高;结核杆菌酶联免疫印迹、隐球菌荚膜抗原阴性;抗感染治疗效果不佳;骨骼 ECT 全身多发骨骼骨质代谢异常。推测:是否有非典型病原体感染? 骨质破坏提示肿瘤性发热?

进一步完善检查:血免疫固定电泳:M球蛋白阳性,λ轻链阳性;β₂微球蛋白测定(血):3099μg/L。轻链κ、λ定量(尿):κ轻链(尿)5.91mg/dL,λ轻链(尿)2.43mg/dL。轻链κ、λ定量(血):κ轻链355mg/dL,λ轻链291mg/dL。

PECT - CT 提示见图 31.3。

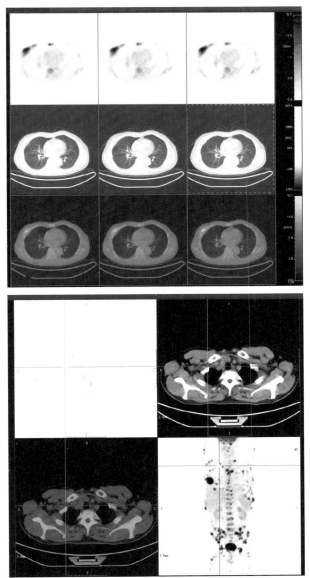

图 31.3　PECT - CT 提示多处骨骼局灶性代谢增高,右胸肌间隙、右锁骨区见数枚小淋巴结显示(如十字标示处)

完善 PET - CT 示:①右 4 前肋软骨破坏,伴前胸壁软组织肿物形成,右前胸壁软组织肿物旁及右侧腋窝多发结节影,氟代脱氧葡萄糖代谢明显增高,首先考虑恶性病变,建议活检明确病变性质;扫描区多处骨骼(如上)局灶性代谢增高,部分病灶呈轻度溶骨性改变,部分骨质改变不明显,FDG 代谢增高,右胸肌间隙、右锁骨区见数枚小淋巴结显示(如十字标示处),FDG 代谢略增高,脾脏增大,代谢略增高。综上,需鉴诊血液系统病变浸润或恶性病变广泛转移可能,建议骨髓活检;纵隔(2R、3A、4R/L)和双侧肺门多发小淋巴结,轻度代谢增高,考虑反应性淋巴结;右肺尖见一枚不规则小结节影,边界尚清,FDG 代谢轻度增高,请密切随访;左肾上腺略代谢,未见明显增粗,请随访;余全身(包括脑)PET 显像未见 FDG 代谢明显异常增高灶。②右肺中叶钙化,左肺上叶舌段少许炎症。

完善骨髓穿刺示:骨髓造血组织增生,区域纤维化伴少量淋巴浆细胞浸润,建议进一步检查。CK(pan)(-),CD3(+),CD20(-),MPO(粒系 +),CD138(+),CD235(红系 +),Lambda(λ)(+),Kappa(K)(+)。

肋骨病灶穿刺活检:送检组织内见小片肉芽组织伴中性粒细胞浸润,另见小片骨组织(注:此例抗酸染色阳性,但组织内无干酪样坏死及肉芽肿形成,请结合临床)。

最终诊断考虑:骨分枝结核杆菌感染。

治疗方案:利福平、莫西沙星、乙胺丁醇、阿奇霉素,四联抗 NTM。

带药出院后 6 个月,患者因"胸壁肿块活检术后 6 个月余,穿刺点脓肿 10 天"就诊,遂予脓液培养:找到 2 条抗酸杆菌,予继续当前方案抗 NTM。半年后患者未来复查,自行停药后因"右小腿疼痛近 1 个月"再次入院,行右侧小腿骨髓炎病灶清除术,最终将脓液培养到病原体为胞内分枝杆菌!

5. 临床思维导图(图 31.4)

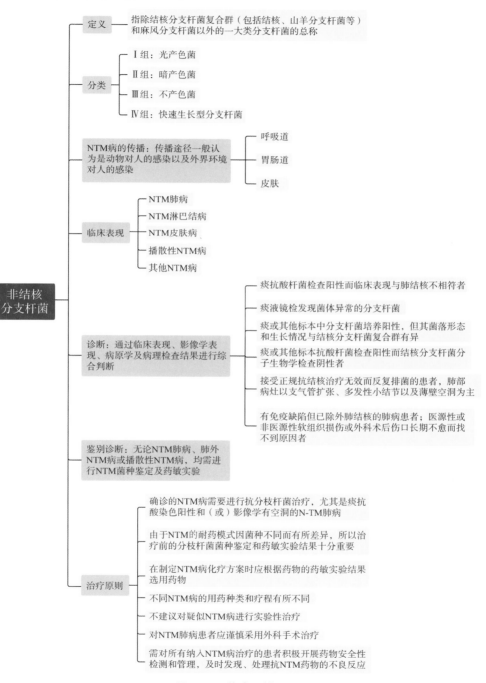

图 31.4　临床思维导图

第二部分 文献分享与思考

非结核分枝杆菌(non - tuberculous Mycobacteria,NTM)系指除结核分枝杆菌复合群(包括结核、山羊分枝杆菌等)和麻风分枝杆菌以外的一大类分枝杆菌的总称。NTM 是普遍存在的环境生物,为环境条件致病菌,广泛存在于水、土壤、灰尘等自然环境中,并且在易感个体中引起肺、腔窦、淋巴结、关节、中枢神经系统等以及导管相关性感染和播散性感染。迄今为止,共发现 NTM 菌种 190 余种,14 个亚种,其中大部分为寄生菌,仅少部分对人体致病。NTM 病是指人体感染了 NTM,并引起相关组织、脏器的病变。NTM 感染最常见的临床表现为肺部疾病,但仍有约10% 表现为肺外疾病,常通过呼吸道、胃肠道、创伤感染或侵入性手术感染,由于手术设备、注射溶液或药物的污染导致的 NTM 感染暴发亦有报道。

NTM 是细长略带弯曲的杆菌,生长速度慢;无鞭毛、无芽孢、不产生内外毒素;细胞壁含有丰富的脂质成分(分枝菌酸),抗酸染色阳性;可在人体某些部位定植;生长温度不如结核杆菌严格,部分 NTM 快速生长;某些 NTM(如 MAC、偶发分枝杆菌、龟分枝杆菌)对某些消毒剂耐受,毒力低于结核分枝杆菌;对常用的抗结核药物多耐受。

我国 NTM 的分离率由 1979 年的 4.3% 上升至 2000 年的 11.1% ,再到 2010 年的 22.9% 。NTM 病增加的原因尚不清楚,可能和实验室培养技术与方法的改进、临床医生对 NTM 病认识的提高、人口老龄化、免疫抑制人群增多、长期服用抗菌药物(可能为 NTM 提供生长繁殖的良好环境)及免疫抑制药物、环境暴露的增加(如热水器的广泛使用以及与淋浴器气溶胶接触)以及存在人与人之间的传播等有一定的关系。我国的文献报道,NTM 病中男性多于女性,60 岁及以上占 40%(52/130);而支气管扩张合并 NTM 病患者中男女比例为 1∶1.9,以中老年女性为主。

根据 NTM 的生长速度,伯杰系统细菌学手册(*Bergy's Manual of Systematic Bacteriology*)将其分为快速生长型和缓慢生长型两大类,目前国际上多采用此种分类方法。Runyon 分类法根据该类菌群在试管内的生长温度、生长速度、菌落形态及色素产生与光反应的关系等将其分为 4 组,前 3 组实际上为缓慢生长分枝杆菌,而第4组则为快速生长分枝杆菌,国内目前多以两种分类法相结合。

（1）Ⅰ组。

光产色菌(photochromogens)：在固体培养基上,菌落不见光时为淡黄色,光照后变为黄色或橙色。本组以堪萨斯分枝杆菌(*M. Kansasii*)、海分枝杆菌(*M. Marinum*)及猿分枝杆菌(*M. Simiae*)为主。

（2）Ⅱ组。

暗产色菌(scotochromogens)：在无光时菌落产生黄色或红色。本组以瘰疬分枝杆菌(*M. Scrofulaceum*)、戈登分枝杆菌(*M. Gordonae*)及苏尔加分枝杆菌(*M. Szulgai*)为主。

（3）Ⅲ组。

不产色菌(non – photochromogens)：无论光照与否,菌落均不产生色素,可呈灰白色或淡黄色。本组有鸟分枝杆菌复合群(*M. Avium Complex*, MAC)、嗜血分枝杆菌(*M. Haemophilum*)、溃疡分枝杆菌(*M. Ulcerans*)、蟾分枝杆菌(*M. Xenopi*)、玛尔摩分枝杆菌(*M. Malmoense*)、土分枝杆菌(*M. Terrae*)及胃分枝杆菌(*M. Gastri*)等。

（4）Ⅳ组。

快速生长型分枝杆菌(rapidly growing mycobacteria, RGM)：3~5d 内有肉眼可见的菌落,多数 1 周内即生长很旺盛。本组有脓肿分枝杆菌复合群(*M. Abscessus Complex*, MABC)、偶发分枝杆菌(*M. Fortuitum*)、龟分枝杆菌(*M. Chelonae*)、玛格丽特分枝杆菌(*M. Mageritense*)、外来分枝杆菌(*M. Peregrinum*)、耻垢分枝杆菌(*M. Smegmatis*)和母牛分枝杆菌(*M. Vaccae*)等。

侵入人体的常见途径有呼吸道、胃肠道和皮肤等。传播途径一般认为是动物对人的感染以及外界环境对人的感染。关于人传人,尚无定论;2013 年 *Lancet* 一篇文章表明:囊性纤维化患者易感染脓肿分枝杆菌且具有传染性。

NTM 病为全身性疾病,主要侵犯肺组织,但全身各个器官系统皆可罹患。NTM 病具有与结核病相似的临床表现,包括全身中毒症状和局部损害。

（1）NTM 肺病。

NTM 肺病是慢性病,可发生于任何年龄,老年居多,尤其是绝经期妇女较为常见。大多数患者肺部已患有基础疾病,NTM 肺病具有与结核病相似的临床表现,包括全身中毒症状和局部损害,但全身中毒症状等较肺结核病轻;还有些与其本身的基础疾病的临床表现相重叠。NTM 肺病的临床表现差异较大,有些患者由体检发现,可以长期无明显症状,或仅有咳嗽、咳痰等症状;胸部影像学病灶可长期无变化或病灶时好时坏。有些患者的病情进展较快,出现咳嗽、咳痰、咯血、胸痛、胸闷、气喘、盗汗、低热、乏力、消瘦及萎靡不振等,胸部影像学病灶可短期进展、播散,并形成空洞,临床状况较为严重;还可侵犯胸膜和心包,引起胸腔积液和心包积液。多数发病缓慢,常表现为慢性肺部疾病的恶化;亦可急性起病。

(2)NTM 淋巴结病。

NTM 淋巴结病多见于儿童,是儿童最常见的 NTM 病,最常累及的部位是上颈部和下颌下淋巴结,耳部、腹股沟、腋下、纵隔、腹腔淋巴结等也可受累。单侧累及多见,双侧少见。大多无全身症状及体征,仅有局部淋巴结受累的表现,无或有轻度压痛,可迅速软化、破溃而形成慢性窦道,可长期迁延不愈。

(3)NTM 皮肤病。

表现为局部皮肤发红、肿痛和硬结,此阶段可以持续 1~2 年;接着形成皮下及软组织脓肿并破溃,脓肿为冷脓肿,脓液较为稀薄,干酪样坏死物较少,甚至侵犯局部骨与关节组织,造成骨质破坏;病变进展与愈合交替,此起彼伏,长期迁延不愈。

(4)播散性 NTM 病。

主要见于免疫受损患者,最常见于 HIV 感染的个体、免疫受损者。播散性NTM 病很少累及免疫功能正常人群。播散性 NTM 病可表现为播散性淋巴结炎、皮肤病变、骨病、肝病、胃肠道感染、心内膜、心包炎及脑膜炎等,其临床表现多种多样,与其他感染不易区别,常见症状为发热(持续性或间歇性),多有进行性体重减轻、夜间盗汗,胃肠道症状表现为轻度腹痛,甚至持续性腹痛、腹泻不易缓解及消化不良等,不少患者可有腹部压痛及肝脾肿大等体征。

(5)其他 NTM 病。

NTM 可引起骨髓、滑膜、滑囊、腱鞘等骨关节炎症,其中以海分枝杆菌和鸟分枝杆菌复合群最常见,其次为脓肿分枝杆菌、偶然分枝杆菌、龟分枝杆菌、嗜血分枝杆菌、奇美拉分枝杆菌、蟾分枝杆菌和堪萨斯分枝杆菌。土分枝杆菌引起慢性手或腕部滑膜炎,分枝杆菌可引起化脓性关节炎,偶然分枝杆菌、龟分枝杆菌可引起牙龈炎,MAC 可引起泌尿生殖系统感染,偶发分枝杆菌引起眼部感染,林达分枝杆菌引起胃肠道疾病。

NTM 病的诊断应通过临床表现、影像学表现、病原学及病理检查结果进行综合判断。

疑似 NTM 感染的识别:a. 痰抗酸杆菌检查阳性而临床表现与肺结核不相符者;b. 痰液镜检发现菌体异常的分枝杆菌;c. 痰或其他标本中分枝杆菌培养阳性,但其菌落形态和生长情况与结核分枝杆菌复合群有异;d. 痰或其他标本抗酸杆菌检查阳性而结核分枝杆菌分子生物学检查阴性者;e. 接受正规抗结核治疗无效而反复排菌的患者,肺部病灶以支气管扩张、多发性小结节以及薄壁空洞为主;f. 有免疫缺陷但已除外肺结核的肺病患者;医源性或非医源性软组织损伤或外科术后伤口长期不愈找不到原因者。具备以上条件之一,即可疑诊为 NTM 病。

无论 NTM 肺病、肺外 NTM 病或播散性 NTM 病,均需进行 NTM 菌种鉴定及药敏试验。在无菌种鉴定结果的情况下,NTM 病可长期被误诊,临床应高度警惕。另外,有些 NTM 菌种,如戈登分枝杆菌、产黏液分枝杆菌、不产色分枝杆菌、土分枝杆菌等一般不致病或致病性弱,分离到该菌株可能系污染或短暂的定植。

NTM 肺病与其他肺部疾病,如肺结核、支气管扩张症、慢阻肺、囊性肺纤维化、肺囊肿、间质性肺疾病、肺尘埃沉着症、细菌性肺炎、肺真菌病、肺寄生虫病、军团菌病、奴卡菌病、肺部肿瘤、结节病以及肺泡蛋白沉着症等相鉴别;NTM 淋巴结病应与淋巴结结核、其他细菌性淋巴结炎、恶性淋巴瘤、转移性肿瘤、白血病、结节病、非特异性淋巴结炎、组织细胞增生性坏死性淋巴结炎及传染性单核细胞增多症等相鉴别;NTM 皮肤病应与皮肤结核、结节病、麻风病、皮肤真菌病、奴卡菌病、结节性红斑及结节性血管炎等相鉴别;播散性 NTM 病应与 HIV 感染、艾滋病、败血症、伤寒、播散性真菌病、全身血行播散性结核病及奴卡菌病等相鉴别。

NTM 病的治疗原则如下:

(1)确诊的 NTM 病需要进行抗分枝杆菌治疗,尤其是痰抗酸染色阳性和(或)影像学有空洞的 NTM 肺病。

(2)由于 NTM 的耐药模式因菌种不同而有所差异,所以治疗前的分枝杆菌菌种鉴定和药敏试验结果十分重要。

(3)尽管药敏试验结果与临床疗效的相关性目前尚难以确定,但对于已经明确的相关性,如大环内酯类和阿米卡星耐药与 MAC 病和脓肿分枝杆菌病疗效相关性、利福平耐药与堪萨斯分枝杆菌病疗效相关性,在制定 NTM 病化疗方案时应根据这些药物的药敏试验结果选用药物。

(4)不同 NTM 病的用药种类和疗程有所不同。

(5)不建议对疑似 NTM 病进行试验性治疗。

(6)对 NTM 肺病患者,应谨慎采用外科手术治疗。

(7)需对所有纳入 NTM 病治疗的患者积极开展药物安全性监测和管理,及时发现、处理抗 NTM 药物的不良反应。

第三部分　启示与拓展

（1）肺外 NTM 病的临床表现多样,当肺外感染迁延不愈时,需要警惕 NTM 感染。

（2）NTM 菌种的迅速鉴定可使患者得到及时的诊断和治疗。

（3）除了按照指南制定的相应药物治疗方案,手术清除病灶、去除留置导管、增强患者免疫功能及治疗基础疾病同样重要。

参考文献

1. 非结核分枝杆菌病诊断与治疗指南（2020 年版）. 中华结核和呼吸杂志,2020,43（11）: 918 - 946.

作者简介:吴文瑞,2019 级临床医学博士后主攻方向为感染微生态。

指导老师:盛吉芳,主任医师,浙江大学医学院附属第一医院,主攻方向为感染性疾病的诊治。

病例 32
识"菌"之路，道阻且险

第一部分　病情变化过程

1. 病情概述

患者，女性，33 岁，因"左侧腰痛伴发热 4h"于当地医院急诊，诊断为：急性肾盂肾炎、2 型糖尿病。急诊行 CT，提示左肾破裂伴血肿形成，双肾结石，遂于头孢哌酮舒巴坦 2g q12h 抗感染 + 左肾动脉分支栓塞术，术后反复发热，检查提示腹腔多发脓肿，多次调整抗生素、穿刺引流后效果不佳，后于当地医院左肾切除、插管转入 ICU，请我院专家会诊后转至邵逸夫医院，经过感染科、泌尿外科、普外科、重症监护室团队多方协助后患者康复出院，定期我院随访，恢复良好。

2. 接诊印象

19:36，刚结束一天繁忙的工作，我看到微信群里新增了一大堆未读信息，打开看才发现又有外院转来的疑难患者了，随即一拍脑袋："又有的忙活了！"赶到 3 号楼 19 楼，看到这位年轻的母亲，有着远超过这个年纪的沧桑感，精神软，闭着眼睛休息。旁边坐着陪护的丈夫，低着头，摆弄着床单。看一眼监护仪，体温 37.3℃，心率 82 次／分，呼吸 18 次／分，未吸氧状况下氧饱和 98%，提示患者目前生命体征平稳，这让我和上级医生都舒了口气。"你好，我们是感染科的医生，来了解一下你的情况。"患者随即睁大了眼睛，拍了拍旁边的丈夫，示意将病床床头摇高，并迫切地坐起身来："医生，你们好，我在当地医院住院很久，前几天这里的院长来我们医院，给我查了房换了药之后我感觉好多了，这次就是冲着你们感染科来的，请帮帮我，我还年轻，还有两个宝宝……"患者的声音逐渐有点颤抖，虽然在医院生死别离见多了，但患者热切的眼神都会让人心里泛酸。"医生，我是她的丈夫，我们把当地医院的资料都带来了，这就拿给你们看。"不等我们做出回应，丈夫已经把一沓足足有 10cm 厚的病历资料放在了我的手里。"左肾脓肿破裂、左肾切除术后、腹腔幽门旁脓肿、腹膜后脓肿、胰腺周围脓肿、右肾结石、2 型糖尿病"出院诊断上一连串的字符涌入眼帘,我和上级医生一边查看患者,一边推敲整理记载了一个年轻母亲近3个月遭遇的厚厚一沓病历资料。

3. 病史回顾

基本信息:患者,女性,33岁,自由职业者(物流行业)。

病史特点:

1) 主诉:反复发热2个月余。

2) 简要病史:患者2个月余前因"左侧腰痛4h"至当地医院急诊,查CT提示双肾结石、左肾血肿,考虑肾盂肾炎,予抗感染+左侧肾动脉栓塞术,术后患者反复发热,复查腹部CT提示腹腔多发脓肿,多次调整抗生素类型,感染控制不佳,后因氧饱和不能维持,当地医院考虑肾脓肿加重引起感染性休克,行左肾切除术+脓肿引流术,并收入ICU。后引流液培养提示碳青霉烯类药物耐药肺炎克雷伯菌(carbapenem – resistant Klebsiella pneumoniae,CRKP),前后调整抗生素(替加环素、多黏菌素、头孢他啶阿维巴坦等),生命体征平稳,但仍有反复低热,现为求进一步诊治,转至我院。

3) 查体:体温37.3℃;脉搏82次/分;呼吸20次/分;血压153/88mmHg,神清,对答切题。颈部见气管切开术后疤痕,愈合良好。全身皮肤黏膜及巩膜无黄染,两肺呼吸音低,无明显干湿性啰音。心律齐,未及病理性杂音。肝脾肋下未及,腹平软,下腹部可见散在纵行妊娠纹,左侧腹部疤痕,肠鸣音3次/分,腹部正中见留置腹腔引流管1根、双套管1根,均引出淡红血性引流液,敷料干洁。四肢肌力可,生理反射存在,巴氏征未引出。

4) 辅助检查

a) 实验室检验。血常规:WBC 13.5×10^9/L,RBC 3.27×10^{12}/L,Hb 88g/L,HCT 27.4%,N 81.5%;血生化:CRP 182.9mg/L,DBiL 9.5μmol/L,ALB 34.3g/L,Cr 55μmol/L,Glu 6.60mmol/L,ALT 7U/L,AST 9U/L。凝血功能:PT 16.3s。PCT 0.54ng/mL。

b) 影像学检查。上腹部CT增强(图32.1):胰腺前方为主有包裹性积液、积气,置管后,脂肪肝。右侧输尿管起始段结石,左肾术后改变。

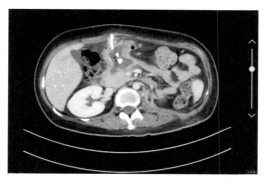

图 32.1 上腹部增强 CT 图示胰腺前方有包裹性积液、积气

5)既往史:2 型糖尿病(长期胰岛素治疗);左肾切除术后 2 个月;无高血压;无心脏病;无肺结核;无病毒性肝炎;无其他传染病;无食物、药物过敏;无中毒史;无可能成瘾药物。

6)其他个人史、婚育史或家族史:无特殊。

4. 病情演变

患者于当晚 19:36 入病房,体温 37.3℃,余体征平稳。予完善血、引流液培养,治疗上予头孢他啶阿维巴坦 2.5g q8h(输注时间 2h)抗感染治疗,辅以控制血糖、通畅引流等治疗。次日,我院细菌培养结果反馈提示"碳青霉烯类耐药肺炎克雷伯菌 CRKP",加做头孢他啶阿维巴坦的体外药敏,结果提示敏感,此后连续使用头孢他啶阿维巴坦 12 天。治疗第 6 天评估患者抗感染治疗有效,但病原菌未清除,排除禁忌后,请普外科行"腹腔镜下坏死组织清除术",术中见:胰头,小网膜囊内脓性液伴多发坏死组织。后逐渐抗生素降阶梯治疗,改为替加环素 50mg q12h 抗感染,患者体温逐渐平稳,术后第 6 天后体温正常,术后第 16 天起停药,术后第 27 天拔管出院。具体检查见图 32.2。

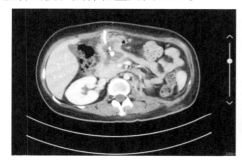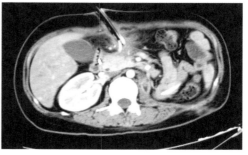

图 32.2 入院时腹部 CT(左)和出院前复查腹部 CT(右)对比

出院后 1 个月,我院复查上腹部增强 CT:腹腔脓肿术后改变,术区条片渗出,较前吸收减少。右肾结石,左肾术后改变,左侧腰大肌旁病灶较前缩小。

5. 临床思维导图(图 32.3)

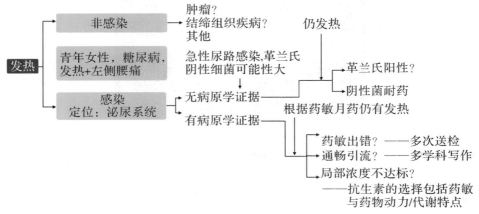

图 32.3　临床思维导图

本例案例中需考虑的耐药菌背景:

超广谱 β - 内酰胺酶(extended - spectrum β - lactamases,ESBLs)情况如下。

(1)ESBLs 阳性细菌主要危险因素。

- 反复使用抗菌药物。

- 留置导道。

- 存在结石或梗阻(如胆道、泌尿道)。

- 既往曾有产 ESBLs 细菌感染。

- 反复住院或曾住 ICU。

- 老年人、基础疾病(糖尿病、免疫功能低下等)。

- 呼吸机辅助通气等。

(2)流行病学资料。

- 2002 年中国 7 城市调查显示,成人社区获得性感染大肠埃希菌和肺炎克雷伯菌产 ESBLs 比率分别为 16% 和 17%。

- 2007 年复杂性腹腔感染(SMART 研究)显示社区获得的大肠埃希菌和肺炎克雷伯菌产 ESBLs 检出率分别为 36% 和 15.2%。

- 另外 2 项研究显示成人社区获得呼吸道感染肺炎克雷伯菌产 ESBLs 发生率为 38.8%,社区获得性尿路感染中 ESBLs 大肠埃希菌检出率为 13.5%。

碳青霉烯类耐药肠杆菌(carbapenem - resistant enterobacterales,CRE)情况如下。

- 定义：(2015，CDC)

①对任意一种碳青霉烯类抗生素耐药或产碳青霉烯酶。

②此外，对于亚胺培南天然耐药的细菌(即摩氏摩根菌、变形杆菌属、普罗威登斯菌属)，必须对另一种碳青霉烯类抗生素耐药。

碳青霉烯酶包括：Kiebsiello pneumonice carbapenemases(KPC)，oxacillinase - 48 - like β - lactamases(OXA - 48)，and metallo - β - lactarnases(NOM，VIM，IMP)

产碳青霉烯酶肠杆菌(carbapenem - pesistant enterobacterales，CPE)情况如下。

- 细菌菌种：大肠埃希菌、克雷伯菌属、肠杆菌属、沙雷菌属、变形菌属、柠檬酸菌属。

第二部分　文献分享与思考

碳青霉烯类耐药肠杆菌感染已成为世界范围内重大的公共卫生安全负担，严重威胁感染人群的生命安全，碳青霉烯类耐药肺炎克雷伯菌(carpapenem - resistant klebsiella pneumoniae，CRKP)是其中重要的组成部分。相较于阳性菌的感染，能够用于严重 CRKP 感染的临床用药的选择性更小。既往研究显示，碳青霉烯类耐药肺炎克雷伯菌感染相比于敏感肺炎克雷伯菌的死亡率要增加 1 倍以上，除外菌株本身的毒力可能更强，缺乏有效的初始治疗方案也是重要原因。本病例当中涉及了一种新型的抗生素——头孢他啶阿维巴坦，它是近几年通过美国药品食品监督管理局批准的新型抗生素。该复方制剂由一种头孢菌素(头孢他啶)和一种 β 内酰胺酶抑制剂(阿维巴坦)组成，用于治疗 18 岁及以上复杂性腹腔内感染、复杂性尿路感染以及医院获得性细菌性肺炎和呼吸机相关细菌性肺炎。

在这个病例当中，起初患者在当地医院诊断为急性肾盂肾炎、左肾血肿，从泌尿系统感染的诊治出发，最早使用的头孢哌酮舒巴坦是合理的，也是选择了级别较高的治疗方案，但整个头孢哌酮舒巴坦的使用时间为 12 天，患者仍有体温，若是考虑血肿吸收发热，则时间太长，若考虑感染，那么抗生素的有效性就存在疑问了。事实上，尿路感染的细菌大多数为阴性菌，其中超 70% 为大肠杆菌，只有 5% 左右为阳性菌，那么在这个患者未获得病原学培养证据前，是选择继续阴性菌治疗，还是改用阳性菌的治疗，抑或是两者兼具？结合患者的自身情况，糖尿病、尿路结石、都是耐药菌的易感因素,结合流行病学资料,社区来源的 ESBL 阳性的肠杆菌比例可以达到10%～20%,甚至更高,那么升级头孢哌酮舒巴坦至泰能也是有充分理由的。当然,后续培养结果证实了耐药菌的存在,而且是碳青霉烯类耐药肺炎克雷伯菌。在获得可靠的培养结果的,我们往往是根据体外药敏选择合适的抗生素,而对于 CRKP 而言,可选用的抗生素十分有限且价格昂贵。在这个患者的治疗过程中,不仅仅是抗生素的合理使用,也体现了普外科的清创、泌尿外科的泌尿道的通畅引流等多学科合作在多重耐药菌治疗方面的重要作用。

第三部分 启示与拓展

1. 抗生素的使用,要"早、准",亦要"狠"

我们在门诊、急诊接触的首诊患者,往往是来自社区的,对于这部分患者的急性感染,我们一般采用的治疗方案即为经验性抗感染,根据感染部位选择可能性较大的病原菌类型作为靶目标来选取抗生素,尤其是在未获得阳性培养结果之前,但这种治疗策略往往是低估了耐药菌的发生概率。随着抗生素在临床的广泛使用,还有在畜牧养殖业的大量使用,社区获得的耐药菌感染已不少见,对于案例中这个患者,青年女性,2 型糖尿病患者,泌尿系统结石都是耐药菌的危险因素。当地医院在头孢哌酮舒巴坦使用超过 10 天之后才更换为泰能,期间患者的体温一直是反复高热的。在通畅泌尿道的操作基础上,感染仍处于未好转趋势,对于抗生素疗效的评估应该更加提前,不管是升级阴性菌(针对耐药菌)的治疗方案或是增加覆盖阳性菌、真菌的药物都应该尽早做出判断,特别是患者就诊当日还行了有创的"肾动脉栓塞术",亦增加了菌血症发生、病灶侵袭的风险。对于明确感染的患者,抗生素的使用要做到"早、准、狠",前两者好理解,抗感染治疗一定要及时,并且对应病原菌的判断要准确,而在治疗过程中,仍需要每天反复评估疗效。至于"狠",对于起病重、进展快的患者,可以采用降阶梯的治疗策略,早期下"猛药"及时控制感染,或者是抗感染过程中及时升级策略。但"狠"不同于滥用高级别抗生素,需要具体情况具体分析,结合患者的病情评估、流行病学特点,需要不断实践摸索,需要广大同行积极探索。

2. 如何对待迟迟得不到的病原学证据

该病例当中,患者早期考虑泌尿系统感染,一直没有获得阳性培养结果,后期虽然培养到了碳青霉烯耐药肺炎克雷伯菌,但该耐药菌是否为发病初期的致病菌却是不能确定的,患者在培养 CRKP 之前有长期使用碳青霉烯类药物的用药史,可能系此过程中筛选到的。因此,首先考虑感染且定位也比较明确,是否可以选用如二代测序(next generation sequencing, NGS)技术早期获得可能性的致病病原体目标,然后结合临床表现进行早期干预。NGS 测序应用于临床,是医生诊疗过程中的一大助力,虽然该项技术存在各种各样的局限性,但在临床过程中反复培养不到目标病原体时,不失为一项好的选择。同时,需要跟进的是临床医生对该项技术的认识,认识其优势与局限。

3. 耐药菌层出不穷,新型抗菌药物蓄势待发

该患者在治疗过程中,采用头孢他啶阿维巴坦抗 CRKP 治疗是重要的基础。作为 2019 年下半年才批准在国内上市的新型抗菌药物,其组成为三代头孢菌素 + 非 β 内酰胺酶类的 β 内酰胺酶抑制剂。从 2015 年开始在美国、欧洲有了较多的临床实践,也有了相当多的临床报道,在多重耐药菌的治疗上有着非常喜人的结果。相对于市县级医院,省级三甲医院在该药物使用方面有更多的经验。因此,在本案例中,我院专家会诊后就建议患者改用头孢他啶阿维巴坦,其效果也是十分明显的。这给我们的启示是:执医生涯是无休止的学习过程,不断汲取世界更为先进的技术、新药用于治疗难治性的疾病也是临床医生应该做的。

参考文献

1. KOHLER P P, VOLLING C, GREEN K, et al. Carbapenem resistance, initial antibiotic therapy, and mortality in klebsiella pneumoniae bacteremia: a systematic review and meta-analysis. Infect Control Hosp Epidemiol, 2017, 38(11): 1319-1328.

2. CHAHINE E B, SOURIAL M, ORTIZ R. Ceftazidime/Avibactam: a new antibiotic for gram-negative infections. Consult Pharm, 2015, 30(12): 695-705.

3. HYUN-SOP C, SEUNG-JU L, STEPHEN S Y, et al. Summary of the UAA-AAUS guidelines for urinary tract infections. International Journal of Urology.

4. GOODLET K J,BENHALIMA F Z,NAILOR M D. A systematic review of single
–dose aminoglycoside therapy for urinary tract infection：is it time to resurrect an old
strategy? Antimicrob Agents Chemother,2018,63(1).

5.周华,李光辉,陈佰义,等.中国产超广谱β－内酰胺酶肠杆菌科细菌感染应
对策略专家共识.中华医学杂志,2014(24):1847–1856.

作者简介:吴恒,2019级临床博士后,主攻方向为多重耐药菌诊治。
指导老师:杜小幸,副主任医师,浙江大学附属邵逸夫医院,主攻方向为多重耐药
　　　　　菌诊治、肝病。

病例 33
伪装成胰腺炎的非典型糖尿病

第一部分　病情变化过程

1. 病情概述

患者,27 岁,男性,因"发热伴腹胀 7 天"入院,诊断为:急性胰腺炎,急性肾功能损害,血糖升高待查,脂肪肝。遂予补液、生长抑素针抑制胰酶分泌、舒普深抗感染、胰岛素注射液降血糖及补液等对症支持治疗。患者腹痛好转后反复血糖升高、酮症阳性,测胰岛功能试验提示内源性胰岛功能极差,糖化血红蛋白水平正常,结合病史、症状、体征、辅助检查,诊断为暴发性 1 型糖尿病。该患者经过我院的准确诊断,积极救治,现用胰岛素控制血糖,病情平稳。5 年以来门诊随访,截至目前未出现糖尿病慢性并发症。该疾病暴发性 1 型糖尿病(fulminant type 1 diabetes mellitus,FT1DM)是 2000 年 Imagawa 等提出的 1 型糖尿病(type 1 diabetes mellitus,T1DM)的新亚型,以胰岛 β 细胞呈超急性、完全不可逆性破坏、血糖急骤升高、糖尿病酮症酸中毒进展迅速、可缺乏糖尿病相关自身抗体为特征。由于起病急骤、代谢紊乱极其严重,并可合并肝、肾、心脏、肌肉等多脏器的功能损害,如未及时诊断和治疗,常导致患者在短期内死亡。

2. 接诊印象

"今天收 3 个新患者,其中 1 个是从消化科转入的胰腺炎患者,调血糖的。"上午 10 点,刚结束查房的我,接到了上级医师布置的任务。"胰腺炎来调血糖的? 胰腺炎急性期血糖波动不是很正常吗? 为什么要专门转来内分泌科?"接诊的患者是一名 27 岁的男性,体型偏瘦,与想象中胰腺炎患者肥胖的体型截然不同。交班的消化科医生说:"这个患者的胰腺炎很蹊跷,没有高脂血症、胆石症和酗酒,既往健康的,我们也搞不清楚,这么年轻,好端端地怎么就有胰腺炎了? 还有,这个患者的血糖很难调,酮体连续 2 天还是阳性的,你们来看一下吧。"查阅患者的资料,我们发现患者的"胰腺炎"确实与众不同,病程较轻且好转太快,血糖异常与胰腺炎严重程度并不平行。经过我们询问病史,患者诉起病前有一次重感冒。C 肽胰岛素释放试验提示,患者的胰岛功能在短短 1 周内就走向了衰竭……一个罕见的疾病呼之欲出,一例伪装成胰腺炎的糖尿病终于被揭开了面纱。

3. 病史回顾

基本信息:患者,男,27 岁,职员。

病史特点:

1)主诉:发热伴腹胀 7 天。

2)简要病史:患者 7 天前饱食后自感发热寒战,伴中上腹胀及嗳气,体温进行性升高,最高达 39.1℃。

3)查体:急性痛苦面容,全腹轻压痛,无反跳痛,无腹泻,无呕血,无血便、黑便等。

4)辅助检查

a)实验室检验。查血淀粉酶 65U/L,尿淀粉酶 366U/L。查血常规:中性粒细胞 82.3%,淋巴细胞 12.6%。ESR:血沉 24mm/h。CRP:23.60mg/L。谷氨酰转酞酶 69U/L,尿素 8.5mmol/L,尿酸 596μmol/L,钾 5.21mmol/L,钠 135mmol/L,氯 94mmol/L,空腹血糖 15.51mmol/L。

b)影像学检查(图 33.1):全腹 CT 平扫:胰腺炎,胰周少量渗出,盆腔少量积液,脂肪肝。

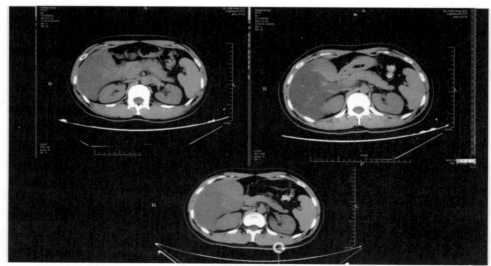

图 33.1 全腹 CT 可见患者的胰腺炎好转明显

5）既往史：患者过去的体质良好。无高血压；无糖尿病；无心脏病；无肾病史；无肺结核；无病毒性肝炎；无其他传染病；无食物、药物过敏；无外伤史；无手术史；无输血史；无中毒史；无长期用药史；无可能成瘾药物。疫苗接种史不详。

6）其他个人史、婚育史或家族史：无特殊。

体温 37.2℃，心率 89 次/分，呼吸 16 次/分，血压 126/76mmHg。

4. 病情演变

患者在外院被予退烧药（具体不详）治疗，给药后体温有所下降。5 天前患者在家中自测体温有 38.8℃，遂至我院急诊，被予以左氧氟沙星静滴抗感染治疗。1 天前患者遵医嘱少量进食流质后再发腹胀伴反复嗳气，并有呕吐，呕吐物为水样胃内容物，共呕吐 4～5 次，遂至我院急诊，立即查电解质：钾 5.30mmol/L。查血常规：白细胞计数 19.8×10^9/L，中性粒细胞 90.7%，淋巴细胞 5.5%，血小板计数 419×10^9/L。查肾功能 + CRP + 电解质：肌酐 112μmol/L，尿素 9.1mmol/L，尿酸 688μmol/L。复查钾 5.99mmol/L，氯 86mmol/L，CRP 15.40mg/L。查血气：pH 7.14；HCO_3^- 2～10mmol/L；SBE 10.9mmol/L；Lac 2.1mmol/L。查血酮体：酮体阳性。急诊留观，予吸氧、禁食、降血糖、补液、抑制胰腺分泌等对症支持治疗，现患者的症状有所缓解，转入内分泌科进一步诊治。

入科后予以静脉胰岛素泵治疗（正规胰岛素 RI 50U 加入生理盐水 50mL，静脉微泵治疗，走速每小时 5mL，根据血糖调整速度，并每 1～2 小时监测一次血糖），同时严密监测血糖，并据动态血糖结果调整降糖药物的用量，注意防止低血糖发生。

患者血糖记录如表 33.1。

表 33.1 患者的血糖记录

入院天数（天）	空腹（mmol/L）	早餐后	中餐后	晚餐后	睡前	午夜	酮体
1	18.9	—	—	—	31.6	20.3	+
2	15.7	—	—	32.9	25.6	18.4	+
3	12.9	22.5	19.5	24.6	17.9	13.0	+
4	10.4	18.5	14.9	20.5	16.2	13.8	−
5	11.8	15.3	12.9	15.8	12.5	10.7	−
6	9.2	13.2	11.1	12.9	8.7	7.9	−

OGTT 试验结果见表 33.2。

表 33.2　OGTT 试验结果

项目	0h	1h	2h	3h
PG(mmol/L)	8.69	20.33	36.97	29.71
INS	4.2	3.6	3.4	2.6
CP	<0.05	<0.05	<0.05	<0.05

值得注意的是,患者的 HbA1C 仅为 5.7%。

结合患者的病史、症状、体征及辅助检查:患者为年轻男性,因发热伴腹胀 7 天入院,入院时考虑急性胰腺炎,住院期间血糖控制不佳,波动在 16~20mmol/L,多次复查酮体阳性。

结合患者的病史及入院后辅检,本次胰腺炎发作无高脂血症、胆石症、酗酒等诱因,CT 表现为水肿型胰腺炎,病初淀粉酶升高不明显,血糖异常表现与胰腺炎严重程度不符,结合其发病前有咳嗽、鼻塞等上呼吸道表现,随机血糖大于 16mmol/L,C 肽水平 <0.05ng/mL,糖化血红蛋白正常,淀粉酶含量轻度升高,而且多次复查酮体阳性,首先考虑暴发性 1 型糖尿病。

5. 临床思维导图(图 33.2)

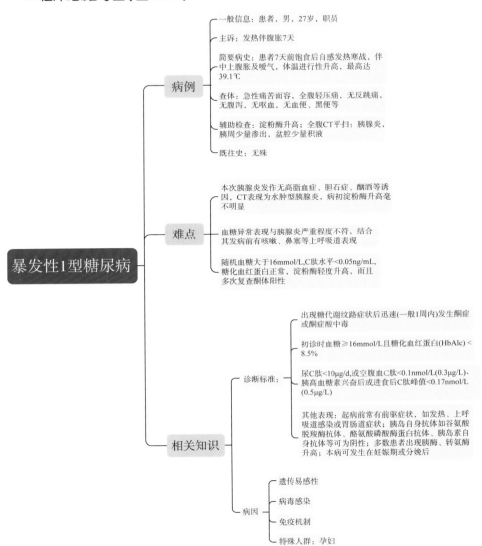

图 33.2 临床思维导图

第二部分　文献分享与思考

暴发性 1 型糖尿病(FT1DM)是 2000 年 Imagawa 等提出的 1 型糖尿病(T1DM)的新亚型,以胰岛 β 细胞呈超急性、完全不可逆性破坏、血糖急骤升高、糖尿病酮症酸中毒进展迅速、可缺乏糖尿病相关自身抗体为特征。目前,有关 FT1DM 的报道多集中在东亚人群,初步流行病学研究表明 FT1DM 占以酮症或糖尿病酮症酸中毒起病的 T1DM 患者的 10% ~ 20%。由于起病急骤、代谢紊乱极其严重,并可合并肝、肾、心脏等多脏器的功能损害,如未及时诊断和治疗,常导致患者在短期内死亡。

FT1DM 的诊断标准:

(1)出现糖代谢紊乱症状后迅速(一般 1 周内)发生酮症或酮症酸中毒。

(2)初诊时血糖≥16mmol/L 且糖化血红蛋白(HbA1c) < 8.5%。

(3)尿 C 肽 < 10μg/d,或空腹血 C 肽 < 0.1nmol/L(0.3μg/L)、胰高血糖素兴奋后或进食后 C 肽峰值 < 0.17nmol/L(0.5μg/L)。

(4)其他表现:起病前常有前驱症状,如发热、上呼吸道感染或胃肠道症状;胰岛自身抗体,如谷氨酸脱羧酶抗体、酪氨酸磷酸酶蛋白抗体、胰岛素自身抗体等可为阴性;多数患者出现胰酶、转氨酶升高;本病可发生在妊娠期或分娩后。

对 FT1DM 的诊断的补充说明:

(1)对于有糖尿病酮症或酮症酸中毒表现的患者,应常规行 FT1DM 筛查,达到筛查标准者则行进一步检查,如胰岛自身抗体、HbA1c、胰岛功能、肝功能、胰酶及肌酶等。

(2)符合诊断标准前 3 条,可诊断为 FT1DM。如果患者的第 2、3 点符合但病程超过 1 周,也应高度怀疑为 FT1DM。

(3)FT1DM 起病前常有前驱症状,如发热、上呼吸道感染或胃肠道症状,易被误诊为急性呼吸道感染或急性胃肠炎。

(4)对于 FT1DM 的诊断,一些学者也提出了不同的标准。但不论何种标准,FT1DM 的诊断要素主要包括起病方式及胰岛功能两点,即表现为急速起病而胰岛功能几近丧失。目前比较公认的 HbA1c 的诊断切点为 8.5%。

（5）临床上检测血清糖化白蛋白（GA）可反映近 2~3 周内血糖控制的总体水平。既往我们发现 3 例 FT1DM 患者中有 2 例 GA 已经升高，分别为 22%、24%（正常值为 11%~17%）。

鉴于上述诊断标准，该患者有前驱感染史、1 周内迅速出现糖代谢紊乱及酮症酸中毒，初诊时血糖≥16mmol/L 且糖化血红蛋白（HbA1c）<8.5%，胰岛功能试验提示空腹及餐后 C 肽极低，伴有胰酶异常。胰岛自身抗体，符合暴发性 1 型糖尿病的诊断标准。

FT1DM 确切的患病情况尚不清楚，黄种人的发病率高于白种人，根据现有的报道以日本人的发病率最高。其中，日本及韩国等的初步流行病学研究表明分别占酮症或糖尿病酮症酸中毒起病的 T1DM 患者的 19.4%（43/222）和 7.1%（7/99）。FT1DM 的病因和发病机制尚不十分清楚，目前认为可能与遗传（HLA 基因型）、环境（病毒感染）和自身免疫等因素有关。

HLA 基因是与经典 T1DM 发病相关的重要遗传易感基因，有研究表明 HLA DR–DQ 上某些基因型频率增加可能与 FT1DM 有一定的相关性。日本研究报道 HLA DR4–DQ4 基因型频率在 FT1DM 患者中为 41.8%，明显高于经典 T1DM 患者（22.8%）和正常对照人群（12.1%）。其后研究表明 DRB1*0405–DQB1*0401 单体型与 FT1DM 有关。我国研究表明 DQA1*0102–DQB1*0601DQA1*03–DQB1*0401 单体型在 FT1DM 患者中的频率高于经典 T1DM 和正常人群。进一步研究 FT1DM 与 HLA 的关系可能有助于阐明 FT1DM 患者 β 细胞损伤的分子机制。

由于大多数患者在起病前 2 周内有前驱感染病史，提示病毒感染可能与发病有关。已报道可疑的病毒有单纯疱疹病毒、疱疹病毒 6、巨细胞病毒、柯萨奇 B3 病毒、流感病毒及腮腺炎病毒等。实验动物中，应用与小鼠糖尿病相关的脑炎、心肌炎病毒通过腹腔内注射于一些品系小鼠，可引起与人类 FT1DM 相似的急骤起病糖尿病伴胰外分泌组织损伤。推测病毒可通过以下 3 个途径破坏胰岛 β 细胞：①直接感染易感个体的 β 细胞，并在细胞内自我复制从而导致细胞破坏；②病毒感染激活固有免疫应答，通过巨噬细胞的作用清除病毒和受感染 β 细胞，其中细胞因子可能起重要作用；③适应性免疫应答被激活，通过 T 淋巴细胞清除病毒和受感染 β 细胞。

关于免疫机制是否参与 FT1DM 发病一直存在较大的争议。最初 2000 年 Imagawa 等报道 11 例 FT1DM 的胰岛自身抗体均为阴性，胰腺内分泌组织的病理活检亦无 T 细胞浸润，故认为 FT1DM 与自身免疫无关。在日本的全国多中心的联合调查研究中，在 138 例检测了自身抗体的患者中有 7 例 GADA 阳性。

FT1DM 大多数为成年人起病，无性别差异。妊娠妇女是本病的高危人群，约占妊娠伴 T1DM 患者的 1/5，特别是在妊娠中晚期或分娩后 2 周内发病较多见。与经典 T1DM 相比，FT1DM 具有以下临床特点：①出现高血糖症状到发生酮症酸中毒的时间很短；②起病时有严重的代谢紊乱；③起病时胰岛功能几乎完全、不可逆丧失；④部分患者起病时可合并肝、肾、心脏等多脏器功能损害，表现为伴有肝酶与胰酶（胰淀粉酶、脂肪酶、弹性蛋白酶等）以及肌酶等升高，严重时可发生横纹肌溶解、急性肾功能衰竭，甚至心搏骤停。

FT1DM 的基本治疗原则是患者一旦被疑诊为 FT1DM，应按酮症酸中毒治疗原则给予积极补液、小剂量胰岛素静脉滴注、纠正电解质及酸碱失衡、对症及支持治疗等，同时要严密监测血糖、酮体、肝肾功能、胰酶、肌酶、心电图等。FT1DM 患者可合并肝、肾、心脏等多脏器功能损害，因此在临床诊治过程中，应抓住时机积极抢救。因起病急骤、代谢紊乱严重、患者全身情况差，应迅速建立两条静脉通道：一路胰岛素持续静脉滴注，另一路扩容及其他抗感染等治疗。不推荐使用胰岛素泵治疗，而应以静脉输注胰岛素为主。同时做好心搏骤停的准备，随时进行早期心肺复苏。

血肌酸激酶（CK）水平是横纹肌溶解症最有特色的指标，Gabow 等建议 CK ≥ 正常峰值 5 倍（>1000U/L）具有诊断价值，因此在治疗过程中，要注意患者是否有肌肉乏力、肿痛以及茶色尿。特别是应将血清 CK 作为 FT1DM 抢救治疗时的常规检测项目之一，并密切监测其动态变化，以早期诊断和处理横纹肌溶解症。

由于该病可累及胰腺外分泌，因此，绝大部分患者伴有胰酶水平升高，临床上应与糖尿病酮症酸中毒合并急性胰腺炎相鉴别。患者虽有胰酶水平升高，但腹部 CT 和 B 超检查无胰腺水肿坏死，而且随着酮症酸中毒的好转，胰酶在 2～3 周内能恢复正常，则不考虑合并急性胰腺炎，无须给予相关治疗。

妊娠相关 FT1DM 患者不但自身危害大，而且死胎率高。缩短高血糖时间，及时纠正酮症酸中毒并及时行剖宫产术可能是挽救胎儿生命的关键。FT1DM 患者胰岛功能极差，血糖波动大，易发生低血糖。因此，患者在酮症酸中毒得到纠正后，长期的降糖治疗方案一般需要速效或超短效胰岛素联合长效胰岛素皮下 4 次强化治疗。部分患者应使用持续皮下胰岛素输注以改善控制血糖。

FT1DM 是近年来刚提出的 T1DM 的新亚型，由于其起病急骤、代谢紊乱严重、病情进展迅速、临床经过复杂及预后差，因此要引起临床医师的高度重视，正确的诊断和及时恰当的治疗对病情转归至关重要。

多学科讨论：

内分泌科医生认为：患者为年轻男性，因发热伴腹胀 7 天入院，入院时考虑急性胰腺炎，住院期间血糖控制不佳，波动在 16～20mmol/L，多次复查酮体阳性。结合患者的病史及入院后辅检，本次胰腺炎发作无高脂血症、胆石症、酗酒等诱因，CT 表现为水肿型胰腺炎，病初淀粉酶升高不明显，血糖异常表现与胰腺炎严重程度不符，结合其发病前有咳嗽、鼻塞等上呼吸道表现，随机血糖大于 16mmol/L，C 肽水平 < 0.05ng/mL，糖化血红蛋白正常，淀粉酶轻度升高，而且多次复查酮体阳性，首先考虑暴发性 1 型糖尿病

消化内科医生认为：患者为年轻男性，出现急性腹痛、胰酶增高。临床上需要与糖尿病酮症酸中毒合并急性胰腺炎相鉴别。患者虽有胰酶水平升高，但腹部 CT 和 B 超检查无胰腺水肿坏死，而且随着酮症酸中毒的好转，胰酶在 2～3 周内能恢复正常，则不考虑合并急性胰腺炎，无须给予相关治疗。

急诊科医生认为：本病起病急骤，代谢严重紊乱，并可引起严重并发症甚至死亡。因此，在临床诊治过程中，应及时诊断并积极抢救：①迅速建立两条静脉通道，一为胰岛素持续静脉滴注，二为行扩容或其他抗感染治疗；②由于患者严重脱水，胰岛素皮下吸收差，故急性期不推荐使用皮下胰岛素泵治疗。

第三部分　启示与拓展

1. 暴发性 1 型糖尿病有哪些可能的生物标志物？

代谢组学可围绕代谢性疾病寻找特征性代谢缺陷，发现小分子的差异性代谢物，并将其作为潜在生物标志物进行疾病的早期诊断、分子分型和治疗评价。为此，我们课题组通过气相色谱/飞行时间质谱联用，结合单维多维统计的数据处理方法，对 FT1DM 患者的血清小分子代谢产物进行系统检测，发现 FT1DM 较正常人在糖、脂、氨基酸等多个代谢通路存在异常。值得注意的是，谷胱甘肽合成途径中的多个代谢物和 FT1DM 有着密切的联系。其中，血清代谢物焦谷氨酸、谷氨酸、同型半胱氨酸的紊乱可作为潜在的生物标志物进一步研究。研究亦提示，代谢组学可能为 FT1DM 这一糖尿病新亚型的临床尽早确诊、及时抢救提供新的契机。

2. 糖化血红蛋白是什么指标？哪些因素会影响 HbA1c 的检查结果？

糖化血红蛋白（HbA1c）是红细胞中血红蛋白与葡萄糖缓慢、持续、非酶促结合的产物，而且这种结合是不可逆的。测定的是血液中与葡萄糖结合的血红蛋白占血红蛋白总数的百分比，其正常参考范围为 4% ~ 6%。由于红细胞的寿命是 120 天，因此，糖化血红蛋白可以间接反映患者近 3 个月以来的平均血糖水平。

糖化血红蛋白的高低除了与"血糖浓度"密切相关之外，还受红细胞寿命、血糖与血红蛋白的接触时间等多种因素的影响。

任何能延长红细胞寿命或增加红细胞在高糖环境中暴露时间的因素均可引起 HbA1c 增高，缺铁性贫血是较常见的引起 HbA1c 增高的因素。

任何能缩短红细胞寿命或减少红细胞在高糖环境中暴露时间的因素均可引起 HbA1c 降低，如溶血性贫血患者、肝硬化脾功能亢进患者、接受输血治疗的患者以及糖尿病性肾病患者的促红细胞生成素治疗等，由于患者的红细胞寿命缩短，因而糖化血红蛋白的测定结果往往偏低。

另外，由于糖化血红蛋白的形成是一个缓慢的过程，对于某些进展迅速的 1 型糖尿病，如"暴发性 1 型糖尿病"患者，糖化血红蛋白就可能赶不上急性血糖变化的速度，HbA1c 的检查结果往往正常或只是轻度升高，不能真实反映急速增高的血糖水平，这种情况下，应以患者当时的血糖检查结果为准。

3. 暴发性 1 型糖尿病的诊断还存在哪些争议和探索空间？

对于 FT1DM 的诊断，一些学者也提出了不同的标准。但不论何种标准，FT1DM 的诊断要素主要包括起病方式及胰岛功能两点，即表现为急速起病而胰岛功能几近丧失。前者主要以 HbA1c 水平作为判别指标，日本及韩国等研究的 HbA1c 的水平分别为 6.2% ±0.9%（4.7% ~ 8.4%）和 6.9% ±1.1%（4.8% ~ 8.0%），目前比较公认的 HbA1c 诊断切点为 8.5%。当然，对于 HbA1c 切点的确定，尚需在大样本研究的基础上进行深入的探讨，特别是应进一步定量研究血糖升高的时间及程度对 HbA1c 水平的影响以确定 HbA1c 的诊断切点。

参考文献

1. IMAGAWA A, HANAFUSA T, MIYAGAWA J, et al. A novel subtype of type 1

diabetes mellitus characterized by a rapid onset and absence of diabetes related antibodies. N Eng J Med,2000,342(5):301 −307.

2. 周健,贾伟平,包玉倩,等.暴发性 1 型糖尿病合并横纹肌溶解症一例.中华内科杂志,2007,46(11):944 −945.

3. 周健,包玉倩,李鸣,等.暴发性 1 型糖尿病的临床特征及治疗策略探讨.中华糖尿病杂志,2009,1(1):34 −38.

4. 应令雯,马晓静,周健.暴发性 1 型糖尿病病因及发病机制的研究进展.中华糖尿病杂志,2017,9(2):139 −142.

5. TSUTSUMI C,IMAGAWA A,IKEGAMI H,et al. Class Ⅱ HLA genotype in fulminant type 1 diabetes:A nationwide survey with reference to glutamic acid decarboxylase antibodies. J Diabetes Investig,2012,3(1):62 −69.

6. SHIMIZU I,MAKINO H,IMAGAWA A,et al. Clinical and immunogenetic characteristics of fulminant type 1 diabetes associated with pregnancy. J Clin Endocrinol Metab,2006,91(2):471 −476.

7. ZHENG C,ZHOU Z,YANG L,et al. Fulminant type 1 diabetes mellitus exhibits distinct clinical and autoimmunity features from classical type 1 diabetes mellitus in Chinese. Diabetes Metab Res Rev,2011,27(1):70 −78.

8. 罗说明,马小茜,周智广,等.暴发性 1 型糖尿病的遗传学特征.中华医学杂志,2017,97(8):561 −563.

9. KWAK S H,KIM Y J,CHAE J,et al. Association of HLA genotype and fulminant type 1 diabetes in Koreans. Genomics Inform,2015,13(4):126 −131.

10. IMAGAWA A,HANAFUSA T,AWATA T,et al. Report of the Committee of the Japan Diabetes Society on the research of fulminant and acute − onset type 1 diabetes mellitus:new diagnostic criteria of fulminant type 1 diabetes mellitus (2012). J Diabetes Investig,2012,3(6):536 −539.

作者简介:徐唯玮,2015 级临床医学博士后,主攻方向为糖尿病。

指导老师:李成江,主任医师,浙江大学医学院附属第一医院,主攻方向为糖尿病。

病例 34
拆弹部队,警报来袭!

第一部分 病情变化过程

1. 病情概述

患者,70 岁,男性,胸闷胸痛 12h。初步诊断为:急性非 ST 段抬高型心肌梗死,心源性休克,killip Ⅳ 级;修正诊断:嗜铬细胞瘤,嗜铬细胞瘤危象,儿茶酚胺性心肌病。经 ICU、心血管内科、内分泌科、泌尿外科及麻醉科的多学科协作,稳定生命体征及重要器官功能,明确诊断,完善术前准备后行左肾上腺嗜铬细胞瘤切除术,恢复良好。

2. 接诊印象

一位老年男性突然从睡眠中惊醒,胸闷、胸痛,恶心呕吐,大汗淋漓,喘得很厉害,从发病到现在不过 12h,急匆匆地赶至当地医院,又一路奔波转至我院急诊科,患者和家属都非常紧张,不由地回想起几年前那次因头晕就诊,结果发现脑干出血。

3. 病史回顾

基本信息:患者,男性,70 岁,退休工人。

病史特点

1)主诉:胸闷胸痛 12h。

2)简要病史:患者 2018 - 12 - 14 凌晨 1 点睡眠中突发胸闷、胸痛,伴胸前区压榨感,伴大汗,恶心、呕吐,呕吐物为胃内容物,双侧腰部酸胀,端坐呼吸,测血压 200/100mmHg,胸痛持续约 1h 后自行缓解,当地医院予抗感染及解痉平喘治疗后无明显缓解。立即转入我院急诊科,查心肌损伤标志物增高,心电图无明显 ST 段改变,诊断考虑"急性非 ST 段抬高型心肌梗死,心源性休克,killip Ⅳ 级",予吗啡针 5mg iv,速尿 20mg iv,单硝酸异山梨酯微泵 iv 抗心衰治疗后收住 ICU。

3)体格检查:T 37.7℃,HR 117bpm,R 24bpm,BP 126/76mmHg,急性面容,皮

肤湿冷，双肺呼吸音粗，双下肺闻及湿性啰音，余无殊。

4）辅助检查

a. 实验室检查。血常规：WBC 26.1 × 10⁹/L，NEUT% 95.7%，NEUT 25.0 × 10⁹/L，Hgb 201g/L，PLT 171 × 10⁹/L。血生化：Cr 211μmol/L，AST 133U/L，LDH 674U/L，HBDH 507U/L，CPK 663U/L，CK‑MB 74U/L。动脉血气分析：pH 7.26，PCO_2 31.0mmHg，PO_2 328.0mmHg，HCO_3^- 13.9mmol/L，BE 11.6mmol/L，Lac 9.3mmol/L。cTnI：10.769ng/mL。NT‑proBNP > 9000pg/mL。hsCRP：36.50mg/L。

b. 影像学检查。当地医院肺部 CT：两肺水肿，两下肺实变，考虑炎性病变，附见左肾上腺区团块状异常密度灶（95mm × 72mm）。入院后床旁超声心动图：LVDd 44mm，FS 16%，LVDs 37mm，LVEF 34%，各房室大小在正常范围内，升主动脉不宽，静息状态下左室壁节段性运动异常，以室间隔中段及心尖部为著。主动脉硬化主瓣、二三尖瓣轻度反流。

5）既往史：2013 年脑干出血史。个人史：吸烟、饮酒史。婚育史、家族史无殊。

4. 病情演变

2018‑12‑14 下午 3 点，收患者入 ICU，文丘里面罩吸氧，禁食。予去甲肾上腺素维持血压；单硝酸异山梨酯速尿、左西孟旦抗心衰；阿司匹林、波立维双联抗血小板、克赛抗凝、立普妥稳定斑块。完善床旁超声心动图、床旁胸片。

床旁胸片（图 34.1）：两肺内见大片状致密影，边缘模糊。

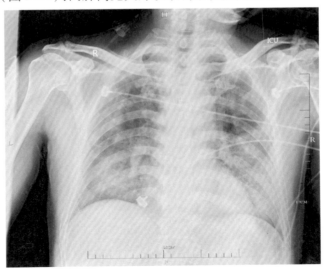

图 34.1　床旁胸片

2018‑12‑15 下午 2 点：患者胸闷气促明显，血压波动大。床旁心电图提示急性 ST – T 抬高,房颤,短阵室速。

立即监测肌钙蛋白、心肌酶谱:进行性升高,见图 34.2。

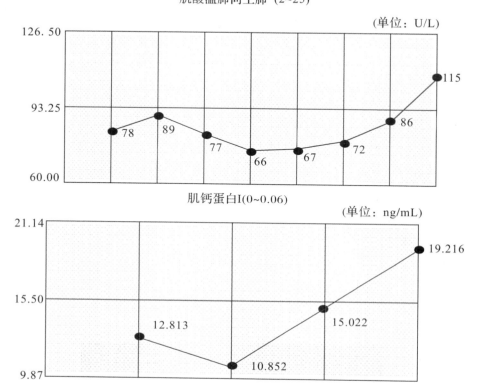

肌酸温肺同工肺 (2~25)

(单位:U/L)

肌钙蛋白I(0~0.06)

(单位:ng/mL)

图 34.2 肌钙蛋白、心肌酶谱

2018 – 12 – 15 下午 3 点,心内科行冠状动脉造影(图 34.3):冠状动脉未见明显狭窄。

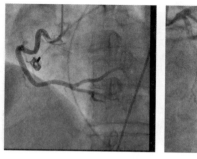
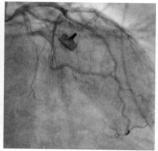

图 34.3 冠状动脉造影

2018 – 12 – 15 修正诊疗思路:结合当地医院肺部 CT 所示左肾上腺区团块状

异常密度灶(95 mm×72 mm)，考虑嗜铬细胞瘤危象。予气管插管，有创动脉血压监测，CRRT。停双联抗血小板治疗及降脂药物；予补液、控制血压；继续抗心衰等其他对症支持治疗。

查血甲氧基肾上腺素类：甲氧基去甲变肾上腺素>10000 pg/mL，甲氧基变肾上腺素6356.17 pg/mL。行肾上腺增强CT(图34.4)：左侧肾上腺可见一巨大肿块影，最大横截面积约9.6 cm×8.3 cm，与周围组织分界清，局部胃组织受压推移，病灶内密度不均，增强扫描呈不均匀明显强化，并可见分隔样改变。

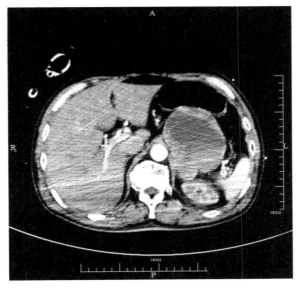

图34.4 肾上腺增强CT

经ICU、内分泌科、泌尿外科、心血管内科、麻醉科、放射科多学科协作指导进一步诊疗计划：α受体阻滞剂酚苄明片10 mg bid po，充分扩容，控制BP 130/80 mmHg左右，HR 90 bpm左右；外科手术及术前准备期间风险告知，心肺状况平稳后转入内分泌科术前准备。

复查床旁超声心动图，室壁运动迅速恢复，各房室大小基本正常，左右室壁运动未见明显节段性异常，LVEF约63%，二、三尖瓣少量反流。下腔静脉宽约15 mm，随呼吸变异度小于20%。

至2018-12-27监测cTnI、CK-MB呈下降趋势(图34.5)。

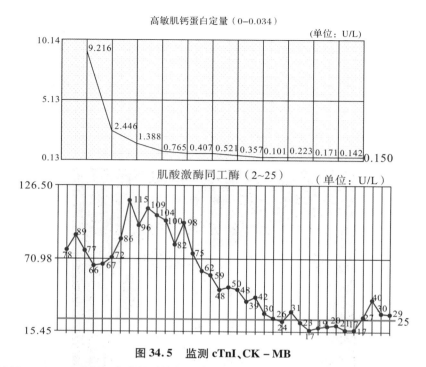

图 34.5　监测 cTnI、CK－MB

2018－12－27 转入内分泌科：予特拉唑嗪 4mg qn 减少至 2mg qn 补液、抗感染及其他对症支持治疗。

监测血象、PCT 见图 34.6。

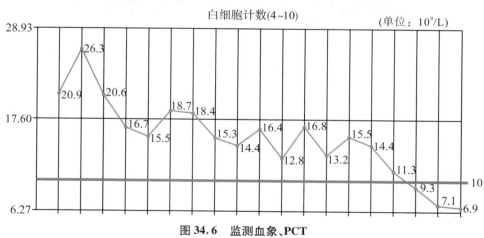

图 34.6　监测血象、PCT

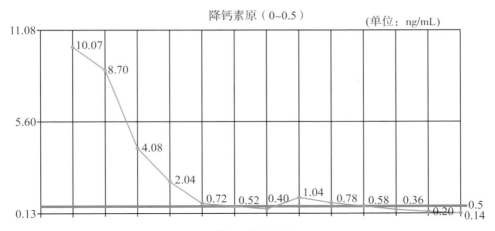

图 34.6（续）　监测血象、PCT

2019 - 01 - 04 转入泌尿外科。

2019 - 01 - 09 全麻下行左肾上腺嗜铬细胞瘤切除术，手术经过顺利，术后病理诊断：（左侧肾上腺）嗜铬细胞瘤（大小 8.0cm×6.0cm×4.5cm），区域见包膜累犯。CK（pan）（-），Ki - 67（+，约 1%），Melan A（-），CgA（+），Syn（+），S - 100（+）。

2019 - 03 - 26 门诊随诊。

血压平稳，血儿茶酚胺水平正常。

5. 临床思维导图（图 34.7）

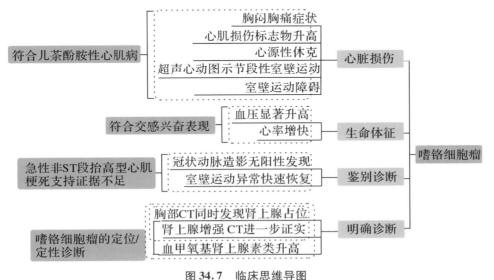

图 34.7　临床思维导图

```
                              高儿茶酚胺分泌所致的高血压及其并发症

                                                    心悸
                                       最常见的表现  多汗
                          临床表现                   头痛
                                                阵发性高血压25%~40%
                                       高血压特点  持续性高血压50%，半数阵发性加重
                                                体位性低血压70%

                                   甲氧基肾上腺素类        血甲氧基肾上腺素类
                                                        24h尿甲氧基肾上腺素类
                          定性诊断  儿茶酚胺  血儿茶酚胺
                                                24h尿儿茶酚胺
                                   其他  尿香草扁桃酸
                                        激发/抑制试验
                          诊断              常规影像学  CT
                                                    MRI
                                   定位诊断            MIBG显像
                                          功能影像学  生长抑素受体显像
                                                    18F-FDG-PET/CT

                          基因诊断  推荐对所有患者均进行基因检测

                          术前药物准备  先用α受体阻滞剂，后用β受体阻滞剂
                                       血压控制正常或基本正常，无明显体位性低血压
                                       血容量恢复：红细胞压积降低,体重增加,
  嗜铬                                    肢端皮肤温暖，微循环改善
  细胞            治疗   药物准备是否   高代谢症群及糖代谢异常得到改善
  瘤和                   充分评估       准备时间存在个体差异，一般至少2~4周,
  副神                                高血压较难控制并伴有严重并发症者,
  经节                                根据病情相应延长
  瘤
                          外科手术
                          术中血压监测及管理
                          术后监测和随访

                                                    发生率约为10%
                                       概述  严重高血压或高/低血压反复交替发作
                                           出现心、脑、肾等多器官系统功能障碍
                          嗜铬细胞瘤和副                    术前或术中挤压/触碰肿瘤
                          神经节瘤危象   常见诱因：儿茶   创伤、其他应激
                                       酚胺大量释放     药物（如糖皮质激素、β受体
                                                    阻滞剂、胃复安、麻醉药）
                                       处理  α受体阻滞剂、补液、监测

                                       在嗜铬细胞瘤和副神经节瘤患者中约3%
                                                    短暂的室壁运动异常
                          儿茶酚胺性心肌病             心肌损伤标志物可升高
                                       特点  心电图ST段可改变
                                           起病前可有相关诱因
                                           除外心肌炎等其他病因
```

图34.7（续） 临床思维导图

第二部分　文献分享与思考

嗜铬细胞瘤和副神经节瘤（pheochromocytoma and paraganglioma，PPGL）是分别起源于肾上腺髓质或肾上腺外交感神经链的肿瘤，嗜铬细胞瘤位于肾上腺（80%~85%），副神经节瘤位于肾上腺外（15%~20%）。PPGL 是一种少见病，各年龄段均可发病，高峰为 30~50 岁，无明显性别差异。目前已知约 50% 的 PPGL 与特定致病基因有关，包括胚系突变（35%~40%）和体系突变（15%~25%）。

PPGL 主要合成和分泌大量儿茶酚胺，如去甲肾上腺素、肾上腺素及多巴胺，引起患者血压升高等一系列临床症候群，并造成心、脑、肾等严重并发症。最常见的临床表现是心悸、多汗和头痛。其高血压中阵发性高血压约占 25%~40%，持续性高血压约占 50%，其中半数阵发性加重，体位性低血压约占 70%。

PPGL 中危象的发生率约占 10%，表现为严重高血压或高、低血压反复交替发作，出现心、脑、肾等多器官系统功能障碍，死亡率较高。其常见的诱因为引起儿茶酚胺大量释放的多种因素，如术前或术中挤压、触碰肿瘤，创伤、其他应激，以及某些药物（如糖皮质激素、β 受体阻滞剂、甲氧氯普胺、麻醉药）。其处理包括静脉泵入 α 受体阻滞剂、容量补充、血流动力学监测等，多学科合作指导的个体化治疗对于减少死亡率非常重要。PPGL 中儿茶酚胺性心肌病约占 3%。儿茶酚胺性心肌病，又名 Takotsubo 综合征，其特点主要包括短暂的室壁运动异常、心肌损伤标志物可升高、心电图 ST 段可改变、起病前可有相关诱因、除外心肌炎等其他病因。

PPGL 的诊断主要包括定性诊断、定位诊断和基因诊断。①定性诊断主要包括甲氧基肾上腺素类（血甲氧基肾上腺素类、24h 尿甲氧基肾上腺素类），儿茶酚胺（血儿茶酚胺、24h 尿儿茶酚胺）以及尿香草扁桃酸的测定。药理激发/抑制试验也属于定性诊断，但由于风险获益比不佳，已不推荐使用。②定位诊断包括常规影像学和功能影像学。前者如 CT 及 MRI，后者包括 MIBG 显像、生长抑素受体显像、18F-FDG-PET/CT。③目前推荐对所有 PPGL 患者均应进行基因检测。

PPGL 的治疗主要是外科手术，但是在术前要注意充分的药物准备。大多数患者应服用 α 受体阻滞剂以做术前准备，并且应注意不可在使用 α 受体阻滞剂之前使用 β 受体阻滞剂。评估药物准备是否充分的标准包括：①血压控制正常或基本正常,无明显体位性低血压;②血容量恢复,红细胞压积降低,体重增加,肢端皮肤温暖,微循环改善;③高代谢症群及糖代谢异常得到改善;④准备时间存在个体差异,一般至少2~4周,高血压较难控制并伴有严重并发症者,根据病情相应延长。PPGL的外科手术术中可能出现血压明显升高或者下降,应特别注意血压监测及管理。术后应注意随访,复查相关激素水平,明确肿瘤是否切除成功,是否复发或转移,以及是否出现继发性肾上腺皮质功能减退。

该病例为表现常见症状的少见病,而且病情危急凶险,多学科协作在该病例的诊治过程中发挥重要作用。

ICU 医生认为:该患者有嗜铬细胞瘤危象,病情危急,急诊就诊后立即收住ICU,进行有创血流动力学监测及生命支持,维持了患者的生命,为后续明确病因及对因治疗创造了条件。

心血管内科医生认为:患者表现为胸闷、胸痛,有冠心病危险因素,查心肌损伤标志物增高,超声心动图提示节段性室壁运动异常,而且表现为心源性休克,首先需要考虑常见病急性心肌梗死。需要同时鉴别诊断其他少见情况,其中就包括了儿茶酚胺性心肌病,亦可能存在心肌损伤标志物升高以及心电图 ST 段的改变。行冠状动脉造影提示冠状动脉未见明显狭窄,为鉴别诊断提供了重要阴性证据。动态监测超声心动图提示室壁运动异常的快速恢复,符合儿茶酚胺性心肌病短暂的室壁运动异常这一重要的鉴别诊断特点,进一步支持了该诊断。

放射科医生认为:当地医院的肺部 CT 提示左肾上腺区团块状异常密度灶(95mm×72mm)。我院肾上腺增强 CT 进一步显示左侧肾上腺可见一巨大肿块影,最大横截面积约96mm×83mm,与周围组织分界清,局部胃组织受压推移,病灶内密度不均,增强扫描呈不均匀明显强化,并可见分隔样改变,为嗜铬细胞瘤的定位诊断提供重要支持。

内分泌科医生认为:嗜铬细胞瘤是内分泌疾病,合成和分泌大量儿茶酚胺。该患者的甲氧基去甲变肾上腺素及甲氧基变肾上腺素显著升高,结合肾上腺增强 CT 表现,符合嗜铬细胞瘤的定性与定位诊断。嗜铬细胞瘤的根治需要外科手术治疗,而术前充分的药物准备非常重要。该患者明确诊断后在内分泌科指导下予 α 受体阻滞剂酚苄明片 10mg bid po,充分扩容,控制 BP 130/80mmHg 左右,HR 90bpm 左右,病情相对平稳后转入内分泌科进一步进行充分的术前药物准备。

泌尿外科医生认为:该患者的嗜铬细胞瘤诊断明确,在充分术前药物准备的前提下,进行了全麻下左肾上腺嗜铬细胞瘤切除术,手术过程顺利,并按照指南的推荐在门诊对患者继续进行了术后的随访监测。

麻醉科医生认为：嗜铬细胞瘤切除术中的血压监测及管理是非常重要的，麻醉医生在术中对患者进行持续的监测和及时处理。术中可能出现血压明显升高，需要静脉泵入酚妥拉明或者硝普钠降压；而切除肿瘤后血压可能明显下降，需要立即停用 α 受体阻滞剂、快速补充血容量，维持正常的中心静脉压，必要时使用血管活性药物。

病理科医生认为：嗜铬细胞瘤切除术送检病理，病理诊断（左侧肾上腺）嗜铬细胞瘤（大小为 8.0mm ×6.0mm×4.5cm），区域见包膜累犯。CK（pan）（ －)，Ki－67（ ＋,约 1%)，Melan A（ －)，CgA（ ＋)，Syn（ ＋)，S－100（ ＋)。进一步从病理的角度证实了诊断。

第三部分　启示与拓展

1. 由常见的胸闷、胸痛症状出发，从常见病到少见病，需要不断追问，及时调整诊疗思路

患者因胸闷、胸痛就诊，结合其冠心病危险因素及初步辅助检查结果，首先考虑常见病急性心肌梗死。然而，冠脉造影无阳性发现，同时当地胸部 CT 偶然发现肾上腺占位。于是，及时调整诊疗思路，修正诊断为少见病嗜铬细胞瘤，嗜铬细胞瘤危象，儿茶酚胺性心肌病。并且，动态监测超声心动图所示室壁运动异常的快速恢复及外科术后病理进一步支持了该诊断。

2. 多个单元迅速反应与联合紧密协作，完成了生命的接力，让这位急危症患者转危为安

该病例的诊疗中涉及当地医院的转诊、我院急诊科的快速反应、初始以 ICU 为主要阵地的生命支持治疗、心血管内科的迅速介入、放射科及内分泌科明确诊治及术前准备、泌尿外科的手术治疗及术后随诊、麻醉科的围术期及术中管理以及病理科的术后病理诊断。

3. 高血压的知晓率尚不足

患者在 2013 年曾有脑出血病史，虽然当时就诊时并无高血压，但是也需要考虑在此之前是否可能曾有过高血压。"知晓你的血压"已是多年高血压日的主题，然而目前我国高血压的知晓率尚不足，许多人没有测量过自己的血压。患者如果平时就发现有高血压，就诊并进一步筛查有无继发性高血压相关病因，是否可以早点发现该疾病，值得我们进一步思考。

参考文献

1. 中华医学会内分泌学分会肾上腺学组. 嗜铬细胞瘤和副神经节瘤诊断治疗的专家共识. 中华内分泌代谢杂志,2016(32):181-187.

2. GAGNON N. Takotsubo - like cardiomyopathy in a large cohort of patients with pheochromocytoma and paraganglioma. Endocr Pract,2017,23(10):1178-1192.

3. GHADRI J R. International expert consensus document on takotsubo syndrome (part i):clinical characteristics, diagnostic criteria and pathophysiology. Eur Heart J, 2018,39(22):2032-2046.

作者简介: 崔晓,浙江大学医学院附属第一医院,主攻方向为心血管。

指导老师: 陈国萍,浙江大学医学院附属第一医院,主攻方向为内分泌。

病例 35
血小板的那些事

第一部分　病情变化过程

1. 病情概述

患者,男性,66 岁,因"反复牙龈出血、鼻出血 30 余年"入院。患者 30 余年前诊断为"免疫性血小板减少症",当地医院予血小板输注、人丙种球蛋白、甲强龙等治疗,30 年间血小板波动于$(10 \sim 60) \times 10^9/L$。10 天前患者出现右腹疼痛,当地医院诊断为"右输尿管结石",当时血小板 $17 \times 10^9/L$",予抗感染后疼痛好转,建议血液科治疗后行手术。患者入院后诊断为:慢性免疫性血小板减少症,右侧输尿管结石。予重组人血小板生成素针、地塞米松升血小板治疗,5 天后复查血小板 $140 \times 10^9/L$,予以出院。出院后患者自行前往外科行手术。

2. 接诊印象

患者来就诊时自己拄着拐杖,面色红润,神情自在。

"您好,怎么不好了?"

"血小板低,肾结石手术不让做,让我先来看血液科。我的血小板低了 30 多年,我自己知道的,一直在吃药,什么药都吃过,一直就没有恢复正常过。"

我接下来仔细询问了患者当时的检查以及既往治疗方案。患者资料带得还挺全,从既往的骨髓以及其他的检查来看,免疫性血小板减少症的诊断没有问题。平时在不规则服用美卓乐,血小板高低不定。我在了解了患者此次就诊的目的后,考虑到患者最近一次血小板 $17 \times 10^9/L$,有出血风险,遂将患者收住入院。并且告知患者目前的出血风险,叮嘱他要绝对卧床,有家属陪同。

3. 病史回顾

基本信息:患者,男性,66 岁,退休工人。

病史特点:

1)主诉:反复牙龈出血、鼻出血 30 余年。

2)简要病史:患者30余年前诊断为"免疫性血小板减少症",当地医院予血小板输注、人丙种球蛋白、甲强龙等治疗,30年间血小板波动于$(10 \sim 60) \times 10^9/L$。10天前患者出现右腹疼痛,当地医院诊断为"右输尿管结石",当时血小板$17 \times 10^9/L$,予抗感染后疼痛好转,建议血液科治疗后行手术。

3)查体:神清,精神可,浅表淋巴结未及肿大,胸骨无压痛,皮肤巩膜未见黄染,全身四肢无瘀斑瘀点。颈软,两肺呼吸音清,未及明显干湿罗音,心律齐,各瓣膜区未闻及病理性杂音。腹平软,无压痛反跳痛,肝脾肋下未及,双下肢无浮肿,病理征阴性。

4)辅助检查

a)实验室检查。血常规:血小板$17 \times 10^9/L$。

b)影像学检查。腹部CT平扫:肝脏囊性病灶。右侧输尿管上段结石伴其上输尿管及右肾积水,周围渗出性改变;左肾结石;两肾多发囊性病灶,左肾部分囊壁钙化。前列腺钙化灶。阑尾粪石形成。

5)既往史:患者有"高血压病"6年余,血压最高180/100mmHg,平素口服氨氯地平1# qd,自诉血压控制可。患者20年前因"车祸多发伤"行左侧上肢截肢手术,术中有输血史。

6)其他个人史、婚育史或家族史:有饮酒习惯,饮白酒,每天250mL,已饮40年,未戒。有吸烟习惯,每天10支,已吸40年,未戒。余无殊。

4. 病情演变

患者入院时生命体征平稳,由输尿管结石导致的腹痛已缓解。入院血常规提示:白细胞计数$11.0 \times 10^9/L$,中性粒细胞71.7%,淋巴细胞19.6%,血红蛋白151g/L,血小板计数$11 \times 10^9/L$。患者抗核抗体系列,甲状腺功能,EBV、MCV、Hp,常规四项(HIV、HBV、HCV、梅毒)等筛查均未见明显异常。结合患者病史以及既往骨髓结果,诊断为①慢性免疫性血小板减少症;②高血压3级(极高危组),右侧输尿管结石,左肾结石,截肢术后(左上肢)。

患者30年间血小板波动于$(10 \sim 60) \times 10^9/L$,平素无活动性出血表现,而且无服用抗凝药物等增加出血风险的危险因素,本次为行外科手术入院治疗。入院后予重组人血小板生成素针15000U皮下注射 qd,同时予地塞米松注射液40mg静滴 qd,同时予护胃、补钾、补钙等对症支持治疗,每日检测血常规。5天后血小板$140 \times 10^9/L$,予以出院。出院后患者自行前往外科行手术。

5. 临床思维导图（图 35.1）

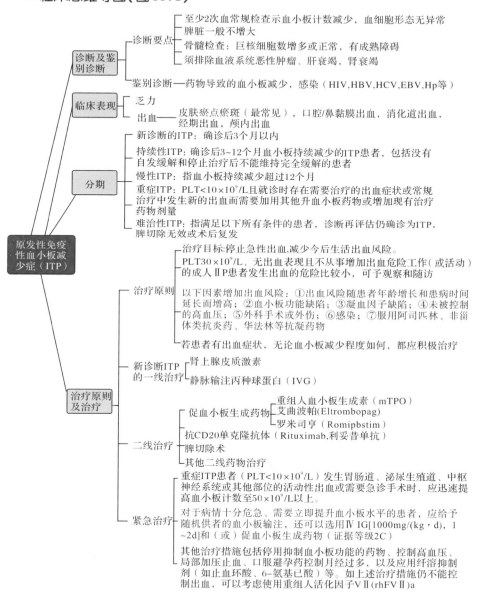

图 35.1 临床思维导图

第二部分　文献分享与思考

血小板体积虽小,在体内却有着十分重要的作用。它是从骨髓成熟的巨核细胞胞浆解脱落下来的小块胞质,参与机体的凝血过程。血小板低会导致自发性的出血或者在受到创伤后血流不止,因此,不光血液科医生重视血小板,其余科室尤其是外科更是深知血小板的重要性。在这里,我们简单介绍有创操作及围术期对血小板的计数要求:

围术期血小板减少原因多样,可能由血液稀释和消耗引起,但也可能是由抗血小板治疗、肝素等药物使用、血小板产生减少以及免疫破坏等原因所致。

中国专家共识中对临床操作血小板计数的要求如下:口腔科检查口 $20 \times 10^9/L$;拔牙或补牙拔 $30 \times 10^9/L$;小手术 $\geqslant 50 \times 10^9/L$;大手术, $80 \times 10^9/L$;自然分娩, $50 \times 10^9/L$;剖腹产, $80 \times 10^9/L$。

国外组织对临床操作血小板计数的要求如表35.1。

表35.1　国外组织对临床操作血小板计数的要求

血小板计数	外科手术及有创操作	推荐组织
$100 \times 10^9/L$	神经外科或眼底手术	英国血液学标准委员会
$50 \times 10^9/L$	非神经外科大手术	美国血库协会
	治疗性的消化道内镜	美国消化道内镜协会
	肝、肾、支气管镜活检	英国输血及器官移植联合会
$20 \times 10^9/L$	中心导管的移除	美国血库协会
	美国消化道内镜协会	消化道内镜检查(无活检)
	英国胸科协会	支气管镜检查及灌洗(无活检)
$10 \times 10^9/L$	预防自发性出血	美国血库协会

第三部分　启示与拓展

1. 围术期其余血小板减少的常见原因

围术期血小板减少的常见原因一般可以分三类：①血小板生成的减少，如药物导致的骨髓抑制（例如利奈唑胺）、感染、肝脏疾病。②血小板破坏增加，如药物导致的免疫性的血小板破坏（例如万古霉素），肝素诱导的血小板减少，输血后紫癜，ECMO 的使用，持续的静脉–静脉血液透析等。③大量输液或输注红细胞导致的血液稀释。

2. 患者教育的重要性

慢性的原发性免疫性血小板减少症患者的血小板可以持续减少数年甚至数十年，患者不可能时时刻刻住在医院，因此，这时的患者教育尤为重要。①有一类患者自觉没有任何症状，虽然医生告知有出血风险，但患者因为从来没有真的遇到出血的情况，所以总是心怀侥幸，不正视自己的疾病，既不规律治疗也不定期复查。遇到这一类患者，一定要反复告知血小板的出血风险，可能会出现脑出血、肺泡出血等危及生命的情况，一旦发生，后悔莫及，同时要向患者家属告知相关风险，请家属一起加入监督和管理。②另一类患者则是另一个极端，因为血小板持续减少而焦虑，过分担心自己的健康状况，觉得治疗效果不好而对医院及医护人员不信任。遇到这类患者，要告诉他们原发性免疫性血小板减少症的治疗目标并不一定是血小板完全恢复到正常水平，而是停止急性出血，减少今后生活出血风险。这些患者虽然经过治疗，血小板没有恢复到正常值，但能保持在一个比较安全的水平，只要继续遵医嘱治疗，定期检查即可，不需要过分担心。

参考文献

1. THROMBOSIS & HEMOSTASIS GROUP. Consensus of Chinese experts on

diagnosis and treatment of adult primary immune thrombocytopenia (version 2016). Zhonghua Xue Ye Xue Za Zhi,2016,37:89 – 93.

2. NAGREBETSKY A, AL – SAMKARI H, DAVIS N M, et al. Perioperative thrombocytopenia: evidence, evaluation, and emerging therapies. Br J Anaesth, 2019, 122:19 – 31.

3. BRITISH COMMITTEE FOR STANDARDS IN HAEMATOLOGY. Guidelines for the use of platelet transfusions. Br J Haematol,2003,122:10 – 23.

4. KAUFMAN R M. Platelet transfusion: a clinical practice guideline from the AABB. Ann Intern Med ,2015,162:205 – 213.

5. OS E C, KAMATH P S, GOSTOUT C J. Gastroenterological procedures among patients with disorders of hemostasis: evaluation and management recommendations. Gastrointest Endosc,1999,50:536 – 543.

6. RAND I A. British thoracic society guideline for diagnostic flexible bronchoscopy in adults: accredited by NICE. Thorax,2013,68 :1 – 44.

作者简介:周一乐,2018 级临床医学博士后,主攻方向为急性白血病。

指导老师:麦文渊,主任医师,浙江大学医学院附属第一医院,主攻方向为出凝血。

病例 36
九死一生的转变

第一部分　病情变化过程

1. 病情概述

患者,女性,45 岁,因反复双下肢瘀青 2 周余,发作性晕厥 2 次入院,诊断为高危急性早幼粒细胞白血病(M3),第一时间给予维 A 酸 20mg Bid 诱导分化治疗,羟基脲片 1000mg QID 降低肿瘤负荷,水化碱化,输血,抗感染等对症支持治疗。入院后第 5 天清晨患者突发大小便失禁,头痛,意识不清。CT 提示:右侧额顶颞叶、岛叶及基底节区脑出血伴血肿形成,破入侧脑室,大脑镰下疝;因手术风险大,预后不良,家属商议后拒绝手术,自动出院。

2. 接诊印象

患者是一位中年女性,住院期间丈夫和姐姐陪同,在骨髓穿刺结果出来前我们高度怀疑是 M3,第一时间给予维 A 酸治疗,并告知家属,这类白血病非常凶险,尤其第一个月内死亡风险为 10% ~20%,但是挺过第一个疗程,预后是白血病中最好的类型,有特效治疗药物,也是不幸中的万幸。虽然我们治疗非常及时,多次输血浆、血小板,但是不幸的事情还是发生了。入院后第 5 天的早上 6 点左右,患者突发头痛,大小便失禁,第一时间判断可能脑出血了,做了急诊 CT,果然有大范围的脑出血,立即联系了脑外科医生商议急诊手术,外科医生与家属谈了手术风险及预后,告知家属患者有可能不能下手术台,即便能下手术台,可能存在瘫痪等后遗症。患者丈夫非常犹豫,作为血液科医生,考虑到 M3 预后比较好,只要有机会,我们都会建议家属积极手术。患者姐姐有意向做手术,但是患者丈夫仍然犹豫,从 7 点多一直拖到 11 点左右,患者已经昏迷不醒,最后家属决定放弃治疗,自动出院。

3. 病史回顾

基本信息:患者,女性,45 岁。

病史特点:

1)主诉:反复双下肢瘀青2周余,发作性晕厥2次。

2)简要病史:患者2周前无明显诱因出现双下肢皮肤瘀斑,有牙龈肿胀伴出血,2天前夜间如厕时感头晕心慌,随后晕倒,头部及眶周被门撞伤,自行醒来后再次去厕所途中再发晕倒;当地医院查血常规:白细胞41.27×10⁹/L,血小板8×10⁹/L,血红蛋白35g/L,输注红细胞及血小板。

3)查体:体温37.9℃,神志清,额头及眶周有肿胀瘀青,贫血貌,全身浅表淋巴结未及肿大。双侧膝关节周围瘀青。

4)辅助检查

a)实验室检查。白细胞计数 32.1×10^9/L,血红蛋白48g/L,血小板计数 62×10^9/L,异常细胞91%。凝血功能常规检查:纤维蛋白原1.09g/L,凝血酶原时间13.6s,D-二聚体29646μg/L。骨髓常规(图36.1):早幼粒细胞91%,形态学提示AML-M3,免疫分型:异常幼稚粒细胞占94.1%,FISH:t(15;17)90%,PML/RARA:6.70%。

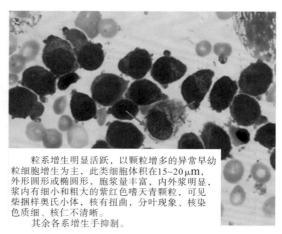

粒系增生明显活跃,以颗粒增多的异常早幼粒细胞增生为主,此类细胞体积在15~20μm,外形圆形或椭圆形,胞浆量丰富,内外浆明显,浆内有细小和粗大的紫红色嗜天青颗粒,可见柴捆样奥氏小体,核有扭曲,分叶现象、核染色质细、核仁不清晰。其余各系增生手抑制。

图36.1 骨髓常规涂片:红色箭头所示为早幼粒白血病细胞中的奥氏小体(Auer小体)

b)影像学检查。肺CT:两侧胸腔积液伴两肺下叶萎陷。两上肺轻度水肿表现。心包少量积液。

5)既往史。患者过去体质一般。10年前左侧乳房切除术,病理:乳腺癌,他莫昔芬片一片BID维持治疗。无高血压;无糖尿病;无心脏病;无肾病史;无肺结核;无病毒性肝炎;无其他传染病;无食物、药物过敏;无外伤史;无输血史;无中毒史;无长期用药史;无可能成瘾药物。疫苗接种史不详。其他个人史、婚育史或家族史:无特殊。

4.病情演变

患者入院后查白细胞计数 $32.1 \times 10^9/L$，血红蛋白 48g/L，血小板计数 $62 \times 10^9/L$，异常细胞 91%。凝血功能常规检查:纤维蛋白原 1.09 g/L，凝血酶原时间 13.6s，D － 二聚体 $29646\mu g/L$。对于血三系异常，血小板低，且凝血功能异常尤其纤维蛋白原低伴 D － dimer 高的患者高度怀疑为急性早幼粒细胞白血病(M3)，入院当天给予维 A 酸 20mg Bid 诱导分化治疗，完善骨穿并加急骨穿结果。同时给予充分的支持治疗:补充人纤维蛋白原，输血(O 型红细胞、血浆、血小板)以及抗感染。

因患者的白细胞高，同时给予羟基脲羟基脲片 1000mg QID 降低肿瘤负荷。患者维 A 酸治疗三天后白细胞大于 3 万(图 36.2)，患者有发热，胸闷气急症状，肺部 CT 提示肺水肿，胸腔积液，警惕维 A 酸分化综合征，停维 A 酸，予甲强龙 80mg q12h，加用阿糖胞苷 100mg，200mg，200mg (d1 － 3)化疗。后患者白细胞下降，查白细胞 $19.3 \times 10^9/L$。治疗过程中，患者的血小板一直处于较低水平，输注血小板后可见小幅度回升(图 36.3)，但纤维蛋白原逐渐降低(图 36.4)，这也提示了患者一直处于易出血甚至 DIC 的高风险状态。12 月 14 日早上 6 点多患者诉头痛，大小便失禁，急查头颅 CT(图 36.5)提示大范围脑出血，因患者家属考虑手术风险及预后，拒绝手术，自动出院。

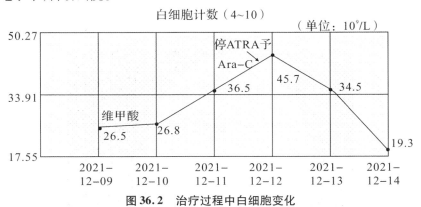

图 36.2　治疗过程中白细胞变化

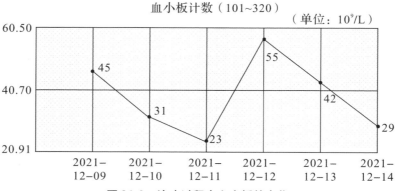

图36.3 治疗过程中血小板的变化

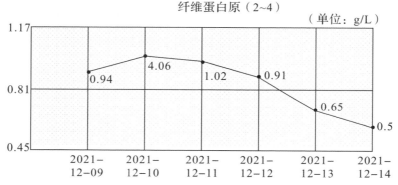

图36.4 治疗过程中纤维蛋白原的变化

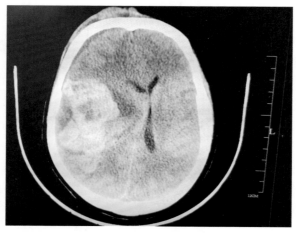

图36.5 头颅CT提示:右侧额顶颞叶、岛叶及基底节区脑出血伴血肿形成,破入侧脑室,大脑镰下疝;右侧额颞部硬膜下积液;右侧额部皮下血肿。左侧顶叶蛛血可能

5. 临床思维导图（图 36.6）

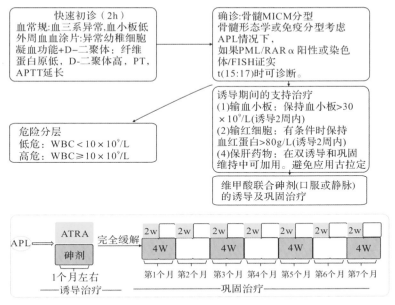

图 36.6 临床思维导图

第二部分 文献分享与思考

急性早幼粒细胞白血病（acute promyelocytic leukaemia）是一种特殊类型的急性髓系白血病（M3），绝大多数患者具有特异性染色体易位 t(15;17)(q22;q12)，形成 PML – RARα 融合基因，其蛋白产物导致细胞分化阻滞和凋亡不足，平均发病年龄 44 岁，发病率约 0.23/10 万。

对于急性早幼粒细胞白血病，快速初诊(2h)对于患者来说是非常重要的，若发现患者血三系异常，尤其是血小板低，外周血涂片有异常幼稚细胞以及纤维蛋白原低，D – 二聚体高，PT，APTT 延长的患者因高度怀疑 M3，若无维 A 酸禁忌证，则建议尽早口服维 A 酸。完善骨穿 MICM[细胞形态学（morphology）、免疫学（immunology）、细胞遗传学（cytogenetics）和分子生物学（molecular biology）]分型可明确诊断。

在维 A 酸及砷剂之前，急性早幼粒细白细胞同其他白血病一样，化疗是主要的治疗办法,因其容易合并 DIC、脑出血,死亡率较其他白血病类型更高,可谓九死一生,但是现在 M3 的长期生存率高达80%以上,可谓两级反转,而在 M3 的治疗发展之路上我国的血液病医生及科研工作者功不可没。在 20 世纪 80 年代,哈尔滨医科大学的前辈就用自制的癌灵一号(含砒石、轻粉)治疗急性粒细胞白细胞,发现对 M3 的治疗效果显著,但其中原理并不清楚。同样在 20 世纪 80 年代开始解放军医院的黄世林教授团队用自主研发的复发黄黛片治疗 M3,均获得了完全缓解,可谓奇效。但因机制不明确,这些药物并未被国际认可和有效推广。在 1988 年,上海血研所的王振义教授团队在 BLOOD 发表了维 A 酸治疗 M3 的文章,自此开启了 M3 的维 A 酸时代。到了 1996 年,陈竺教授团队在 BLOOD 发表了三氧化二砷(As_2O_3)对急性早幼粒细胞作用的机制的文章,推动了维 A 酸联合砷剂的治疗方案。2019 年,金洁教授作为通讯作者,主鸿鹄教授作为第一作者发表的文章总结了维 A 酸联合复方黄黛片的家庭疗法治疗 M3 的效果,提出了该方案更安全有效,而且更方便经济,更能提高患者的生活质量。

　　虽然 M3 的预后得到了极大的改善,但仍有一个很大的问题需要重视及解决,就是早期死亡。早期死亡指患者确诊后一个月之内的死亡率,据各中心统计,不同国家早期死亡率差异较大(图 36.7)。美国 1992—2007 年统计的 1400 例 M3 患者的早期死亡率为 17.3%。加拿大早期死亡率约为 20%。而巴基斯坦因为医疗相对落后,文献报道的早期死亡率高达 61.5%。浙江大学附属第一医院金洁教授团队报道的 526 例 M3 患者早期死亡率为 7.2%,死亡原因中脑出血比例最高,其次为感染以及分化综合征等。所以,降低 M3 早期死亡仍是临床中的重点及难点,及早诊断 M3 并且给予强有力的支持治疗是关键。

Table 1
Early deaths – population wide, multiple centers and single centers.

Study	Total patients	Patients died	Mortality rate %
Brazil [7]	134	43	32
Sweden [9]	105	30	29
SEER, USA [10]	1400	238	17 (24 in age > 55)
Canada [17]	399	87	22
France [21]	399	39	9.6
Turkey [8]	49	20	40
Tunisia [12]	51	7	14
Stanford, USA [13]	70	19	26
Greece [14]	95	14	15
Augusta, GA, USA [16]	19	7	37
Japan [15]	32	7	21.3
Pakistan [18]	26	16	61.5
Emory, USA [20]	75	19	25

图 36.7　不同国家 M3 早期死亡率。图片引自:Jillella AP. Blood reviews,2018,32(2):89－95

第三部分　启示与拓展

急性早幼粒细胞白血病(M3)早期死亡仍是临床工作中的重点及难点!

回顾我们这一个病例,患者在治疗过程中,反复输注了血小板、血浆及纤维蛋白原,血小板计数基本达标,但是纤维蛋白原持续下降,APTT以及PT逐渐延长,回顾病史不难发现该患者是高危M3患者,出血风险极高,需要更强的支持治疗。急性早幼粒细胞白血病的最重要的特点是容易合并DIC及出血,因此,早期诊断对M3至关重要。对于一个初诊患者,若患者有出血的临床表现,并且血象提示血三系异常,尤其血小板低下,凝血功能障碍(纤维蛋白原低,D-二聚体高,PT、APTT延长),应高度怀疑M3,无维A酸禁忌证,则应该第一时间口服维A酸,不能因为等待骨穿结果而延误治疗。此外,容易发生脑出血的患者多属于高危组患者,肿瘤负荷高,血小板低,凝血功能障碍明显,所以对于这部分患者需要更强有力的支持治疗,保证在诱导治疗(诱导2周内)过程中,保持血小板 $>30\times10^9$/L,输注纤维蛋白原/血浆,保持纤维蛋原 >150mg/dL以及有条件时保持血红蛋白 >80g/L。当然,患者一旦发生脑出血,ICU、神经外科等多学科的合作支持就是最后的救命稻草。外科医生面对这类特殊患者需要更强的信念感,因为手术风险更高,难度更大,需要患者家属的高度配合及理解。内科医生在患者疾病治疗过程中应与患者家属保持密切的沟通,提前预判患者可能出现的不良并发症,为家属的抉择提供更充分的时间。

参考文献

1. LOU Y, LU Y, ZHU Z, et al. Improved long – term survival in all sanz risk patients of newly diagnosed acute promyelocytic leukemia treated with a combination of retinoic acid and arsenic trioxide – based front – line therapy. Hematological

Oncology,2018.

2. 张亭栋,李元善. 癌灵Ⅰ号治疗急性粒细胞白血病临床分析及实验研究. 中西医结合杂志,1984,4(1).

3. 向阳. 黄世林应用复方黄黛片治疗急性早幼粒细胞白血病 193 例.

4. HUANG M E,YE Y C,CHEN S R,et al. Use of all – trans retinoic acid in the treatment of acute promyelocytic leukemia. Blood,1988,72(2):567 – 572.

5. CHEN G Q,ZHU J,SHI X G,et al. In vitro studies on cellular and molecular mechanisms of arsenic trioxide (As_2O_3) in the treatment of acute promyelocytic leukemia: As_2O_3 induces NB4 cell apoptosis with downregulation of Bcl – 2 expression and modulation of PML – RAR alpha/PML proteins. Blood,1996,88(3):1052 – 1061.

6. ZHU H H,HU J,LO – COCO F,et al. The simpler,the better:oral arsenic for acute promyelocytic leukemia. Blood,2019,134(7):597 – 605.

7. JILLELLA A P,KOTA V K. The global problem of early deaths in acute promyelocytic leukemia:a strategy to decrease induction mortality in the most curable leukemia. Blood Reviews,2018,32(2): 89 – 95.

8. LOU Y,MA Y,SUN J,et al. Effectivity of a modified Sanz risk model for early death prediction in patients with newly diagnosed acute promyelocytic leukemia. Annals of Hematology,2017,96(11):1793 – 1800.

作者简介:李霞,2019 级临床医学博士后,主攻方向为急性白血病的靶向药物治疗。

指导老师:娄引军,副主任医师,浙江大学医学院附属第一医院,主攻方向为急性早幼粒细胞白血病。

病例 37
致命的皮疹

第一部分　病情变化过程

1.病情概述

患者,18 岁,女性,因"反复头痛 2 个月,加重伴发热半月",至急诊科就诊。患者 2 个月前出现头痛,以额部胀痛为主,伴呕吐,呕吐后头痛缓解,半月前症状加重,反复恶心呕吐,头痛缓解不明显,偶有发热,体温 37 ~ 38℃,当地医院住院治疗,查头颅 CT 及胃镜未见明显异常(报告未见),予抗炎、补液等对症支持治疗未见好转,拟"头痛待查"。

2.接诊印象

在一个普通的急诊室下午,天气不好不坏,一位看起来 15 岁左右的小姑娘在母亲的陪同下进入急诊神经内科诊间。小姑娘有些瘦弱,似乎有些羞怯,还是母亲先开口:"医生,我女儿最近两个月一直头痛,厉害起来还会呕吐,我们那边看了很多科室,做了检查都没有发现问题,但是最近这两个礼拜痛得一天比一天厉害,我们都要急死了。"从症状上来讲,这是个常见的慢性头痛,经过简单问诊,我了解到小姑娘最近 2 周头痛加重的同时还会偶尔出现低热,在当地医院就诊过神经内科与消化内科,分别做过头颅 CT 与胃镜检查,病历上显示没有异常发现,但详细的资料并未携带。在整个沟通中我也没有发现她有学习、生活相关的情绪问题。持续不缓解的头痛,而且有加重伴低热,虽然对颅内感染来说病程有些长了,我首先想到的还是"结核性脑膜炎",于是立刻安排了腰椎穿刺,患者的背部有一些奇怪的皮疹,她说胸腹部也有。穿刺的结果让我非常惊讶,作为一名神经内科医生,见的颅高压的患者不少,腰穿压力大于 $400\text{mmH}_2\text{O}$ 的也有一些,但这位患者的压力应该是我见过最高的,拔出穿刺针芯的瞬间,脑脊液几乎是喷射而出。我急忙用手套堵住针管,快速将针芯回插,随后半堵半放,留取了一些脑脊液送检。考虑到如此高的压力,另外两个诊断跃入我的脑海:"颅内静脉窦血栓形成"与"隐球菌性脑膜炎",第四个诊断"脑膜癌病"则是一闪而逝,毕竟患者没有其他的症状体征提示原发性的肿瘤,年龄也不太符合。于是,我要求陪同在一旁的母亲离开腰穿室,单独询问了患者一些较为隐私的事情,她否认了避孕药物等的使用,也否认了怀孕的可能,而这些通常是年轻女性容易罹患静脉窦血栓的原因。随后,我安排了患者去做头颅 MR,这个过程则遇到了一些困难。我需要增强 MR 来判断有无脑实质病灶与脑膜强化,又需要 MR 静脉显像来判断有没有静脉窦与主要引流静脉的血栓,但政策规定下一天只能开立一个 MR 检查单。最后,我与放射科的医生商量沟通,先完成 MR 增强,在造影剂还存在静脉内时,完成了 MR 静脉显像。成像的效果还不错,我十分感激那位放射科医生,毕竟这增加了他额外的工作量,也没有产生相应的费用。但 MR 的结果并没有解决我的困惑,增强显像没有看到脑膜的强化,有一些头皮处的强化结节,但意义不明,静脉显像确有静脉窦的狭窄,但没有很严重的闭塞,并不能很好地解释如此高的颅内压力。虽然我不知道患者身上的皮疹意味着什么,仍还是请了皮肤科会诊,但来会诊的医生只说暂不考虑药物性皮疹及感染性皮疹。我给予了患者甘油果糖与甘露醇来降低她的颅压,同时考虑到狭窄的静脉窦可能带来的继发性血栓形成,还是使用了低分子肝素抗凝,随后患者被收到病房。

3. 病史回顾

基本信息:患者,女,18 岁,学生。

病史特点:

1)主诉:反复头痛 2 个月,加重伴发热半月。

2)简要病史:2 个月前出现头痛,额部胀痛为主,伴呕吐,呕吐后头痛缓解,半月前症状加重,反复恶心呕吐,偶有发热,体温 37 ~ 38℃。

3)查体:神清,精神稍软,双侧瞳孔等大等圆,直径 3.0mm,光反射灵敏,眼球活动可,双侧额纹存在对称,双侧鼻唇沟无变浅,伸舌居中。颈抵抗可疑阳性,四肢肌力 V 级,肌张力无亢减,反射正常对称,深浅感觉无亢,双侧巴氏征阴性,共济无殊。腹软,无压痛反跳痛,头皮、胸背部、腹部散在皮疹(图 37.1),直径约 1 ~ 3cm,表面光滑无破溃,色微红,质韧无压痛。

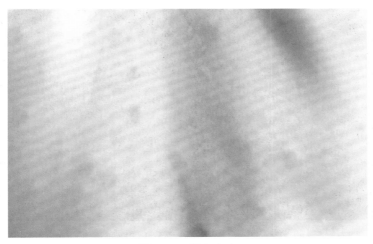

图 37.1 散在皮疹

4）既往史：否认高血压、糖尿病、心脏病，否认肝炎、结核等传染病，否认重大外伤、手术及输血史，否认长期药物使用及成瘾史。疫苗接种史不详。

5）既往青霉素过敏，表现为皮试阳性，芒果过敏，表现为皮疹；未婚未育；其他个人史或家族史：无特殊。

6）辅助检查

a）实验室检验。①腰椎穿刺提示：压力远大于 $400mmH_2O$，颜色澄清，常规、生化及三大染色未见明显异常；②凝血谱提示：INR 1.26↑，部分凝血活酶时间 33s，凝血酶时间 16.4s，凝血酶原时间 15.9s↑，凝血酶原时间活动度 70%↓，血浆纤维蛋白原 1.56g/L↓，D－二聚体 5630μg/L FEU。

b）影像学检查。①头颅增强 MR（图 37.2）：脑实质及脑膜未见明显异常，附见：额顶枕头皮区域多发异常信号，伴轻度强化。②头颅 MR 静脉显像（图 37.3）：上矢状窦及双侧横窦可见部分充盈缺损，蛛网膜颗粒压迫考虑，静脉窦血栓形成不完全除外。

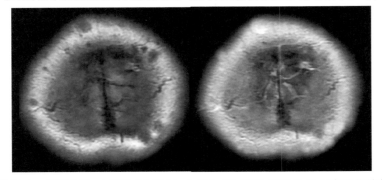

图 37.2 增强 MR：左侧为 T1 平扫，右侧为 T1 增强，可见头皮多发强化结节

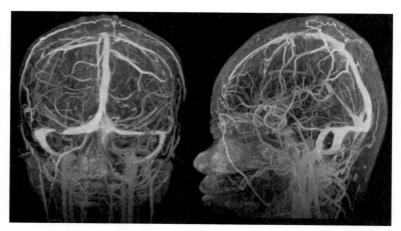

图 37.3 头颅 MR 静脉显像:上矢状窦及双侧横窦可见部分充盈缺损

4.病情演变

患者收入病房后继续使用甘露醇、甘油果糖与低分子肝素,头痛有所缓解。第 2 天的肿瘤标记物显示:癌胚抗原(CEA)12.2ng/mL↑,癌抗原(CA125)43.7U/mL↑。进一步完善胸部 CT:未见明显异常;经腹子宫双侧附件彩超:右附件区见囊性包块,大小约 4.1cm×3.9cm;腹部增强 CT:后腹膜多发轻度肿大淋巴结;右侧附件区囊性占位,首先囊肿或囊腺瘤;皮下多发强化结节灶。

常规检查未发现明显原发性肿瘤的依据,多次增强检查均提示全身皮疹存在强化表现。遂再次请皮肤科会诊,要求完善皮肤活检。腹部皮肤活检(图 37.4)结果显示:(腹部)皮下纤维组织见较多印戒样细胞浸润性生长,结合免疫组化符合印戒细胞癌,请结合临床;免疫组化结果:CK7 - ,CK20 + ,Syn - ,CgA - ,Muc1 + ,Muc2 + ,Muc5AC - ,Muc6 - ,HER2:0,E - Cadherin + ,Ki - 67 约为 80%,P53 + 。

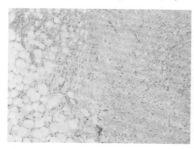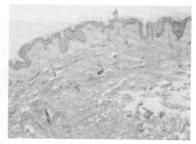

图 37.4 皮肤活检病理报告

考虑到对于女性,印戒细胞癌常发生于胃肠道,进一步完善胃镜检查(图37.5、图 37.6),提示胃底、胃体、胃窦部散在多发结节样增生伴溃疡。进一步病理提示:

（胃窦大弯）黏膜慢性炎,并小灶状印戒样细胞,考虑为印戒细胞癌,请结合临床明确;（胃窦小弯）黏膜慢性炎,HP － 。

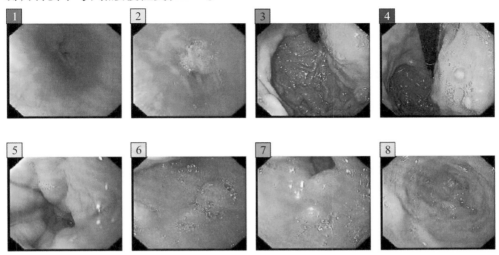

图 37.5　胃镜所见结果

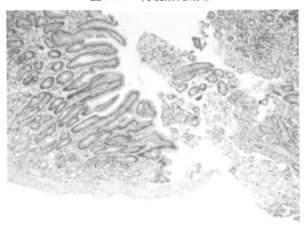

图 37.6　胃镜活检病理报告

　　患者诊断考虑为①颅高压,首先考虑脑膜癌病;②胃印戒细胞癌伴皮肤转移。然而,患者再次出现头痛加重,伴有视物模糊,眼底检查显示明显视乳头水肿。症状快速进展,视力及听力逐渐丧失,意识程度下降,二便失禁。家属随后放弃治疗,要求自动出院。

5.临床思维导图(图37.7)

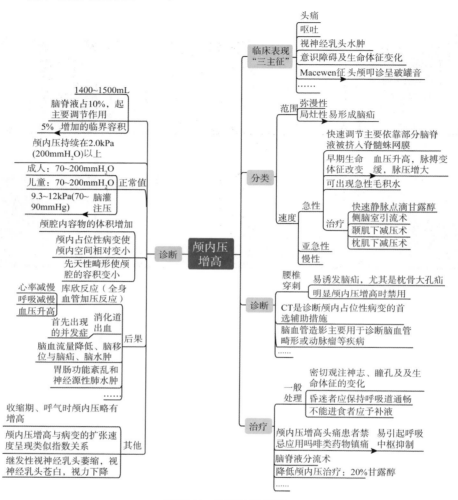

图 37.7　临床思维导图

第二部分　文献分享与思考

脑膜癌病(meningeal carcinomatosis,MC),又称脑膜转移瘤、柔脑膜转移或癌性脑膜炎,是恶性肿瘤细胞转移并弥漫性浸润软脑膜、蛛网膜下腔,表现为脑、脑神经和脊髓受损的症状,颅内并无肿块形成,为全身肿瘤的迟发性神经系统表现,占所有肿瘤的 3% ~5%,位居中枢神经系统转移瘤的第 3 位。

一般认为 MC 的原发灶按发生率高低依次为:胃癌或肺癌、乳腺癌、恶性淋巴瘤、恶性黑色素瘤、胰腺癌等,也有部分白血病引起 MC。MC 可发生于原发灶确诊以前,只有部分病例尸检才找到原发灶或始终无法发现。

可能的转移途径包括:①血源转移到脉络膜血管而达蛛网膜下隙;②血源转移到软脑膜血管而达蛛网膜下隙;③沿神经周围淋巴管及鞘逆行播散;④转移到椎管内静脉丛(Batson's 静脉)而达脑脊膜下腔;⑤沿血管周围淋巴管向心性扩展;⑥先转移到颅骨、脊椎骨,再侵犯脑膜。

MC 好发于中老年,性别差异不明显,多呈亚急性起病,临床进展快。主要表现为脑、脑神经、脊神经根受损三组症状。50% 患者的首发症状为脑部病变,如头痛、呕吐、眼底水肿、脑膜刺激征、精神症状、癫痫发作等;12 对脑神经均可受损,但以第Ⅱ~Ⅷ对脑神经受损最为常见,如视力丧失、眼肌麻痹、听力和前庭功能障碍等;脊神经症状常见有腰骶部疼痛向双下肢放射、四肢无力伴感觉异常、瘫痪、腱反射减弱或消失、大小便失禁等。

一般有以下一些诊断方法:①磁共振,结节性脑膜瘤、脑膜增厚 >3mm、脑膜显著强化。②脑脊液细胞学,金标准,可反复进行至 3 次。③脑膜活检:但通常只有在磁共振增强区域进行才有效。

MC 的治疗方法有:①化疗,腰椎穿刺鞘内给药、脑室导管注射给药;②放疗,全脑联合局部;③分子靶向药物的使用。一般 MC 的预后很差,未经治疗的 MC 中位数生存时间为 4 ~6 周,预后最佳的 MC 来自乳腺癌,可至诊断后 6 个月。MC 的死因主要是神经功能障碍,治疗后生存时间可至 4 ~6 个月。

该病例的情况比较特殊,对患者的原发肿瘤考虑为胃印戒细胞癌,但当地曾行胃镜检查时未有阳性发现,诊疗过程中线索的来源为转移到皮肤而表现出来的皮疹。临床症状也是以较为少见的颅高压为首发症状。在前期的诊治与后期的可能治疗过程中,多学科的协同合作往往能起到事半功倍的效果。

影像科医生认为:该患者 MR 静脉显影提示上矢状窦及双侧横窦的狭窄,影像上考虑为外源性压迫可能性大,蛛网膜颗粒考虑,通常继发于颅内高压状态。MR 增强未见明显脑膜强化,脑膜癌病的影像学诊断依据不足。此外,多次增强检查可见头皮、腹部等部位多发强化结节,需要引起重视。

皮肤科医生认为:该患者的皮疹实际为少见的肿瘤皮肤转移,从皮疹表现上较难诊断,在初次会诊时未引起重视,可以更早进行活检以明确诊断。

神经内科医生认为:患者的临床表现为典型的颅高压症状,经过腰椎穿刺后明确,但腰穿结果不支持颅内感染,而且头颅增强 MR 未见明显脑膜强化,脑膜癌病的影像学依据不足,MR 静脉显像提示静脉窦局部狭窄,但患者无明显血栓形成的危险因素且无法解释如此高的颅内压,继发性可能更大。经过降颅压对症处理后,头痛有一过性好转,但后期疾病进展的速度快,颅神经广泛受累,直至出现脑干症状。从诊断上来讲,脑膜癌病的诊断依旧只是高度怀疑,而无法完全确诊。由于患者家属很快决定自动出院,未再次复查腰椎穿刺,进行细胞学检查,而脑膜在增强 MR 上无明显强化,也不支持定向脑膜活检。

肿瘤科医生认为:根据患者目前的转移情况,暂不建议全身化疗,可完善 HER－2检测,若为阳性,可试用赫赛汀,也可联系放疗科进行局部放疗。

第三部分　启示与拓展

1. 使用单次剂量造影剂,一次性完成增强 MR 与 MR 静脉显像,是特殊情况下可以选择的方案之一

患者在完成腰椎穿刺后,已明确颅高压的诊断,需进一步检查寻找导致颅内压力增高的病因。增强 MR 可以观察有无颅内病灶,以及脑膜强化等情况;另外,年轻女性颅高压的很重要的一个原因是颅内静脉窦血栓形成,因此也需要完成 MR 静脉显像。但受限于一天只能开立一项 MR 的政策,一般不太可能同一天内完成这两个均需要注射造影剂的检查项目。造影剂由动脉进入颅内,再回流至静脉流出,而且通常造影剂在静脉内会有一定时间的残留。MR 增强一般选择在动脉高峰期附近扫描,而 MR 静脉显像一般在静脉高峰期附近扫描。因此,在本案例中,注射单次剂量的造影剂后,首先在动脉高峰期时完成 MR 增强,尽管完成增强扫描后已过静脉高峰期,但是在造影剂残留期间完成的 MR 静脉显像仍有不错的成像效果,可以满足临床的需求,可以作为特殊情况下的备选方案。

2. 任何看似不起眼、不相关的体征,都可能是诊断的重要线索

在行腰椎穿刺时,发现患者背部有多发散在皮疹,继而发现胸腹部及头皮也存在皮疹。看似与颅高压毫无关联,初次请皮肤科会诊时没有特殊发现。但随后在增强 MR 上可以见到头皮多发的强化结节,腹部增强 CT 也有类似的发现,这提示这些皮疹似乎有非常丰富的血供,最后经由皮肤活检发现来自胃癌的皮肤转移的确相当罕见,文献报道比例在0.8% ~ 1.1%,通常是单个或多个质地较硬的非溃疡性结节,多发生于腹壁,如果位于脐部,则被称为玛丽约瑟夫结节(Sister Mary Joseph's nodules),也有少数报道类似本案例的红斑样皮疹。当然,对于这种罕见情况,临床上很难直接得出正确的结论,但是任何可疑或者难以解释的现象都值得我们关注与探寻。

3. 是否在初次腰椎穿刺时就考虑留取脑脊液进行细胞学检测?

该患者的颅高压诊断明确,后期通过胃镜与皮肤活检证实了胃癌的诊断,而且存在皮肤转移。结合如此高的颅内压力,以及头皮部的皮肤转移,首先考虑导致患者颅高压的原因为脑膜癌病,即发生了脑膜转移。但是初次接诊时,未充分考虑到脑膜癌病的诊断,因此,未留取额外的脑脊液进行细胞学检测,而后期由于疾病快速进展,患者要求自动出院,也未复查腰椎穿刺。所以,这个患者的诊断只能是推测性的,而无法确诊。当然,患者的年龄较轻,当地甚至做过胃镜未有阳性发现,也没有常见恶性肿瘤的征象,因此,脑膜癌病的诊断优先级被放得较低。不过,对于非常严重的颅高压患者,还是需要考虑到脑膜癌病的诊断,细胞学的检查可以反复进行至 3 次左右。

4. 人文关怀与医患沟通的重要性

在本案例中,发现患者存在颅高压,而且为年轻女性,需要考虑静脉窦血栓形成,其危险因素通常与妊娠、避孕药物等使用有关,而这些信息通常当着家长的面无法获得真实的回答,另外也要关注患者的感受。因此,询问的时候将患者母亲请离了腰穿室,单独询问患者。后期诊断逐步明确,但颅高压症状进一步加重,病情恶化得很快,当然不可否认肿瘤的恶性程度高,而且发生了多处转移,预期治疗预后很差。在医患关系较为紧张的今天,医师可能会无意识地更强调病情可能的风险,让患者感受不到治疗的希望。无论是经济问题还是其他原因导致家属放弃进一步治疗,对于一位花季少女来说还是十分遗憾。

参考文献

1. WANG N,BERTALAN M S,BRASTIANOS P K. Leptomeningeal metastasis from systemic cancer: review and update on management. Cancer,2018,124(1):21 – 35.

2. NAKAMURA Y,SATOMI K,NOGUCHI M,et al. Incidental gastric signet – ring cell carcinoma metastasis to the skin in basal cell carcinoma. Acta Derm Venereol, 2012,92(6):635 – 636.

3. ODA N,SAKUGAWA M,BESSHO A,et al. Cerebral venous sinus thrombosis concomitant with leptomeningeal carcinomatosis, in a patient with epidermal growth factor receptor – mutated lung cancer. Oncol Lett,2014,8(6):2489 – 2492.

4. ERDO ĞAN Ç,DE Ğ IRMENCI E,ONGUN N,et al. Intracranial hypertension as the presenting symptom of duodenal cancer. Graefes Arch Clin Exp Ophthalmol,2013, 251(3):1009 – 1010.

5. JOMRICH G,SCHOPPMANN S F. Targeting HER 2 and angiogenesis in gastric cancer. Expert Rev Anticancer Ther,2016,16(1):111 – 122.

作者简介:严慎强,2016 级临床医学博士后,主攻方向为脑血管病的神经影像学研究。

指导老师:楼敏,主任医师,浙江大学医学院附属第二医院,主攻方向为脑血管病。

病例 38
麻木不可小觑

第一部分 病情变化过程

1. 病情概述

患者,男性,60 岁,因"四肢麻木伴行走不稳 5 年余"入院。主要表现为双侧对称性感觉、运动功能异常,感觉(为主)重于运动,下肢重于上肢,远端受累为主。查体示浅感觉(痛温觉、针刺觉)和深感觉(振动觉、位置觉)减退,四肢远端为主的肌力减退,四肢腱反射减退,感觉性共济失调。肌电图提示:上下肢周围神经源性损害。上下肢所检神经 F – M 间期延长。双侧 H 反射未引出。定位诊断为"周围神经病"。定性诊断为"华氏巨球蛋白血症"。

2. 接诊印象

患者,老年男性,务农,由女儿陪同就医,初到病房时较为拘谨。我们给予他充分的肯定和关怀后他对我们表示信任。起初虽然定位诊断明确,但定性诊断在做了多项检查后仍不明确。当时,患者和家属都有些急躁,主任表示周围神经病的病因诊断有很多方面,需要细心全面排查才能不漏过,目前还有一些结果未回,劝解患者及家属耐心等待。若常规检查不明确,可再完善神经活检。几次沟通后,患者及家属表示知情理解。后来确诊是血液系统肿瘤时,我们先告知了患者女儿,其女儿一时难以接受,觉得手麻查出了肿瘤,感觉不能联系到一起。我们也悉心开导,指出血液系统肿瘤可以产生单克隆抗体攻击周围神经,虽然是血液系统肿瘤,但积极地配合治疗仍可以有相对良好的预后。家属要求让我们不要告诉患者病情,我们也严格遵守,并和血液科医生沟通,在不影响患者治疗的基础上对患者保密病情。

3. 病史回顾

基本信息:患者,男性,务农。

病史特点:

1)主诉:四肢麻木伴行走不稳 5 年余。

2）简要病史

患者 5 年前无明显诱因下出现四肢手套袜套样麻木感,麻木感上肢至手腕处,下肢至脚踝处,下肢较重;伴四肢触觉、痛觉、温觉减退;伴行走不稳,有踩棉花感。当时前往我院行肌电图检查提示"EMG + NCV 提示:上下肢周围神经源性损害;F 波:上下肢所检神经 F – M 间期延长;双侧 H 反射未引出",考虑"周围神经病",予甲钴胺 0.5g 每日 3 次营养神经。后患者症状仍逐渐加重。

自病以来,神清,精神可,胃纳可,睡眠一般,二便无殊,体重下降 10kg。

3）查体

* 生命体征:呼吸 20 次/分;体温(口)36℃;脉搏 74 次/分;血压 162/93mmHg。

* 意识及高级皮质功能(—)。

* 颅神经(—)。

* 运动系统:双上肢远端肌力 5 – 级,近端肌力 5 级。双下肢远端肌力 5 级,近端肌力 5 级;双侧腓肠肌稍松弛,未见明显萎缩,余肌肉未见明显萎缩。双侧肌张力不高。

* 感觉系统:双上肢至手腕部,双下肢至脚踝部触觉、针刺觉、温觉减退,下肢较重,双手复合觉减退;四肢位置觉、振动觉减退,下肢较重。

* 共济:指鼻试验双侧欠稳准。轮替试验双侧稍差,跟膝胫试验阳性(闭目后更差),闭目难立征阳性,直线行走不能;步基较宽。

* 反射:双侧浅反射正常,双上侧腱反射(+),双下肢腱反射消失。

* 病理征:双侧巴氏征(–)。

4）既往史:高血压病史 20 余年,血压最高 160/110mmHg,服用硝苯地平 1 片,每日 1 次,血压控制在 150/100mmHg 左右。

5）个人史:吸烟 20 支/天,30 年;饮酒 5 年前已戒酒。之前白酒 250mL/d,30 年。

6）家族史:母亲和大兄弟有高血压、心脏病,母亲已去世。父亲体健。否认两系三代内遗传性疾病或遗传倾向性疾病。

7）入院前辅助检查

* 实验室检查:同型半胱氨酸、肿瘤标志物、CER 无殊。术前免疫:乙肝表面抗原定量 2. 14IU/mL,乙肝 e 抗体定量 0. 03COI,乙肝核心抗体 IgG 定量 11.04COI。

* 影像学检查:自述头颅 MRI 阴性(报告未见)。

● 其他:EMG + NCV 提示:上下肢周围神经源性损害。F 波:上下肢所检神经 F – M 间期延长。双侧 H 反射未引出。SEP(体感诱发电位,somatosensory evoked potential):上下肢 SEP 大致正常(图 38.1)。

神经传导速度

运动神经	潜伏期(ms)	波幅(mV)	传导速度(m/s)	波幅(%)	F–M间期(ms)
右侧正中神经 远端 近端	15.7 21.2	1.2 1.4	36.4	1.3	51.3
右侧尺神经 远端 近端	4.6 17.3	2.0 1.3	19.7	–36	50.5
右侧胫神经 远端	10.0	0.4			65.5
左侧胫神经 远端	12.9	0.6			
右侧腓总神经 远端 近端	15.4 26.5	0.9 0.8	27.0	–6	71.6
左侧腓总神经 远端 近端	14.7 30.3	0.9 0.9	19.2	–3	

感觉神经	潜伏期(ms)	波幅(mV)	传导速度(m/s)	波幅(%)
右侧正中神经 远端	—	—		
右侧尺神经 远端	—	—		
右侧腓总神经 远端	—	—		
左侧腓总神经 远端	—	—		
右侧腓肠神经 远端	—	—		
左侧腓肠神经 远端	—	—		

图 38.1 肌电图

4.病情演变

入院后完善辅助检查:

1)实验室检查

● CBC,ABO + RhD:红细胞计数 3.96×10^{12}/L,血红蛋白 114g/L,红细胞压积 34.3%,血小板计数 88×10^{9}/L,红细胞分布宽度 15.6%,平均血小板体积 13.4fL,血小板压积 0.06%。

● 生化:同型半胱氨酸 20.1μmol/L。

● 甲状腺功能:甲状腺过氧化物酶 Ab119.03IU/mL,促甲状腺激素0.22mIU/L。

● ESR:52mm/h。

● 术前免疫:乙肝表面抗原定量 2.96IU/mL,乙肝 e 抗体定量 0.03COI,乙肝核心抗体 IgG 定量 10.54COI。

● 免疫球蛋白、C3、KAP、LAM、C4:免疫球蛋白 IgM 2060.0mg/dL,补

体 C 368.8mg/dL,KAP 轻链 2150mg/dL,补体 C412mg/dL。

- 血免疫电泳:血免疫球蛋白 M 2060mg/dL% ,血 κ 链 2150mg/dL% ;凝血功能、维生素 B_{12} 和叶酸、糖化血红蛋白、肿标、类风关、抗核抗体、血管紧张素 I 转化酶无殊。

- 尿液常规:尿蛋白 1 + ,尿胆原 4.0E. U. /dL,尿白细胞微量;尿本周氏蛋白阴性。

- 尿液蛋白电泳:单克隆游离 Kappa 轻链可疑,Kappa7.9mg/dL。

- 骨髓穿刺涂片未见明显异常。

- 腰穿压力 $125mmH_2O$,脑脊液生化:潘氏试验阳性(+),脑脊液氯化物 116mmol/L,脑脊液微量蛋白 3699.5mg/L;HSV – I IgG 疱疹病毒抗体弱阳性;脑脊液常规、脑脊液 OB、ADA、墨汁染色、抗酸染色、GRAM 染色、抗结核抗体、脑脊液细胞学无殊。

- 外送血清副肿瘤、神经节苷脂抗体(抗 GQ1b 抗体,抗 GD1a 抗体,抗 GD1b 抗体,抗 GT1b 抗体,抗 GD1a 抗体,抗 GM1、2、3 抗体)无殊。患者外送脑脊液和血液的硫脂抗体与 MAG 抗体阳性。

2)影像学检查

- 肝胆胰脾彩超:肝内钙化灶;胆囊泥沙样结石,胆囊炎。

- 泌尿系 B 超:左肾结石;右肾多发囊肿;前列腺多发钙化灶。

- 心电图:窦性心动过缓(59 次/分)局限性前间壁 R 波振幅递增不良,请结合临床。

- 心超:左室肥厚;主动脉瓣退行性变;轻度三尖瓣反流。

- 头颅 MRI:双侧脑室旁及基底节区多发缺血腔梗灶;双侧脑室旁白质脱髓鞘改变。附见:部分副鼻窦炎(图 38.2)。

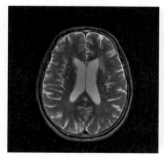 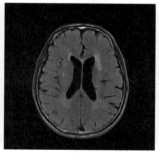 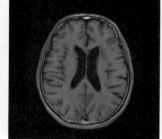

T1　　　　　　　　　　T2　　　　　　　　　　T2 Flair

图 38.2　头颅 MRI

- 胸腰椎、肋骨 X 片：胸腰椎退行性改变。L2 椎体向后 Ⅰ°滑移。所示肋骨未见明显错位性骨折，必要时请随访。

- 胸部 CT：支气管炎，两肺少量纤维灶、肺气肿，两肺小结节，请随访；动脉硬化；附见如上，必要时结合专项检查（图 38.3）。

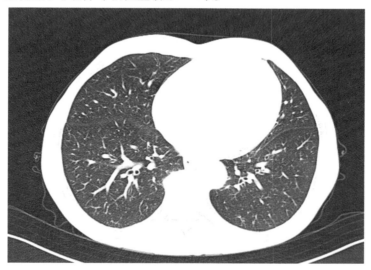

图 38.3 胸部 CT

- 浅表淋巴结：双颈部多发淋巴结可及；双腋下多发淋巴结可及；双侧腹股沟区、后腹膜未见明显肿大淋巴结。

- 颈椎平扫：颈椎退行性改变，C34 – C67 椎间盘膨突出。颈髓局部变性。

3）病理学检查

骨穿活检结果：

- 影像所见。骨髓组织，镜示造血组织约占 40%，粒系增生活跃，各阶段粒细胞均可见，以中晚幼及以下阶段细胞增生为主；红系增生活跃，有核红细胞散在分布，幼红细胞簇可见；巨核系增生活跃，数量及分布未见明显异常。髓腔内局部见较多量小到中等大小淋巴细胞散在或成簇分布。免疫组化 A 片：CD20（＋）（B 细胞抗原）、CD3（－）、CD5（－）、CD23（－）。A 片：IgM（＋）、CD138（少部分＋）（浆细胞抗原）、Kappa（部分弱＋）、Lambda（－）。

- 影像诊断考虑为非霍奇金 B 细胞淋巴瘤累犯骨髓，淋巴浆细胞淋巴瘤不能除外。

- IgM 增多的淋巴浆细胞淋巴瘤（即华氏巨球蛋白血症）。

4）结果分析

患者的红细胞、血红蛋白、血小板降低,血免疫蛋白电泳免疫球蛋白 M、血 κ 链升高;尿免疫蛋白电泳提示 κ 链可疑。提示副蛋白血症。最后,骨穿活检提示为华氏巨球蛋白血症。

5. 临床思维导图(图 38.4)

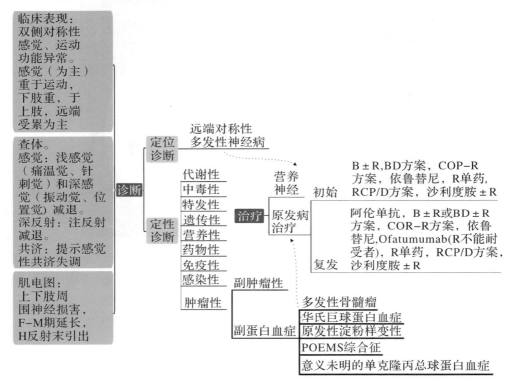

图 38.4　临床思维导图

第二部分　文献分享与思考

远端对称性多发性周围神经病(distal symmetric polyneuropathy, DSP)是一种弥漫性长度依赖性的神经病变过程。DSP 患者通常表现为麻木、刺痛、疼痛,或以上症状同时出现;通常为远端起始,逐渐向肢体近端发展。体格检查:①感觉,手套袜套样针刺觉和振动觉减退;②运动,足趾伸展困难,行走费劲;③反射:踝反射减弱。肌电图:四肢对称性的感觉、运动神经受累,以脱髓鞘表现为主,可有轴索损害。

远端对称性多发性周围神经病的常见病因如下。

1. 代谢性

(1)糖尿病:是最常见的病因,占所有患者的 32% ~53%。

(2)糖尿病前期:糖耐量测试具有很高的敏感性。

(3)慢性肾脏疾病:当由糖尿病导致慢性肾脏疾病时,其神经病变的表现尤其严重。

(4)慢性肝脏疾病:神经病变通常较轻微。

2. 特发性

该病占 24% ~27%。

3. 毒性(酒精性)

毒性(酒精性)是第二常见的病因。

4. 遗传性

需要询问详细的家族史,患者有无锤状趾,高足弓。

(1)CMT1 型:即遗传性脱髓鞘性感觉运动性神经病。

(2)CMT2 型:即遗传性轴索性感觉运动性神经病。

(3)家族性淀粉样变:甲状腺素转运蛋白基因突变最为常见。

5. 营养性

(1)维生素 B_{12} 缺乏:当维生素 B_{12} 水平为 200 ~400pg/mL 时,检查甲基丙二酸的水平十分重要。

(2)维生素 E 缺乏:导致小脑性共济失调。

(3)维生素 B_6 缺乏:维生素 B_6 水平过高或过低均会导致神经病变。

(4)硫胺素缺乏:可出现共济失调、眼肌麻痹和意识混乱。

(5)铜缺乏:通常表现为脊髓神经病。

(6)胃旁路手术和吸收不良综合征:很难明确是哪种因素所致。

6. 药物性

(1)化疗药物(长春新碱、顺铂、紫杉醇、硼替佐米):神经病变为药物剂量依赖性的不良反应。

(2)胺碘酮:可导致脱髓鞘性周围神经病。

（3）苯妥英：一般在药物使用多年后出现。

（4）核苷类药物：很难区分神经病变的病因是药物还是 HIV 病毒。

（5）呋喃妥英：在肾衰竭的患者中神经病变会更严重。

（6）甲硝唑：通常在高剂量长期静脉用药后会出现神经病变。

（7）肼苯哒嗪：避免与维生素 B_6 同时合用。

（8）异烟肼：避免与维生素 B_6 同时合用。

（9）秋水仙碱：也可导致周围神经病变。

7. 自身免疫性

（1）类风湿关节炎和红斑狼疮：可导致多发性单神经炎。

（2）干燥综合征：可导致感觉性神经病或多发性单神经炎。

（3）结节病：可出现一些神经系统的症状。

（4）继发性淀粉样变：脂肪垫活检或腓肠神经活检可辅助诊断。

8. 感染性

（1）HIV：疾病本身或治疗相关的药物可导致神经病变。

（2）乙型肝炎或丙型肝炎：可导致多发性单神经炎，伴有结节性多动脉炎和冷球蛋白血症。

9. 肿瘤性

（1）意义未明的单克隆丙种球蛋白病：用免疫固定法增加副蛋白检测的敏感性。

（2）多发性骨髓瘤：与 IgG 或 IgA 副蛋白血症相关。

（3）原发性淀粉样变：脂肪垫活检或腓肠神经活检可辅助诊断。

入院后根据以上方面，我们询问了患者的家族史、用药史、毒物接触史，排除了中毒性和药物性与可能的遗传性病因，进行了以下实验室检查：血糖、肝肾功能、维生素 B 族、术前免疫、抗核抗体、血管炎、肿瘤指标、血清蛋白电泳、尿蛋白电泳。影像学检查排除实体肿瘤。外送了神经节苷脂抗体。最后发现了患者存在单克隆丙种球蛋白病（副蛋白血症），进一步完善骨髓穿刺活检，病理诊断为华氏巨球蛋白血症。

副蛋白血症是指 B 淋巴细胞或浆细胞异常单克隆增殖产生过量的相同类型的免疫球蛋白。副蛋白血症引起周围神经病的原因：特异性抗原－抗体反应（M 蛋白包括可直接攻击髓鞘或轴索的抗体），免疫球蛋白或淀粉样蛋白沉积（最常见的是 IgM，之后是 IgG 及 IgA）。主要累及感觉神经或感觉运动。常见病因包括多发性骨髓瘤、原发性淀粉样变性、华氏巨球蛋白血症、POEMS 综合征、意义未明的单克隆丙总球蛋白血症。

患者外送脑脊液和血液的硫脂抗体和 MAG 抗体阳性,但抗 GQ1b 抗体,抗 GD1a 抗体,抗 GD1b 抗体,抗 GT1b 抗体,抗 GD1a 抗体,抗 GM1、2、3 抗体阴性。符合 GALOP 综合征。GALOP 综合征是罕见的以姿势障碍表现的周围感觉运动神经病,常有 IgM 的单克隆丙总球蛋白血症。可存在 MAG 和硫脂抗体。该患者符合。

淋巴浆细胞淋巴瘤/华氏巨球蛋白血症(LPL/WM)是由小 B 淋巴细胞、浆细胞样淋巴细胞和浆细胞组成的淋巴瘤,常侵犯骨髓,也可侵犯淋巴结和脾脏,并且不符合其他可能伴浆细胞分化的小 B 细胞淋巴瘤诊断标准。LPL 侵犯骨髓的同时伴有血清单克隆性 IgM 丙种球蛋白时诊断为 WM。WM 的诊断标准:①血清中检测到单克隆性的 IgM(不论数量)。②骨髓中浆细胞样或浆细胞分化的小淋巴细胞呈小梁间隙侵犯(不论数量)。③免疫表型:CD19(＋)、CD20(＋)、sIgM(＋)、CD22(＋)、CD25(＋)、CD27(＋)、FMC7(＋)、CD5(＋/－)、CD10(－)、CD23(－)、CD103(－)。10%~20% 的患者可部分表达 CD5、CD10、或 CD23,此时不能仅凭免疫表型排除 WM。④除外其他已知类型的淋巴瘤。⑤MYD88 L265P 突变是 WM 诊断及鉴别诊断的重要标志,但非特异性诊断指标。结合该患者,符合①②③④,诊断为 WM。

WM 的治疗方案见表 38.1。

表 38.1 华氏巨球蛋白血症患者的治疗方案推荐

疾病状态	非干细胞毒性方案	可能有干细胞毒性/高转化风险的方案
初始	B±R、BD 方案、BDR 方案、COP-R 方案、依鲁替尼、R 单药、RCP/D 方案、沙利度胺±R	苯达莫司汀±R、克拉屈滨±R、苯丁酸氮芥、氟达拉滨±R、氟达拉滨+环磷酰胺±R
复发	阿伦单抗、B±R 或 BD±R 方案、COP-R 方案、依鲁替尼、Ofatumumab(R 不能耐受者)、R 单药、RCP/D 方案、沙利度胺±R	苯达莫司汀±R、克拉屈滨±R、苯丁酸氮芥、氟达拉滨±R、氟达拉滨+环磷酰胺±R、干细胞移植(临床研究)

注:B,硼替佐米;R,利妥昔单抗;D,低塞米松;C,环磷酰胺;P,泼尼松。

神经内科医生认为:患者四肢对称性麻木无力,远端为主,长度依赖。结合肌电图符合远端对称性多发性周围神经病,外送脑脊液和血液的硫脂抗体与 MAG 抗体阳性,符合 GALOP。血清免疫电泳发现有副蛋白血症,进一步完善骨髓活检,明确诊断为 WM。治疗上除营养神经外,首要的还是治疗原发病。

血液内科医生认为:该患者周围神经病起病,发现有副蛋白血症,骨髓活检诊断符合华氏巨球蛋白血症的诊断。建议化疗治疗。化疗方案为:克拉屈滨针7.5mg ig d1-3 + 环磷酰胺针 300mg d1-3 + 地塞米松针 8mg d1-5。好转后改用 R-COP 方案:泼尼松片 30mg 口服每日 3 次 d1-5 + 长春地辛针 4mg 静脉注射 d1+〔进口] 环磷酰胺针 1100mg 静脉滴注 d1 + [自备] 利妥昔单针 600mg 静脉滴注 d1。

第三部分 启示与拓展

1. 多学科诊治

该病例从一开始的麻木,到后面发现血液系统肿瘤,离不开神经内科全面的思考和筛查。到后面明确病因治疗后则需要神经内科、血液内科等学科的共同努力。事实上,在临床诊治中以神经内科相关症状起病,最后发现病因是其他科室的病例不在少数。因此,神经内科医生在定性诊断、病因诊断时要发散思维、全面分析,才能最终发现病因。

2. 早期积极干预

该患者起病 1 年时曾来我院就诊,当时的肌电图就提示有上下肢周围神经源性损害。但当时未引起患者重视,门诊接诊医师也没有强烈建议患者住院进一步检查。后病情逐渐进展,患者才住院治疗,而患者的周围神经已经受到了不可逆的损害。因此,在门诊接诊时,对于一些不明确原因的病变,早期相对积极地查明病因,可能使患者获益更多。

3. 良好的医患沟通

对于一些疑难杂症,良好的医患沟通可以使患者理解医学的局限性,同时接受病情可能无法诊治的事实。而对一些慢性肿瘤相关疾病,根据家属要求,对患者保密病情,并做好人文关怀,也是临床医生的必修课。

参考文献

1. BRIAN C C, RAYMOND S P, EVA L F. Diagnostic and therapeutic advances: distal symmetric polyneuropathy. JAMA, 2015, 314(20): 2172-2181.

2. BRIAN C C, RAYMOND S P, EVA L F. Distal symmetric polyneuropathy in

2020. JAMA,2020,324(1):90-91.

3. RISON R A,BEYDOUN S R. Paraproteinemic neuropathy:a practical review. BMC neurology,2016,16(1):1.

4. ALPERT J. GALOP syndrome:case report with 7-year Follow-up. South Med J,2004,97(4):410-412.

5. 淋巴浆细胞淋巴瘤/华氏巨球蛋白血症诊断与治疗中国专家共识(2016年版)。

作者简介:朱琼彬,2017 级临床医学博士后,主攻方向为阿尔兹海默病。

指导老师:胡兴越,主任医师,浙江大学医学院附属邵逸夫医院,主攻方向为运动障碍。

妇产科篇

病例 39
痛经也是病?

第一部分　病情变化过程

1. 病情概述

患者,女性,26 岁,已婚,0 - 0 - 0 - 0,平时月经规则,既往无痛经。2 年前出现经期第 1～2 天下腹阵发性隐痛,自行口服布洛芬止痛。1 年前痛经加重,患者服药不能缓解,超声检查示左卵巢囊肿(4.2cm×3.0cm×3.0cm),医嘱予口服优思明 3 个月。1 个月前患者的痛经症状同前,复查超声示:内膜回声不均,左卵巢内囊性块(7.9cm×7.5cm×5.0cm),收治入院行腹腔镜 + 宫腔镜手术治疗。手术经过顺利,术后 GnRH - a 继续巩固治疗半年。

2. 接诊印象

一天上午的妇科门诊来了一对母女。

"医生,我女儿有痛经,每次都痛得在床上打滚,你能不能开点效果好的止痛药,贵一点的?"母亲一进门就大声说。

我看了一眼乖巧的女孩,病历本上写着"26 岁,已婚,0 - 0 - 0 - 0",问:"痛多久了? 怎么个痛法? 做过什么检查吗?"

女孩拿出一张 1 年前的超声检查报告,回答:"痛经有 2 年了,之前自己吃止痛药就没事了,后来吃药也不管用了,查发现有卵巢囊肿,医生让我吃避孕药。"

"那吃避孕药的时候还痛吗?"女孩摇头,我继续问:"那为什么不继续吃呢?"

"我女儿结婚 1 年多了,要生小孩。"旁边的母亲着急地说。

我请母亲在旁边等候,让女孩躺在检查床上,妇科检查发现左附件区至子宫后方可触及一直径约 8cm 的囊性包块,活动度差,压痛明显。于是,我开了子宫附件超声检查单给她。女孩做好 B 超回来,我看了下结果:内膜回声不均,左卵巢内囊性块(7.9cm×7.5cm×5.0cm),多房分隔,内液稠。

"左侧囊肿明显增大了,建议手术。我给你开个住院证。"

母亲急了:"我女儿还没生孩子,不能做手术。医生,有没有药能让她不痛经,还能让那个囊肿小下去的?"

我回答:"目前诊断考虑子宫内膜异位症,口服药可能有效,但是 1 年内囊肿增大明显的话还是建议手术以进一步明确诊断和治疗。我先开住院证。你们回去考虑一下,如果决定手术,下次月经结束后尽快预约住院。"

女孩和母亲回去了。月经结束后 3 天入住妇一科病房,要求手术。予告知相关风险,完善检查和术前准备。

3. 病史回顾

基本信息:患者,女性,26 岁,已婚,0－0－0－0。

病史特点:

1)主诉:经期下腹痛 2 年,发现盆腔包块 1 年。

2)简要病史:2 年前出现经期第 1～2 天下腹阵发性隐痛,口服布洛芬止痛,无尿频、尿急等不适,当时查 B 超无殊。1 年前患者的痛经加重,服药不能缓解,B 超示左卵巢囊肿大小约 4.2cm×3.0cm×3.0cm;1 个月前患者的痛经症状同前,至我院复查 B 超示:内膜回声不均,左卵巢内囊性块(7.9cm×7.5cm×5.0cm),多房分隔,内液稠。

3)体格检查

一般检查:未见明显异常。

妇科检查:外阴已婚未产式;阴道通畅,无蓝紫色结节,无异常分泌物;子宫颈轻度糜烂,质地中等,子宫颈口未见明显赘生物,无接触性出血;子宫前位,常大,质中,无压痛,活动可;左附件区至子宫后方可触及一直径约 8cm 的囊性包块,活动度差,压痛明显;右附件区未及包块及压痛;三合诊提示阴道直肠隔未及触痛结节。

4)辅助检查

a)实验室检验:CA125 为 58.1U/mL,其余血肿标结果无殊。抗缪勒氏管激素(AMH)1.940ng/mL。血常规、血生化、血凝等结果无殊。

b)影像学检查:入院前经阴道子宫附件超声提示:子宫内膜回声不均,宫腔内见多个偏强回声,0.7cm×0.5cm×0.4cm;左卵巢内见 8.2cm×6.5cm×4.9cm 囊性回声,多房分隔,内液稠(图 39.1)。入院后行增强 MRI 提示:左侧附件区见大小约 7.9cm×7.5cm×5.0cm 囊性肿块,边界清楚;其旁似见管状长 T1,长 T2 囊性灶,边界欠清;内膜信号欠均匀,见少许斑片状、小结节状强化影(图 39.2)。数字化静脉肾盂造影示两侧肾脏、尿路未见明显异常 X 线征象,胸片正常。

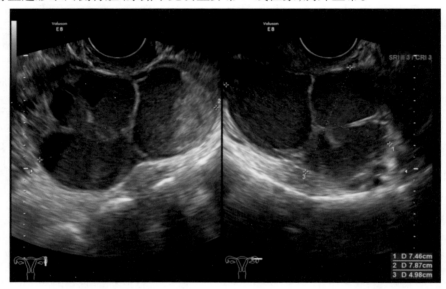

图 39.1 患者的经阴道超声图像。切面可见卵巢囊性增大,呈 3 房,可见细密光点,内液稠

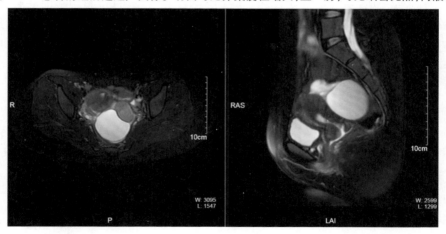

图 39.2 患者的盆腔 MRI 增强图像。左侧附件区见囊性肿块,边界清楚

5)既往史:患者过去体质良好。无内外科并发症;无其他传染病;无食物、药物过敏;无外伤史;无手术史;无输血史;无中毒史;无长期用药史;无可能成瘾药物。疫苗接种史无殊。

6)月经史:135/30 2019－03－20(入院前 8 天)。

7)婚育史:25 岁结婚,丈夫体健,0-0-0-0,无避孕。

8)其他个人史及家族史:无特殊。

入院后生命体征:体温 36.8℃,心率 77 次/分,呼吸 18 次/分,血压 108/78mmHg。

4. 诊治过程

该患者的卵巢囊肿直径近 8cm,既往无手术史,结合查体及辅助检查,未提示深部内异结节病灶及盆腔重度粘连,故建议行保守性手术。超声及 MRI 影像学均提示患者有子宫内膜息肉可能,宫腔赘生物的性质不明,故建议一并行宫腔镜检查。另外,患者 MRI 提示输卵管积液可能,可考虑术中一并行亚甲蓝通液明确输卵管通畅情况。完善谈话后,拟行腹腔镜下左侧卵巢囊肿剔除术+美兰通液术,宫腔镜检查(备宫内膜息肉电切割术)+子宫内膜活检术。

术中宫腔镜(图 39.3)下见:宫腔形态正常,子宫内膜杂乱,中等厚,子宫前壁见 2 枚舌状赘生物,蒂细长,大小均约 1.0cm×0.5cm×0.5cm。子宫后壁见 1 枚赘生物,蒂宽,大小 1.5cm×1.0cm×0.5cm,质软,色粉红。腹腔镜下见:左侧卵巢囊性增大约 8cm×7cm×5cm,表面未见破口,与左侧阔韧带致密粘连;左输卵管走形稍扭曲,壶腹部增粗,直径约 1.5cm,质地柔软,伞端黏膜可见。右侧卵巢及输卵管无殊。子宫直肠陷凹存在。双侧宫骶韧带、子宫后壁浆膜面见广泛火焰样及紫蓝色病灶。亚甲蓝通液术中评估:双侧输卵管通而欠畅。操作:钝锐性分离粘连,恢复盆腔的正常解剖,穿刺吸净左卵巢囊肿内的囊液,为巧克力色稠厚液体;于破口处纵轴扩大切口,沿囊壁与正常组织界限钝锐性分离囊肿壁,分离过程中见囊肿为多房,3-0 可吸收线连续缝合重塑左侧卵巢,术毕剩余左侧卵巢大小约 4cm×3cm×2cm。电凝双侧宫骶韧带、子宫后壁浆膜面、左侧阔韧带后叶广泛内异病灶。

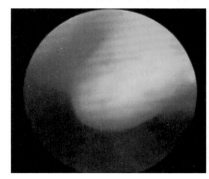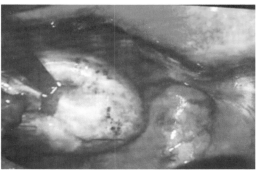

图 39.3 宫腔镜下可见子宫内膜息肉(左),腹腔镜下见左卵巢囊肿(右)

术后诊断:盆腔子宫内膜异位症Ⅲ期(卵巢型、腹膜型),子宫内膜息肉,盆腔粘连。

术后病理结果:卵巢子宫内膜异位囊肿;子宫内膜呈增生反应及子宫内膜息肉。

出院医嘱:①术后建议予促性腺激素释放激素激动剂(GnRHa)继续巩固治疗:下次月经第 1 天予亮丙瑞林 1 支(3.75mg)皮下注射,后每 28 天 1 针,总共 6 针;②每月至门诊配药,每 3 个月复查超声,根据情况复查激素及 CA125 水平(图 39.4)。

术后随访:该患者术后 6 个月内每月分别予亮丙瑞林(GnRHa)治疗。患者 3 针后潮热、盗汗症状明显,第 4 针开始用替勃龙 1.25mg 口服每日 1 次,共 56 天。术后 3 个月、6 个月复查 B 超未见明显异常。停药后建议尽快试孕。

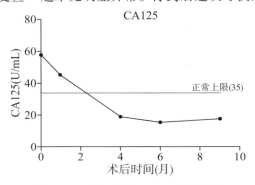

图 39.4　患者术后 CA125 变化趋势

5. 临床思维导图(图 39.5)

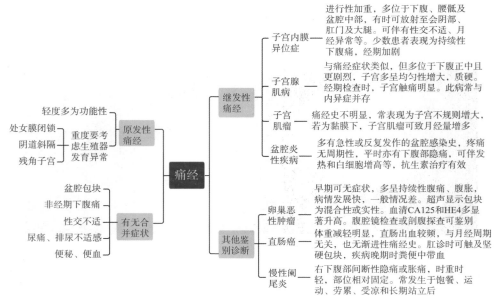

图 39.5　痛经的诊断和鉴别诊断思路

第二部分　文献分享与思考

子宫内膜异位症(endometriosis,EMs),简称内异症,是指子宫内膜组织(腺体和间质)在子宫腔被覆内膜及子宫以外的部位出现、生长、浸润,反复出血,继而引发疼痛、不孕及结节或包块等。内异症是生育年龄妇女的多发病、常见病,具有家族聚集性。内异症病变广泛,形态多样,极具侵袭性和复发性,具有性激素依赖的特点,其发病机制至今不明,以 Sampson 经血逆流种植为主导理论,经血逆流至盆腔,子宫内膜细胞黏附、侵袭,血管形成,从而使得内异病灶种植、生长、发生病变。

内异症的病理类型主要有腹膜型内异症、卵巢型内异症(卵巢子宫内膜异位囊肿)、深部浸润型内异症,另有其他部位的内异症,如:瘢痕子宫内异症(腹壁切口及会阴切口)、肺、胸膜等部位的内异症。

内异症的临床症状具有多样性。最典型的临床症状是盆腔疼痛,70% ~ 80%的患者有不同程度的盆腔疼痛,包括痛经、慢性盆腔痛、性交痛、肛门坠痛等。痛经常常是继发性,进行性加重。临床表现中也可有月经异常。侵犯特殊器官的内异症常伴有相关症状。此外,内异症患者的不孕率高达 40%,引起不孕的原因复杂,如盆腔微环境改变影响精卵结合及运送,免疫功能异常导致子宫内膜抗体增加而破坏子宫内膜正常代谢及生理功能,卵巢功能异常导致排卵障碍和黄体形成不良可能。

内异症的诊断方法主要有:

(1)体格检查尤为重要。典型盆腔内异双合诊检查可发现子宫后倾固定,直肠子宫陷凹,宫骶韧带或子宫后壁下腹可扪及触痛性结节,一侧或双侧附件处触及囊实性包块,活动度差。病变累及直肠阴道间隙时,可在阴道后穹隆触及,触痛明显,或直接看到局部隆起的小结节或蓝紫色斑点。

(2)血清 CA125 水平升高。

(3)影像学检查:①超声检查,卵巢子宫内膜异位囊肿通常表现为无回声区内有密集光点;②盆腔 MRI,主要用于对浸润直肠或阴道直肠隔的深部病变的诊断和评估,也用于排除卵巢恶性病变。

(4)腹腔镜检查是诊断盆腔内异症的最佳方法,特别注意双侧卵巢及卵巢窝、宫骶韧带等部位。确诊需要病理检查,但即便未找到组织病理学证据,临床诊断内异症仍然成立。

内异症治疗的原则:减灭和消除病灶,目的为了减轻和消除疼痛,改善和促进生育,减少和避免复发。治疗应个体化,方案要基于以下因素:年龄、生育要求、症状的严重性、既往治疗史、病变范围、患者的意愿。对盆腔疼痛、不孕及盆腔包块的治疗要分别对待。治疗方法可分为药物治疗、手术治疗、介入治疗、中药治疗及辅助治疗(如辅助生殖技术治疗)等。手术以腹腔镜为首选。应有仔细的术前评估和准备、良好的手术设备、合理的手术方式、熟练的手术技术,以及合适的术后处理方案。手术切除内异症病灶特别是深部浸润型子宫内膜异位症,可有效缓解症状。手术后症状的复发率较高,年复发率高达 10%。故手术后应辅助药物治疗并长期管理。对卵巢子宫内膜异位囊肿者,应首选囊肿剔除术。

该患者,26 岁,有生育要求,首选腹腔镜保守治疗。本次手术经过顺利,术中尽可能彻底去除病灶,保留左侧卵巢的正常组织,未损伤膀胱、输尿管、直肠等其他脏器组织。但对于复杂的子宫内膜异位症患者,术前需多学科联合诊疗 MDT 充分评估、围术期积极处理,以减少或避免手术并发症,达到满意疗效。

生殖科医生认为:内异症患者如有生育要求,在术前和生殖科会诊以明确择期手术时间(妊娠前或产后),术中精细操作,尽可能保留卵巢功能,可考虑一并行亚甲蓝通液以评估输卵管的通畅情况。术后应尽早妊娠,必要时积极行辅助生殖。

泌尿外科医生认为:内异病灶可能累及输尿管、膀胱等部位。对于有泌尿系统症状(尿频、尿痛、肾区叩击痛等)或影像学提示的患者,术前需泌尿外科会诊评估,必要时术中一并行膀胱镜、膀胱修补术、输尿管镜、输尿管松解术、留置双 J 管等。

肛肠外科医生认为:内异病灶可能累及直肠子宫陷凹、阴道直肠隔、直肠或结肠壁等部位。对于影像学或妇科检查考虑合并 DIE 的患者,术前需肛肠外科会诊评估,必要时术中需切除、修补部分肠管。

第三部分　启示与拓展

1. 痛经常被认为是育龄期女性常见的生理表现。那么痛经也是病吗？对于痛经为主诉的患者,应注意哪些?

痛经是育龄期女性的常见症状,容易被女性忽视而导致潜在的疾病进展可能。根据该患者的主诉,考虑痛经为继发性,引起继发性痛经的疾病常见有盆腔子宫内膜异位症和子宫腺肌病,应考虑子宫肌瘤、盆腔炎性疾病、宫腔宫颈管粘连等疾病存在的可能。因此,接诊患者时,需详细询问患者的病史,明确既往是否存在盆腔感染性疾病史等。对于患者同时合并盆腔包块的情况,首先警惕是否存在卵巢子宫内膜异位囊肿的可能,要进一步询问患者平时是否有双下腹周期性腹痛、腹胀等症状,并结合妇科检查和辅助检查进一步明确。疼痛是盆腔子宫内膜异位症的主要症状,但非必需,盆腔子宫内膜异位症的典型症状为继发性痛经,并呈进行性加重,但疼痛的严重程度与内异病灶的大小不一定呈正比,多为下腹、腰骶及盆腔中部的疼痛,常于月经来潮时出现,并持续整个经期。性交不适多见于直肠子宫陷凹有异位病灶或局部粘连使子宫后倾固定者。卵巢型子宫内膜异位囊肿破裂时,可发生急性腹痛。另有 15% ~30% 患者有经量增多、经期延长或月经淋漓不尽或经前期点滴出血。因此,同时要注意询问病史是否合并不孕、性交不适或性交痛、月经异常的症状。此外,盆腔外任何部位有异位内膜种植生长时,均可在局部出现周期性疼痛、出血、肿块及相应症状。

2. 卵巢型子宫内膜异位症手术治疗的注意事项有哪些?

该患者,26 岁,已婚未育,卵巢功能对其至关重要。对育龄期的卵巢子宫内膜异位囊肿,应首选囊肿剔除术。手术后症状的复发率较高,年复发率高达 10% ,故术中应详细观察并记录异位内膜的部位、数目、大小、粘连程度等情况,据此评估疾病的严重程度,术后予合理治疗方案并长期管理。卵巢子宫内膜异位囊肿剔除手术,不可避免地造成卵巢组织的丢失,内异症本身对卵巢功能的破坏以及手术后卵巢创面的炎症反应等都会造成术后卵巢储备功能的降低。术中的操作重点:①充分暴露手术视野。如有盆腔粘连,应首先分离粘连,以恢复解剖。②对于腹膜型内异症,尽量切除或破坏病灶,达到减灭病灶的目的。可进行烧灼、汽化或切除。卵巢子宫内膜异位囊肿首选囊肿剥除术，术中应先分离与周围的粘连，吸尽囊内巧克力样液体，并将囊内壁冲洗干净后剥除囊壁。创面以低功率的电凝或缝合止血。手术时要注意组织的解剖层面，尽量保护正常的卵巢组织。③必要时（如合并不孕者）可同时进行宫腔镜检查及输卵管通液术。④手术完成后反复冲洗盆腹腔。手术创面应用防粘连制剂以预防粘连。

3. 对于合并不孕或有生育要求的内异症患者，术后有哪些生育指导？

该患者结婚 1 年未孕，虽未主诉"未避孕未孕"，但其有生育要求，依然不能完全排除"原发性不孕"的诊断。对于内异症期患者，无论手术治疗还是药物治疗，均能提高妊娠成功率，保守性手术后妊娠成功率为 40% ~ 60%，并且术后第 1 年妊娠率明显高于第 2 年（76%∶24%），故建议不孕患者手术后短期内尽快妊娠。不孕患者行子宫内膜异位囊肿剥除术后应采取适当的助孕措施：对于年轻的轻中度内异症患者，术后期待自然受孕半年，并给予生育指导，对有高危因素者（年龄≥35岁，输卵管粘连且功能评分低，不孕时间≥3 年，尤其是原发不孕，中或重度内异症伴盆腔粘连，病灶切除不彻底）应积极采取辅助生殖技术助孕。控制性超促排卵（controlled ovarian hyperstimulation，COH）或人工授精（intrauterine insemination，IUI）用于轻或中度内异症患者，如 3 ~ 4 个疗程仍未能成功妊娠，则应调整助孕方式；体外受精－胚胎移植（IVF－ET）主要用于重度内异症或其他治疗方法失败、病程长、高龄的不孕患者，建议在 IVF－ET 前用 GnRHa 预处理 3 ~ 6 个月有助于提高助孕成功率。

4. 人文关怀与医患沟通的重要性

在本案例中，患者进行性痛经 2 年、左卵巢囊肿 1 年内增大明显。首先，要完善肿瘤标志物（如 CA125、CA199 等）、盆腔 MR 等检查，初步排除恶性肿瘤。其次，对于是否合并"不孕症"、是否存在性交痛等问题，可单独询问患者以进一步明确。患者的手术指征明确，但家属主要关注"痛经""生育要求"两个问题，需告知术后有囊肿复发、痛经缓解不明显、生育能力不明确等可能。术前应全面评估考虑手术对卵巢储备功能的影响、是否合并其他不孕因素，如宫腔粘连、输卵管积水等，必要时术中一并行宫腔镜检查、输卵管通液检查。进行充分的术前沟通，让患方知情理解内异症的复杂性、难治性、术后积极试孕和辅助生殖的必要性，有助于术后的长期管理。

参考文献

1. 谢幸,孔北华,段涛. 妇产科学. 9 版. 北京:人民卫生出版社,2018.

2. 中华医学会妇产科学分会子宫内膜异位症协作组. 子宫内膜异位症的诊治指南. 中华妇产科杂志,2015(3):161 – 169.

3. TOMASSETTI C, D'HOOGHE T. Endometriosis and infertility:Insights into the causal link and management strategies. Best Pract Res Clin Obstet Gynaecol,2018,51:25 – 33.

4. BULUN S E,YILMAZ B D,SISON C,et al. Endometriosis. Endocr Rev,2019,40(4):1048 – 1079.

5. HIRSCH M, BEGUM MR, PANIZ É, et al. Diagnosis and management of endometriosis:a systematic review of international and national guidelines. BJOG,2018,125(5):556 – 564.

作者简介:詹宏,2016 级定向临床型博士后,研究方向为子宫内膜异位症发病的免疫机制。

指导老师:林俊,教授,主任医师,博士生导师,原浙江大学医学院附属妇产科医院院长,研究方向为子宫内膜异位症发病的遗传与免疫学机制,妇科内窥镜的基础与临床。

病例 40
妇科急腹症之"拧麻花"

第一部分　病情变化过程

1. 病情概述

患者,女性,14 岁,因"右下腹痛 2 天"至急诊就诊。2 天前患者无明显诱因下出现右下腹持续性绞痛,伴恶心呕吐,呕吐数次,为胃内容物,1 天前腹痛无明显缓解,外院就诊考虑右下腹囊性包块,建议住院,患者拒绝,来我院,我院急诊结合体征、查体及妇科超声诊断考虑"腹痛待查:卵巢囊肿蒂扭转?",遂收住入院行急诊手术。术中与患者家属交流后,决定行右侧卵巢扭转松解术 + 腹腔镜下右侧输卵管切除 + 系膜囊肿剔除术。手术过程顺利,术后 1 周复查卵巢血供恢复,遂出院。

2. 接诊印象

凌晨 1 点,我在病房刚处理完异常子宫出血的急诊患者,值班手机又在寂静的深夜里"惊魂"般地响起。"一唤,我是二唤,有位 14 岁的小姑娘准备从急诊室过来,考虑卵巢扭转可能,有可能要急诊手术,上来后肛腹诊做一下,术前谈话等准备起来。"电话放下后 5min,家属便推着患者来到了病房。见小姑娘佝偻着身子,双手捂着肚子,痛苦貌,我叫上值班护士一起帮助患者扶上妇科检查床,确认患者无性生活后遂行肛腹诊检查,感子宫右前方触及一直径约 10cm 的囊性块,蒂部轻压痛,因患者腹部肥胖而总体触诊不满意。结合患者在急诊室的经腹妇科超声,找来家属谈话:"患者现在考虑卵巢扭转可能,需要赶紧做手术。"家属有些慌张地问道"手术怎么做? 之前其他医院说要切卵巢,我家孩子岁数小,以后会不会有什么影响?""现在要手术做进去,才能最终明确是否有卵巢发生扭转,若发生扭转,我们在术中会将其恢复原位后观察,若有血供恢复,则可考虑保留卵巢;若已坏死或无血供恢复,可能就无法避免切除患侧卵巢;但现在时间很紧张,早一分做手术,卵巢保留的机会就大一分,拖得越晚,坏死的概率越大。"家属听完后,立刻在知情同意书上签字。我和二唤随即赶往手术室准备起来。

3. 病史回顾

基本信息：患者，女性，14 岁，学生，无性生活史。

病史特点：

1）主诉：下腹痛 2 天。

2）简要病史：2 天前无明显诱因下出现右下腹持续性绞痛，伴恶心呕吐，呕吐数次，为胃内容物，1 天前腹痛无明显缓解，外院就诊考虑右下腹囊性包块，建议住院，患者拒绝，来我院，我院急诊考虑"卵巢囊肿蒂扭转"，遂收住入院。

3）体格检查

一般检查：急性痛苦面容，满月脸，面部多毛痤疮。

妇科肛腹诊检查：会阴部皮肤色素沉着，子宫右前方触及一直径约 10cm 的囊性块，蒂部轻压痛，总体触诊不满意；双附件触诊不满意。

4）辅助检查

a）实验室检验：血常规（五分类）：白细胞计数 17.3×10^9/L，中性粒细胞分类 82.5%，红细胞计数 5.74×10^{12}/L，血红蛋白 172.0g/L，血小板计数 347.0×10^9/L；超敏 C – 反应蛋白：48.0mg/L；生殖激素：LH 11.01IU/L，FSH 3.55IU/L，TTE 5.1nmol/L，E_2 138.9pmol/L，PRL 8.3ng/mL。

b）影像学检查（图 40.1、图 40.2）。经腹子宫附件超声：子宫前位，大小 4.9cm × 4.5cm × 3.2cm，内膜厚 0.56cm（双层）。宫壁回声均匀。左卵巢正常大，回声无殊。子宫前上方 10.2cm × 5.9cm × 5.5cm 卵巢样回声，边界清，内见多个细小囊泡样回声，未见明显血流信号，其表面见宽 1.5cm 条形蒂状回声，其表面另见 11.1cm × 12.4cm × 9.2cm 囊性回声，壁光整，内液清，囊壁未探及明显血流信号。盆腔液体深约 4.5cm。检查意见：子宫正常大，子宫前上方卵巢样回声及其表面条状回声，右附件区囊性块，盆腔积液。

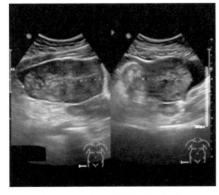 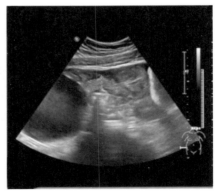

图 40.1　扭转肿胀卵巢组织　　　　图 40.2　扭转蒂

5）既往史：无殊。

6）个人史：无殊。

7）月经史：月经初潮1年前，具体时间不详，后闭经至今。

8）婚育史：未婚，无性生活史，0-0-0-0。

体温36.5℃，脉搏88次/分，呼吸18次/分，血压154/92mmHg，皮肤色泽红润，无水肿，心律齐。

4. 病情演变

入院后予完善相关基本检查，急诊行腹腔镜检查。

腹腔镜下见：盆腔内见200mL暗红色游离液体，子宫前位，表面光滑，未见明显肌瘤样结节，子宫直肠陷凹存在，未见明显内异病灶。左卵巢略大，约5cm×3cm×2.5cm，皮质较厚，色白。左侧输卵管走形自然，质地柔软，伞端可见。右侧附件位于子宫右上方，以骨盆漏斗韧带及右侧输卵管为轴，逆时针扭转三圈，右侧骨盆漏斗韧带盆侧及近骨盆漏斗韧带阔韧带见迂曲血管，表面呈紫蓝色，部分血管怒张明显，右侧输卵管外观色黑，水肿增粗约7cm×3cm×2cm，右侧输卵管系膜内见一囊肿，大小约13cm×12cm×10cm，右侧输卵管匍匐其上，伞端黏膜色黑，完整；右侧卵巢瘀血水肿，色黑，增大约10cm×7cm×5cm，表面弥漫卵泡样组织，直径均约1~1.5cm，内充满暗红色血凝块或血液，表面质脆，无明显囊壁，与周边卵巢皮质无明显界限。图40.3为患侧扭转附件。

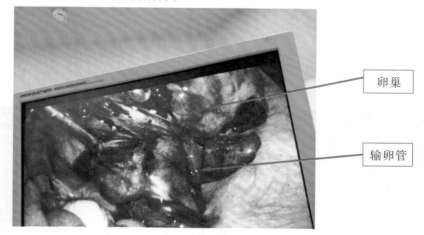

卵巢

输卵管

图40.3　患侧扭转附件

操作：吸净盆腔内液体，予顺时针恢复右侧附件至正常位置，予观察20min后右侧输卵管仍有色黑肿胀，右侧卵巢色泽较前略好转。结合患者年龄仅14岁，尽可能保留患者的卵巢功能，故术中与患者家属交流后，决定行右侧卵巢扭转松解术

＋腹腔镜下右侧输卵管切除＋系膜囊肿剔除术。手术经过顺利。

术后病检：（右）输卵管浆液性囊腺瘤伴出血、梗死，符合扭转后改变（右）输卵管慢性炎。

术后1周复查腹部妇科超声（图40.4、图40.5）：子宫前位，正常大，内膜厚0.7cm（双层）。宫壁回声均匀。左卵巢正常大，回声无殊。子宫后方至右宫旁见8.8cm×7.3cm×2.8cm不均回声，内回声杂乱，内见星点状血流。诊断结果：子宫正常大，子宫后方至右宫旁不均回声。

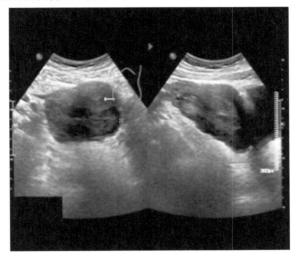

图40.4 术后卵巢

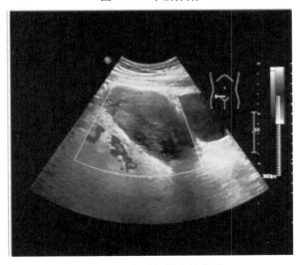

图40.5 术后卵巢血流频谱

5. 临床思维导图（图 40.6）

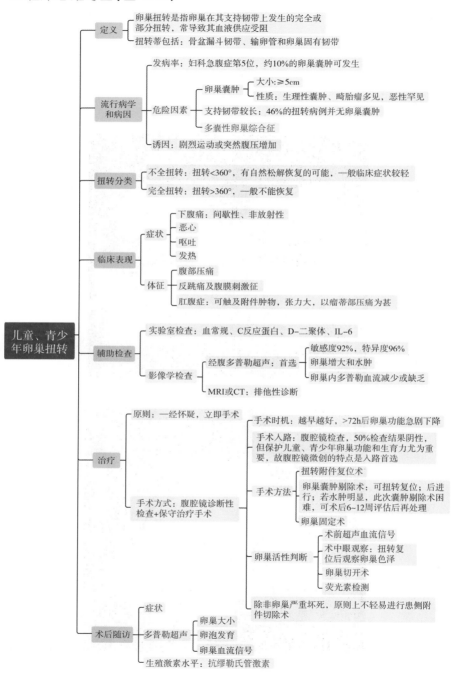

儿童、青少年卵巢扭转

- **定义**
  - 卵巢扭转是指卵巢在其支持韧带上发生的完全或部分扭转，常导致其血液供应受阻
  - 扭转蒂包括：骨盆漏斗韧带、输卵管和卵巢固有韧带

- **流行病学和病因**
  - 发病率：妇科急腹症第5位，约10%的卵巢囊肿可发生
  - 危险因素
    - 卵巢囊肿
      - 大小：≥5cm
      - 性质：生理性囊肿、畸胎瘤多见，恶性罕见
    - 支持韧带较长：46%的扭转病例并无卵巢囊肿
    - 多囊性卵巢综合征
  - 诱因：剧烈运动或突然腹压增加

- **扭转分类**
  - 不全扭转：扭转<360°，有自然松解恢复的可能，一般临床症状较轻
  - 完全扭转：扭转>360°，一般不能恢复

- **临床表现**
  - 症状
    - 下腹痛：间歇性、非放射性
    - 恶心
    - 呕吐
    - 发热
  - 体征
    - 腹部压痛
    - 反跳痛及腹膜刺激征
    - 肛腹症：可触及附件肿物，张力大，以瘤蒂部压痛为甚

- **辅助检查**
  - 实验室检查：血常规、C反应蛋白、D-二聚体、IL-6
  - 影像学检查
    - 经腹多普勒超声：首选
      - 敏感度92%，特异度96%
      - 卵巢增大和水肿
      - 卵巢内多普勒血流减少或缺乏
    - MRI或CT：排他性诊断

- **治疗**
  - 原则：一经怀疑，立即手术
  - 手术方式：腹腔镜诊断性检查+保守治疗手术
    - 手术时机：越早越好，>72h后卵巢功能急剧下降
    - 手术入路：腹腔镜检查，50%检查结果阴性，但保护儿童、青少年卵巢功能和生育力尤为重要，故腹腔镜微创的特点是入路首选
    - 手术方法
      - 扭转附件复位术
      - 卵巢囊肿剥除术：可扭转复位；后进行；若水肿明显，此次囊肿剥除术困难，可术后6~12周评估后再处理
      - 卵巢固定术
    - 卵巢活性判断
      - 术前超声血流信号
      - 术中眼观察：扭转复位后观察卵巢色泽
      - 卵巢切开术
      - 荧光素检测
    - 除非卵巢严重坏死，原则上不轻易进行患侧附件切除术

- **术后随访**
  - 症状
  - 多普勒超声
    - 卵巢大小
    - 卵泡发育
    - 卵巢血流信号
  - 生殖激素水平：抗缪勒氏管激素

图 40.6 临床思维导图

第二部分　文献分享与思考

卵巢囊肿扭转是属于妇科急腹症的一种疾病,一经确认,应立即手术。以往的手术,往往在术时钳夹扭转部远端,切除囊肿和扭转的蒂,钳夹前不可恢复扭转的蒂,防止血栓脱落而进入血液循环,而且认为出血坏死的扭转附件发生损伤是不可逆的。这一理论一直是对卵巢囊肿蒂扭转进行附件切除的主要根据。但是,随着女性对卵巢重要性认识的提高,是否所有扭转都要采用附件切除的方式进行治疗值得进一步的思考,尤其是对于儿童和青少年期女性。

有研究对981例附件扭转患者进行手术复位与附件切除术进行比较,其中309例接受了扭转矫正术,672例接受了附件切除术,在附件切除术中观察到了2例发生肺栓塞,而在扭转矫正术中则无发生,总体发生率仅为0.2%,目前没有更高级别的证据支持复位附件增加术后肺栓塞的概率。术中肉眼下,卵巢外观色泽也不能作为判定卵巢是否坏死的可靠依据。多项研究表明,术中发现卵巢出现严重缺血,复位后卵巢功能可恢复正常。有时,复位后的卵巢色泽不能即刻恢复如常,但解除扭转后36h方可恢复。对于附件复位术的适应证,需结合患者的年龄、囊肿性质及扭转的程度进行综合考虑。

(1)年龄:对于绝经前患者,考虑良性肿物扭转松弛后血运恢复无明显坏死者,可以扭转复位后行囊肿剔除术;对于已经绝经的患者,因卵巢已无内分泌功能,而且绝经后组织恶变风险增高,故不论扭转程度如何,均可行患侧附件切除术,明确病理,避免复发。而对于儿童和青少年这一特殊群体,一方面在这一年龄阶段发生卵巢恶变的风险较低,另一方面卵巢功能和生育力保留对于儿童和青少年尤为重要。根据2019年美国医师妇产科协会关于青少年附件扭转的建议中强调,对于该年龄段的患者,手术目的主要是解除扭转和保留卵巢,除非附件发生明显坏死方可考虑行附件切除术。

(2)囊肿性质:由于儿童和青少年扭转附件恶变的风险非常低,结合术前影像学等辅助检查手段,若提示囊肿良性的可能性大,则结合术中所见可扭转复位后行囊肿剔除术;若术前即怀疑交界性或恶性肿瘤者,则需术前与患者家属充分沟通,讨论潜在恶性肿瘤的可能性,根据术中所见及术中快速病理切片结果,结合卵巢的性质及分期决定卵巢的去留。

（3）囊肿蒂扭转程度：囊肿扭转后缺血坏死的程度取决于蒂扭转周数、扭转时间及扭转的松紧程度。卵巢囊肿蒂扭转常见于直径 8～15cm 的囊肿，囊肿太大和太小均不易发生扭转。扭转的持续时间及扭转蒂的松紧度对卵巢血供影响很大，也是能否保留卵巢的关键。附件血供中断至不可逆卵巢损害的时间尚不明确，虽有研究认为附件扭转 72h 以上卵巢功能尚有恢复的可能，但大多数认为 48～72h 后卵巢功能开始急剧下降。因此，尽早手术干预是保留卵巢功能和生育力的最佳时机。术中可根据扭转卵巢的颜色是否能全部恢复或部分恢复，以及卵巢切面出血是否活跃来判断血供情况，大多数情况下都能成功获得保守性手术的机会。术中一般先予附件复位，观察 10～20min，缺血不严重者的血运可较快完全恢复，较严重的缺血但复位后 10～20min 组织缺血有部分改善者，可以进行保守性手术。若组织坏死明显而无血运恢复，则应该进行附件切除术。例如本例患者，在扭转复位观察 20min 后可见卵巢有部分血供恢复，术后 1 周复查超声即可见卵巢较术前有明显的血运供应。

综上所述，早期诊断对及时治疗卵巢肿瘤蒂扭转非常重要，卵巢囊肿蒂扭转一经确诊，应立即手术，但术中是否一定要切除卵巢，则取决于患者的年龄、囊肿性质及扭转的程度。对于儿童和青少年患者，若无证据证明扭转附件为恶性，应将扭转附件复位后观察血运情况并尽量保留患侧卵巢。随着手术经验的积累，卵巢良性囊肿蒂扭转保守性手术将日益受到人们的关注，并且成为一种值得推广的术式。

结合病例中患者 14 岁，正处于青少年时期，腹痛 1 天时外院就诊中若能及时行手术治疗，则其面临卵巢坏死的风险会大大降低，而第二天我院就诊时附件扭转时间已达 48h，卵巢功能是否可恢复尚未可知。术中见右侧附件发黑发紫，右侧输卵管扭转 720°伴坏死，复位右侧附件后观察右侧卵巢色泽略好转，考虑患者年龄仅 14 岁，尽可能保留患者的卵巢功能，故术中与患者家属沟通后，决定暂予保留患侧卵巢。术后 1 周复查见卵巢血供逐渐恢复，患者的卵巢功能得以保全。

急诊科医生认为：急腹症的鉴别诊断是急诊科医生在临床工作中必须掌握的内容，但也是难点，尤其对于综合性医院就诊的女性患者而言，常规考虑多来源于消化道疾病，妇科急腹症相对容易被非妇产科医师忽视。因此，对于女性急腹症患者而言，在病史方面应附加月经史的问诊，在查体方面必要时可加做双合诊/三合诊或肛腹诊，在检验检查方面增加尿或血 HCG 的检测、妇科超声等，以排除异位妊娠、黄体破裂、卵巢扭转等常见妇科急腹症，避免误诊。对于该例疾病，患者第一次就诊于综合性医院急诊科，虽考虑下腹痛并建议住院治疗，但仍然缺乏对于"卵巢扭转"的警觉性,在时间轴上错失了较好的治疗时机。

生殖科医生认为:许多妇产科医生为预防留下潜在的恶性肿瘤而进行卵巢切除术,但是青少年附件囊肿扭转的恶性风险非常小,如果术中确定为卵巢囊肿扭转,通常情况下可同时行卵巢囊肿剔除术。但有时扭曲的附件严重水肿,行囊肿剔除可能导致卵巢组织损伤和出血,在这种情况下可先不行卵巢囊肿剔除,6～12周后重新超声评估囊肿。若囊肿持续存在,为避免再次发生扭转,可择期行卵巢囊肿剔除术。术后可用药物抑制排卵(如口服避孕药或醋酸甲羟孕酮),以防止生理性囊肿复发。

第三部分　启示与拓展

1. 术中判断复位卵巢是否提供血供,卵巢是否具备活性,是确保保守性手术成功的首要条件

对于绝经前女性,开展保留卵巢的保守性手术是首选方法。大多数扭转的卵巢都具有活性,除非术中探查显示坏死/凝胶状组织而能十分确定卵巢无活性。术中确定扭转卵巢活性的标准方法为肉眼观察,变黑、变大的卵巢可能存在血管和淋巴管堵塞,并且可能有出血性病变,传统上会判定这种卵巢无活性,但多项研究显示此类卵巢扭转复位术后通过超声检查,证实有卵泡发育。故术中见到扭转发黑或发紫的卵巢,首先应进行复位,复位后可等待10～20min,等待过程中可用温盐水湿敷卵巢,观察卵巢颜色的变化;此外,术中也可切开卵巢皮质,观察切口是否有鲜红色的血液流出以示血供恢复,同时对缓解由淋巴和静脉堵塞造成的压力升高也有潜在的治疗效果。术前的超声检查也十分重要,若术前超声即提示卵巢周围有血流信号,说明卵巢扭转程度较轻,术中可予保留卵巢。因此,对于卵巢活性的判断需结合术前影像学资料、术中观察及相关操作进行综合判断,尽可能为绝经前患者及儿童青少年保留珍贵的卵巢。该病例术前多普勒超声提示扭转附件区无血流信号,术中观察到右侧附件发黑、发紫,右侧输卵管扭转720°伴坏死,复位右侧附件后观察右侧卵巢色泽略好转,右侧输卵管仍无血供恢复表现,考虑患者年龄仅14岁,尽可能保留患者的卵巢功能,故术中与患者家属沟通后,决定暂予保留患侧卵巢,切除坏死输卵管。术后1周复查见卵巢血供逐渐恢复,患者的卵巢功能得以保全,保守手术治疗成功。

2. 开展卵巢活性判定的创新研究十分重要

目前,最常用的判断卵巢活性的方法是通过术中肉眼观察,带有较强的主观性,尤其是对于发黑、发紫的扭转附件处理仍然没有一个客观的方法来评估术中卵巢的活性。对于卵巢活性的判断不单单只依靠某一指标而需要综合分析术前及术中的相关因素,个人认为可研究的用于判断卵巢活性的热点问题包括:①扭转发生时间与卵巢坏死之间的关系。②探究术前超声血流信号、术前盆腔 MRI(有报道提示扭转卵巢滤泡周围组织 T2 加权呈低信号,则卵巢活性保留机会较大)的影像学表现用于评估卵巢活性的敏感性和特异性。③术前检验指标,如 CRP 等炎症指标与卵巢坏死之间的关系。④术中判断卵巢活性的新方法研究:1)有个案报道通过术中静脉注射荧光素后,在紫外光下直接观察受累卵巢从而判断复位后的卵巢血供。这种方法需要专门的设备,其疗效目前尚未得到进一步验证。2)扭转复位后术中行多普勒超声探查附件血供恢复的可行性研究。上述的几个关于卵巢活性的判断方法值得我们今后更进一步研究。

3. 各科医师在诊治青年少女性急腹症的同时,需考虑妇科相关疾病,减少误诊率

患者在出现腹部疼痛症状时往往会先就诊于外科,临床上存在一定的误诊率。因此,女性急腹症的诊断在临床诊疗过程中是个难点,真相往往要在手术中才能明确。因此,妇科医生和外科医生在平时的工作和学习中要加强交流,丰富鉴别诊断的思维模式,降低误诊率。表 40.1 整理了常见的妇科急腹症的鉴别诊断方法,供各科医师参考。

表 40.1 常见妇科急腹症的鉴别诊断

类别		停经	腹痛特点	阴道排液	发热	恶心	有关病史	有关手术史	妇科及 B 超检查	实验室	后穹隆穿刺
内出血性疾病	异位妊娠	+	下腹一侧突发剧痛	阴道流血	−	+ −	盆腔炎性疾病,宫外孕		宫颈举痛,一侧附件低回声区,内有孕囊,宫外未见;腹腔内液性暗区	Hb↓ HCG (+)	不凝血
	黄体破裂	−	下腹一侧突发剧痛	无	−	−	黄体期;剧烈运动(例如:性交)		宫颈举痛,一侧附件回声区;腹腔内液性暗区	Hb↓	血液
	子宫穿孔	+ −	盆腔突发剧痛	少或多量流血	−	+ −	宫内操作时并发	人工流产	宫颈举痛,腹腔内液性暗区	Hb↓	血液

续表

类别		停经	腹痛特点	阴道排液	发热	恶心	有关病史	有关手术史	妇科及B超检查	实验室	后穹隆穿刺
感染性疾病	急性输卵管炎	−	下腹持续性疼痛	炎性白带	+	+	盆腔炎性疾病,性传播疾病	人工流产,子宫内避孕器	CMT,附件低回声区	WBC↑	渗出液
	输卵管卵巢脓肿	−	一侧或双侧次序性疼痛	脓性白带	+	+−	盆腔炎性疾病,尤其淋球菌	−	CMT,附件呈现复杂的多腔性包块	WBC↑	脓液
肿瘤并发症	卵巢囊肿破裂	−	下腹一侧持续剧痛	−	−	+−	剧烈运动	−	一侧附件肿块不再触及,出现腹水征	WBC↑	囊液
	子宫肌瘤红色变性	+	盆腔持续剧痛	−	+	−	妊娠或产褥期易并发	−	子宫增大,压痛,局部呈低回声	WBC↑	

4. 加强对青少年女性的宣教与健康检查是十分必要且有意义的事情

青少年时期由于女性生殖器未完全成熟,相应的卵巢悬韧带、固有韧带较长,而且青少年平时活动量较多,若此时合并卵巢囊肿,则容易发生扭转。而青少年由于缺乏对自身健康的认识,往往症状十分严重时才就医,耽误了最佳的治疗时机。因此,加强对青少年的健康检查,如女性青少年的健康体检项目中可增加经腹妇科超声检查来排查卵巢囊肿等相关疾病,在未发生扭转前进行囊肿剔除可大大降低日后因扭转坏死行附件切除的风险,避免今后的生育和内分泌功能受影响。除了卵巢扭转外,例如异位妊娠等其他妇科疾病在青少年时期的发病率也呈上升趋势。因此,我们提倡尽早对青少年进行生理、心理及性健康的教育,将一些所谓"隐晦"的知识正确地引入学堂、面向社会,广而告之、广而学之、广而用之,加强培养青少年健康知识与良好的卫生习惯,教育青少年做好身体的自我保护,促进青少年健康成长。

参考文献

1. ADEYEMI – FOWODE O, MCCRACKEN K A, TODD N J. Adnexal torsion. Journal of Pediatric and Adolescent Gynecology,2018,31(4):333 – 338.

2. Adnexal torsion in adolescents：ACOG committee opinion No. 783. Obstetrics and Gynecology，2019，134（2）：e56 – e63.

3. KIVES S，GASCON S，DUBU C，et al. No. 341 – diagnosis and management of adnexal torsion in children，adolescents，and adults. Journal of Obstetrics and Gynaecology Canada，2017，39（2）：82 – 90.

4. ACOG adnexal torsion in adolescents：ACOG Committee opinion no. 783. Obstet Gynecol，2019，134：E56.

5. HUANG C，HONG M K，DING D C. A review of ovary torsion. Tzu ChiMedical Journal，2017，29（3）：143 – 147.

6. HUBNER N，LANGER J C，KIVES S，et al. Evolution in the management of pediatric and adolescent ovarian torsion as a result of quality improvement measures. Journal of Pediatric and Adolescent Gynecology，2017，30（1）：132 – 137.

作者简介：周志华，2017 级临床医学博士后，主攻方向为普通妇科及肿瘤妇科。
指导老师：李娟清，主任医师，浙江大学医学院附属妇产科医院，主攻方向为普通
　　　　　妇科、妇科内分泌、妇科肿瘤。

病例 41
生育的最后希望

第一部分 病情变化过程

1. 病情概述

患者,女性,19 岁,因发现卵巢功能减退 2 年余,要求冻卵入院,诊断为:早发性卵巢功能不全。第一周期予卵泡复苏方案促排卵,提前排卵,取卵失败。第二周期再次予卵泡复苏方案促排卵,获卵 1 枚,为 M II 卵,予冻存。

2. 接诊印象

忙碌的门诊接近尾声,我感觉终于可以伸个懒腰、舒口气了。这时候,一位四十多岁的女性慌慌张张地跑进门诊室,连声喊着:"医生,医生,一定要救救我的女儿!"只见后面进来了一个女孩子,就是这位女性的女儿。接诊医生说道:"不要激动,您慢慢说。"家属平静下来后,说道:"医生,我女儿才 19 岁,但是从 17 岁开始就不来月经了,刚开始也怪我,没有注意,后来一看怎么这么久都不来,我们就开始到处求医问药,他们说这是卵巢早衰,这年纪轻轻就卵巢没用了,可怎么办? 我女儿可还没结婚,以后是不是生不了孩子了? 您可一定要帮帮我们!"说完,母女两人的眼泪像开了水龙头般止不住地流。接诊医生握住她们的手,说道:"别激动,别激动,我们先把检查做了,明确下目前的情况,后面我们可以再根据情况选择合适的生育力保存方法,比如冻卵等,都是可以选择的方法,如果顺利的话,以后还是可以生育自己的小孩。"

3. 病史回顾

基本信息:患者,女性,19 岁,未婚,0 - 0 - 0 - 0。

病史特点:

1)主诉:月经失调 2 年余,要求冻卵。

2)现病史:患者平素月经不规则,13 岁月经来潮,周期 20 天,经期 7 天,2018 年起月经无法正常转经,至当地医院检查提示卵巢功能减退,予口服芬吗通(2mg)

转经,量与性状基本同前。此后患者规律服用芬吗通(2mg)转经。末次月经时间为 2020 - 12 - 28。2020 - 12 - 29 本院基础内分泌:FSH/LH = 30.4/29.50,E2 303pmol/L;AMH 0.05ng/mL。患者的染色体正常。现要求生育力保存行冻卵入院。

3)既往史:无糖尿病、无高血压、无肝脏疾病、无肾脏疾病、无肺部疾病等病史。

手术史:8 年前因"心律失常"外院行心脏射频消融术,手术经过顺利,术后恢复可。

外伤史:4 年前因跳舞发生腰椎滑移,后恢复可。

个人史:不吸烟,不酗酒,无吸毒史。

月经史:13 岁初潮,口服芬吗通转经时月经周期为 30 天,经期天数 5 天,末次月经时间为 2020 - 12 - 28,经量正常,无痛经。

婚育史:未婚,有性生活史,0 - 0 - 0 - 0,避孕套避孕。

家族史:父亲有高血压病史,母亲有高血压病史,1 个哥哥体健,无姐妹,无家族病史。

4)体格检查:营养良好,发育良好,心律齐,未闻及病理性杂音,双肾区无叩击痛,脊柱四肢无畸形,神经系统检查无殊。

5)辅助检查:2020 - 12 - 29 本院基础内分泌:FSH/LH = 23/10.6,E2 177pmol/L,AMH 0.05ng/mL。患者的染色体检查正常。

4. 病情演变

第一次促排卵治疗

促排卵方案:卵泡复苏方案

OHSS 风险评估:低风险

促排卵用药:

(1)因患者的基础 FSH 高,B 超"双卵巢回声偏实",故予 2020 - 12 - 29(D2)起予补佳乐 2mg 口服 2 次/日 + 赛增 5U 皮下注射隔日 1 次治疗。

(2)2021 - 01 - 04 复查 FSH/LH = 30.4/29.5,E2 为 303pmol/L,B 超提示未见明显窦卵泡,继续予补佳乐 2mg 口服 2 次/日 + 赛增 5U 皮下注射隔日 1 次治疗。

(3)2021 - 01 - 16 复查 FSH/LH = 6.28/13.1,E2 为 607pmol/L,B 超提示卵泡 12 ~ 14mm × 1,继续予补佳乐 2mg 口服 2 次/日 + 赛增 5U 皮下注射隔日 1 次治疗。

(4)2021 - 01 - 18 复查 FSH/LH = 5.51/18,E2 为 1060pmol/L,B 超提示卵泡 15 ~ 16mm × 1,加用丽申宝 150IU 肌注 1 次/日 × 2 天 + 思则凯 0.25mg 皮下 1 次/日 × 2 天。

（5）2021 – 01 – 20 复查 FSH/LH = 17/24，E2 1214pmol/L，B 超提示卵泡 18mm ×1，于 23：00 予达必佳 0.1mg 皮下 + HCG5000IU 肌注扳机。

（6）2021 – 01 – 21 复查 FSH/LH = 15/19，E2 502pmol/L，P 3.7 nmol/L，B 超提示卵已排。

治疗结局：提前排卵，取卵失败。

第二次促排卵治疗

促排卵方案：卵泡复苏方案

末次月经：2021 – 02 – 03

OHSS 风险评估：低风险。

促排卵用药：

（1）患者 2021 – 02 – 04 复诊，查 FSH/LH = 7.5/2.5，E2 302pmol/L，B 超提示双卵巢回声偏实，予补佳乐 2mg 口服 2 次/日治疗。

（2）患者 2021 – 02 – 16 复诊，查 FSH/LH = 5.3/6.7，E2 652pmol/L，B 超提示卵泡 14～15mm ×1，予丽申宝 150IU 肌注 1 次/日 ×2 天。

（3）患者 2021 – 02 – 18 复诊，查 FSH/LH = 3.8/6.4，E2 1108pmol/L，B 超提示卵泡 18mm ×1，于 23：00 予达必佳 0.10mg 扳机。

（4）2021 – 02 – 19 查 FSH/LH = 19/46，E2：985pmol/L，于 2021 – 02 – 20，8：30 取卵，获 MⅡ卵 1 枚，予冻存。

5. 临床思维导图（图 41.1）

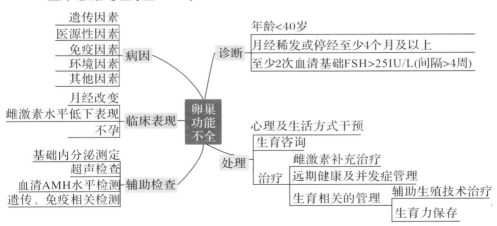

图 41.1　临床思维导图

第二部分　文献分享与思考

卵巢,一个神奇的器官,担负着人类繁衍的使命,蕴藏着神秘的基因密码和生殖力量,同时也调控着人类生命的蓬勃和衰老。卵巢"银行"里的卵母细胞储备,鼎盛于女性胚胎期,随着胎儿发育和出生、青春期性腺功能初现、育龄期生殖内分泌功能发展、围绝经期卵巢功能的衰退而逐渐耗竭。然而,在临床上,有一部分人群,年纪轻轻时卵巢功能已经走向衰退,以往称卵巢早衰,近称卵巢功能不全,对该部分女性的生活质量、生育能力造成极大的影响。

卵巢功能不全的病因具有高度异质性,各种原因引起的卵泡发育各阶段发生的异常均可导致疾病发生,如始基或原始卵泡数过少、卵泡闭锁加速及卵泡募集或功能异常等。始基卵泡在发育过程中过快地进行性减少,出生时原始卵泡数过少,可导致卵巢功能不全;过快的卵泡募集及闭锁速度以及自身免疫抗体对卵泡的攻击减灭可能导致卵泡数量下降并导致卵巢功能不全。除了卵泡数量减少之外,卵泡功能异常也可引起卵巢功能不全。

卵巢功能不全患者由于卵巢储备下降及卵巢功能异常而呈现低雌激素、低抗米勒管激素、低抑制素及高 FSH 等一系列的内分泌异常及生殖功能下降的病理生理改变,对患者的生育能力和生活质量造成巨大影响。近年来,生育力保护方法的创新和进步为卵巢功能不全患者带来了一线生育的希望。

女性生育力保存的途径包括卵巢固定术、制定合理的癌症治疗方案、改变妇科肿瘤术式、胚胎冻存、卵母细胞冻存、卵巢组织冷冻及卵巢移植、促性腺激素释放激素类似物的应用、卵泡移植与培养等。胚胎冷冻将受术者多余胚胎保存起来,更便于选择合适的时机进行移植。

卵子冷冻是近年来备受关注的一项新兴技术,可为有卵巢功能早衰倾向、手术或放化疗后有可能丧失卵巢功能、已经促排卵采集到卵母细胞而男方取精失败的妇女以及因各种因素推迟生育年龄的妇女带来生育力保险,也为捐赠卵子带来了新的希望,而且避免了取卵后因特殊情况不能及时受精的浪费。但技术发展的同时也带来了伦理的困惑。女性生育力保存技术作为生殖医学研究的热点与难点,其伦理依据主要在于:不但可以避免胚胎冷冻带来的伦理问题,而且可以增加供卵来源。卵母细胞或卵巢组织冷冻技术，是储备因卵巢功能早衰、盆腔疾病、手术或放化疗等可能削弱卵巢功能的女性生育力的一种手段；其次，卵子保存还可以为目前尚不想生育的女性提供将来生育的"保险"；再次，在女性已经行取卵手术却无法获得精子等突发情况下，将卵子及时冷冻也是必要的应变之举；最后，保存 IVF－ET 中剩余的卵子，也可以备将来不时之需，或者赠予其他妇女，以解燃眉之急。当然，在实施过程中要严格遵循有利、无伤、自主、保密、公益、非商业化和伦理审查等基本伦理原则和伦理要求。

对于没有生育要求的卵巢功能不全患者，激素替代治疗(hormone replacement therapy，HRT)是常用的治疗手段。性激素补充治疗无法挽回或阻止卵巢功能不全疾病的进展，但可以有效缓解由于雌激素缺乏所导致的一系列症状，改善患者的生活质量，同时也有益于降低远期骨质疏松风险和心血管疾病风险。只要没有禁忌证，建议卵巢功能不全患者采用性激素补充治疗来改善生命质量，尤其是对于青少年卵巢功能不全患者，性激素补充治疗可以诱导和促进外生殖器和第二性征发育，应当予以重视。

对于该患者，年仅 19 岁就确诊为卵巢功能不全，妇科内分泌医生和生殖内分泌医生对于后续治疗通常有不同的治疗重点和治疗策略，主要需结合患者的生育意愿和生育要求具体分析。

妇科内分泌认为：因卵巢功能不全引起的低雌激素水平，容易引起骨质疏松、心血管疾病风险增高等，建议可行性激素补充治疗，改善生活质量，但性激素补充治疗也存在一定的风险，故需定期监测血常规、血凝、肝肾功能、乳腺 B 超等。

生殖科认为：关于生育方面的指导，结合患者的年龄、未婚，优先考虑卵子冻存进行生育力保存。若患者结婚后，有生育要求时，可考虑行卵子复苏后单精子卵胞质内注射受精，体外培养后胚胎移植助孕。因卵子复苏存在损耗，受精及胚胎培养存在失败等可能，故建议患者冻存多枚卵子。关于促排卵方案，需结合患者就诊时激素水平及窦卵泡情况进行决策。

第三部分　启示与拓展

1. 早期识别、科普教育的重要性

卵巢功能不全的早期识别对于卵巢功能不全的早发现、早诊断、早干预至关重要。卵巢功能不全患者的早期识别需要患者自身、非生殖医学医生及生殖医学专科医生的联手配合。潜在卵巢功能不全患者对该疾病的认知是卵巢功能不全诊治中重要的初始环节。非生殖医学领域的医疗工作者对卵巢功能不全的背景知识掌握，将在接诊潜在卵巢功能不全患者的早期识别、及时转诊时提供帮助，并对卵巢功能不全患者的预后有所裨益。

我们需要宣传告知普通人群如何发现和预防卵巢功能不全，主要包括是否出现月经改变，如月经周期缩短、经量减少、周期不规律、月经稀发、闭经等；生育力低减或不孕：生育力显著下降，由于偶发排卵，仍然有 5%～10% 的妊娠机会，但自然流产和胎儿染色体畸变的风险增加；雌激素水平降低的表现：原发性卵巢功能不全表现为女性第二性征不发育或发育差，继发性卵巢功能不全可有潮热、出汗等血管舒缩症状；抑郁、焦虑、失眠、记忆力衰退等神经精神症状；外阴瘙痒、阴道灼烧感、阴道干涩、性交痛和尿急、尿痛、尿频、排尿困难等泌尿生殖道症状；其他伴随症状：其他伴随症状因病因而异，如心血管系统发育缺陷、智力障碍、性征发育异常、肾上腺和甲状腺功能低减、复发性流产等。

了解不同时期的女性卵巢功能不全的早期表现对于其早诊早治、精准施治十分重要。关注儿童期身材矮小伴其他先天畸形的表现有助于早发现特纳综合征，在青春期出现月经初潮推迟、第二性征不明显，有助于发现性腺发育不全，及时识别育龄期出现的月经紊乱或月经周期特征改变，如周期缩短、周期变异度增加、周期延长、首次出现的闭经，有助于早期诊断卵巢功能不全，并给予及时干预。另外，提早认识到医源性操作（手术、放化疗）对卵巢功能的损害也有益于卵巢功能保护。若患者能够了解早期识别的知识，及时就医，早期干预，则有助于降低疾病对患者生殖健康和生活质量的损害程度。

2. 卵巢功能不全的预防

当前，卵巢功能不全的发病率不断增高。原发性卵巢功能不全的病因可能与遗传因素、代谢性疾病、自体免疫性疾病、感染性疾病以及环境因素相关，继发性卵巢功能不全与手术治疗、抗肿瘤药物的应用等医源性因素相关。

众多环境污染物如常存在于化妆品中的邻苯二甲酸酯类，食物包装用品中的双酚 A，广泛存在于土壤、食物以及水源中的农残物（包括杀虫剂、除草剂、除菌剂等）已在人群研究和动物实验中被证实影响卵巢储备功能。不良的生活方式，如吸烟、昼夜节律紊乱、不良情绪压力等也被报道与卵巢功能不全风险增加相关。这些都提示我们，当今社会不利于卵巢功能保护的因素越来越多，所谓大医治未病，鉴于当前对于卵巢功能不全尚无有效治疗手段的情况下，健康饮食、规律运动、戒烟、避免生殖毒性物质的接触、保持心理健康等应作为科普宣传的重点,受众获利群体面更广,为健康中国战略增添一份保障。

除此之外,妇科相关手术和肿瘤患者放化疗也是导致卵巢功能不全的一大病因。常见妇科手术,如输卵管切除术、子宫切除术、卵巢囊肿剥除术等在治疗原发疾病的同时,常伴随卵巢组织损伤以及卵巢血供的减少。已有多项研究表明,由于阻断卵巢动脉或子宫动脉,影响卵巢血流,可导致卵巢储备功能的下降。因此,在妇科手术实施过程中,需注意考虑到对于患者卵巢功能的保护,因其关乎患者术后生殖健康和生活质量。对于因乳腺癌、甲状腺癌、血液系统肿瘤等需进行放化疗的患者,尤其是幼儿、青春期、绝经前女性,需充分考虑到放化疗最普遍的远期后果——卵巢早衰,需对患者充分阐述该治疗可能对生育力产生的影响,包括评估有潜在生殖毒性的治疗方法以及为患者提供保留生育能力的途径。

3. 卵巢功能不全患者的心理保护

对于卵巢功能不全的患者,常常可能出现不同程度的围绝经期症状,如心悸、眩晕、头痛、失眠、耳鸣等自主神经功能失调症状,大多数患者往往感觉注意力不集中,记忆力减退,并且情绪波动大,表现为激动、易怒、焦虑不安、情绪低落、抑郁、不能自我控制等负性情绪症状。早发性卵巢不全的患者由于提前出现月经紊乱,甚至闭经,人未老卵巢先衰,给患者带来了巨大的心理压力,加之长期就医带来的经济和精神压力,因对生育的迫切要求受到的家庭以及社会的压力,以及激素波动导致对负性事件应知、应付能力缺乏等,情感处于脆弱阶段,容易诱发严重的抑郁症、焦虑症、睡眠障碍,甚至是精神病等心理精神问题。

在生理和心理的双重打击下,许多妇女遭受不可低估的心理、精神方面的问题,如失眠、抑郁、焦虑、恐惧、情绪不稳、躯体化、疲乏、敏感多疑、人际交往困难等心理卫生问题;心理卫生问题反过来又是卵巢早衰的危险因素并加重卵巢早衰的病情,形成恶性循环,严重影响了患者的身心健康和家庭的稳定。因此,对早发性卵巢功能不全的妇女进行心理健康风险的评估和积极干预具有重要的临床意义。

在常规的精神药物治疗及行为治疗的基础上,合适的激素补充治疗除了可以治疗卵巢功能不全患者的相关心理精神问题,例如睡眠障碍、抑郁症等,也对患者的认知行为能力有一定程度的改善。我们需要重新审视卵巢功能不全,尤其是年轻的早发性卵巢功能不全的患者,及时对其进行心理干预及药物治疗,除了可以治疗患者的心理疾病,改善生活质量,同时也会影响到卵巢功能不全患者的生育等相关问题的治疗结局。

参考文献

1. WEBBER L,DAVIES M,ANDERSON R,et al. ESHRE Guideline：management of women with premature ovarian insufficiency. Human Reproduction,2016,31(5):926 -937.

2. Committee opinion No. 698 summary：hormone therapy in primary ovarian insufficiency. Obstetrics & Gynecology,2017,129(5):963 - 964.

3. BACHELOT A,NICOLAS C,BIDET M,et al. Long - term outcome of ovarian function in women with intermittent premature ovarian insufficiency. Clin Endocrinol (Oxf),2017,86:223 - 228.

4. VOS M,SMITZ J,WOODRUFF T. Fertility preservation in women with cancer. Lancet,2014 ,384(9950):1302 - 1310.

作者简介：刘益枫,2018 级临床医学博士后,主攻方向为生殖内分泌。

指导老师：张丹,教授,主任医师,浙江大学医学院附属妇产科医院,主攻方向为生殖内分泌。

病例 42
"健康甚至营养好"的巨大儿

第一部分　病情变化过程

1. 病情概述

孕妇,32 岁,已婚,1－0－1－1;因"剖宫产术后 5 年,停经 38⁺周"入院,孕妇孕期并发妊娠期糖尿病,入院诊断为:妊娠合并子宫瘢痕,妊娠期糖尿病,妊娠合并巨大儿,孕 3 次,产 1 次,孕 38⁺周。孕妇前次妊娠亦合并妊娠期糖尿病,后因"相对头盆不称"于孕 38⁺周时在我院行择期剖宫产手术,新生儿体重 4900g。孕妇本次妊娠合并子宫瘢痕,孕 38⁺周胎儿已基本成熟且胎儿偏大,继续妊娠的话先兆子宫破裂、子宫破裂等风险增加,故入院后第 2 天行择期子宫下段剖宫产术,新生儿出生体重 4200g,围术期无其他母婴并发症,孕妇产后恢复可,嘱其适时监测血糖,产后 42 天复查 OGTT(口服 75g 葡萄糖耐量试验)。

2. 接诊印象

下午刚结束一台手术,我回到病房,护士说新患者到了,麻烦来接诊一下。当我走进病房,看到的是一位个子不高的孕妇,但她的肚子却显得很"夸张"。接着,我开始采集病史,当问到前次妊娠为什么剖宫分娩时,孕妇的回答是"小孩子太大了,生不出来。"我立刻接了一句:"你这一次的胎儿看起来也很大,两次妊娠胎儿都这么大,肯定是有原因的。"在我的追问下,孕妇回忆上次妊娠合并有妊娠期糖尿病,体重和血糖没有控制好,所以新生儿特别重;这一次妊娠也患上了妊娠期糖尿病,因为本来就打算剖宫产的,觉得宝宝重一点也没关系,所以血糖控制也不严格。尽管剖宫产可以解决"生不下来"的问题,但没有严格管理的妊娠期糖尿病所带来的影响真的就能随着妊娠终止而结束吗?

3. 病史回顾

基本信息:孕妇,32 岁,1－0－1－1。

病史特点：

1）主诉：剖宫产术后 5 年，停经 38$^+$周。

2）简要病史：孕妇目前停经 38$^+$周，孕期产检基本正常，但 OGTT 结果提示妊娠期糖尿病，因既往剖宫产病史，要求入院择期剖宫分娩。

3）查体：生命体征稳定，身高 156cm，体重 65kg，宫高 38cm，腹围 106cm，胎头先露，衔接浮，胎位 LOA，胎心 141 次/分，胎儿估计体重 4100g，宫缩未及，胎膜未破。

4）辅助检查：

a）孕 26$^+$周 OGTT（口服 75g 葡萄糖耐量试验）。空腹 - 服糖后 1h - 服糖后 2h 血糖：5.86 - 11.85 - 8.78mmol/L；HbAlc：6.2%。

b）停经 32、38 周产检空腹血糖分别为 5.63mmol/L、4.99mmol/L。

c）影像学检查：孕 36$^+$周 B 超：胎位 LOA，胎心 146 次/分，胎动可及，双顶径 9.6cm，股骨长 7.3cm，胎盘后壁 Gr Ⅱ 级，羊水指数 19cm，脐动脉 S/D 比值 2.0，孕母子宫下段前壁肌层较薄处约 1.0mm，肌层连续性尚可，诊断结果：宫内孕，单活胎，羊水偏多。

5）既往史：5 年前曾因"相对头盆不称"于孕 38$^+$周时在我院行择期剖宫产手术（孕妇身高 156cm），新生儿体重 4900g。无高血压；无心脏病；无肾病史；无肺结核；无病毒性肝炎；无其他传染病；无食物、药物过敏；无外伤史；无输血史；无中毒史；无长期用药史；无可能成瘾药物。疫苗接种史不详。

6）其他个人史、婚育史、月经史及家族史：无特殊。

4. 病情演变

前次妊娠：孕妇 5 年前妊娠时孕中期行 OGTT：5.85 - 9.36 - 9.78mmol/L，诊断为妊娠期糖尿病，孕期未严格控制血糖及体重，孕期体重增加 15kg。孕 38$^+$周时宫高 39cm，腹围 107cm，孕晚期 B 超提示羊水指数 28.2cm；孕妇身高 156cm，骨盆外测量 24 - 26 - 18 - 8.5cm。当时因评估胎儿巨大儿可能极大，孕妇本身骨盆条件欠佳，相对头盆不称考虑，阴道分娩成功率低，遂行剖宫分娩，新生儿体重 4900g。

本次妊娠：末次月经 38$^+$周前，自然妊娠；停经早期 B 超、NT 检查、产前筛查、中期三维 B 超等无明显异常；停经 26$^+$周 OGTT：5.86 - 11.85 - 8.78mmol/L，HbAlc：6.2%，被诊断为妊娠期糖尿病，嘱改善生活方式，监测血糖，但孕妇未严格执行；停经 32、38 周产检空腹血糖分别为 5.63mmol/L、4.99mmol/L。孕 38$^+$周入院待产，宫高 38cm，胎儿估计体重 4100g。

入院后处理：孕妇合并子宫瘢痕，目前胎儿偏大，若继续妊娠，先兆子宫破裂、子宫破裂等风险增加,而且孕 38⁺ 周胎儿已基本成熟,宜限期终止妊娠。关于终止妊娠方式:因合并子宫瘢痕,合并相对头盆不称可能性大,而且孕妇拒绝阴道试产,故于入院后第 2 天行择期子宫下段剖宫产术。手术经过基本顺利,新生儿为巨大儿(出生体重 4200g),围术期无其他母婴并发症,孕妇产后恢复可,产褥期监测血糖基本正常,产后 42 天复查 OGTT 无殊。

图 42.1 为中国不同胎龄新生儿体重曲线及该患者 2 次妊娠新生儿的体重。

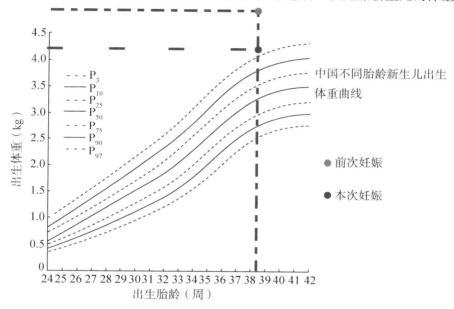

图 42.1 中国不同胎龄新生儿体重曲线及该患者 2 次妊娠新生儿的体重

5. 临床思维导图(图 42.2)

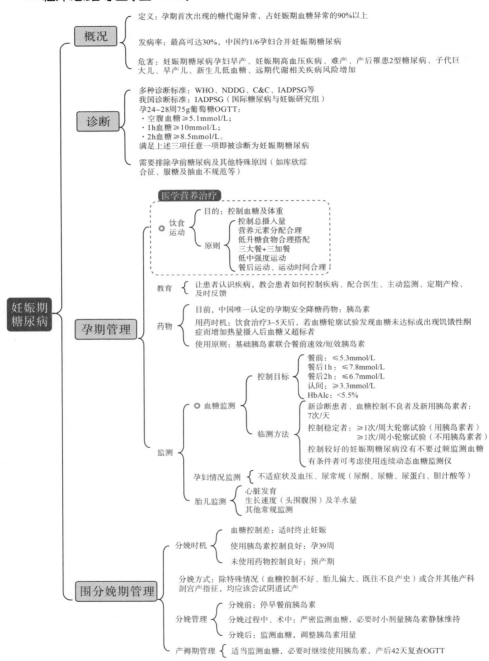

概况
- 定义：孕期首次出现的糖代谢异常，占妊娠期血糖异常的90%以上
- 发病率：最高可达30%，中国约1/6孕妇合并妊娠期糖尿病
- 危害：妊娠期糖尿病孕妇早产、妊娠期高血压疾病、难产、产后罹患2型糖尿病、子代巨大儿、早产儿、新生儿低血糖、远期代谢相关疾病风险增加

诊断
- 多种诊断标准：WHO、NDDG、C&C、IADPSG等
- 我国诊断标准：IADPSG（国际糖尿病与妊娠研究组）
  孕24~28周75g葡萄糖OGTT：
  ·空腹血糖≥5.1mmol/L；
  ·1h血糖≥10mmol/L；
  ·2h血糖≥8.5mmol/L。
  满足上述三项任意一项即被诊断为妊娠期糖尿病
- 需要排除孕前糖尿病及其他特殊原因（如库欣综合征、服糖及抽血不规范等）

妊娠期糖尿病

孕期管理

医学营养治疗
- 饮食运动
  - 目的：控制血糖及体重
  - 原则：控制总摄入量／营养元素分配合理／低升糖食物合理搭配／三大餐+三加餐／低中强度运动／餐后运动、运动时间合理

- 教育：让患者认识疾病，教会患者如何控制疾病、配合医生、主动监测、定期产检、及时反馈

- 药物
  - 目前，中国唯一认定的孕期安全降糖药物：胰岛素
  - 用药时机：饮食治疗3~5天后，若血糖轮廓试验发现血糖未达标或出现饥饿性酮症而增加热量摄入后血糖又超标者
  - 使用原则：基础胰岛素联合餐前速效/短效胰岛素

- 监测
  - 血糖监测
    - 控制目标：餐前：≤5.3mmol/L／餐后1h：≤7.8mmol/L／餐后2h：≤6.7mmol/L／夜间：≥3.3mmol/L／HbAlc：<5.5%
    - 临测方法：新诊断患者、血糖控制不良者及新用胰岛素者：7次/天／控制稳定者：≥1次/周大轮廓试验（用胰岛素者）／≥1次/周小轮廓试验（不用胰岛素者）／控制较好的妊娠期糖尿病没有不要过频监测血糖／有条件者可考虑使用连续动态血糖监测仪
  - 孕妇情况监测：不适症状及血压、尿常规（尿酮、尿糖、尿蛋白、胆汁酸等）
  - 胎儿监测：心脏发育／生长速度（头围腹围）及羊水量／其他常规监测

围分娩期管理
- 分娩时机
  - 血糖控制差：适时终止妊娠
  - 使用胰岛素控制良好：孕39周
  - 未使用药物控制良好：预产期
- 分娩方式：除特殊情况（血糖控制不好、胎儿偏大、既往不良产史）或合并其他产科剖宫产指征，均应该尝试阴道试产
- 分娩管理
  - 分娩前：停早餐前胰岛素
  - 分娩过程中、术中：严密监测血糖，必要时小剂量胰岛素静脉维持
  - 分娩后：监测血糖，调整胰岛素用量
- 产褥期管理：适当监测血糖，必要时继续使用胰岛素，产后42天复查OGTT

图 42.2　临床思维导图

第二部分　文献分享与思考

妊娠期糖尿病(gestational diabetes mellitus, GDM)是指排除既往糖尿病及其他影响血糖的疾病可能后在妊娠期首次诊断的不同程度的糖代谢异常,GDM 的全球发病率波动在 1% 到 30% 以上,其中亚洲地区发病率处于中上水平,中国内地的发病率约为 14.8% 。GDM 不仅会增加妊娠期高血压疾病、巨大儿、新生儿产伤、死胎等不良围产结局风险,还可通过宫内高血糖、遗传易感性等途径作用引起子代代谢性疾病、心血管疾病及神经精神障碍等远期不良后果;更为严重的是,GDM 患者产后罹患 2 型糖尿病的风险较正常人群约增加 9 倍,并且罹患其他代谢性疾病的风险也大大增加。

结合该病例,患者两次妊娠均合并了 GDM,两次妊娠均分娩了巨大儿,2 名子代的出生体重均超过了同胎龄新生儿体重的 97% ,甚至第一位子代远超 1% 。若孕期对饮食及血糖管理不严格,母体高血糖将通过胎盘传递至胎儿循环,继发胎儿高胰岛素血症,在高血糖及高胰岛素环境下,胎儿营养物质沉积过多,相关表观遗传也会发生改变,导致巨大儿、大于胎龄儿的发生,因为表观遗传的改变,其出生后的某些远期并发症风险将大大增加。因此,我们推断这两名子代在儿童期甚至成年后发生肥胖、糖尿病、代谢综合征的概率将远高于正常人群,尤其是其原生家庭的营养饮食模式对体重及血糖并不重视(参考该患者的孕期体重血糖管理)。最令人担忧的是,这两名子代其中有一名为女性,按照遗传倾向性、多哈理论(生命早期的外界营养影响)、饮食习惯及家庭影响,其很可能重蹈覆辙患上 GDM 甚至 2 型糖尿病,导致恶性循环。

因此,GDM 的一个非常需要重视的"后遗症"就是患者及其子代的远期代谢性疾病风险。这不仅仅应该是产科关注重点,也应该是儿科及内分泌科的关注重点。目前,我国糖尿病患病率高达 10%(主要为 2 型糖尿病),而 GDM 患者罹患 2 型糖尿病的风险比正常人的高 9 倍,产后 10 年约 1/2 的 GDM 患者进展为 2 型糖尿病或糖尿病前状态。因此,预防 GDM 的发生、产后进一步管理 GDM 并阻断其向 2 型糖尿病的转化将会大大降低我国 2 型糖尿病的发病率,避免糖尿病足、糖尿病微血管病变、糖尿病眼病等一系列处理棘手的并发症的发生,大幅度降低关于糖尿病管理的医疗成本,使我国国民整体健康水平上一个新台阶,更早实现"健康中国"这一目标。目前,关于 GDM 的预防、GDM 患者向 2 型糖尿病的转化阻断以及 GDM 子代远期代谢性疾病的预防,国内外研究仍较少,国内的研究也存在大量空白,有效的阻断措施尚未形成。

对于 GDM 的诊断,目前有多重诊断标准,我国采用更为简捷的一步法及 IADPSG 标准,只需测定空腹 – 服糖后 1h – 服糖后 2h 血糖即可诊断。但需要排除孕前已发生的糖尿病,有时候这部分人群很难鉴别,因为孕前并未检测过血糖或只检测过空腹血糖,但事实上其已经是糖尿病患者。针对这种情况,中国医学会妇产科学分会建议在孕早期对高危人群即行 OGTT 试验,空腹血糖超过 7mol/L 或 2h 血糖超过 11.1mmol/L 即被诊断为孕前糖尿病,而在 2017 年的《中国 2 型糖尿病防治指南》中,提出了孕期任何阶段达到上述标准即被诊断为妊娠期显性糖尿病,其类似于糖尿病合并妊娠。本案例中的患者两次 OGTT 均已达到妊娠期显性糖尿病或 2 型糖尿病的诊断标准,第二次妊娠产后 OGTT 结果正常,其 GDM 诊断较为明确。

关于 GDM 管理(图 42.3),对于产科医生来说,需要做的就是早期预防、及时诊断、管理血糖、检测胎儿生长发育和平安分娩。其工作核心为管理好孕妇的体重及血糖,根本措施是制定个体化的营养及运动方案,必要时使用胰岛素。与其他疾病管理不同的是,GDM 的管理非常需要患者的配合,不论是运动或是饮食,都需要患者自发、自愿完成,依从性非常重要。而事实上,很多患者的依从性并不强,比如本案例中的患者,这源自 GDM 的另一特点。大多数 GDM(即使是血糖控制不达标)患者的围产结局在患者看来并非不可接受,因为她们大多能获得一个"健康甚至营养好"的宝宝,至于是剖宫分娩还是阴道分娩却并不重要,而产后自身及子代远期并发症风险显然不被相对短视的患者所重视;而另外,严格的血糖控制只会限制患者对美食的追求,依从性差不难理解。

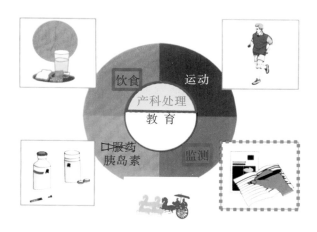

图 42.3　GDM 管理

　　GDM 的孕期管理与 2 型糖尿病管理的原则基本相同,只是还需要加入产科处理的部分。而与 2 型糖尿病不同的是,大多数的 GDM 的病情较轻,产后即可恢复,往往只需要通过合理的医学营养治疗即可使血糖达标。因此,医学营养治疗是GDM 管理的基石,其中营养疗法更是贯穿整个孕期 GDM 管理的重中之重。营养疗法的几大重要原则:控制总摄入量、维持合理的营养元素分配以及餐次和能量的合理安排。但营养的具体落实却十分复杂,这不仅需要患者调整原来不健康的饮食习惯,还需要其拥有扎实的营养知识库,这样才能从每日具体的三大餐三小餐中摄入足够的能量,同时还能保证血糖的稳定。因此,GDM 管理不仅需要患者的依从性,更需要通过教育丰富患者的营养知识库,教会患者合理饮食。事实上,常规的诊疗方式很难实现这一目标,而近年来开展的"糖尿病一日门诊""糖尿病数字化管理""糖尿病 AI 诊疗"均有不错的效果,或可成为日后普及的 GDM 管理新方法。

　　因为本案例中的患者依从性差,未进行良好的医学营养治疗,估计其血糖亦未得到良好控制,这一点从其 HbAlc 及产检空腹血糖可以得到印证。控制满意的血糖需要通过监测来实现,若血糖异常,需要及时调整饮食及运动方案,必要时还需要使用胰岛素降糖。目前,我国绝大多数地区是采用末梢血测定血糖,操作上麻烦,而且部分患者心里十分抵触,采用埋植感受器 + 动态血糖监测或许是一个更好的血糖监测方法,该方案已在部分地区得到开展。

　　GDM 的围分娩期管理即是产科管理 + 血糖管理。对于大多数 GDM 孕妇来说,其产科管理与正常孕妇无明显区别,只是需要注意分娩期间的血糖监控,GDM孕妇的巨大儿、相对头盆不称、中转或择期剖宫分娩的概率会高一些。因此,GDM

管理是一个长期的、十分需要孕妇配合的过程,其不良影响更像是一个"温水煮青蛙"的过程,需要产科医生、内分泌科医生、儿科医生、营养师、孕妇本身的共同参与。

产科医生认为: GDM 的管理主要是血糖的控制、胎儿及孕妇的孕期监测及围产期处理,其中血糖控制是基础,孕期监测是保障,围产期处理是核心,本案例孕妇因为血糖控制不佳,胎儿巨大,结合子宫疤痕情况,本次妊娠只能采取剖宫分娩的方式,而且还需警惕产后出血的风险,围手术期需要监测血糖,警惕高血糖危象或低血糖情况的出现。

内分泌科医生认为: 尽管 GDM 产后大多血糖能恢复正常,但其发生 2 型糖尿病的风险远高于正常人群,因此产后内分泌科的定期随访以及生活方式的改变十分重要,低糖饮食 + 适当运动是不错的选择,部分肥胖人群应该积极减重。

儿科医生认为: GDM 子代出生可并发多种新生儿相关疾病,如新生儿低血糖、产伤、新生儿黄疸等,这部分新生儿应该当作高危儿来监测,加强对其血糖及黄疸的监测,有异常时应积极干预。同时,GDM 子代远期并发症(如肥胖、糖尿病等)风险大大增加,对于这部分人群应该增加体检的频率,积极干预其生活方式。

营养师认为: 医学营养治疗是 GDM 管理的基石。针对不同的患者,应该个体化治疗,制定相应的食谱,使得其能量总摄入量、能量来源占比、食物分布、食物升糖指数、食物营养均衡性与患者个人的饮食习惯相匹配。GDM 个人食谱的制定既需要营养师及患者的共同协商,又需要患者有严格的依从性。遗憾的是,案例中的患者未能做到这一点。

第三部分　启示与拓展

1. 妊娠期糖尿病容易诊断,但是管理却并不容易,突破点在哪里?

患者的病史十分简单,容易确诊,但 2 次分娩巨大儿,尤其是在第二次产科医生多次强调控制饮食及血糖的情况下,患者仍然分娩了巨大儿。从该病例可以看出,其分娩 2 次巨大儿的根源在于对 GDM 的认识不够充分、不够重视,以至于其未严格控制血糖,导致巨大儿的发生。因此,对 GDM 患者的教育非常重要,必须要让患者认识到 GDM 不严格控制会带来很多的不良影响,而且这些不良影响是多代的、是长期的、很难逆转的,只有患者真正了解了疾病的危害,才能配合医生控制好血糖,从而实现良好的围产结局。

2. 作为 20 世纪大数据时代的医生应该如何利用好当下的资源更好地管理患者?

在目前中国医护人员相对紧缺、医疗资源分配不均的大环境下,如果开展传统的产检模式,GDM 患者的病情很难得到全程、全天的不间断管控,自测末梢血糖及饮食 – 运动控制的依从性有待提高。利用好 AI 智能及大数据分析是突破当下GDM 管理困境的一个捷径,可以开展数字化诊疗模式,由医务人员及软件方合作开放糖尿病管理的 AI 助手,借助人工智能与大数据的优势,创建 GDM 患者身边的"一对一"的"云医生",借助人与智能设备的对接(如运动手环、动态血压监测仪等),对 GDM 患者的近远期健康实行全方位的管理(包括血糖的监测及调控、饮食结构的个体化及合理化、运动模式的优化、体重管理、产后随访及复查、其他健康数据管理等综合管控),从而达到低成本、高疗效的效果。

3. GDM 的远期影响涉及多代人,有必要形成 GDM 相关的长周期多科室联合管理模式

GDM 患者及其子代是 2 型糖尿病的"储备人员",极端情况下还容易造成恶性循环,"代代相传",因此内分泌科医生、产科医生、儿科医生、营养师甚至遗传病相关科室有必要联合起来,实现对 GDM 真正的长程管理。该模式将有助于产科医生对预防 GDM 的远期并发症采取更有效的阻断措施;有也利于内分泌科医生对这些高风险患者提早干预,推迟甚至阻断其发展为 2 型糖尿病;有利于儿科医生更好地管理儿童及青少年肥胖,减小人群代谢性疾病的风险。但目前国内尚未形成这样的综合管理模式或团队,甚至连正式的前瞻性队列亦未形成,笔者认为目前很有必要建立起 GDM 患者及其子代的联合管理队列,早日形成对 GDM 患者其及子代这样的远期高风险人群的有效管理措施。

参考文献

1. MCINTYRE H D,CATALANO P,ZHANG C,et al. Gestational diabetes mellitus. Nat Rev Dis Primers,2019,5(1):47.

2. GAO C, SUN X, LU L, et al. Prevalence of gestational diabetes mellitus in mainland China: a systematic review and meta – analysis. J Diabetes Investig, 2019, 10 (1): 154 – 162.

3. JOHNS E C, DENISON F C, NORMAN J E, et al. Gestational diabetes mellitus: mechanisms, treatment, and complications. Trends Endocrinol Metab, 2018, 29(11): 743 – 754.

4. THE AMERICAN COLLEGE OF OBSTETRICIANS AND GYNECOLOGISTS. ACOG practice bulletin No. 190: gestational diabetes mellitus. Obstet Gynecol, 2018, 131(2): e49 – e64.

5. VOUNZOULAKI E, KHUNTI K, ABNER S C, et al. Progression to type 2 diabetes in women with a known history of gestational diabetes: systematic review and meta – analysis. BMJ, 2020, 369: 1361.

6. 中华医学会妇产科学分会产科学组,中华医学会围产医学分会妊娠合并糖尿病协作组. 妊娠合并糖尿病诊治指南(2014). 中华妇产科杂志,2014,49(8):561 – 569.

7. 中华医学会糖尿病学分会. 中国 2 型糖尿病防治指南(2017 年版). 中国实用内科杂志,2018,38(4):292 – 344.

作者简介: 周梦林,2018 级临床医学博士后,主攻方向为妊娠期糖尿病。

指导老师: 陈丹青,主任医师,浙江大学医学院附属妇产科医院,主攻方向为糖尿病合并妊娠。

病例 43
不可预料的胎死宫内

第一部分　病情变化过程

1. 病情概述

孕妇女,30 岁,因"停经 36^{+6} 周,胎动消失 6h"入院。孕周与停经月份相符,生育史 2 - 0 - 1 - 2。回顾产检记录,OGTT 异常,孕 23^+ 周起肝功能异常(肝酶及胆汁酸升高),孕 25^+ 周有四肢瘙痒。入院后行产科超声:胎心未见;胎动未见。诊断为:胎死宫内,妊娠期糖尿病,重度肝内胆汁淤积症。于入院后次日行催产素引产,引产顺利。

2. 接诊印象

该患者为门诊患者,因自觉胎动消失入院。此患者在门诊时已行超声检查,已明确胎死宫内,故此患者情绪非常不稳定,表情痛苦,精神萎靡,家属也都还没接受这个现实。她一直在强调之前几天胎动都正常,既往产检说肝功能和胆汁酸不异常,门诊医生和她说过相关风险,但是没想到这种事情会发生在自己的头上。我们对于这种既定事实也无力挽回,只能安慰她并告知会帮她增加一系列检查,明确胎死宫内的原因。接着,再三安慰孕妇及家属。

3. 病史回顾

基本信息:患者,女,孕妇,30 岁。

病史特点:

1)主诉:停经 36^{+6} 周,胎动消失 6h。

2)简要病史:回顾产检:未做 NT、唐筛检查,大排畸 B 超未见明显异常。孕中期 OGTT:5.51 - 7.93 - 6.48mmol/L,饮食运动控制可。孕 23^+ 周起肝功能异常(肝酶及胆汁酸高)。孕 25^+ 周有四肢瘙痒。

3)查体:腹膨隆,未及胎心、胎动,未及宫缩。全腹无压痛反跳痛,双下肢不肿。阴道检查:宫口未开,Bishop 评分 3 分。

4)辅助检查:

a)实验室检验:总胆汁酸 $7\mu mol/L$,甘胆酸 $260\mu mol/L$。

b)影像学检查:入院产科超声:胎心未见;胎动未见;肝胆超声:未见明显异常。

5)月经史:规律,7/30,末次月经36^{+6}周前。

6)婚育史:2-0-1-2。2012年10月,孕39^{+}周平产一女婴,3400g,存活;2014年9月,孕39^{+}周,平产一女婴,3300g,存活;2016年7月,孕16^{+}引产,具体不详。

7)既往史:无高血压;无糖尿病;无心脏病;无肾病史;无肺结核;无病毒性肝炎;无其他传染病;无食物、药物过敏;无外伤史;无手术史;无输血史;无中毒史;无长期用药史;无可能成瘾药物。疫苗接种史不详。

8)其他个人史或家族史:无特殊。

4.病情演变

1)孕23^{+}周,门诊发现肝功能异常,ALT 206U/L,AST 395 U/L。予以复方甘草酸苷片口服治疗。

2)孕25^{+}周,自觉全身瘙痒,门诊肝功能异常,胆汁酸异常。总胆汁酸3μmol/L,ALT 296U/L,AST 405U/L,省中医院予美能针、思美泰静滴治疗。

3)孕29^{+}~孕31^{+}周,总胆汁酸10μmol/L,ALT 126U/L,AST 264U/L,住院,予以优思弗 po、思美泰、阿拓莫兰静滴,地米促胎肺成熟。

4)孕34^{+}~孕35^{+}周,总胆汁酸7μmol/L,ALT 145U/L,AST 250U/L,住院,予优思弗 po,思美泰,阿拓莫兰、美能针静滴。

图43.1 为孕妇孕期肝功能及胆汁酸变化图。

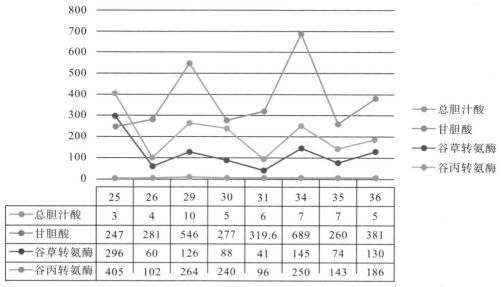

	25	26	29	30	31	34	35	36
总胆汁酸	3	4	10	5	6	7	7	5
甘胆酸	247	281	546	277	319.6	689	260	381
谷草转氨酶	296	60	126	88	41	145	74	130
谷丙转氨酶	405	102	264	240	96	250	143	186

图43.1 孕妇孕期肝功能及胆汁酸变化图。横轴代表孕周,纵轴代表肝功能及胆汁酸值(转氨酶单位 U/L,胆汁酸单位 μmol/L)

入院后予以排查死胎原因。抗核抗体谱,抗磷脂抗体综合征,狼疮抗体筛查、Torch 阴性,监测血糖控制可。肝胆 B 超未见明显异常。入院后次日行阴道检查:Bishop 评分 3 分,予以催产素静滴引产,产程顺利。产后胎盘检查:外观正常,未做胎盘病理。小尸体尸检:体内脏器瘀血,体表及内脏未见明显畸形,SNP Array 无殊。

5. 临床思维导图(图 43.2)

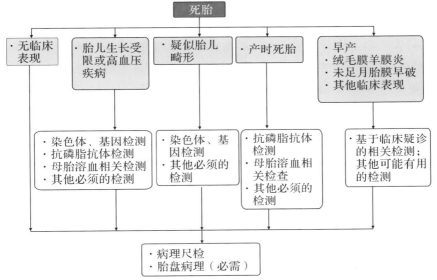

不同临床情况下死胎相关原因分析与检测手段选择
(改编自Page J M,Christiansen-Lindquist L,Thorsten V,et al.Diagnostic Tests for Evaluation of Stillbirth:Results From the Stillbirth Collaborative Research Network. Obstet Gynecol,2017,129:699-706.)

图 43.2　如何发现胎死宫内原因

第二部分　文献分享与思考

1883 年,Ahlfeld 首次报道一种妊娠期复发性黄疸并在妊娠终止后消失的妊娠并发症,曾先后被命名为妊娠黄疸、特发性妊娠期黄疸,这类疾病往往有明显的瘙痒,伴或不伴黄疸。随着其病理生理的研究深入,该病主要为妊娠期肝内胆汁淤积。其定义是:以皮肤瘙痒,血中肝酶、胆汁酸水平升高为其主要临床表现;偶有患

者可伴黄疸、恶心、呕吐、厌食、肝脾肿大

　　妊娠期肝内胆汁淤积症(intrahepatic cholestasis of pregnancy,ICP)发病具有明显的区域性、复发性及家族聚集倾向。16% ICP孕妇有家族史,其复发率为40% ~ 92%。不同国家、地区ICP的发病率差异很大。据报道,智利ICP的发生率约为4%;北美ICP的发病率小于1%,但美国洛杉矶拉丁籍孕妇ICP的发病率为5.6%,明显高于全美的发病率;根据我国数据统计,ICP发生率为1.2%,而长江流域(包括四川、重庆、上海、安徽、江西、江苏等地)为我国ICP高发区,浙江报道的发生率高达8.47%。以上流行病学特点提示此病的发生与种族遗传及环境因素有关。

　　ICP可以导致严重的不良妊娠结局,但是主要是对于胎儿方面的。对于母亲来说主要表现为瘙痒、肝功能异常,远期发展为肝硬化、胆囊结石等。但是对于胎儿来说,非常严重的一个不良结局就是我们前面病例中提到的死产。之前有诸多流病研究关注ICP与死产的关联性问题,但是很多结果是矛盾的。2019年《柳叶刀》这篇大样本的meta分析得出了一个重要结论:当孕妇的总胆汁酸达100μM以上时,其死产风险大幅增加(图43.3)。

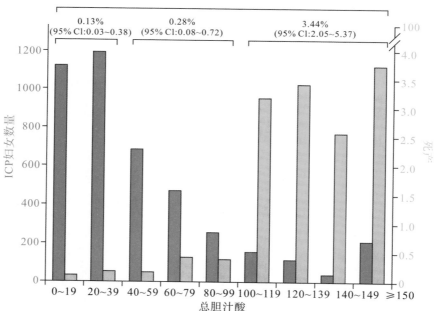

图43.3　蓝色柱形代表妊娠,粉色柱形代表死产。总胆汁酸选取的是整个孕期的最高峰的一个值。可见总胆汁酸达100μM以上时,其死产风险大幅增加

图 43.4 显示孕周和死产风险。

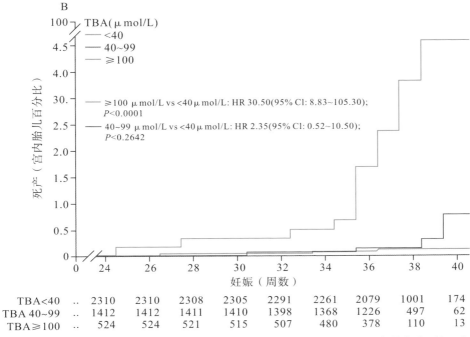

图 43.4　随着孕周增加,死产风险增加。当孕周小于 35 周,不管总胆汁酸含量多少,其死产率都低于 1%

另一个重要的不良结局是早产。早产分两部分,一部分是医源性,一部分是自发性。因为我们担心是否会发生死产,所以可能提前医源性地终止妊娠,造成了一部分医源性早产。所以,这个权衡利弊的问题,对于自发性早产来说,风险也是增高的,2019 这篇 *Lancet* 的 meta 分析指出,自发性早产的总体风险 OR = 3.47(95% CI:3.06 ~ 3.95)。

那么,是什么造成了 ICP 者的这些不良结局? 孕后期雌孕激素升高调节了免疫相关细胞。胆汁酸的增加使巨噬细胞激活,这与新生儿呼吸窘迫综合征有关。CD4 + T 细胞分化改变。其中,TH1 细胞增加,分泌炎性介质,如 IFN – γ 和 TNF – α,造成胎盘损害。同时 TH17 细胞产生 IL – 17,诱导 IL – 6,则与早产和复发性流产相关。中性粒细胞增加,导致产生活性氧,细胞受损。另外,NK 细胞释放血管内皮生长因子,VEGF 是否通过影响胎盘血管内皮细胞,从而与缺血缺氧相关,是不确定的。

对于 ICP 的诊断目前是不统一的。主要的三个指标(瘙痒、胆汁酸升高、肝酶升高)都要具备还是有一或两项即可,各个指南中均存在差异。这里列举了 6 个参考:英国皇家妇产科医师协会、南澳母胎学会,西澳州政府卫生部,美国胃肠病学会,欧洲肝脏研究协会,美国母胎医学会。这里提一点,美国妇产科协会没有明确的针对 ICP 的指南,只在其他指南中提到过 ICP,这里没有列入比较。这两个指南中提到胆汁酸、gamma－GT、肝酶任一异常均可,但不强调胆汁酸的必要性。我国第二版 ICP 指南的诊断标准为总胆汁酸水平升高,伴或不伴肝酶水平升高足以支持 ICP 的诊断和严重程度的判别。

在 ICP 的治疗上降低胆汁酸水平,改善肝功能,延长孕周;加强产前监护、选择最佳的分娩时机和方式、获得良好的围产结局。

熊去氧胆酸为各个指南推荐的治疗 ICP 的一线药物,缓解皮肤瘙痒、降低肝酶及总胆汁酸水平。常用剂量为 $10 \sim 15\mathrm{mg}/(\mathrm{kg \cdot d})$,可分 bid/tid 口服,并可根据疗效适当加大剂量。维生素 K 对于凝血酶原时间延长或有明显脂肪泻的患者比较有益。思美泰在所有的指南中都是二线用药。简单介绍一下 UDCA 的原理:它是胆汁酸成分的一种,它其实起到一种替换作用。

如图 43.5,在 ICP 患者服用 UDCA 后,胆汁酸质谱分析中 UDCA 含量上升,疏水性的胆汁酸,如胆酸比例下降。可见 UDCA 抑制疏水性胆酸的细胞毒作用及其所诱导的细胞凋亡,它对母体的作用有效。但是《柳叶刀》另一篇重要文章指出,UDCA 不改善胎儿预后,包括围产儿死亡、早产、入 NICU。

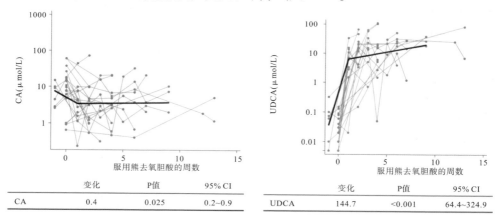

	变化	P值	95% CI
CA	0.4	0.025	0.2~0.9

	变化	P值	95% CI
UDCA	144.7	<0.001	64.4~324.9

图 43.5　ICP 患者服用 UDCA 后,胆汁酸质谱分析

关于终止妊娠的时机,应根据患者的具体情况、药物治疗反应、有无胎儿窘迫、是否合并其他母体并发症等因素综合考虑。各个指南对具体分娩孕周的建议不同。但多数建议应尽量避免医源性早产。可等待至 37 周,产程中重视对羊水粪染的监护,做好新生儿窒息复苏准备。

为了改善 ICP 的母胎预后,需要多学科团队的共同努力。

产科医生认为:对于产科医生来说,做到 ICP 的早发现、早治疗,可以减轻母体瘙痒症状并改善其肝功能,但是,如何在密切监护下选择合适的终止妊娠时机是一个大难题。一方面,过度地延长孕周可能导致死胎的发生率上升;另一方面,医源性提前终止妊娠会增加新生儿不良结局的产生。产科医生应根据患者的具体情况,在与患者充分沟通后,权衡利弊,选择正确的分娩时机与分娩方式。

新生儿科医生认为:ICP 母亲的新生儿往往需要新生儿团队的通力合作,其中包括对早产儿的救治,对心律失常新生儿的诊疗,对胎粪污染新生儿的复苏和监护等。对于新生儿科医生来说,适当地延长孕周可以有效减少早产儿呼吸窘迫综合征、脑室内出血、感染等并发症,所以在产科医生选择终止妊娠时机时,需要与新生儿团队沟通。一个强大的新生儿团队可以为产科医生提供极大的支持。

消化内科及普外科医生认为:ICP 与非妊娠期的胆汁淤积性疾病的症状非常类似,因此,孕期一旦考虑 ICP,需要行肝胆胰脾超声以排除肝病、肝硬化、结石、肿瘤等可能性,这需要消化内科的支持。另外,ICP 患者的皮肤瘙痒多在产后 24 ~ 48h 消退,肝功能在分娩后 4 ~ 6 周恢复正常,如果产后患者的肝功能未恢复,应考虑原发性胆汁性肝硬化、原发性硬化性胆管炎或慢性丙型肝炎等可能性,需转诊至消化内科或普外科进一步诊疗。因此,ICP 患者的长期随访需要各个科室的合作。

第三部分　启示与拓展

1. 关于妊娠期肝内胆汁淤积症终止妊娠时机选择的争议

对于该患者胎死宫内的悲剧,我们应该选择什么样的分娩时机合适,以避免胎死宫内? 已知 ICP 发生早产的风险概率增加,包括自发性早产及医源性早产。文献报道,ICP 早产多为医源性(7% ~ 25%),而自发性早产率(4% ~ 12%)较一般人群仅轻度增加。我国临床上普遍存在对 ICP 分娩时机及方式的过度干预,ICP 的医源性早产及剖宫产率极高。医源性提前终止妊娠可增加新生儿呼吸系统发病率。研究报道,妊娠 37 周、38 周、39 周择期剖宫产术后新生儿转 NICU 的概率分别为 7% ~ 11%、6% 及 1.5%。ICP 死胎多发生在妊娠晚期,多数文献报道提示 ICP 死胎常发生在 37 ~ 39 周;因此,鉴于不能预测死胎的发生,英国 88% 的产科医生和助产士选择在妊娠 37 ~ 38 周对 ICP 积极引产,终止妊娠。对于此患者,从病史中可知,患者为早发型重型肝内胆汁淤积症。如何权衡早产和胎死宫内的风险,值得我们进一步思考,也值得循证医学的进一步支持。

2. 关于妊娠期肝内胆汁淤积症病理生理机制研究的思考

医学基础研究的目的是进一步解决临床难题奠定基础。如:从分子遗传学角度探索 ICP 发病相关的基因型及其表型,有助于今后筛查出 ICP 的易患人群;研究 ICP 胎儿胆汁淤积的病理机制,以及药物(如熊去氧胆酸)对上述机制的影响,均有助于 ICP 胎儿病理机制的探讨,并为治疗提供依据。ICP 在发生发展上有很多方面与非妊娠期胆汁淤积性疾病类似,如原发性胆汁淤积性肝硬化、胆道疾病,是否可以通过借鉴此类疾病的发病机制进行研究,又如何体现 ICP 的胎盘在母儿交互方面的独特性,值得我们进一步思考。

3. 医患沟通的重要性

医生有三大法宝:语言、药物和手术刀。象牙塔的临床医学教育让我们掌握了后两者,但是位列第一的"语言"却相对缺乏。医生的同理心十分重要。尽管我们在门诊已充分告知妊娠期肝内胆汁淤积病的相关风险,但当胎死宫内这一概率极小的事件发生时,我们安慰患者并正确告知其医学的局限性就显得十分重要。

参考文献

1. OVADIA C, SEED P, SKLAVOUNOS A, et al. Association of adverse perinatal outcomes of intrahepatic cholestasis of pregnancy with biochemical markers: results of aggregate and individual patient data meta – analyses. Lancet,2019,393(10174):899 – 909.

2. BICOCCA M J, SPERLING J D, CHAUHAN S P. Intrahepatic cholestasis of pregnancy: Review of six national and regional guidelines. Eur J Obstet Gynecol Reprod Biol,2018 ,231:180 – 187.

3. MANNA L B, OVADIA C. Enzymatic quantification of total serum bile acids as a monitoring strategy for women with intrahepatic cholestasis of pregnancy receiving ursodeoxycholic acid treatment: a cohort study. BJOG,2019,126(13)1633 – 1640.

4. CHAPPELL L C, BELL J L, SMITH A, et al. Ursodeoxycholic acid versus

placebo in women with intrahepatic cholestasis of pregnancy（PITCHES）：a randomised controlled trial. Lancet,2019,394（10201）：849－860.

作者简介：陈歆宁,2019级临床医学博士后,主攻方向为胎儿医学。

指导老师：徐冬,副主任医师,浙江大学医学院附属妇产科医院,主攻方向为胎儿医学。

病例 44
卵巢上的"项链"——多囊卵巢综合征

第一部分　病情变化过程

1. 病情概述

患者,女性,26 岁,因月经稀发 12 年,未避孕未孕 2 年就诊,诊断为女性不孕症,多囊卵巢综合征,夫重度少弱精子症,肥胖症,胰岛素抵抗。完善相关检查后,嘱患者改善生活方式、减重,予以二甲双胍改善胰岛素抵抗、达英 35 降雄治疗。随后进行 1 次促排卵 - 鲜胚移植后未孕。继续减重,并予以二甲双胍改善胰岛素抵抗,优思明治疗后进行第二次促排卵,拟冻胚移植。患者积极配合减重治疗,前后共减重 13kg,随后自然怀孕,并确认临床妊娠。

2. 接诊印象

患者为年轻女性,体态肥胖,因多年未孕就诊,叙述病情时焦虑。接诊医生详细询问了解病情后,为患者制定详细的治疗方案,除了对症药物治疗外,尤其强调患者减重的重要性,同时结合夫妻双方情况,制定个体化的助孕计划。

3. 病史回顾

基本信息:患者,女性,26 岁,0 - 0 - 0 - 0。

病史特点:

1)主诉:月经稀发 12 年,未避孕未孕 2 年。

2)简要病史:患者初潮后即月经不规则,月经周期 30 ~ 90 天,5 天净,无痛经。当地医院间歇性予黄体酮胶囊口服转月经。2 年前与丈夫结婚,未避孕未孕至今。婚后体重增加约 12kg。丈夫在当地精液检查提示"弱精子症"(具体不详)。

3)查体:皮肤色泽红润,体毛略浓密,颜面部痤疮较明显,体型肥胖,身高 158cm,体重 70kg,BMI 28.04kg/m^2。

4)辅助检查

a)实验室检验。月经第二天血内分泌:FSH 6.29U/L,LH 12.95U/L,E2 为

97.56pmol/mL,P 1.50nmol/mL,PRL 27.64ng/mL,T 2.5μg/L,DHEA 15.7μmol/L,AMH 4.29ng/mL。

b)影像学检查。超声:子宫前位,形态大小正常,宫壁回声均匀,宫腔线居中,内膜厚约 0.4cm(单层),宫腔内未见明显异常回声。双侧卵巢正常大,小卵泡数较多。提示:双侧卵巢多囊样改变,子宫未见明显异常。

c)丈夫检查。第一次夫精检查:浓度 3×10^6/mL,PR 20.7%,正常精子比例 1%;50 天后复查:浓度 5×10^6/mL,PR 15.2%,正常精子比例 1.5%。

d)夫妻双方染色体和男方 AZF 微缺失检测正常。

e)患者口服葡萄糖耐量试验(oral glucose tolerance test,OGTT)(表 44.1):

表 44.1　患者 OGTT

项目	0h	1h	2h	3h
GIu(mmol/L)	5.2	10.33	7.71	5.06
INS(μU/mL)	8.4	138.5	218.7	59.6

5)既往史:患者过去体质良好。无高血压;无糖尿病;无心脏病;无肾病史;无肺结核;无病毒性肝炎;无其他传染病;无食物、药物过敏;无外伤史;无手术史;无输血史;无中毒史;无长期用药史;无可能成瘾药物。疫苗接种史不详。

6)其他个人史、婚育史或家族史:无特殊。

4. 病情演变

患者于某年 1 月门诊就诊,根据上述病史、查体及辅助检查诊断为女性不孕症,PCOS,夫重度少弱精子症,肥胖症,胰岛素抵抗。嘱运动、减重,予以二甲双胍 0.5 bid 口服纠正胰岛素抵抗,达英 35 降雄激素治疗 3 个月。

3 个月后患者来门诊复诊,减重 5~6kg,BMI 26;复查 DHEA:12.1μmol/L,高雄体征明显改善。于是,开始第一个促排卵周期,单用 Gn 方案,予扳机后 36h 取卵,获卵 5 个,MⅡ×3,ICSI 受精(2PN×1,0PN×2,退化×2)D3 ET 4CⅢ×1 未孕。嘱继续口服二甲双胍,口服优思明 3 个月。

3 个月后患者来门诊复诊,查血内分泌 FSH 7.21U/L,LH 5.37U/L,E2 为 121.5pmol/mL,P 1.05nmol/mL,PRL 23.22ng/mL,T 1.3μg/L,DHEA 9.32μmol/L,继续减重 6~9kg,BMI 23.63;查 0~3h 胰岛素如表 44.2。

表 44.2　0~3h 胰岛素

项目	0h	1h	2h	3h
INS(μU/mL)	7.2	98.5	78.7	38.6

随即启动第二次促排卵周期,予以拮抗剂方案,获卵 16 个,MⅡ×10,卵胞质内单精子注射受精 8 个,全胚冷冻(孕酮高),冻存:8CⅡ×3,6CⅡ×1,4BC×1。

1 个月后患者因"停经 42 天"再次来院就诊,查 HCG 13906IU/L,体重 57kg,BMI 22.3,现持续妊娠中。

5. 临床思维导图(图 44.1)

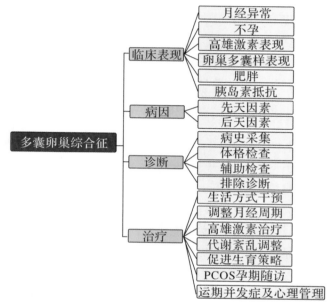

图 44.1   临床思维导图

第二部分   文献分享与思考

多囊卵巢综合征(polycystic ovarian syndrome,PCOS)是一类因基因多态改变、在一定的环境因素作用下发生的高度异质性的内分泌代谢疾病,影响了全世界10%～15%女性的健康。PCOS 的临床表型多样,主要临床表现有月经不调(月经稀发或闭经)、不孕、肥胖、多毛、痤疮等高雄表现,其中约 75% 的 PCOS 患者需要通过促排卵或辅助生殖技术获得妊娠。近年来,在全球范围内,PCOS 的患病率逐年上升,PCOS 患者的妊娠期糖尿病、妊娠期高血压、流产、胎儿畸形、巨大儿、死胎等并发症的发生率显著高于普通人群的。即使助孕成功,若内分泌代谢紊乱未能得到完全纠正,高雄、肥胖、脂代谢障碍和胰岛素抵抗等因素,都将使 PCOS 患者妊娠后不良妊娠结局的发生风险明显增高,包括妊娠丢失、多胎、妊娠期糖尿病、妊娠期高血压疾病、早产、巨大儿、大于胎龄儿、低出生体重儿以及小于胎龄儿等,直接影响母儿健康。

PCOS 的发病机制仍然未明,它作为一种复杂的遗传性疾病,是遗传与环境交互作用的结果,目前认为主要有以下两方面因素:后天因素,主要包括生活方式不良、肥胖等导致内分泌紊乱的诱因;先天因素,母体过多的雄激素对胎儿后天的生长发育,青春期 PCOS(即青春期起即出现排卵障碍以及高雄激素等 PCOS 症状)的发生有重要的意义。

PCOS 的诊断分型有多重标准(表 44.3),包括美国国立卫生研究院标准(1990)、鹿特丹标准(2003)、美国雄激素学会标准(2006)、中国 PCOS 诊断标准(2011)等。欧美 PCOS 人群:A 型常见,其次 C/D 型,B 型较少;而中国 PCOS 人群月经异常较高,高雄现象较少,即 D 型发病最广,其次为 A 型、C 型、B 型。

表 44.3　PCOS 的诊断分型

分型	PCOS 特征表现			国内外不同诊断标准			
	OA	HA	PCO	1990 年 NIH	2003 年 鹿特丹	2006 年 AES	2011 年 中国
A 型(完全型)	+	+	+	√	√	√	√
B 型(非 PCO 型)	+	+	−	√	√	√	√
C 型(排卵型)	−	+	+		√	√	
D 型(非高雄型)	+	−	+		√		√

我国 PCOS 的诊断标准如下:

1. 育龄期及围绝经期

(1)疑似 PCOS。

月经稀发或闭经或不规则子宫出血是诊断的必需条件。

另外,再符合下列 2 项中的 1 项:①高雄激素临床表现或高雄激素血症;②超声下表现为多囊卵巢。

(2)确诊 PCOS。

具备上述疑似 PCOS 诊断条件后还必须逐一排除其他可能引起高雄激素的疾病和引起排卵异常的疾病,才能确定 PCOS 的诊断。

2. 青春期

必须同时符合以下 3 个指标(同时应排除其他疾病):

（1）初潮后月经稀发持续至少 2 年或闭经。

（2）高雄激素临床表现或高雄激素血症。

（3）超声下卵巢 PCOM 表现。

PCOS 的诊断需要结合病史、查体、盆腔超声检查与实验室检查。病史中尤其要重点关注患者的月经情况，如有月经异常，应仔细询问异常的类型（稀发、闭经、不规则出血），月经情况有无变化、月经异常的始发年龄等，婚姻状况，有无不孕病史和目前是否有生育要求。BMI 的改变（对超重或肥胖患者应详细询问 BMI 的改变情况）、饮食和生活习惯也是 PCOS 患者病史中的重要内容。此外，家族中糖尿病、肥胖、高血压、体毛过多的病史，以及女性亲属的月经异常情况、生育状况、妇科肿瘤病史也至关重要。在查体方面，主要关注患者是否有高雄激素表现，例如多毛、黑棘皮症等。有卵巢多囊样改变的 PCOS 患者的 B 超示：卵泡呈串珠样包绕于卵巢周边——"项链征"。但值得注意的是，多囊卵巢不等于多囊卵巢综合征。正常育龄期妇女中 20%～30% 可有卵巢多囊样改变，也可见于口服避孕药后、闭经等情况时。

PCOS 是需要长期管理的一类疾病，它的诊治并不仅限于育龄期，并且需要多学科干预。第一，生活方式干预。健康的生活方式对于 PCOS 患者有极大的益处，包括调整饮食结构和能量摄入，运动减重，减压，戒烟，戒酒，这是不论有无生育要求的首要管理方法，也是长期管理的基础。有研究表明，通过饮食加运动达到减重后，30% 的 PCOS 合并不孕患者可恢复排卵并自然妊娠。第二，调整月经周期。针对月经紊乱以及自发月经周期大于 2 个月的无生育要求患者，子宫内膜长期单纯受雌激素刺激，约有 30% 的 PCOS 患者有子宫内膜增生，子宫内膜癌的发生率是正常人群的 3～10 倍。因此，即使是没有生育要求的 PCOS 患者，也需要调整月经周期以保护子宫内膜。根据不同的生理阶段及体内性激素水平，可考虑应用周期性孕激素疗法、短效复方口服避孕药（combined oral contraceptive，COC）以及雌孕激素周期序贯治疗。第三，高雄激素治疗。短效 COC 可以调整月经周期，预防子宫内膜病变，同时可以减轻高雄激素血症症状，是育龄期无生育要求 PCOS 患者的首选，青春期患者可酌情应用。螺内酯适用于 COC 治疗效果不佳、存在禁忌或者不能耐受 COC 的患者。第四，代谢紊乱调整。在 PCOS 患者中，IR 发生率高达 50%～80%，二甲双胍可以改善 PCOS 患者的体重和代谢症状。第五，促进生育策略。据循证医学证据，国际指南建议来曲唑 LE 和氯米芬作为 PCOS 患者一线诱导排卵药物。二线的促进生育治疗包括促性腺激素和腹腔镜卵巢打孔术。体外受精助孕是三线的促进剩余策略，当应用一线、二线方案促排卵治疗失败或者存在其他

IVF 指征时,推荐应用 IVF 助孕。第六,PCOS 孕期随访。由于 PCOS 妇女妊娠期间发生妊娠期糖尿病、妊娠期高血压疾病及相关的母体并发症风险增加,早产和小于胎龄儿风险也增加,而在高雄型 PCOS 患者中妊娠相关风险更为突出,因此需要妊娠期、围产期进行个体化管理。第七,远期并发症和心理管理。由于 PCOS 患者常常同时合并不孕,焦虑、抑郁状态发生比率更高,长期慢性压力暴露也可影响 PCOS 表型,促进疾病及并发症进程。美国国立健康研究院、美国内分泌学会、欧洲内分泌学会等均强调将 PCOS 的代谢异常(糖脂代谢异常、代谢综合征、心血管疾病等)等并发症的诊治引入 PCOS 诊治的主流,并引入慢性病管理的理念。

生殖科医生认为:对于青春期或育龄期、有无生育要求的 PCOS 患者应当进行个体化的治疗;对于有生育要求的夫妇应当完善夫妻双方的相关检查后选择合适的助孕方案。

营养科医生认为:PCOS 患者应进行饮食控制,包括坚持低热量饮食、调整主要的营养成分、替代饮食等。热量摄入的检测和健康食物的选择是饮食控制的主要组成部分。改变不良的饮食习惯,减少精神应激,戒烟,少酒,少咖啡。饮食干预可以有效改善超重和肥胖的 PCOS 患者健康相关的生活质量。

内分泌科医生认为:在 PCOS 患者中,IR 发生率高达 50% ~ 80% ,代谢调整对于 PCOS 患者非常重要。二甲双胍作为胰岛素增敏剂,适用于 PCOS 伴胰岛素抵抗患者,可以改善 PCOS 患者的体重和代谢症状。

第三部分　启示与拓展

(1)多囊卵巢综合征是一类综合征,需要解决的不仅仅只是生育问题。妇科或生殖科医生在遇到多囊卵巢综合征患者时,治疗上需要从生活方式干预、调整月经周期、高雄激素治疗、代谢紊乱调整、促进生育策略、孕期随访、远期并发症及心理管理等多方面、多学科协作进行管理。

(2)减重是治疗肥胖型的 PCOS 的首要措施。在未减重的情况下不能盲目进行辅助生殖技术助孕,需要结合患者夫妇的详细情况选择适合的方案。

(3)必须明确多囊卵巢(polycystic ovarian morphology,PCOM)不等于多囊卵巢综合征。PCOM 并非 PCOS 患者所特有。正常育龄期妇女中 20% ~ 30% 可有

PCOM,也可见于口服避孕药后、闭经等情况时。而多囊卵巢是超声检查对卵巢形态的 一种描述,超声相的定义为:一侧或双侧卵巢内直径 2～9mm 的卵泡数≥12个和(或)卵巢体积≥10mL(卵巢体积按 0.5×长径×横径×前后径计算)。超声检查前应停用性激素类药物至少 1 个月。稀发排卵患者若有卵泡直径＞10mm 或有黄体出现,应在以后的月经周期进行复查。

(4)多囊卵巢综合征与代谢性疾病关系密切,需特别关注多囊卵巢综合征患者的代谢情况。人群中发生 IR 的概率约在 10%～25%,而在 PCOS 患者中,IR 发生率高达 50%～80%。30%～60% 的 PCOS 患者中存在肥胖,70% 存在血脂代谢异常,其发生率是正常人群的 3～5 倍,肥胖及血脂代谢异常互相促进恶性循环。PCOS 患者罹患 2 型糖尿病的风险较正常人群的升高 5～10 倍,31%～35% 的患者存在糖代谢异常。

(5)作为一类需要长期管理的疾病,医生与 PCOS 患者的沟通尤为重要。患者对疾病的认知直接关系到其对疾病治疗的依从性,因此,在接诊患者时需要"想想患者所想",充分解决患者的问题和疑惑,对每一位患者进行个体化治疗,从而对患者进行更精准的管理,达到最佳的临床诊疗质量。

参考文献

1. LIZNEVA D, SUTURINA L, WALKER W, et al. Criteria, prevalence, and phenotypes of polycystic ovary syndrome. Fertility and Sterility,2016,106(1):6-15.

2. BOZDAG G, MUMUSOGLU S, ZENGIN D, et al. The prevalence and phenotypic features of polycystic ovary syndrome:a systematic review and meta-analysis. Human Reproduction,2016,31(12):2841-2855.

3. FINNBOGADLĖTTIR S K, GLINTBORG D, JENSEN T K, etal. Insulin resistance in pregnant women with and without polycystic ovary syndrome, and measures of body composition in offspring at birth and three years of age.

4. BOOMSMA C M, EIJKEMANS M J, HUGHES E G, et al. A meta-analysis of pregnancy outcomes in women with polycystic ovary syndrome. Human Reproduction Update,2006,12(6):673-683.

5. QIN J Z, PANG L H, LI M J, et al. Obstetric complications in women with polycystic ovary syndrome：a systematic review and meta – analysis. Reproductive Biology and Endocrinology ,2013 ,11 :56.

6. ROSENFIELD R L, EHRMANN D A. The Pathogenesis of Polycystic Ovary Syndrome（PCOS）：the hypothesis of PCOS as functional ovarian hyperandrogenism revisited. Endocrine Reviews ,2016 ,37（5）:467 – 520.

7. Revised 2003 consensus on diagnostic criteria and long – term health risks related to polycystic ovary syndrome. Fertility and Sterility ,2004 ,81（1）:19 – 25.

8. AZZIZ R, CARMINA E, DEWAILLY D, et al. Positions statement：criteria for defining polycystic ovary syndrome as a predominantly hyperandrogenic syndrome：an androgen excess society guideline. The Journal of Clinical Endocrinology and Metabolism ,2006 ,91（11）:4237 – 4245.

9. 中华医学会妇产科学分会内分泌学组及指南专家组. 多囊卵巢综合征中国诊疗指南. 中华妇产科杂志 ,2018 ,53（1）:2 – 6.

作者简介: 唐敏悦,2019 级临床医学博士后,主攻方向为生殖内分泌。

指导老师: 朱依敏,主任医师,浙江大学医学院附属妇产科医院,主攻方向为生殖内分泌。

病例 45
蝴蝶效应——当甲状腺疾病遇上育龄期女性

第一部分　病情变化过程

1. 病情概述

患者,女性,30 岁,0 – 0 – 1 – 0,已婚。平素月经欠规则,周期 28～60 天,经期 5～7 天。因"停经 37 天,自测尿妊娠试验阳性 1 天"来我院门诊。诊断"甲状腺功能减退(^{131}I 治疗术后),继发不孕"。门诊完善 B 超检查,未见明显孕囊,血清 HCG 为 247.2IU/L,甲状腺功能检测提示(TSH)4.3mIU/L,甲状腺过氧化物酶抗体 (TPOAb)25.41IU/mL。建议 3 日后复查血清 HCG。3 日后复查血 HCG 翻倍不佳, 5 日后再次复查血 HCG 下降,B 超始终未见孕囊,考虑生化妊娠。患者婚后未避孕未孕 4 年,有生育需求,此次生化妊娠恢复后,转经后至生殖科就诊,行促排卵 + 卵泡监测指导受孕,停经 47 天 B 超提示"宫内孕,活胎",孕期规律产检,定期复查甲状腺功能,调整优甲乐剂量,孕 38$^+$周平产 1 子,APGAR 评分 10 – 10 分 。

2. 接诊印象

"医生,没想到小小的甲状腺坑了我!"确诊生化妊娠那天,患者脸上愁云密布。

追问病史,原来她早在 21 岁时就被人提醒可能有"甲状腺功能亢进",彼时她对自己"尝遍天下美食却不发胖"的特殊体质颇为得意,而不愿就诊。1 年后某次家庭聚会上,亲戚发现她眼球凸出,也比其他人更容易出汗,拿筷子也有些不稳。在亲戚建议下,患者确诊甲亢并开始药物治疗,但半年药物治疗效果不佳,当然,"总忘吃药"也难辞其咎。

根据患者病情,当地医院医生推荐她进行放射性 131 碘治疗(以下简称^{131}I 术)。治疗很顺利,但术后 7 天,患者意外发现自己怀孕。妇产科医生告诉她,放射性碘元素对胎儿可能造成危害,导致胎儿畸形,而且患者体内甲状腺水平尚不稳定,不适合孕育胚胎。患者辗转反侧,夜不能寐,最终无奈人流。

"^{131}I 术前医生曾问我有没有怀孕,我说绝不可能,还坚决不做检查。没想到后面会变成这样。"说起这件事,小娟还是很心痛。

^{131}I 术治疗后半年,患者转为甲状腺机能减退。内分泌科医生建议她坚持服用优甲乐并定期复查。1 年半以前,感觉良好的患者自行停药,也不再定期复查甲状腺功能,因为"去医院太麻烦"。

转眼间患者已结婚 4 年,由于丈夫频繁出差,她升级当妈的梦想似乎难以实现。但就在几天前,患者在验孕棒上看到了两条细细浅浅的红线,她激动地来到医院。

然而,持续偏低且翻倍不好的 HCG 和始终未出现的孕囊让患者失望了。随后完善的甲状腺功能检查提示患者甲状腺功能偏低,基础生殖激素和 AMH 的检查显示患者还有卵巢功能减退。这让她有点慌了。

"我还能再怀孕吗? 甲状腺怎么总要跟我作对?"患者大大的眼睛里充满疑惑。

我告诉患者,有甲状腺疾病史女性孕前应该筛查甲状腺功能,整个孕期也要规律产检,定期监测甲状腺功能和调整用药,虽然这有些"麻烦",但只有这样才能减轻胎儿受甲状腺功能异常的影响,获得更好的母婴结局。

"吃一堑,长一智,这次我不会再吃甲状腺的亏了。"患者郑重地说。

3. 病史回顾

基本信息:患者,女性,30 岁,个体经营者。

病史特点:

1)主诉:停经 37 天,自测尿妊娠试验阳性 1 天。

2)简要病史:已婚,0 – 0 – 1 – 0,因"停经 37 天,自测尿妊娠试验阳性 1 天"来我院门诊,无腹痛腹胀,无阴道流血流液。

3)一般查体:神清,精神可,双肺呼吸音清,无腹痛腹胀,无畏寒发热,无阴道流血流液,无明显恶心呕吐等。

4)妇科检查:已婚未产式,阴道通畅,无异常分泌物,宫颈光,未见明显赘生物,无举痛,子宫前位,常大,质地中,活动度可,无压痛,附件:双侧附件未见明显压痛及反跳痛,其他无殊。

5)辅助检查

a)实验室检查。血清甲状腺功能:总三碘甲状腺原氨酸(TT3)1. 69nmol/L,游离三碘甲状腺原氨酸(FT3)3. 36pmol/L,血清总甲状腺素(TT4)152. 35nmol/L,FT4(游离血清总甲状腺素)11. 57pmol/L,TSH(高敏促甲状腺素)4. 3mIU/L,TgAb(甲状腺球蛋白抗体)9. 32IU/mL,TPOAb(甲状腺过氧化物酶抗体)25. 41IU/mL。

b)血清 HCG 224IU/L。

c)经阴道 B 超:子宫前位,常大,宫壁回声均匀,双卵巢正常大。

6）既往史：患者 8 年余前确诊"格雷夫氏病，甲状腺功能亢进"，因药物治疗半年效果不佳，7 年余前于某医院行[131]I 术后转为甲状腺功能减退，术后曾予优甲乐治疗，近期已自行停药，未规律复查甲状腺功能。无高血压；无糖尿病；无心脏病；无肾病史；无肺结核；无病毒性肝炎；无其他传染病；无食物、药物过敏；无外伤史；手术史如上述；无输血史；无中毒史；无长期用药史；无可能成瘾药物。疫苗接种史不详。

7）婚育史：26 岁结婚，丈夫体健。0 – 0 – 1 – 0，7 年余前早孕人流 1 次。

8）月经史：平素月经欠规则，周期 28 ~ 60 天，5 ~ 7 天净。

9）个人史：文化程度本科，个体经营者，其余无殊。

10）家族史：无殊。

11）生命体征：体温 36.1℃，心率 72 次／分，呼吸 16 次／分，血压 116/80mmHg。

4. 病情演变

患者因"停经 37 天，自测尿妊娠试验阳性 1 天"至我院妇科门诊就诊，B 超提示未见明显孕囊（图 45.1A），多次复查 HCG 无明显上升，随访 HCG 后考虑生化妊娠。患者既往因格雷夫氏病行"[131]I 术"，术后转为甲状腺功能减低，未规律就诊。婚后未避孕未孕 4 年，有生育需求，待生化妊娠恢复，转经后第 2 天至生殖内分泌科门诊。完善甲状腺功能及生殖激素测定等相关检查后，因促卵泡激素（FSH）> 10U/L，两侧窦卵泡数（AFC）3 + 3，抗缪勒氏管激素（AMH）1.08ng/mL，考虑"甲状腺功能减退（[131]I 治疗术后），卵巢储备功能减退，女性继发不孕"，予优甲乐 1.5 片每日早餐前服用，予微刺激方案促排卵及阴道 B 超同步监测卵泡生长发育情况并指导受孕。

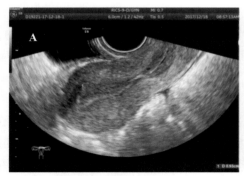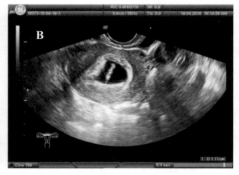

图 45.1 患者两次 B 超结果（图 A 为生化妊娠时，停经 50⁺ 天，宫内未见明显孕囊；图 B 为正常妊娠时，子宫如孕 50⁺ 天，宫内可见孕囊及胚芽，芽长约 1.1cm，可及心搏）

2018 年 3 月 30 日患者自测尿妊娠试验阳性，2018 – 04 – 19 本院阴超示：子宫如孕50⁺天大,宫腔内见胚囊,芽长约1.1cm,可及心搏。诊断结果:宫内早孕,活胎(图45.1B)。嘱患者孕期定期复查并调整优甲乐(每片含50μg左甲状腺素钠)剂量,复查及优甲乐剂量调整情况如图45.2示。

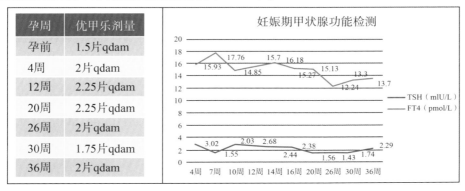

孕周	优甲乐剂量
孕前	1.5片qdam
4周	2片qdam
12周	2.25片qdam
20周	2.25片qdam
26周	2片qdam
30周	1.75片qdam
36周	2片qdam

图45.2 患者孕期定期甲状腺功能及优甲乐剂量调整情况

患者孕12周产检发现血压120/89mmHg,遂至我院查24h动态血压监测,血压在(104~138)/(68~103)mmHg,平均压117/81mmHg,予阿司匹林肠溶片75mg/天,口服至孕36周后停药。停经4⁺个月自觉胎动并持续至今无明显异常。75g糖耐量检查未见异常,三维B超检查未见异常。停经34⁺周孕妇来我院产前检查,测血压(136~159)/(92~97)mmHg。尿常规:尿蛋白(+-),考虑"妊娠期高血压"。住院查24h尿蛋白定量0.09g/24h,24h动态血压监测,血压(107~142)/(69~97)mmHg范围波动,平均压80~111mmHg,予出院观察。停经38⁺周(2018-11-30),孕妇无明显诱因出现阵发性下腹痛,伴少量阴道流血,自觉胎动如常至本院,查胎心140次/分,胎动好,门诊拟"妊娠期高血压,妊娠合并甲状腺功能亢进(¹³¹I术后),手术后甲状腺功能减退孕2产0孕38⁺周,单胎"收住入院。

孕妇停经以来体健,神志清,精神可,胃纳佳,睡眠可,大小便无殊,体重增加12.5kg,否认射线、毒物接触史。

入院诊断:妊娠期高血压,妊娠合并甲状腺功能亢进(¹³¹I术后),手术后甲状腺功能减退,孕2产0孕38⁺周,单胎。

入院后处理:孕妇入院后完善血常规,血生化,凝血功能,甲状腺功能等相关检查,监测血压。考虑患者血压基本正常,孕妇骨盆条件可,无头盆不称,无胎儿窘迫,可争取阴道分娩。产程期间注意胎心、羊水性状等,必要时急诊行子宫下段剖宫产终止妊娠。

产前(2018-11-30)甲状腺功能常规检查:总三碘甲状腺原氨酸(TT3)1.69nmol/L,游离三碘甲状腺原氨酸(FT3)3.36pmol/L,总甲状腺素(TT4)152.35nmol/L,

游离甲状腺素(FT4)11.57pmol/L,高敏促甲状腺素(TSH)2.63mIU/L,甲状腺球蛋白抗体(Anti – Tg)9.32IU/mL,甲状腺过氧化物酶抗体(Anti – TPO)21.41IU/mL。

产妇于 2018 – 12 – 01 的 11:57 阴道分娩一男婴,会阴情况为正中切开,体重3480g,Apgar 评分 1min 10 分,Apgar 评分 5min 10 分,产时失血 300mL。新生儿在生后 72h 进行甲状腺筛查,结果无殊。

产后诊断:妊娠期高血压,妊娠合并甲状腺功能亢进([131] I 术后),手术后甲状腺功能减退,单胎活产,头位顺产,孕 2 产 1 孕 38 [+] 周。

产后 6 周(2019 – 01 – 15),患者至我院复查甲状腺功能:我院甲状腺功能:TT3 1.33nmol/L,TT4 147.81nmol/L,TSH 1.1mIU/L,TgAb 11.37IU/mL,Anti – TPO 24.35IU/mL。建议内分泌科继续随访,复测血压 117/80mmHg 恢复至孕前水平。

5. 临床思维导图(图45.3)

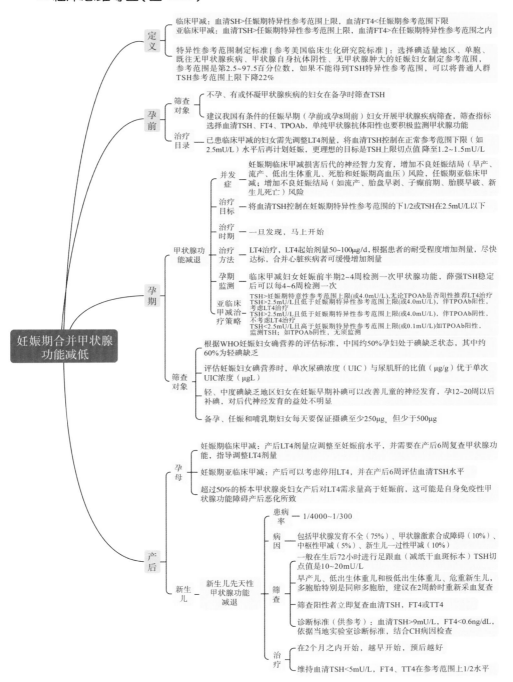

图 45.3　临床思维导图

第二部分　文献分享与思考

　　"一只南美洲热带雨林中的蝴蝶偶尔扇动几下翅膀,就可能在美国德克萨斯周掀起一场龙卷风",这就是由美国气象学家洛伦茨 1963 年提出的"蝴蝶效应"。甲状腺位于人体颈部甲状软骨下方、气管两旁,就像是人体中的"蝴蝶"。甲状腺功能的异常在女性中的发病率远高于男性中的发病率。其中,我国临床甲减女性患者发病率为1.53%,远高于男性的 0.53%;亚临床甲减女性患者发病率为 16.06%,亦显著高于男性的 9.87%。

　　妊娠期甲状腺相关激素水平与非妊娠期存在差异。例如妊娠早期,孕母是胎儿甲状腺激素的唯一来源,为保证胎儿的正常生长发育,在此期间,母体 TSH 相对来说会下降,同时游离甲状腺(TT4)上升。此前,2.5mIU/L 一度被视为妊娠早期女性的 TSH 参考范围上限,但越来越多临床观察及相关研究表明,该值作为 TSH 妊娠期正常上限会导致过度诊断。Gao 等基于 11 个研究、涵盖 5 种试剂和 13046 例妊娠女性的数据进行 Meta 分析结果显示,妊娠早期 TSH 上限比普通人群上限下降约 22% ,据此计算所得数值非常接近 4.0mU/L。我国 2019 年最新发布的《妊娠和产后甲状腺疾病诊治指南(第 2 版)》(以下简称"《指南》")也据此修改了妊娠期 TSH 上限。

　　早期诊断有利于积极控制病情,改善妊娠结局。我国妊娠前半期妇女筛查临床甲减、亚临床甲减和 TPOAb 阳性的患病率分别为 0.6%、5.27% 和 8.6%。而甲状腺减低的治疗手段(LT4)经济、有效、安全,获益相对明确,我国《指南》支持国内有条件医院和妇幼保健部门对妊娠早期(妊娠 8 周前或孕前)妇女开展甲状腺疾病筛查,筛查指标为血清 TSH、FT4、TPOAb。

　　就临床症状来说,妊娠期甲状腺功能减低的表现并不特异,包括乏力、寒冷耐受不良、便秘和体重增加等。这些症状往往被忽视或被认为由妊娠引起。诊断妊娠期甲状腺功能减低主要依靠实验室指标:游离 T4 浓度降低(低于检测方法的妊娠女性参考值范围正常值)和血清 TSH 高于人群妊娠期特异性正常范围。大量研究表明,妊娠期临床甲减会增加妊娠不良结局的风险,包括早产、低出生体重儿和流产、妊娠期高血压和死胎等。未经治疗的妊娠期临床甲减损害后代的神经智力发育,故而必须予以治疗。关于甲状腺减低治疗目标,我国《指南》中推荐将 TSH 控制在妊娠期特异性参考范围的下 1/2,如无法获得妊娠期特异性参考范围,则可控制血清 TSH 在 2.5mU/L 以下。临床首选左甲状腺素(levothyroxine,L-T4)治疗妊娠期甲减,它能有效调节 TSH 水平,达到《指南》要求的治疗目标,副反应较小。临床甲减妇女疑似或确诊妊娠后,L-T4 替代剂量需要增加 20% ~30%。但如果甲状腺激素水平很高,也会导致后代智力下降。出于上述原因,我们在孕期定期监测甲状腺功能,根据血清 TSH 治疗目标及时调整 L-T4 剂量,具体是在前半期每 2~4 周检测一次甲状腺功能。血清 TSH 稳定后可每 4~6 周检测一次。

妊娠期亚临床甲状腺功能减退(subclinical hypothyroidism,SCH)相较妊娠期临床甲减更为常见。其定义是血清 TSH 高于人群-妊娠期特异性正常范围且游离 T4 浓度正常。由于关于妊娠期 SCH 患者治疗策略,由于治疗获益尚存争议。我国《指南》推荐根据现有的研究结果,将 SCH 治疗方案进一步分层细化,即根据血清 TSH 水平、TPOAb 是否阳性选择妊娠期 SCH 的不同治疗方案(见表 45.1)。本案例患者孕前 TSH 水平 >4.0mU/L,考虑妊娠期 SCH,并且存在 TPOAb 阳性,因此进行 L-T4 治疗确有必要。

表 45.1　妊娠期亚临床甲状腺疾病分层治疗

TSH	TPOAb	治疗方案
>妊娠期特异性参考范围上限(或 4.0mU/L)	+/-	推荐 L-T4 治疗
>2.5mU/L 且低于妊娠特异性参考范围上限(或 4.0mU/L)	+	考虑 L-T4 治疗
	-	不推荐 L-T4 治疗
<2.5mU/L 且高于妊娠特异性参考范围下限(或 0.1mU/L)	+	不推荐 L-T4 治疗,需监测 TSH
	-	不推荐 L-T4 治疗,无需监测 TSH

注:整理自 2019 年《妊娠和产后甲状腺疾病诊治指南(第 2 版)》

面对该患者这样的案例,需要内分泌科、生殖科、产科的协同合作,各科医生对这个案例有着不同解读。

内分泌医生认为:妊娠期甲状腺疾病筛查指标推荐选择血清 TSH、FT4、TPOAb。这三个指标也是鉴别其他甲状腺疾病的关键指标。大多数原发性甲减(简称甲减)患者的病因是桥本甲状腺炎。根据甲状腺手术史、放射碘治疗史或颈部外照射史,或使用了与甲减相关药物,可明确其病因。作为鉴别诊断,需要考虑其他原因,如浸润性疾病、甲状腺激素生物合成遗传缺陷以及全身性甲状腺激素抵抗;一过性甲减(如:无痛性甲状腺炎或产后甲状腺炎),这类疾病不需要终身药物治疗;而继发性甲减(如:垂体大腺瘤、席汉综合征、垂体炎、颅咽管瘤)和三发性(中枢性)甲减(肿瘤、创伤、放疗或浸润性疾病各种原因导致的下丘脑损伤),需同时测量促甲状腺激素(TSH)和游离 T4 水平,如果考虑中枢性甲减,还需进行下丘脑和垂体 MRI 检查。

生殖科医生认为:本案例中患者未避孕未孕 4 年,有明确甲减病史,甲状腺自身免疫抗体阳性,后续检查提示卵巢储备功能减退,这是一个值得注意的现象。甲状腺疾病可能通过诱发自身免疫应答,使卵泡颗粒细胞过度凋亡,造成卵泡过度闭锁等方式导致早发型卵巢功能不全(premature ovarian insufficiency,POI)。桥本甲状腺炎患者因卵巢功能衰竭导致的不孕风险比非桥本甲状腺炎患者的高 2.40 倍(95% CI:1.02 ~ 5.68)。因此,在接诊不孕不育女性时,不能遗漏甲状腺功能筛查。

产科医生认为:本案例中的患者在妊娠早期出现了血压升高的现象,也有相关文献曾报道甲减与妊娠期高血压相关性。2019 版的《妊娠期高血压疾病血压管理专家共识》推荐对具备 1 项及以上的子痫前期危险因素的孕妇(如既往子痫前期病史、多胎妊娠、慢性高血压病史、1 型或 2 型糖尿病、肾脏疾病、高凝状况、自身免疫性疾病病史等),建议从妊娠 12 ~ 16 周(不超过 20 周)起服用小剂量阿司匹林(75 ~ 150mg/d)。患者孕期及早孕期血压偏高,甲状腺自身抗体阳性。因此,孕期我们密切监测患者血压和尿蛋白及其他生化指标,并通过小剂量服用阿司匹林方式降低其子痫前期风险。

总而言之,育龄期女性的甲状腺疾病需要早期发现,足量治疗,定期监测,结合其病因鉴别诊断,并进行规范诊疗。

第三部分　启示与拓展

1. 对甲状腺疾病的患者教育和医患沟通

本案例中患者正好处于育龄期,整个案例展示了她发病、流产、备孕、孕期、产后的过程。可以看出在前期,患者并未对甲状腺疾病有充分认识。得知自己可能患甲亢后,她并未前去就诊,直到症状和体征明显,被亲戚发现后,才接受治疗。因无法坚持药物治疗,亲戚向她推荐了[131]I 治疗,但治疗前并没有严格筛查她是否怀孕,导致她完成治疗后,不得不进行人工流产。

我想,如果在她第一次就诊时,医生能花些时间和精力与她谈谈甲状腺疾病的来龙去脉,可能会对她造成的严重后果,也许她对药物治疗的依从性会相对提高;如果为她安排^{131}I治疗的医生能再仔细一些,告知她安全期避孕之不可靠,并在术前坚持测尿HCG,她或许不必经历这场人流。如果每次复查时医生能鼓励和提醒一下患者,她也许能早些意识到甲状腺与生育力之间可能存在的关系,她便可早些做上妈妈。幸好这一次,小娟终于意识到了"不能再吃一次甲状腺的亏",终于坚持检查,配合治疗,抱得萌娃归。

古希腊医学家希波克拉底曾说:"有三件东西能治病,一是语言,二是药物,三是手术刀。"治疗甲状腺疾病的药物相对简单,但对随访和依从性的高要求就更显出医务人员语言的重要性。医患沟通贯穿于整个治疗过程中,并较大程度决定医院的服务质量。医患沟通是对医学理解的信息传递过程,使医患双方得以充分有效表达对医疗活动的理解、意愿和要求。在接诊过程中,我们需牢记自身与患者处于高度信息不对等状态,因此在进行任何诊疗的过程中,都应该考虑患者已经发生或可能发生的潜在诉求,并给予耐心细致的帮助。

2. Graves 病患者应如何备孕?

如果时光倒流,8 年前本例患者如果想要怀孕,应该怎么做? 我国《指南》推荐:Graves 病甲亢孕龄妇女如计划妊娠,建议最好在甲状腺功能正常且病情平稳的情况下,即在治疗方案不变的情况下,2 次间隔至少 1 个月的甲状腺功能测定结果在正常参考范围内,提示病情平稳,可考虑备孕。如果 Graves 病患者选择甲状腺手术切除或者^{131}I治疗,要注意以下几点:患者 TRAb 高滴度,计划在 2 年内妊娠者,应当选择甲状腺手术切除。因为应用^{131}I 治疗后,TRAb 保持高滴度持续数月之久,可能影响胎儿。在^{131}I 治疗前 48h,需要做妊娠试验,核实是否妊娠,以避免^{131}I对胎儿的辐射作用;甲状腺手术或^{131}I 治疗后 6 个月再妊娠,目的是使甲状腺功能正常且稳定。如果 Graves 病患者选择抗甲状腺药物治疗,甲巯咪唑和丙硫氧嘧啶对母亲和胎儿都有风险,建议计划妊娠前停用甲巯咪唑,改换丙硫氧嘧啶。一旦确诊妊娠,需立即检测甲状腺功能和 TRAb。

参考文献

1. LI Y Z,TENG D,BA J M,et al. Efficacy and safety of long - term universal salt

iodization on thyroid disorders：epidemiological evidence from 31 provinces of mainland China . Thyroid,2020,30：568 – 579.

2. ALEXANDER E K,PEARCE E N,BRENT G A,et al. 2017 guidelines of the american thyroid association for the diagnosis and management of thyroid disease during pregnancy and the postpartum. Thyroid,2017,27:315 – 389.

3. GAO X T,LI Y Z,LI J S,et al. Gestational TSH and FT4 reference intervals in Chinese women：asystematic review and meta – analysis. Front Endocrinol(Lausanne),2018,9：432.

4.《妊娠和产后甲状腺疾病诊治指南》(第 2 版)编撰委员会,中华医学会内分泌学分会,中华医学会围产医学分会.妊娠和产后甲状腺疾病诊治指南(第 2 版). 中华内分泌代谢杂志,2019,35(8):636 – 665.

5. OBSTETRICIANSGYNECOLOGISTS A . Practice Bulletin No. 148：Thyroid disease in pregnancy. Obstetrics and Gynecology,2015,125(4):996 – 1005.

6. PERSANI L, BRABANT G, DATTANI M, et al. 2018 European Thyroid Association （ETA）guidelines on the diagnosis and management of central hypothyroidism. Eur Thyroid J,2018,7：225 – 237.

7. 中华医学会心血管病学分会女性心脏健康学组,中华医学会心血管病学分会高血压学组.妊娠期高血压疾病血压管理专家共识(2019).中华心血管病杂志,2020,48(3):195 – 204.

作者简介：韩璐阳,2019 级临床医学博士后,主攻方向为 妊娠期糖尿病,妊娠期甲状腺疾病。

指导老师：梁朝霞,主任医师,博士生导师,浙江大学医学院附属妇产科医院产一科主任兼门诊主任,主攻方向为产科各种并发症及高危并发症。

病例 46
大姨妈这点小事

第一部分　病情变化过程

1. 病情概述

患者,女性,16 岁,因"月经紊乱 2 年,阴道流血 12 天"门诊就诊,伴小腹坠胀痛,门诊予优思明止血,对症纠正贫血,后予孕激素后半周期调整月经周期。目前月经正常,无贫血。

2. 接诊印象

在一天繁忙的门诊中,一位高中小妹妹在家属的陪同下走进了诊间。我心里习惯性地猜测:这个年纪的小姑娘一般没有性生活,除了个别的早孕、肿瘤、阴道炎,基本是来看月经不调的。我一遍暗自想着,一边熟练地打开系统,开始问起了病史,果真,小妹妹的主诉是这次月经来了很久都没有停,最近还有点头晕、肚子痛,所以请了假专门来看看。一旁的家属也附和着说:"以前从来不这样的,以前就是月经不准时,但从来没有这么长时间流血的,这可怎么办?"我一边安慰着母女俩,一遍开抽血单子和 B 超单子,心里想到大姨妈这点小事,还是要早点重视。

3. 病史回顾

基本信息:患者,女性,年龄 16 岁,生育史 0 – 0 – 0 – 0。

病史特点:

1)主诉:月经紊乱 2 年,阴道流血 12 天。

2)简要病史:患者月经紊乱 2 年,阴道流血 12 天,初潮 14 岁,平时月经不规律,周期 20 ~ 90 天,经期 4 ~ 5 天,量中,痛经偶有。末次月经 12 天前,前 3 天量较多,每日需 10 片卫生巾左右,后经量逐渐减少,目前每日需 2 ~ 3 片卫生巾,伴头晕乏力,无晕厥及黑蒙,伴下腹坠胀疼痛,不剧可忍,无放射转移痛,无畏寒发热等不适。

3)查体:身高 152cm,体重 55kg,BMI :24。

体温 37.6℃,脉搏 112 次/分,呼吸 18 次/分,血压 123/74mmHg。

贫血貌,脸上无痤疮,无毛发浓密,外阴发育可,未见畸形,外阴未婚未产式,阴道口可见少量血迹,阴道及宫颈未查,行肛腹诊子宫前位,正常大,质中,活动可,无压痛,双附件区未及明显包块及压痛,双侧腹股沟及盆腔区域未及淋巴结肿大。

4)辅助检查

a)实验室检查。生殖激素:P 0.67nmol/L,T 1.25nmol/L,E2 为 403pmol/L,FSH 4.76IU/L,LH 4.92IU/L,PRL 9.21ng/mL,HCG < 0.2IU/L;血常规提示:Hb 76g/L。生化、血糖、血脂、凝血、甲功等均未见明显异常。

b)影像学检查。盆腔 B 超:子宫 3cm×3.5cm×2cm,单层内膜厚约 8mm,回声均匀。左卵巢正常大,回声无殊,右卵巢隐约可见。

4. 病情演变

1)门诊治疗 1 月余后随访。

优思明:1 片 q8h,血止 3d 开始减量,每 3 天减少 1 片,减至 1 片/d,连用 21 天。

氨甲环酸 1 片 tid。

头孢呋辛酯 250mg bid 口服 ×3 天预防感染。

多糖铁 + 生血宁纠正贫血。

复查:血红蛋白 102g/L。停药后月经来潮,5 天血净,经量正常。

2)第 3 个月复诊

目前服用地屈孕酮调整月经周期:月经第 11 天开始使用地屈孕酮 10mg bid,共 10 天,停药后月经来潮。调整月经周期 3 ~ 6 个月,试停药观察。电话随访患者,治疗期间月经规律,没有再次出现月经偏多及贫血症状。

5. 临床思维导图(图 46.1)

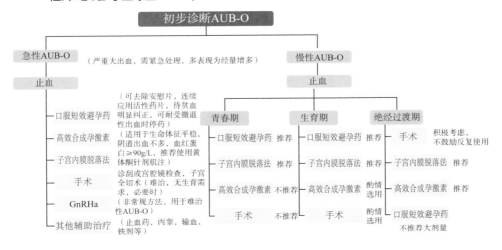

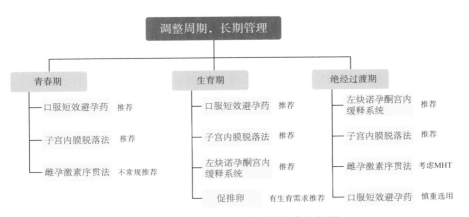

图 46.1 异常子宫出血的治疗流程图

第二部分 文献分享与思考

异常子宫出血(abnormal uterine bleeding,AUB)是青春期女性最常见的妇科问题之一。正常人月经中期的雌激素会对促黄体生成素(luteinizing hormone,LH)产生正反馈作用,使 LH 达到峰值,从而诱发排卵,排卵后产生孕激素,此时月经就会规律。而对于刚刚来月经的孩子,性腺轴未成熟,雌激素在月经中期不能对 LH 产生正反馈作用,LH 没有峰值就不能诱发排卵,没有排卵就没有孕激素的产生,子宫内膜长期在单一雌激素作用下表现为不规则出血或闭经,此时容易发生子宫内膜病变。此患者排除器质性病变后,诊断为青春期无排卵性异常子宫出血,是排卵障碍(原因可能为性腺轴还不成熟、肥胖和疑诊多囊卵巢综合征)所致。

内分泌医生认为:甲状腺疾病和高泌乳素血症也会导致排卵功能障碍,库欣综合征女性月经不调的发生率高。月经异常与血清皮质醇的增加和血清雌二醇浓度的下降有关,月经不规则可能是因为高皮质醇血症抑制了促性腺激素释放激素的分泌。口服大剂量的皮质类固醇也具有类似的效果。还有一些能产生激素的罕见卵巢肿瘤,也会引起排卵障碍导致青春期异常子宫出血(例如:颗粒细胞瘤、肾上腺肿瘤)。肝脏和肾脏疾病是导致无排卵的其他罕见原因,而且其导致异常子宫出血的机制不止一种。肝脏疾病会累及雌激素的代谢、凝血因子的合成和引起血小板减少,从而可能会导致无排卵和出血素质。慢性肾脏疾病能引起下丘脑 – 垂体 – 性腺轴及血小板的功能障碍。压力、明显的体重下降、营养不良或剧烈运动都会影响下丘脑 – 垂体 – 卵巢轴,而且可能导致无排卵性异常子宫出血。下丘脑功能障碍最特征性的表现为闭经,部分患者也可表现为月经稀发。

血液科医生认为:出血性疾病通常表现为初潮时或生育年龄晚期的大量出血。回顾性研究发现,在因大量月经出血而住院的青少年中,出血性疾病的患病率范围为 5% ~ 28%。而针对整个育龄期妇女,多达 15% ~ 29% 的月经量过多女性可能有某种类型的出血倾向疾病,例如血管性血友病(von Willebrand disease,VWD)、免疫性血小板减少症或血小板功能缺陷等。有一项回顾性研究表明,有 11% 的月经过多患者被诊断为出血性疾病[VWD(8/121)、凝血因子缺乏(2/121)、血小板异常(3/121)]。关于月经过多的 meta 分析指出,VWD 患病率的范围为 5% ~ 24%。该类女性患者存在可能与异常出血相关的子宫病变,如内膜病变、卵巢功能不完善、子宫息肉等,而基础凝血病可能加重这些异常出血。VWD 女性在绝经过渡期时,雌激素水平持续下降所致的出血过多发生率增加。雌激素促进血管性血友病因子(von Willebrand factor,VWF)的合成。相反,对于使用避孕药或接受雌激素替代治疗的轻度 VWD 患者,其轻度降低的 VWF 水平可能会上升至正常范围,而且在妊娠期 VWF 也会上升。

第三部分 启示与拓展

1. 对于青春期异常子宫出血患者,短期处理与长期管理随访十分重要。对于青春期异常子宫出血患者,治疗上分为两步走,否则还会出现不规则子宫出血

第一步短期处理:止血。

可使用子宫内膜修复法,大剂量雌激素可使子宫内膜快速生长,覆盖裸露的子宫内膜面。大剂量雌激素急剧减少子宫出血的原因是刺激毛细血管产生血凝块并且不同时脱落,促进螺旋动脉收缩。青春期的孩子体内不缺雌激素,使用雌激素止血必须要大于她本身所分泌的雌激素,应用大剂量雌激素,如补佳乐每次 2mg,口服,每 4 ~ 6 小时一次,血止 3 天后,按 3 天减量 1/3 的原则,维持 2mg/d 直至血色素上升到 90g/L ~ 100g/L 以上时加用孕激素撤退出血,以稳定子宫内膜;也可以使用复方短效口服避孕药(子宫内膜萎缩法):常用的有优思明、妈富隆、达英 - 35 等,用法为每次 1 片,每 8 ~ 12 小时一次,采用逐渐减量的方式,血止 3 日后减量 1/3,按 3 天减量 1/3 的原则至维持量 1 片,待到血色素上升到 90g/L ~ 100g/L 以上时停药撤血。

第二步长期管理与随访:调整月经周期。

青春期异常子宫出血系由排卵障碍引起,没有排卵就没有黄体形成,没有黄体形成就没有孕激素的产生,所以我们根据实际情况进行后半周期孕激素的补充治疗。于撤退出血的第 1 ~ 3 天开始口服避孕药或于撤退出血的第 15 开始使用地屈孕酮 10 ~ 20mg/d,或黄体酮胶囊 200 ~ 300mg/d,或甲羟孕酮 6 ~ 10mg/d,共 10 ~ 14 天,调整月经周期 3 ~ 6 个月,试停药观察。

短期处理与长期管理随访量者缺一不可,否则仍然会出现再次的异常子宫出血。

2. 巧妙使用问诊技巧,全方位获得精准病史,是保障治疗成功的前提

青春期女孩的月经失调问题常常被患者本人及家长忽视,而造成不可逆转或者挽回的后果,所以对这个年龄段的女孩以及家长需要有相关知识的科普,及早发现问题,解决问题。青春期孩子们常常因为难为情、羞涩,被问病史的时候往往支支吾吾,这种情况下,医生一定要注意善意引导,给予足够耐心,在取得患者信任的基础上询问病史。特别是对于异常子宫出血的青春期患者,需要排除妊娠可能,因为妇科涉及患者的很多隐私,会存在隐瞒病史的情况。临床上就有青春期女孩子流产出血被作做月经失调来治疗的例子。因此,性生活史是妇科医生必定要问清楚的问题,但是一般家长会觉得这个问题非常有冒犯性,有的孩子如果曾经有性生活,在家长面前也不会如实告诉医生。所以,这方面一定要非常注意,不可听信家长的一面之词。有经验的妇科医生在开检查单时是绝对会加上 HCG 项目的。或者问病史的时候,可以适当让家长回避一下。这些都是十分有用的妇科问诊技巧。

参考文献

1. MEENA S,CHRISTINE A L,CAROLINE A S,et al. von Willebrand disease in women with menorrhagia:a systematic review. JOG,2004 ,111(7):734 – 740.

2. ANDRA J,DAVID B M,EVAN R M. Testing for von Willebrand disease in women with menorrhagia:a systematic review. Obstet Gynecol,2004,104(2):381 – 388.

3. PUTIGNANO P, BERTOLINI M, LOSA M, et al. Screening for Cushing's syndrome in obese women with and without polycystic ovary syndrome. Docrinol Invest,2003 ,26(6):539 – 544.

4. MALCOLM G M,HILARY O D C,MICHAEL S B, et al. FIGO classification system (PALM – COEIN) for causes of abnormal uterine bleeding in nongravid women of reproductive age. Int J Gynaecol Obstet,2011,113(1):3 – 13.

5. HILL N C, OPPENHEIMER L W, MORTON K E. The aetiology of vaginal bleeding in children:a 20 – year review. Br J Obstet Gynaecol,1989,96(4):467 – 470.

作者简介:汤欢娜,浙江大学医学院附属妇产科医院定向博士后,浙江大学医学院医学博士。主攻方向为妇产科。
指导老师:兰义兵,浙江大学医学院附属妇产科医院妇三科副主任医师,浙江大学医学院医学博士。主攻方向为妇科。

病例 47
一起更年期的"血案"

第一部分 病情变化过程

1. 病情概述

患者,女性,53 岁,因"阴道流血伴头晕、乏力 2 天"急诊入院,诊断为:异常子宫出血,子宫多发性平滑肌瘤(其一宫颈肌瘤),右侧卵巢囊肿,重度贫血,失血性休克。住院期间反复阴道大量出血,期间予氨甲环酸、米非司酮、缩宫素快速止血,输注悬浮红细胞共 4 次,共计 2400mL,止血后行诊断性刮宫术,病理示:(宫腔)破碎子宫内膜不规则增生。

2. 接诊印象

8:15,我交完班,刚要准备跟上级医生去查房,这时传来护士台的呼喊声:"王医生,你的 17 床来了个阿姨,53 岁,急诊来的,阴道反复大量出血,你先过去看一下吧。"我心想"53 岁,反复大量出血",这点信息远远不够,不过异常子宫出血概率大。看到这位阿姨面色苍白,精神萎靡。看了下监护仪:脉搏 120 次/分,血压 93/53mmHg,摸了下,手脚湿冷,脉搏细速,再看检查结果 B 超提示子宫多发肌瘤(较大一个有宫颈肌瘤伴变性可能),Hb 53g/L,这是要失血性休克,得赶紧止血、输血、纠正休克!家属惊慌失措,急忙追问:"好好的人怎么会这样? 医生,出了那么多血,人会不会没啊?""你们先别着急,阿姨现在失血过多,我们目前要做的首要任务是先把血止住,然后再找出具体原因,逐个突破,虽然这个过程中可能还会反复出血,不过只要我们一起努力,共同面对,阿姨就会好起来的!""嗯! 嗯! 我们一定配合你们。"家属签好了字,我和老师们也随即忙碌了起来。

3. 病史回顾

基本信息:患者,女性,53 岁,退休。

病史特点:

1)主诉:阴道流血伴头晕、乏力 2 天。

2）简要病史：患者平时月经规则，周期 40 天，经期 5 天，量中、色红，无痛经，白带无殊。近 2 年来月经周期变为半年左右一次，刚开始月经来潮，量少，3 天干净；末次月经 7 个月前，量多，染透 5～6 片夜用卫生巾/天，伴较多血块，5 天干净，自诉当时头晕、面色苍白、乏力，未检查及治疗，后自行好转，此后无腹痛及阴道流血；2 天前无诱因下出现阴道流血，量多，伴较多凝血块，无腹痛，伴头晕、冷汗、心慌、乏力，未检查及治疗，至今晚 6 时许，阴道流血较前增多，量如小便，3min 后流血减少，呈血性分泌物，伴下腹隐痛，无放射痛，伴头晕，无晕厥，遂来我院急诊，查血红蛋白 53g/L，B 超提示"子宫多发肌瘤（较大一个有宫颈肌瘤伴变性可能），右卵巢内囊性块"。现患者有少量血性分泌物，腹痛缓解，伴头晕、乏力、面色苍白、乏力，活动后明显，急诊拟"异常子宫出血，子宫多发肌瘤，重度贫血"收住入院。

3）查体：体温 37℃，脉搏 120 次/分，呼吸 19 次/分，血压 93/53mmHg，皮肤黏膜色泽苍白，精神萎靡，心肺听诊无殊，双下肢无水肿。

4）妇科检查：外阴已婚未产式；阴道通畅，少量淡血性分泌物；宫颈光，暴露困难，宫颈部可及一约 8cm×7cm×5cm 包块，质硬，边界清，无触痛；子宫前位，常大，质中，活动可，无压痛；双附件未及明显包块及压痛。

5）辅助检查

a）实验室检验。血常规：血红蛋白 53g/L。尿妊娠试验阴性。

b）影像学检查（图 47.1）。经阴道子宫附件超声提示：子宫前位，宫体正常大，内膜厚 1.0cm（双层），宫区见多个低回声，较大位于宫颈后唇 7cm×6.9cm×6.4cm，内部回声不均，边界清。右卵巢内见 2.5cm×2.2cm×1.8cm 囊性块，见分隔，内液清。诊断结果：子宫多发肌瘤（较大一个有宫颈肌瘤伴变性可能），右卵巢内囊性块。

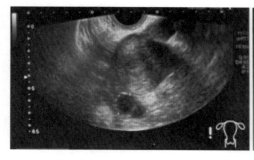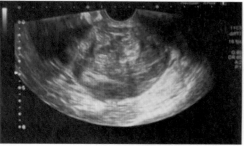

图 47.1 子宫附件超声提示子宫多发肌瘤（较大一个有宫颈肌瘤伴变性可能）

盆腔 MRI 提示（图 47.2）：宫颈肌瘤；子宫左侧壁肌瘤；阴道积血；右侧附件区囊性灶，囊肿考虑；子宫内膜信号欠均。

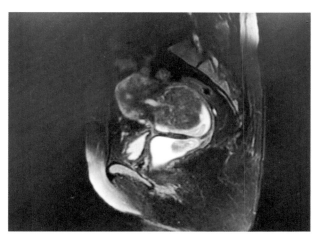

图 47.2　盆腔 MRI 提示宫颈肌瘤,子宫左侧壁肌瘤

6)既往史:1996 年因"臀位"于本院行剖宫产。否认血液病、心脏病、高血压等其他系统疾病,余既往史无殊。

7)月经史:初潮 14 岁,平时周期 40 天,经期 5 天,末次月经 7 个月前,量与性状详见现病史。

4. 病情演变

入院急诊处置:上氧,开放静脉通路,氨甲环酸 1g 静滴止血,输注红细胞悬浮液 2U 纠正贫血及改善携氧能力,补液扩充血容量。输血前再测血红蛋白 50g/L,输血后 58g/L。

入院第一天。①患者情况:精神软,意识清,贫血貌,仍有头晕、乏力,口唇较前稍红润,阴道流血少,无凝血块。②处理:考虑患者凌晨入院时输血后血红蛋白上升不明显,继续予输注红细胞 3U。输血后血红蛋白(入院第二天)63g/L。

入院第二天。①患者情况:凌晨 2:40 一股阴道流血,湿透 2~3 片夜用卫生巾,有凝血块,有头晕、乏力伴胸闷,精神软,意识清。②辅助检查:今晨急查血红蛋白 63g/L;生殖激素:LH 38.4IU/L,FSH 10.7IU/L,E2 911pmol/L,P < 0.16nmol/L,PRL 43.8ng/mL;肿瘤指标、HPV、TCT、甲状腺激素、凝血功能等无殊。③处理:考虑输血有效,为避免再次出血,予行分段诊刮术,诊刮过程顺利,刮出少量内膜组织,予送病理,术中出血 15mL;术后予米非司酮 10mg 口服 q12h + 缩宫素 10IU 肌注 bid 止血,安可欣 1.5g 静滴 bid 预防感染,生血宁 2 片口服 bid + 维乐福 0.2g 静滴生血治疗。

入院第三天。①患者情况:昨夜少量阴道流血,头晕、乏力较前好转;上午 10:35 患者起床如厕时再次一股阴道流血,量约 300mL,头晕、四肢无力伴胸闷,无法自行站立,贫血貌明显,意识尚清,精神软;体征:体温 36.4℃,脉搏 102 次/分,血压 88/45mmHg。②处理:立即予缩宫素 10IU 肌注,缩宫素 20IU 静滴,葡萄糖酸钙 20mL 静推,改米非司酮 20mg 口服 bid,更换头孢西丁 2.0g 静滴 q8h 及补液扩充血容量;予输注悬浮红细胞 4U,余对症支持治疗。③输血前:急查血常规:血红蛋白 49g/L,白细胞 12.1×10^9/L,中性粒细胞分类 74.2%;血钾 3.36mmol/L,总钙 2.05mmol/L;总蛋白 48.3g/L,白蛋白 31.4g/L;心电图无殊。输血后:患者体温最高 38.7℃,物理降温后 37.6℃,查血红蛋白(入院第四天)67g/L,CRP 1.5mg,降钙素原 0.09ng/L。

入院第四天。①患者情况:昨夜少量阴道流血,头晕、乏力较前稍缓解,精神稍软,意识清,无胸闷气急等;13:55 患者如厕时阴道流血多,量约 50mL,症状同前。②处理:加用卡前列甲酯栓 2 枚塞肛,继续前缩宫素+米非司酮止血,头孢西丁预防感染及对症支持治疗。

入院第五天。①患者情况:昨夜阴道流血多,量如月经量,头晕、乏力未缓解,精神软,意识清,无胸闷气急。②辅助检查:血红蛋白 48g/L;诊刮病理回报(宫腔)破碎子宫内膜不规则增生。③处理:予输注悬浮红细胞 3U,继续前治疗。输血后查血红蛋白(入院第六天)69g/L。

入院第六、七天。①患者情况:精神状态逐渐好转,阴道流血逐渐减少,头晕、乏力逐渐缓解,口唇、面色较前红润,无其他不适主诉。②辅助检查:血红蛋白(出院前)74g/L。③出院诊断:异常子宫出血,子宫多发性平滑肌瘤(其一为宫颈肌瘤),右侧卵巢囊肿,中度贫血;疗效评价:好转。④出院医嘱:充分告知其再次子宫出血风险及后续可选的 AUB 诊疗方案,患者及家属表示定期门诊随诊并同时考虑再决定选择何种方案。出院带药:氨甲环酸片(妥塞敏)1 片口服,每天 3 次;生血宁片 2 片口服,每天 2 次;多糖铁复合物胶囊(多糖铁复合物)2 粒口服,每天 1 次;米非司酮片 1 片口服 12h1 次。

出院后第七天。①患者情况:精神佳,无阴道流血,无贫血貌,无其他不适主诉。②辅助检查:血红蛋白 109g/L。患者决定药物保守治疗。

5. 临床思维导图(图 47.3)

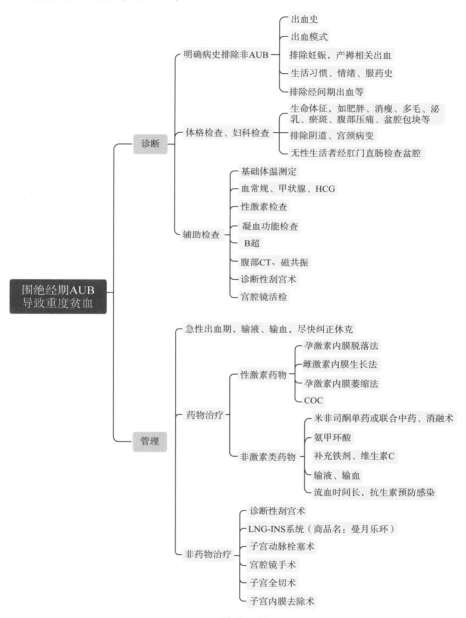

图 47.3 临床思维导图

第二部分　文献分享与思考

1. 排卵障碍性异常子宫出血(AUB-O)

1) AUB-O简介

异常子宫出血(AUB)是妇科临床常见的症状,指不符合正常月经周期"四要素"(即月经的频率、规律性、经期长度和出血量)的正常参数范围,并源自子宫腔的出血。采用FIGO标准"PALM-COEIN"分型标准可分为9个亚型,其中排卵障碍性异常子宫出血(AUB-O)最为常见,约占AUB的50%。主要由排卵障碍导致,包括无排卵、稀发排卵和黄体功能不足。

2) AUB-O发病机制

主要由下丘脑-垂体-卵巢轴(HPO)功能异常引起。

a) 无排卵性AUB-O。因HPO轴发育不完善、卵巢局部调控因子异常或卵巢功能下降导致无周期性排卵,在不同年龄阶段表现不尽相同。①青春期:雌激素对垂体和下丘脑形正反馈,从而促进月经中期黄体生成素峰形成,导致排卵。而青春期女性,尿促卵泡素呈持续性低水平,卵泡不成熟,合成分泌雌激素减少,LH峰不能形成从而无排卵、月经异常。②育龄期:流产或产后、内外环境改变、劳累、情绪波动、应激以及疾病(如多囊卵巢综合征)等,导致的HPO轴紊乱。③绝经过渡期:卵巢分泌的雌激素减少,垂体促性腺激素持续高水平,导致排卵前LH峰无法形成,不能促进卵子排出。常表现为阴道不规则出血,持续淋漓不尽或大量出血。

b) 有排卵性AUB-O。有排卵性AUB-O目前一般认为与子宫内膜局部纤溶酶活性过高或前列腺素血管舒缩因子分泌比例失衡有关。

3) AUB-O诊断

其诊断核心为排除性诊断。需结合病史、查体、辅助检查等排除导致AUB的其他可能病因,如诊疗效果不佳,建议重新考虑诊断是否确切并进一步检查。

a) 病史:重点询问出血史,至少记录近3次的子宫出血情况;不同年龄段考虑不同的常见病因;注意询问性生活情况和避孕措施以除外妊娠或产褥相关出血;询问既往检查,以排除"PALM"[子宫内膜息肉(endometrial polyps)、子宫腺肌症(adenomyosis)、子宫平滑肌瘤(leiomyoma)、子宫内膜恶变和不典型增生(malignancy and hyperplasia）〕的证据等；其他情况如体质量、生活习惯、情绪、服药史、经间期出血情况等。

b）查体：尤其对于急性 AUB 及治疗效果不满意的患者，初诊时的查体非常重要。需注意生命体征及相关线索，如肥胖、消瘦、多毛、泌乳、皮肤瘀斑、色素沉着、盆腔包块、腹部压痛等。对有性生活者，使用阴道窥具并进行盆腔检查，有助于确定出血来源并排除阴道、子宫颈病变；对无性生活者，必要时经肛门直肠检查盆腔异常。

c）辅助检查。①2 项基本检查：血常规——评估出血严重程度并除外 AUB – C（凝血功能异常导致的 AUB）；B 超检查——排除或发现"PALM"、AUB – I、AUB – N 的线索。②最常用的检查有基础体温测定及估计下次月经前 5～9d 的血清孕酮水平。③早卵泡期 FSH、LH、PRL、E2、T 和 TSH 等。④对于年龄≥45 岁、长期不规律子宫出血、有子宫内膜癌高危因素、B 超提示子宫内膜过度增厚并回声不均、药物治疗效果不满意者应行诊刮并进行病历检查，以排除内膜病变；有条件者推荐宫腔镜下活检。

4）AUB – O 治疗原则

AUB – O 的治疗原则是急性出血期维持一般状况和生命体征，积极支持疗法（输液、输血），尽快止血并纠正贫血；血止后调整周期，预防子宫内膜增生和 AUB 复发。有生育要求者行诱导排卵治疗，完成生育后应长期随访，并进行相关的科普教育。由于 AUB – O 涉及从初潮到绝经的各年龄段，不同年龄段的常见病因不同，临床表现多样，患者需求也不同，涉及发育、生殖和避孕等，治疗措施需全面考量。

2. 子宫肌瘤引起的异常子宫出血（AUB – L）

根据生长部位可分为子宫体肌瘤和子宫颈肌瘤，前者约占 90%。依据肌瘤与子宫壁的关系，子宫肌瘤可分为以下 4 种：肌壁间肌瘤、黏膜下肌瘤、浆膜下肌瘤及阔韧带肌瘤。常用盆腔超声、MRI 辅助诊断，明确诊断时仍需病理检查。

依据患者年龄、肌瘤大小、数目、症状严重程度、位置和有无生育需求等不同方面，对子宫肌瘤的治疗方案各异。对有生育要求的妇女，以 GnRH – a 或米非司酮治疗 3～6 个月，待肌瘤缩小和出血症状改善后可自然妊娠或辅助生殖技术助孕，也可手术剔除并严格避孕后再生育，手术方式及避孕时间与肌瘤类型相关。对于已完成生育的妇女，口服避孕药或曼月乐环可缓解症状；对于围绝经期或已绝经妇女，需明确无恶性病变可能后，可根据症状严重程度和患者要求选择行全子宫切除。

3. 跨学科意见与建议

急诊科医生认为：该患者入院时有较为明显的休克症状，病情严重，如不及时处理，则预后较差。急诊室已予上氧，开放静脉通路，氨甲环酸 1g 静滴止血，输注红细胞悬浮液2U纠正贫血及改善携氧能力,补液扩充血容量。输血前血红蛋白50g/L,输血后58g/L。由于持续出血量大,输血效果不明显,需结合多学科找出病因,控制病因后止血效果应有提高。

感染科医生认为:患者入院前实际已有较长的出血史,月经量大,有较为明显的感染时机。虽然入院后血培养结果阴性,但仍需及时使用抗生素预防感染,至于抗生素类别,选用广谱抗生素即可,如青霉素、头孢类。

妇产科医生认为:患者出血量大,失血性休克症状明显。住院期间反复阴道大量出血,反复输血不易控制。应在控制休克的同时,及时完善相关辅助检查,明确诊断,控制病因。

1)该患者的诊断分析

根据现病史、辅助检查患者目前处于绝经过渡期晚期,故有 AUB – O。目前较为公认的生殖衰老分期金标准为2011年发表的"生殖衰老研讨会分期+10"(STRAW+10)系统(如图47.4)。患者 B 超提示子宫多发肌瘤(较大一个有宫颈肌瘤伴变性可能,大小约7cm×6.9cm×6.4cm),诊刮术中仅刮出少量内膜,术后第一天、第二天均出现大量阴道出血,故可能有子宫肌瘤导致的异常子宫出血(AUB – L)。因此,该患者异常子宫出血类型考虑为:AUB – O 合并 AUB – L。

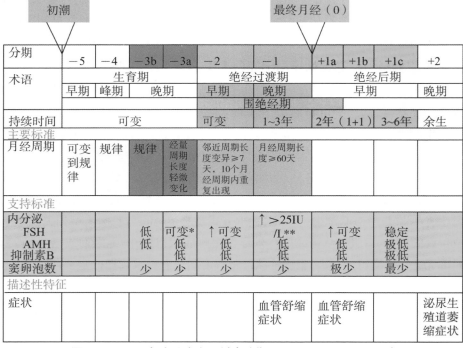

	初潮						最终月经（0）			
分期	−5	−4	−3b	−3a	−2	−1	+1a	+1b	+1c	+2
术语	生育期				绝经过渡期		绝经后期			
	早期	峰期	晚期		早期	晚期	早期			晚期
					围绝经期					
持续时间	可变				可变	1~3年	2年（1+1）		3~6年	余生
主要标准										
月经周期	可变到规律	规律	规律	经量周期长度轻微变化	邻近周期长度变异≥7天，10个月经周期内重复出现	月经周期长度≥60天				
支持标准										
内分泌 FSH		低	可变*	↑可变		↑>25IU/L**		↑可变	稳定	
AMH		低	低	低	低	低		低	极低	
抑制素B		低	低	低	低	低		低	极低	
窦卵泡数		少	少	少	少	少		极少	最少	
描述性特征										
症状						血管舒缩症状		血管舒缩症状		泌尿生殖道萎缩症状

图47.4　2011年生殖衰老研讨会分期+10(STRAW+10)系统

2)患者出血情况分析

患者出血整体表现为持续出血、大量出血、输血后上升不明显等特点。入院后该患者的血红蛋白变化趋势如图 47.5 所示。患者贫血貌明显，头晕、乏力持续不缓解，有时伴胸闷，入院前两天出血表现为持续性阴道出血多，后期表现为间断性大量出血。患者总共输注悬浮红细胞 12U，均无明显输血反应，前两次输血后血红蛋白上升不明显，第三、第四次输血后米非司酮＋缩宫素加大剂量，血红蛋白上升明显，阴道流血减少，贫血症状缓解。出院后米非司酮＋氨甲环酸＋补贴药物口服维持，出院后第 7 天复查血红蛋白 109g/L。

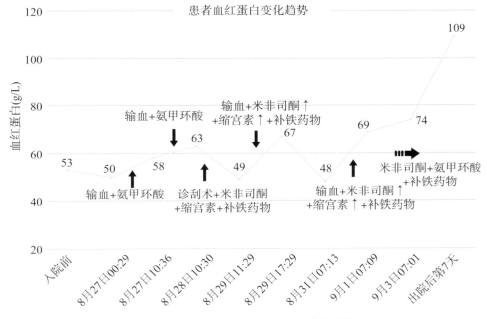

图 47.5 患者住院期间血红蛋白变化趋势

3)患者治疗情况分析

a)输血治疗。该患者 AUB 合并重度贫血，血红蛋白持续低于 60g/L，出血量大，甚至一度濒临休克，有输血指征。急性重症 AUB 合并重度贫血、极重度贫血、休克患者，推荐首选输血、补液扩充血容量，初步排除结构异常性疾病后，辅以孕激素、复方口服避孕药和氨甲环酸等药物治疗。

b)分段诊刮术。该患者入院前 B 超提示内膜偏厚，信号不均，不排除子宫内膜病变。诊刮术中仅刮出少量内膜组织，术后病理提示"子宫内膜不规则增生"，故不排除合并 AUB－M 可能。但需注意的是，单纯的分段诊刮术只有止血、明确子宫内膜病理诊断的作用，所以"一次应用有效"，后续仍需药物治疗，应尽量避免反复不必要的诊刮。

c）米非司酮。米非司酮是较为新型的可直接作用于下丘脑－垂体系统而导致促性腺激素分泌减少的孕激素拮抗剂，不良反应少，对子宫内膜孕酮受体的亲和力比黄体酮强 5 倍，能够促进子宫内膜萎缩，改善贫血症状。该药还可直接或间接作用于卵巢，使颗粒细胞凋亡，促进卵泡萎缩，减少卵巢雌激素分泌，导致闭经。此外，米非司酮作为孕激素受体拮抗剂，可抑制孕激素作用子宫肌层，使间质细胞生成减少、诱导子宫肌瘤细胞凋亡、抑制肌瘤血管生成，导致子宫肌瘤萎缩、体积减小、数目减少。因此，米非司酮对于异常子宫出血尤其 AUB－O 合并 AUB－L 患者具有良好的治疗效果。对于使用剂量，如今仍未达到统一共识。目前，推荐小剂量中长期使用或大剂量短期使用，持续大剂量使用可导致人体内积蓄，使血药浓度持续增高增加不良反应发生率。

d）其他可选治疗方式。

·手术治疗。该患者无生育需求，因后续可能再次出血不能控制、子宫内膜进展为不典型增生或恶变，可考虑子宫全切术；患者宫颈肌瘤较大（7cm×6.9cm×6.4cm），有较强的保留子宫意愿，可考虑子米非司酮等药物控制出血并待肌瘤体积缩小后择期行子宫肌瘤剔除术；当 AUB－M 不除外时一般不推荐子宫内膜切除术，因为子宫内膜切除术不能保证取出所有病灶，反而因为子宫内膜完整性和持续性的破坏可能导致宫腔粘连，妨碍子宫内膜组织病理学监测。

·促性腺激素释放激素激动剂。GnRH－a 通过刺激垂体急剧释放促性腺激素（"点火效应"），使垂体促性腺细胞上的 GnRH 受体被占满、耗尽，从而抑制促性腺激素分泌，阻断卵巢雌孕激素合成。此外，还可使 ER 合成减少，达到使肌瘤萎缩、体积缩小、抑制内膜增生从而纠正贫血的效果。目前研究发现，使用米非司酮 10mg/d 大于 6 个月时，部分患者出现轻度抗糖皮质激素效应伴血清皮质醇波动，患者依从性下降，而 GnRH－a 只需每 28d 肌内或皮下注射 1 次，方便快捷，同时缩小肌瘤及缓解盆腔压迫效果明确，对于该患者系统，GnRH－a 不失为一个更优的选择。

第三部分　启示与扩展

AUB 是围绝经期的标志性事件，在围绝经期患者的所有妇科咨询中，AUB 占

70% 以上,发生率高,病因复杂,对其的诊断和治疗仍然存在很多亟待统一和规范的问题。该患者处于绝经过渡期,考虑 AUB‒O 合并 AUB‒L 导致重度贫血,持续出血、出血量大、濒临休克,使用止血药物且多次输血后仍然难以纠正,其诊断和曲折的治疗过程给予临床上很多提示和需要改进的地方,例如:住院 7 天时间内,可利用的止血手段有限,反复输血,反复出血,亟须新的效果更为明显和彻底的止血措施。围绝经期 AUB 的核心为排除性诊断,需经合理诊断评估流程后将有结构异常(病因可能为恶性肿瘤、增生、息肉、肌瘤)的围绝经期 AUB 及无结构异常(病因可能为排卵功能障碍、子宫内膜正常的局部纤溶系统亢进或前列腺素合成异常,以及可能性较小的凝血功能障碍或医源性因素)的围绝经期 AUB 区分开来。围绝经期急性 AUB 与慢性 AUB 的治疗方式不同,当合并重症贫血甚至休克时,应用扩充血容量、纠正休克和药物治疗等方式及时止血,尽快明确诊断后,从全局角度和个体化方案出发。针对不同类型的 AUB 及疾病进展情况,应尽早选用合理类型和剂量的药物或合理的手术方式进行综合治疗,从而改善疾病的进展和预后以及患者的生活质量。

参考文献

1. 中华医学会妇产科学分会绝经学组. 围绝经期异常子宫出血诊断和治疗专家共识. 协和医学杂志,2018,9(4):313‒319.

2. 中华医学会妇产科学分会妇科内分泌学组. 异常子宫出血诊断与治疗指南. 中华妇产科杂志,2014,49(11).

3. 子宫肌瘤的诊治中国专家共识专家组. 子宫肌瘤的诊治中国专家共识[J]. 中华妇产科杂志,2017,52(12):793‒800.

4. HARLOW, SIOBÁN D, GASS M, et al. Executive summary of the stages of reproductive aging workshop + 10: addressing the unfinished agenda of staging reproductive aging. Climacteric,2012,15(2):105‒114.

5. MARRET H, FAUCONNIER A, CHABBERT‒BUFFET N, et al. Clinical practice guidelines on menorrhagia: management of abnormal uterine bleeding before menopause. European Journal of Obstetrics & Gynecology,2010,152(2):133‒137.

6. CHASON R J, KANG J H, GERKOWICZ S A, et al. GnRH agonist reduces estrogen receptor dimerization in gt1 – 7 cells: evidence for cross – talk between membrane – initiated estrogen and GnRH signaling. Molecular & Cellular Endocrinology, 2015, 404:67 – 74.

7. LOIACONO R M R, TROJANO G, GAUDIO N, et al. Hysteroscopy as a valid tool for endometrial pathology in patients with postmenopausal bleeding or asymptomatic patients with a thickened endometrium: hysteroscopic and histological results. Gynecologic & Obstetric Investigation, 2015, 79(3):210 – 216.

作者简介: 王桂泉, 浙江大学医学院在站临床博士后, 主攻方向为人工智能在生殖医学领域的应用探索。

指导老师: 冯国芳, 副主任医师, 浙江大学医学院附属妇产科医院, 主攻方向为生殖内分泌。

儿科篇

病例 48
早产儿的肠道"杀手"

第一部分　病情变化过程

1. 病情概述

患儿,男性,1 天,因早产后气促 6h 余,急诊入院,诊断为:新生儿呼吸窘迫综合征。入院后予无创持续气道正压通气辅助通气,抗生素抗感染,肠内营养早产儿奶粉(81kcal/100mL)鼻饲喂养,逐渐加量至 20mL Q2h。后患儿出现腹胀,予禁食、胃肠减压等保守治疗。治疗 30h 后患儿腹胀未见缓解,出现电解质紊乱进展、感染指标增加及腹胀加重,遂急诊行剖腹探查术,术中见腹腔内小肠广泛坏死,仅有四段总长度约 15cm 小肠炎症水肿未见坏死,未见穿孔;结肠炎症水肿,未见坏死。予肠管多段吻合,手术过程顺利,术后入 NICU。术后 7 天开奶微量喂养,2 周后逐渐加奶。术后 3 个月奶量逐渐添加,体重增长良好,脱离肠外营养后康复出院。

2. 接诊印象

患儿为早产儿、极低出生体重儿,喂养后出现腹胀,凌晨 4 时首次监护室会诊见患儿腹胀、尚软,无明显压痛,腹部平片未见穿孔。建议监测血气、血常规、腹部平片等检查。当时考虑坏死性小肠结肠炎。与家属谈话,目前病情稳定,可以暂保守治疗。告知保守治疗存在疾病进一步进展、危及生命等可能。家属表示理解。5h 后患儿出现氧饱和度降低、血色素降低等情况,予急诊气管插管抢救。稳定基本生命体征后,积极改善患儿的电解质及贫血情况。再次行腹部平片检查及血常规等,告知家属:"小朋友现在的腹腔感染进展迅速,全身各器官功能较差,我们考虑爆发性新生儿坏死性小肠结肠炎。我们一直在创造手术条件,但仍没有很好改善,需要急诊手术,手术风险大,但也只能搏一搏,预后需要我们一起努力。"家属担心这么小的孩子的手术风险。我们进一步解释:"新生儿坏死性小肠结肠炎常规先进行保守治疗,但是你们家孩子的病情进展比较快,现在虽然手术风险大,但也是我们能创造的最好的条件了。再不手术,可能就没机会了。"家属思虑再三后在知情同意书上签字。术中告知家属肠管广泛坏死,剩余肠管仅有 15cm,后期存在短肠综合征等需长期治疗、费用巨大、预后不良等可能。家属坚持治疗,手术顺利。

3. 病史回顾

基本信息:患者,男性,1 天。

病史特点:

1)入院主诉:早产后气促 6h 余。

2)简要病史:患儿系 G4P2,30^{+2} 周,出生体重 1440g。6h 前,即患者出生后出现气促,当地医院予持续气道正压通气辅助通气后好转,转至我院。有气促,呼吸费力,无发热,无发绀。入院后逐渐肠内喂养加奶,患儿出现腹胀,肛门排脓血便,排气减少。

3)术前查体:气管插管通气,两肺可及散在湿啰音,腹部膨隆,有压哭反应,未触及明显腹部包块,肛检未见明显排气排便,肢端偏凉。

4)辅助检查

a)实验室检验(表 48.1、表 48.2)

表 48.1 血常规检测指标

项目	8 月 15 日 04:55	8 月 15 日 07:16	8 月 15 日 09:14	8 月 16 日 19:16	8 月 17 日 10:28
白细胞计数	15.36	10.73	8.67	2.07	16.12
血红蛋白	125	124	139	78	152
血小板	216	222	214	39	57
超敏 CRP	<0.5	1.13	6.03	69.50	143.63

表 48.2 血气检测指标

项目	8 月 15 日 04:22	8 月 15 日 08:24	8 月 15 日 12:00	8 月 15 日 18:28	8 月 16 日 00:14	8 月 16 日 11:00	8 月 16 日 16:14	8 月 16 日 18:47
PH	7.286	7.291	7.271	7.205	7.304	7.29	7.390	7.262
K$^+$	5.0	5.1	4.9	5.1	5.2	5.1	5.3	4.3
Na$^+$	128	125	122	122	122	121	118	112
乳酸	1.6	2.2	2.7	2.4	1.6	2.4	1.3	1.1
SBE	−3.2	−3.2	−3.1	−5.8	−1.4	−0.6	1.4	−6.0

b）影像学检查（图 48.1）

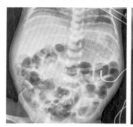 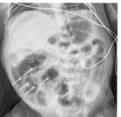 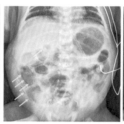 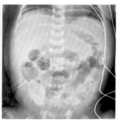

2020-08-15,3:48	2020-08-15,14:25	2020-08-15,20:25	2020-08-16,9:23
腹部肠道充气欠均匀，未见明显扩张肠管，肠间隙局部略宽，腹脂线欠清	腹部肠道充气偏多，局部肠管扩张，右下腹可见线样积气影，肠间隙不宽，腹脂线欠清，门脉可见积气	腹部肠道充气偏多，局部肠管扩张，右下腹可见线样积气影，肠间隙不宽，腹脂线欠清	腹部肠道充气偏多，局部肠管扩张，右下腹可见线样积气影，肠间隙不宽，腹脂线欠清。侧位片未见腹壁皮下游离气体

图 48.1 患儿病情变化的腹部 X 线平片图像

5）出生史：G4P2，孕 30^{+2} 周剖宫产，出生体重 1440g。

6）既往史：无殊。

4. 病情演变

患者于 2020 - 08 - 04 由 120 转入我院 NICU，大气吸入下生命体征尚稳定。患儿系早产儿、极低出生体重儿，有急性呼吸窘迫综合征。

入院后予无创持续气道正压通气辅助通气，根据药敏选择性使用抗生素抗感染，肠内营养早产儿奶粉鼻饲喂养，从 5mL Q2h 逐渐加量至 20mL Q2h。2020 - 08 - 15 出现腹胀。立即予禁食、胃肠减压、加强抗生素、补液等保守治疗，治疗 30h 后患儿腹胀未见缓解，出现电解质紊乱加重、感染指标增加及腹胀加重，复查腹部平片可见肠壁积气、门静脉积气等，腹壁水肿也逐渐加重。

2020 - 08 - 16,16：14 术前评估后急诊行剖腹探查术，16：25 手术开始。术中见腹腔内小肠广泛坏死，仅有四段总长度约 15cm 的小肠炎症水肿未见坏死，未见穿孔；结肠炎症水肿，未见坏死。予肠管多段吻合，手术过程顺利，术后入 NICU 进一步监护治疗。术中血色素低，血压低，予输血、扩容处理。手术历时 103min。具体情况见图 48.2 和图 48.3。

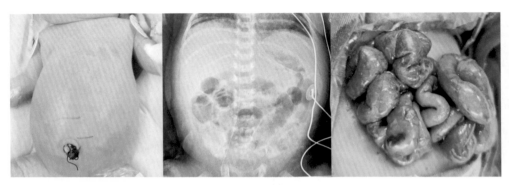

图48.2　患儿腹部图像及对应的 X 线腹部平片和腹腔内病变情况

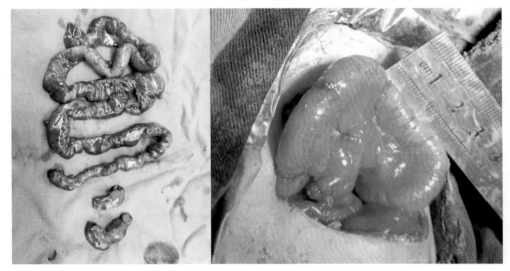

图48.3　切除的肠管及吻合后肠管情况

术后第 1 天,复查血常规提示血白细胞、血小板、血红蛋白均平稳恢复,超敏 CRP 仍升高,考虑手术应激及腹腔残余感染。治疗上继续抗生素抗感染、禁食、补液对症处理。患儿情况逐渐好转,感染指标逐渐降低,血小板逐步提升,血气稳定,腹胀缓解。

术后第 7 天,开奶 2mL Q2h 喂养,不增加奶量。密切关注大便情况、腹胀、感染指标。情况稳定 1 周后,转至新生儿外科病房。转入后予逐渐加奶,每日每次增加 1mL Q2h 喂养。期间,患儿出现腹胀、呕吐,奶量不增加。术后 3 个月,奶量逐渐添加至每日 400mL,逐渐减少肠外营养后,体重增长良好,康复出院。

术后标本病理示:小肠肠出血、坏死伴炎细胞浸润。

5. 临床思维导图(图 48.4)

新生儿坏死性
小肠结肠炎

高危因素： 新生儿坏死性小肠结肠炎是低出生体重儿绝大多数会有的疾病，主要指早产儿，而不是胎龄儿，达到35~36周胎龄时，危险明显降低

发病特点： 常发生在出生后10天内，也可发生于第1天、几周或生后数月，喂养是新生儿坏死性小肠结肠炎发生的首要因素；部分药物的使用(吲哚美辛)可诱发肠坏死

临床表现： 轻症，胃纳减退、呕吐、腹胀、胃潴留
重症，便血、败血症、中毒性肠麻痹

辅助检查：
粪便潜血试验。大多数患儿在病变早期就出现粪便潜血试验阳性，对于轻症患者，连续查3次粪便潜血试验协助诊断。血常规白细胞在病变之初升高，但白细胞减少也常有发生，约37%的严重患儿WBC低于1.5×10^9/L，血小板减少，严重的血小板减少($<100 \times 10^9$ / L)常常提示预后不良。CRP非特异性升高，提示并发症的发生，有助鉴别。血培养50%的患儿出现菌血症，大多数为大肠埃希菌。B超可提示肠壁增厚，肠腔内液体积聚，敏感性高于腹部平片。可明确肠壁内积气、腹腔内游离气体、门静脉积气等
X线检查。①胃肠道动力性梗阻：肠壁间隔增宽
②肠壁气囊肿：多见于右下腹，肠壁间呈囊样、泡沫样或串珠状、环状及细条状透亮影
③门静脉积气：肠壁间气体吸收入血使门静脉出现树枝样充气影，常在12h内消失，但也可超过4天
④选择性肠袢扩张、气腹等表现

治疗： 一旦怀疑或确诊，首先进行肠道休息，放置鼻胃管减压，应用广谱抗生素，若因脓毒症而出现低血容量症，积极液体复苏，纠正水电解质紊乱及相应对症治疗。如临床情况良好，小儿食欲恢复、腹胀消失、肠鸣音正常、X线平片和大便隐血转阴后3天，可试喂养
手术： 外科干预的绝对指征是肠穿孔；相对指征是内科治疗后病情恶化。
手术的最佳时机是肠壁全层坏死尚未发生穿孔之前
外科原则： 切除仅为穿孔或坏死的肠组织，尽可能保留回盲部
①孤立病变：切除病变组织，近端造口和远端黏液瘘，一期吻合需慎重
②多段病变：坏死节段切除，吻合，造口
③全肠病变：切除坏死肠管，造口，存活患儿往往存在短肠综合征

术后管理： 抗感染、营养支持，断肠患者后期需行肠管延长术甚至肠移植

图 48.4 临床思维导图

第二部分　文献分享与思考

新生儿坏死性小肠结肠炎(neonatal necrotizing enterocolitis, NEC)为一种获得性疾病,是多种原因引起的肠黏膜损害,使之缺血、缺氧,导致小肠、结肠发生弥漫性或局部坏死的一种疾病。主要在早产儿或患病的新生儿中发生,以腹胀、便血为主要症状,其特征为肠黏膜甚至肠全层的坏死,最常发生在远端回肠和结肠近端。以腹部 X 线平片部分肠壁囊样积气、门静脉积气为特点。本症是新生儿消化系统极为严重的疾病,是新生儿的主要死亡原因之一。

结合该病例,患儿喂养后出现腹胀,而后病情进展快,保守治疗无效。面对这样的危重症患者,往往需要新生儿内科、新生儿外科、监护室等多学科的协同合作参与救治。

新生儿内科医生认为:该患儿存在发生 NEC 的高危因素(早产、低体重、缺氧病史),这些因素使患儿相比正常患儿更易出现 NEC。首选母乳喂养,母乳没有时才选择配方奶。在配方奶喂养过程中,需要更加重视喂养过程中的观察,奶量增加过程中需重视胃潴留、腹胀、血便情况。对于配方奶的选择,奶粉的渗透压影响 NEC 的发病情况。基本乳(650mOsm/kg)及配方乳(350mOsm/kg)诱发 NEC 的概率分别是 88% 和 25%。

新生儿外科医生认为:虽然大部分 NEC 可以选择保守治疗,但 NEC 进展快,在保守治疗中病情恶化、发生肠坏死或者穿孔时,需要有外科及时参与,在没有去除感染灶和及时给肠管减压的情况下,保守治疗很难取得很好的疗效。

新生儿重症监护室医生认为:对于这种重症感染手术后的患儿,全身情况较差,有多器官功能损伤。需完整评估后综合治疗,并且患儿早产,体重低,耐受性差。需根据患儿血培养及药敏结果选择抗生素。

在该患者的治疗过程中,患儿后期康复,顺利出院,但是很多 NEC 患者不一定有相同的预后,很多患儿最终因为短肠、感染等原因,预后较差。那么,在该疾病诊断过程中有哪些需要注意的? 哪些是 NEC 的高危因素? 早产儿奶粉怎么选? 哪些指标可以提示我们患儿的预后情况?

首先,该患儿是在我院起病并及时得到手术干预的。对于没有设置新生儿外科的医院,NEC的治疗仍具有一定的挑战。新生儿内科、新生儿外科都必须充分了解及认识该病的发病及诊治,及时有效的干预是治疗成功的关键。对于新生儿,NEC起病急,进展快,干预措施也需要及时。早期禁食、对症抗感染治疗,对于保守治疗后病情仍进展的患儿,及时进行手术干预。手术干预时机的选择是整个NEC治疗中的难点,当然气腹是手术的绝对指征,我们如何判断肠管已经坏死是难点。新生儿的检查相对较少,主要依赖血常规、血气、腹部X线片、B超来判断疾病进展情况,需要有丰富的临床经验的医生来决策。

NEC的发病机制仍不明确,目前研究认为遗传易感性、肠道发育不成熟、微生物失调、输血等原因是导致NEC发生及进展的关键因素。①早产:早产儿是NEC发病的主要人群,早产儿的肠道屏障功能、消化吸收、黏膜免疫、循环调节均不成熟,需要逐渐发育。因此,在早产儿的喂养过程中需尤其关注患儿的腹胀、排便、感染情况。②菌群:新生儿出生后迅速暴露于细菌环境中,最初受分娩方式和喂养的影响。经阴道分娩的新生儿肠道内微生物环境会更接近母亲的阴道环境,有益菌多,双歧杆菌可能对预防NEC有益,早产儿经历延迟且不适当的微生物定植,导致炎症反应增强、细菌糖基化异常。母乳喂养是最佳的喂养方式,延迟开食、配方奶喂养、早期使用广谱抗生素等会延迟肠道微生物定植,增加病原性定植风险。③输血:可能是诱发NEC的重要因素,在输血前后,注意禁食2~4h,减少肠道缺血再灌注应激的高风险因素。④药物:对于使用吲哚美辛、维生素E等药物治疗的患儿,需特别注意。

早产儿、低出生体重儿的喂养和足月儿有很大差别,不同的喂养指南存在较大的差异。2013年《中国新生儿营养支持临床应用指南》建议:出生体重>1000g的新生儿,可于出生后12h开始喂养;出生体重<1000g的新生儿,可适当延迟至24~48h后开奶。体重750~1250g的新生儿的开始用量为10mL/(kg·d),添加速度为20mL/(kg·d),最终喂养量为150mL/(kg·d);体重1250~1500g的新生儿的开始用量为20mL/(kg·d),添加速度为20mL/(kg·d),最终喂养量为150mL/(kg·d);体重1500~1800g的新生儿开始用量30mL/(kg·d),添加速度为30mL/(kg·d),最终喂养量为150mL/(kg·d)。不同奶粉的渗透压不同。母乳喂养为首选,母乳的渗透压波动于260mOsm/kg上下,选择的奶粉要尽量贴近母乳的渗透压。并且,是否选择水解奶粉以缓解肠道分解的压力,目前没有统一的结论,但是选择氨基酸奶粉需慎重,氨基酸奶粉的渗透压相对较高。

NEC起病急,目前具体机制仍不清楚,主要的病理改变为肠道菌群异位,肠壁间细菌产气,导致感染加重,肠管坏死。在本病例中,患儿的感染指标并未达到高值。出现这种情况,主要是由于新生儿的无能反应,对于重症感染,往往表现为中性粒细胞降低,血小板降低,CRP 不一定很高。对于血红蛋白降低的患者,需考虑患儿出血的原因。没有明确其他部位出血的情况,对于肠管的病变,我们常考虑存在肠管坏死。目前也有新的标志物(I－FABP)能够预测 NEC 的预后及严重程度,只是目前还没有在临床中得到应用。

第三部分　启示与拓展

1. NEC 的早期诊断是患儿预后的关键因素,如何做到 NEC 的早期诊断?

NEC 的发生往往是悄无声息的,对于有高危因素的患儿,我们在喂养过程中需更加谨慎。如果出现腹胀、喂养不耐受、血便等,及时禁食,对症处理。有最新研究发现肠管损伤的生物标志物(I－FABP),在 NEC 的患者中,能够早期预测疾病的进展程度,有助于及时有效地判断病情。但目前这些预测指标并未在临床中得到应用。

2. NEC 患儿很多在术后出现短肠综合征,需要长期营养支持治疗。如何治疗儿童短肠综合征?

小儿短肠综合征是指小肠吸收能力受限,无法满足患儿正常生长发育的需求,需要肠外营养支持42 天以上。该患儿术后的肠管长度仅有 15cm。因为该患儿是新生儿,肠管生长潜力较大。在疾病早期,患儿的肠管长度不足以满足患者的营养需求。在经过 3 个月的综合营养支持治疗后,患儿肠管的长度及营养吸收能力都得到很好的代偿,肠内营养能够维持生长发育需求。脱离肠外营养后,体重增长良好。如果肠内营养无法支持患儿的营养需求时,需要持续的静脉营养治疗。此外,在一些条件下,也可通过特定手术延长肠管长度或增加肠道吸收时间等促进短肠综合征肠道适应。常选择的手术方式有肠瓣膜成形、逆转肠段、再循环袢、结肠间置、肠裁剪(变细)成形术、肠延长术、组织工程、肠道起搏器、新生黏膜补片等。如果最终无法达到肠适应,或者出现肝功能衰竭,需要小肠移植或肝肠联合移植等。

3. 医患沟通的重要性

医患沟通在医疗活动中具有重要作用。在该患儿治疗过程中,其出生后全程在我院治疗,新生儿科病房是无陪病房,这无疑增加了医患沟通的难度。但是在这个病例中,我们充分告知了家属疾病的相关风险、预后不良等情况,家属仍愿意相信我们,并最终让患儿康复出院。对于不同的患者,沟通方式也多种多样,既要给家属信心,也要将病情交代清楚。不留遗憾是难,但总要努力为之。

参考文献

1. MOSS R L,DIMMITT R A,BARNHART D C,et al. Laparotomy versus peritoneal drainage for necrotizing enterocolitis and perforation. N Engl J Med,2006,354(21): 2225 - 2234.

2. STEWART C J,CUMMINGS S P. Gut bacteria and necrotizing enterocolitis: cause or effect? Trends Microbiol,2015,23(6): 332 - 333.

3. EDGREN G,MURPHY E L,BRAMBILLA D J,et al. Association of blood donor sex and prior pregnancy with mortality among red blood cell transfusion recipients. JAMA,2019,321(22): 2183 - 2192.

4. SYLVESTER K G,LING X B,LIU G Y,et al. A novel urine peptide biomarker - based algorithm for the prognosis of necrotising enterocolitis in human infants. Gut, 2014,63(8): 1284 - 1292.

5. THUIJLS G,DERIKX J P,WIJCK K,et al. Non - invasive markers for early diagnosis and determination of the severity of necrotizing enterocolitis. Ann Surg,2010, 251(6): 1174 - 1180.

作者简介: 赖登明,2018 级临床医学博士后,主攻方向为新生儿外科感染性疾病的诊治及机制研究。

指导老师: 钭金法,主任医师,浙江大学医学院附属儿童医院,主攻方向为小儿先天性胃肠道畸形的诊治及机制研究。

病例 49
死灰复燃的"小儿麻痹症"?

第一部分　病情变化过程

1. 病情概述

患儿,男性,2 岁 7 个月,因发现右上肢无力 4 个月来门诊就诊,此患儿右上肢肌力近端Ⅱ级,远端Ⅲ级,右上肢腱反射(−),痛觉正常,余肢体神经系统查体未见异常,遂建议患儿完善颈髓磁共振及肌电图检查。磁共振结果显示患儿脊髓长节段异常信号,主要累及脊髓前角,肌电图显示患儿神经源性损害累及右侧面神经和双上肢,以右上肢尤著(C3 − T1 神经根及前角细胞病变可能性大),临床症状和辅助检查都与小儿麻痹症类似,但患儿接种疫苗按时按卡,追问患儿病史,发现患儿 5 个月前曾因脑干脑炎(重症)、延髓性麻痹、呼吸衰竭等于我院重症监护室治疗。

2. 接诊印象

这是普通的一天,跟往常一样,我和主任在门诊一起接诊患儿,一位年轻的父亲抱着一个小孩走进来和我们说,他家小孩没有磕磕碰碰,突然就发现右手抬不起来了,到现在已经有好几个月,让我们给他孩子看看。我把小孩放到体检床上,发现患儿右上肢近端肌力才Ⅱ级,远端肌力Ⅲ级,痛觉正常,腱反射未引出,余肢体神经系统查体未见异常,当时一惊。家属问道:"我小孩子的右手能好吗?"我说咱们首先得把这个是什么病因弄清楚了,后面才能够对症用药,才能够知道预后怎么样,但我们肯定会尽心尽力去治疗的。我赶紧让患儿家长带小孩去完善相关检查。同时,我和主任对视了一眼,深吸了一口气,因为我们病房近半年突然出现了十几例以四肢肌力下降为主要症状的患儿,目前这些患儿对于现有治疗几乎无任何反应。检查结果出来后,验证了我们的担心,我们追问家属患儿病史,患儿 5 个月前因脑干脑炎(重症)、球麻痹、呼吸衰竭等曾于我院重症监护室治疗,这拓展了我对这个疾病的认识,该疾病可以脑干损害为首发症状。随后,我们和患儿家属进行了

466

深入沟通,告诉家长这个疾病的预后不乐观,目前需要进行康复治疗,但效果可能并不显著,家长哭诉道:"医生你们能够再帮忙想想办法吗？ 你们一定要帮帮他。"看着家长无助的眼神,我深深地体会到什么叫作医者的无奈。

3. 病史回顾

基本信息:患者,男性,2 岁 7 个月。

病史特点:

1)主诉:发热伴咳嗽 9 天,口角歪斜 2 天,进行性吞咽困难 1 天。

2)简要病史:患儿发热伴咳嗽 9 天,口角歪斜 2 天,进行性吞咽困难 1 天,神志不清。

3)查体:气管插管带入,神志不清,双侧瞳孔等大等圆,双肺可及痰鸣音,心音中,四肢肌张力增高,左侧巴氏征可疑阳,右侧巴氏征阴性,口角向左侧歪斜,右侧鼻唇沟变浅,1 天前吞咽动作减弱,伴口角抽动及阵发性肢体抖动,伴嗜睡;肢端偏凉,毛细血管充盈时间 3s。

4)辅助检查

a)实验室检验。血常规(五分类):白细胞计数 4.54×10^9/L;中性粒细胞 63.0%;血红蛋白 118g/L,血小板计数 433×10^9/L,超敏 C 反应蛋白 <0.50mg/L,总蛋白 81.8g/L,白蛋白 37.2g/L,白球比例 0.83,直接胆红素 1.5μmol/L,丙氨酸氨基转移酶、肌酸激酶正常,血液病原学检测:TORCH 抗体、EB 病毒抗体、肺炎支原体 RNA、呼吸道病毒阴性;脑脊液常规:潘氏球蛋白定性试验阴性,白细胞数 14×10^6/L,脑脊液生化正常;脑脊液病原学:肠道病毒三联阴性、单纯疱疹病毒 DNA 阴性、脑脊液培养阴性。

b)影像学检查。头颅 CT 平扫:未见明显异常;胸部 CT:支气管肺炎;心电图:窦性心动过速;脑电图:正常范围;头颅磁共振(图 49.1):延髓异常信号,请结合临床及复查。

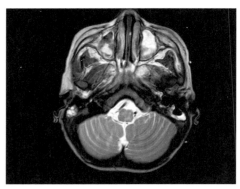

图 49.1 磁共振:延髓异常信号

5）既往史：患者既往体健，无呼吸道疾病、消化道疾病史、无血液病史、无肾病史；无肺结核及其他传染病；无食物、药物过敏；无外伤史；无手术史；无输血史；无中毒史；疫苗按时按卡接种。

6）家族史：无特殊。

体温 37.3℃，脉搏 146 次/分，呼吸 38 次/分，血压 113/89mmHg。

治疗：呼吸机辅助通气、头部亚低温、海正美特、头孢曲松、阿昔洛韦、甲强龙、白蛋白、丙种球蛋白治疗两次及甘露醇等治疗后复查头颅磁共振，延髓异常信号明显好转（图 49.2），临床症状也明显好转，入院 3 周后携呼吸机赴当地医院康复治疗，出院时神志尚不清，双侧瞳孔等大等圆，瞳孔对光反射减弱，四肢肌张力增高。

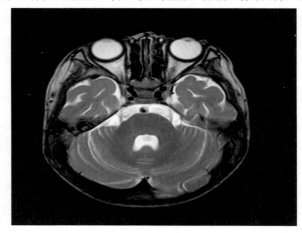

图 49.2　治疗后复查磁共振：延髓异常信号明显好转

出院诊断：①脑干脑炎（重症）；②延髓性麻痹；③椎体外系综合征；④呼吸衰竭；⑤支气管肺炎 。

4. 疾病演变

住院时：脑干受累为主，感染引起（发热、CSF 细胞数增高）。

随访时：脊髓（前角细胞）损害，颅神经受累。

肌电图定位脊髓前角细胞病变可能性大，脊髓 MRI 显示脊髓长节段异常信号见图 49.3。

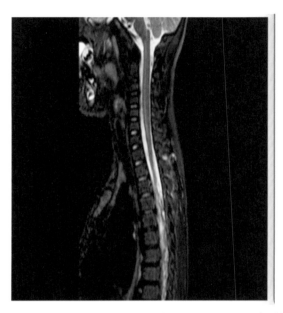

图 49.3　肌电图定位脊髓前角细胞病变可能性大,脊髓 MRI 显示脊髓长节段异常信号

　　患者本次门诊中表现为弛缓性瘫痪,结合本科室出现的十几例类似的病例,患儿目前的主诊断:急性弛缓性脊髓炎(acute flaccid myelitis, AFM)。该病主要累及脊髓前角细胞,急性期抗病毒、激素、丙种球蛋白等治疗均无明显效果。该病虽然远期肌肉功能恢复程度有限,致残率高,但是康复训练可以在一定程度上改善患者的肌肉力量,防止肌肉萎缩,预防关键挛缩以及骨骼肌肉并发症,嘱患儿于我院康复科进行康复训练。

5. 临床思维导图（图 49.4）

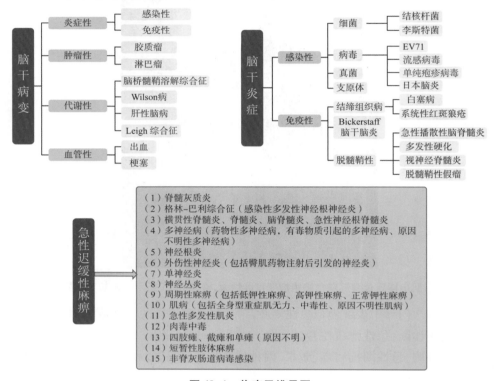

图 49.4　临床思维导图

第二部分　文献分享与思考

急性弛缓性瘫痪（acute flaccid paralysis，AFP）为 15 岁以下出现，急性起病，身体任何一个部位出现肌肉麻痹的一组症候群，包括急性迟缓性脊髓炎（AFM），格林－巴利综合征，急性播散性脑脊髓炎（acute disseminated encephalomyelitis，ADEM）或其他肌肉疾病。AFM 是 AFP 的一个亚型，临床病因大多未知，以急性起病的一个或多个肢体肌肉麻痹为特点，主要累及脊髓前角，伴或不伴随脑干损害。AFM 的诊断标准临床符合以下条件：①急性起病；②一个或多个肢体肌肉麻痹；③磁共振及（或）肌电图提示主要累及脊髓前角，伴或不伴随脑干损害。确诊 AFM 的标准为急性局部肢体肌肉麻痹和核磁共振影像上明显脊髓灰质异常证据；疑似的 AFM

的标准为急性局部肢体肌肉麻痹和脑脊髓液白细胞增多,临床需排除格林－巴利综合征、急性播散性脑脊髓炎、急性横贯性脊髓炎及其他已知原因引起的急性弛缓性麻痹的病例。AFM 急性期主要是依靠对症支持治疗,目前为止没有发现任何药物对 AFM 的治疗有效,相当一部分 AFM 患儿在急性期病情危重,需要呼吸机支持治疗。AFM 预后不佳,很多患儿的肌力无法恢复,同时伴有患侧肌肉萎缩。长期看来,患儿可能会有神经、肌肉骨骼和心理等方面的一系列后遗症,适当的康复治疗可以改善 AFM 患者的功能状态和生活质量。因此,进一步认识该疾病并对其深入研究特别重要,否则留给我们的只有深深的无力感。

AFM 鉴别诊断。①格林－巴利综合征:对称性多发性弛缓性脊神经麻痹,多伴有颅神经受累,起病前往往有前驱感染史,多为非特异性病毒感染,绝大多数不会急性起病,脑脊液病初多无明显异常,发病 2 周后蛋白逐渐升高,第 4~6 周最明显,而细胞计数正常(蛋白细胞分离),肌电图可见受累神经支配的神经源性损害,运动和感觉神经传导速度明显减慢。②急性横贯性脊髓炎:运动障碍主要表现为病变节段以下的上运动神经元麻痹,数日至数周后逐渐出现腱反射亢进,肌张力增高及病理反射等典型体征,病变节段相应的肌肉表现为下运动神经元麻痹且两侧运动障碍大多对称,病变节段以下感觉减退或丧失,典型患者呈传导束型感觉异常,深浅感觉不同程度受累,随着损害节段不同,可出现相应自主神经功能障碍,脑脊液 压力大多正常,细胞轻度正常或增加,MRI 可见到受累部位肿胀,多有不均匀的长 T1T2 信号。③急性播散性脑脊髓炎以急性炎症性脱髓鞘为特征,发生在中枢神经系统(脑和脊髓)的自身免疫性疾病,约 3/4 发生于急性感染或疫苗接种后,病理改变主要在中枢神经系统的白质,围绕血管周围,尤其在小静脉周围可见髓鞘脱失临床表现:可发生于任何年龄,常见儿童和青年人。临床分型:脑脊髓型、脑型、脊髓型。辅助检查可见脑脊液半数异常,淋巴细胞升高,糖和氯化物正常;MRI:皮层下脑白质多发性散在非对称性长 T2 信号(>1cm),也可侵犯基底节、丘脑、小脑、脑干及脊髓。④脊髓灰质炎的临床表现为发热及肢体迟缓性瘫痪,典型的临床经过:前驱期→瘫痪前期→瘫痪期[脊髓型(不规则迟缓瘫痪,下肢尤甚)、延髓型、脑炎型、混合型]→恢复期→后遗症期。几乎所有重症病例既有脊髓病变,也有脑神经核和脑干病变。脑脊液检查:前驱期脑脊液正常;瘫痪前期细胞数轻度增加,早期以中性粒为主,后期以淋巴为主,蛋白增加不明显,呈细胞蛋白分离现象。瘫痪后第二周蛋白水平增高,此时细胞数正常,呈蛋白细胞分离现象,通过典型的临床症状、辅助检查、流行病学资料,我们可以鉴别 AFM 与格林－巴利综合征,急性播散性脑脊髓炎、急性横贯性脊髓炎、脊髓灰质炎等。

结合该病例,我们回顾了相关病例资料:2017 年 1 月 1 日至 2018 年 12 月 31 日,我们科室向国家急性弛缓性麻痹监测系统报告了 AFP 病例 107 例,2017 年为 42 例,2018 年为 65 例,其中有 18 例符合 AFM 定义(确诊 11 例、疑似 7 例),2017 年 1 例,2018 年 17 例(图 49.5、表 49.1)。12 例 AFM 患儿上肢出现肌无力(其中 2

例同时伴有颅神经功能障碍),4 例患者出现下肢肌无力,2 例患者四肢乏力。15
例患儿肌力小于Ⅲ级,3 例患者肌力大于Ⅲ级,大部分 AFM 患儿腱反射减弱或消
失,肌肉出现萎缩。11 例确诊的 AFM 患儿磁共振可见脊髓灰质异常,以前角受累
为主(图 49.6),其中颈椎是最常受影响的区域(9/11),脑干受累 3 例,2 例累及延
髓。所有患儿均接受抗病毒治疗(阿昔洛韦或利巴韦林),并静脉注射甲泼尼龙,
剂量为 20mg/(kg·d)(最大 1g),持续 3~6 天。12 例患者静脉注射免疫球蛋白
1~2g/kg,平均住院天数为 16 天,大多数患者接受治疗后无明显改善。

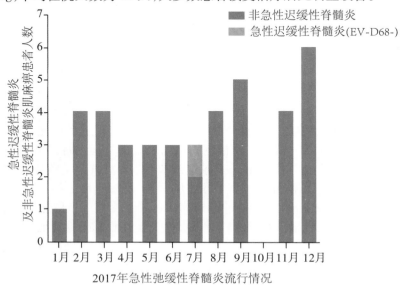

2017年急性弛缓性脊髓炎流行情况

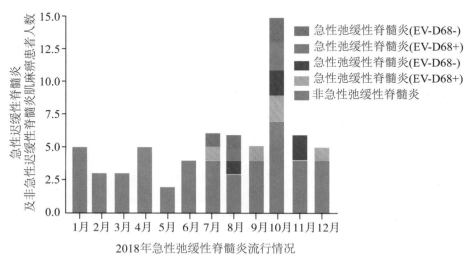

2018年急性弛缓性脊髓炎流行情况

图 49.5　AFM 病例发病数统计

表49.1 急性弛缓性脊髓炎患儿临床资料统计(n = 18)

疾病特征		比例(%)
发病年龄(n = 18)	中位年龄(n = 18)	4.05(0.9 ~ 9)
性别(n = 18)	男	7(38.9)
	女	11(61.1)
住院患者(n = 18)	住院时间的中位数	16 天
	前期有发热病史	16(83.3)
	前期有呼吸道症状	10(55.6)
	前期有呼吸机支持	0(0)
	需要静脉营养支持	0(0)
肢体瘫痪(n = 18)	累计 1 个肢体	12(66.7)
	累计 2 个肢体	4(22.2)
	累计 3 个肢体	1(5.5)
	累计 4 个肢体	1(5.5)
	仅累及上肢	13(66.7)
	仅累及下肢	4(22.2)
急性迟缓性脊髓炎患儿(n = 18)	确诊病例	11(61.1)
	可疑病例	7(38.9)
颅神经受累(n = 18)	吞咽困难	1(3.5)
	复视	0(0)
	面神经损伤	1(5.5)
神经系统症状(n = 18)	头痛	2(10.5)
	颈部强直	3(15.7)
	精神状态改变	0(0)
	抽搐发作	1(5.3)
治疗(n = 18)	抗病毒治疗	18(100)
	全身糖皮质激素	18(100)
	静脉注射两种球蛋白	12(66.7)
肌力(n = 18)	≤2 级	14(77.8)
	3 级	2(11.1)
	4 级和5 级	3(16.7)
预后(n = 18)	无好转	10(55.6)
	有改善	7(38.8)
	完全恢复	0(0)
	更差	1(5.5)
病原学(EV – D68 positive)	大便	9(50.0)
	血液	0(0)
	脑脊液	0(0)
	咽拭子	2(18.18)

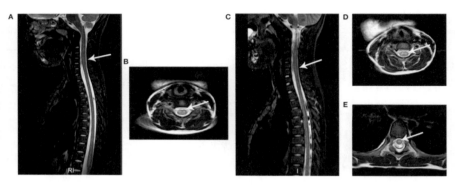

图 49.6　AFM 患儿典型的 MRI 表现

近年来,非脊髓灰质炎的肠道病毒(EV－D68)的中枢神经系统感染被认为是肠道病毒相关 AFP 的主要原因,2014 年、2016 年美国出现肠道病毒 D68 的爆发流行,流行期间 AFM 病例显著增加,我们对 18 例 AFM 患者粪便、咽拭子及脑脊液进行了检测,9 例患儿 EV－68 阳性。但我们对 AFM 的认识还很有局限性,有效的治疗和新预防策略仍急需我们去开发。

我们下一步将开展基础研究,拟构建 EV－D68 的反向遗传学系统(图 49.7),基于获得的 EV－D68 流行株病毒的全基因,拯救出 EV－D68 流行株(BSL－2 实验室),然后通过体内外探索 EV－D68 流行株致病机理,探索特异性的抗病毒药物及新的治疗方法。

该类病例在临床上并不多见,不仅存在较高的误诊和漏诊的概率,治疗效果也不佳,因此在急性期和恢复期的诊疗过程中,多学科的会诊讨论可以对患儿的恢复起到事半功倍的作用。

影像科医师认为:患儿的磁共振表现为脊髓灰质长节段异常信号,从影像学来看,该类病变常见的病因为感染性和免疫性,感染性病因临床上常见的为肠道病毒感染,免疫性病因临床上常见的为 MOG 抗体相关性疾病中急性播散性脑脊髓炎和横贯性脊髓炎,但结合科室短期内出现 10 多例这样的病例,而且合并有脑干脑炎的表现,因此,首先考虑肠道病毒感染引起。建议随访复查脑和脊髓磁共振,以指导下一步治疗方案和评估预后。

感染科医生认为:该类患儿的脑脊液白细胞轻度升高,淋巴细胞为主,病毒感染为首要考虑,为目前的病毒种类,可采集患儿血液、脑脊液、大便、鼻咽分泌物等进行病毒核酸检测,方法包括肠道病毒通用型核酸等 PCR 方法,建议采用高通量的方法进行病原体检测。

康复科医生认为:急性迟缓性脊髓炎虽然远期肌肉功能恢复程度有限,致残率高,但是康复训练可以一定程度上改善患者的肌肉力量,防止肌肉萎缩,预防关节挛缩以及骨骼肌肉并发症。康复训练以功能为导向,借助辅助器具,结合运动疗法、作业疗法、电子生物反馈、针灸、推拿等康复治疗方法,提高患者的运动功能,帮助患者更好地参与社会活动。

神经内科医生认为:该病例结合短期内大量这样的病例,有感染起病,临床有弛缓性瘫痪的表现,磁共振有典型的表现,可以明确急性弛缓性脊髓炎诊断,在秋冬季节遇到急性迟缓性瘫痪的病例需特别警惕,应及时完善头颅及脊髓磁共振检查。该类患儿的脑脊液中病原体检出率十分低,主要检测部位为鼻咽部,所以遇到临床症状及磁共振典型的病例时需及时采鼻咽拭子进行 EV – D68 病毒的检测。目前尚无特效的病因治疗方法,因此对症支持治疗十分重要,患儿远期恢复程度有限,致残率高,需尽早进行康复训练,预防关键挛缩以及骨骼肌肉并发症。

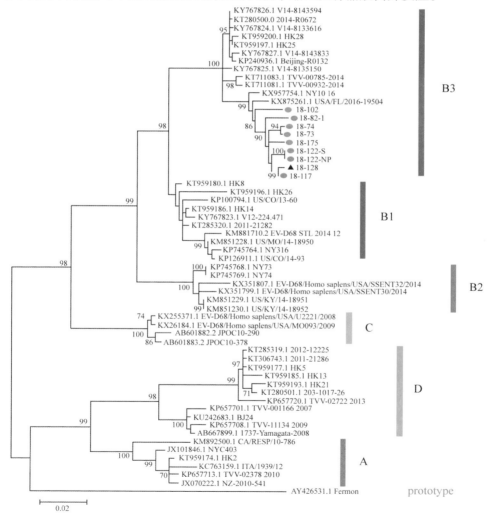

图 49.7 临床样本检出的 EV – D68 毒株进化树分析

第三部分　启示与拓展

1. 及时查阅最新文献、归纳总结病例的临床特点,能够很好地帮助我们判断罕见疾病转归及预后

国内大部分儿科医师对于 AFM 这个疾病的认识不足,在我们接触到第一例这种病例以前,国内还没有任何关于此类疾病的相关报道,大部分儿科医生不知道 AFM 的诊断标准,更无法准确估计患儿的疾病的发展及预后。因此,在接触到一个新的疾病类型的时候,我们需要及时查阅最新的文献,明确检查方法,总结遇到病例的临床特点,拓展知识储备,这样才能够让我们更好地认识新的疾病。

2. 总结

作为临床医学博士后,今后的临床工作中我需要对于一些病因不明、发病机制未明的疾病刨根究底,将临床研究和基础研究紧密相连;临床发现问题,然后通过基础研究提供解决问题的方法和建议,促进疾病诊疗方案的进步。儿童是国家的未来,作为临床医学博士后,除了有临床高水平和科研能力外,也得时刻铭记人文关怀,我们一句短短的问候或者安慰,可以给患儿和其家属带来无穷的力量。

参考文献

1. BITNUN A, YEH E A , Acute Flaccid paralysis and enteroviral infections. Curr Infect Dis Rep,2018,20:34.

2. MESSACAR K, SCHREINER T L, HAREN K, et al. Acute flaccid myelitis: a clinical review of US cases 2012—2015. Ann Neurol,2016,80:326 – 338.

3. HAREN K, AYSCUE P, WAUBANT E, et al. Acute flaccid myelitis of unknown etiology in California,2012—2015. JAMA,2015,314:2663 – 2671.

4. GRENINGER A L, NACCACHE S N, MESSACAR K, et al. A novel outbreak

enterovirus D68 strain associated with acute flaccid myelitis cases in the USA（2012—2014）：a retrospective cohort study. Lancet Infect Dis,2015,15:671 − 682.

5. BOVE R,ROWLES W,CARLETON M,et al. Unmet needs in the evaluation, treatment and recovery for 167 children affected by acute flaccid myelitis reported by parents through social media. Pediatric neurology,2020,102:20 − 27.

6. MARTIN J,MESSACAR K,YANG M,et al. Outcomes of colorado children with acute flaccid myelitis at 1 year. Neurology,2017,89:129 − 137.

7. GONG L,WANG Y,ZHANG W,et al. Acute flaccid myelitis in children in Zhejiang province,China. Front Neurol,2020,11:360.

作者简介: 汪一龙,2018 级临床医学博士后,主攻方向为儿童中枢神经系统感染。

指导老师: 高峰,主任医师,浙江大学医学院附属儿童医院,主攻方向为儿童癫痫、儿童中枢神经系统感染。

病例 50
"小黄人"——新生儿黄疸

第一部分　病情变化过程

1. 病情概述

患儿,男性,生后 7 天,因皮肤黄染 3 天余入院。外院予强光后查血总胆红素仍在换血线以上,遂来我院,诊断考虑:①葡萄糖 6 - 磷酸脱氢酶[G6PD]缺乏;②新生儿 ABO 溶血症;③急性胆红素脑病;④室管膜下出血不伴有脑室内扩散;⑤房间隔缺损;⑥早产儿。予换血和光疗后血总胆红素 tBil 降至 158μmol/L。经治疗后好转出院,定期随访,康复锻炼。

2. 接诊印象

这名出生 7 天的宝宝因黄疸过高从外地转院至我院新生儿科。入院时患儿皮肤极度重度黄染,四肢肌张力偏高,黄疸经外院强光疗后仍在换血线以上,病情极其危重。患儿爸爸说:"我们真的好担心,他今天精神好像也没前几天好了,但他前两天也没这么黄,我们在家一直母乳喂养的,平常吃奶吃得也挺好的,感觉今天吃得也稍微少了些。""宝宝现在的黄疸水平非常高,当地给了强光疗后依然在换血线以上的水平,胆红素过高,可能引起神经功能损伤,需要尽快换血,我们医院换血技术非常熟练了,并且在换血过程中会实时监测宝宝的各项指标,希望宝宝的胆红素能尽快下来。""好的,我们换。"经过家长的同意,整个团队在主任的带领下马上投入抢救,保暖、吸氧、强光疗、输液,并紧急启动换血程序:查血型、申请红细胞悬液、建立动静脉通道。下午 4 时,患儿开始换血,通过动静脉穿刺及血电解质、血糖、血压、体温、尿量、凝血功能监测,耗时 100min,换血 430mL,患儿体内的血液换了 2 遍后,黄疸明显下降,生命体征平稳,转危为安。

3. 病史回顾

基本信息:患儿,男性,年龄 7 天,汉族。

病史特点:

1)主诉:皮肤黄染 3 天余。

2）简要病史：发现患儿 3 天前皮肤中度黄染，予"茵栀黄"口服，黄疸渐加重，外院予强光后查血总胆红素（tBil）468.6μmol/L，仍在换血线以上。患儿系 G1P1 孕 36^{+4}周顺产，出生体重 2650g，胎膜早破 2 天，羊水清，否认胎盘及脐带异常，出生时 Apgar 评分均 10 分，否认生后窒息抢救史。母亲 O 型血（母亲孕期体健，围产期无特殊用药）。

3）查体：生命体征平稳，精神反应欠佳，全身皮肤重度黄染，前囟平，呼吸对称，三凹征阴性，双肺未闻及明显啰音，心律齐，心音中，未及杂音，腹软，肝肋下 1.5cm 可触及，脾肋下未触及，四肢肌张力高，生理反射可引出，肢端温，CRT2s。

4）辅助检查

a）实验室检验。血气 pH7.483↑，PCO$_2$ 27.6mmHg↓，Hb 75g/L，Lac 4.6mmol/L↑，总胆红素 tBil 433μmol/L，Hct 26%，余无殊。血常规：WBC 5.02 × 10^9/L，Hb 72g/L，PLT 254×10^9/L，CRP <0.5mg/L。生化白蛋白 34.1g/L，总胆 441.3μmol/L，间胆 419.2μmol/L，直胆 22.1μmol/L，余无殊。血型 A 型 Rh +。新生儿溶血筛查：提示 ABO 溶血。G6PD（葡萄糖 6 磷酸脱氢酶）活性测定 13.40U/dL↓（正常 > 26U/dL）；G6PD 比值法测：G6PD/6PGD 比值 0.30↓（正常 1.0 ~ 2.3）。

b）影像学检查。脑干诱发电位 + 听性脑干反应，结论：听性脑干 V 波反应阈：左耳 60dBnHL，右耳 60dBnHL，建议复查、随访。头颅 B 超：双侧室管膜下出血伴液化（左 0.8cm ×0.5cm，右 1.0cm ×0.5cm）。心脏 B 超：房间隔缺损 3.7mm、三尖瓣轻度反流。头颅平扫：两侧苍白球 T1 信号稍高，请结合临床。

5）既往史无殊。

6）其他个人史或家族史：家中无类似疾病。

4.病情演变

发现患儿 3 天前皮肤中度黄染，吃奶好，反应好，至当地医院就诊，当时测经皮胆红素 11mg/dL，予"茵栀黄"口服。

家长自觉黄疸逐渐加重，患儿吃奶差，活动减少，两眼凝视，有尖叫，再次至当地医院，查经皮胆红素 22mg/dL，外院予强光治疗 6h 后查血总胆红素仍在换血线以上，遂来我院。

我院住院查血总胆红素 tBil 433 μmol/L，溶血筛查提示 ABO 溶血，予换血、强光疗和白蛋白，患儿总胆红素由 433μmol/L 降至 195μmol/L，8h 后复测再次升至 338μmol/L。再次予换血、强光疗治疗，患儿的总胆红素降至正常。

检查回报，G6PD 活性及比值偏低，听性脑干 V 波反应阈：左耳 60dBnHL，右耳 60dBnHL，建议复查、随访。头颅平扫示两侧苍白球 T1 信号稍高。经过换血、光疗、白蛋白、输血（洗涤 O），头孢噻肟抗感染，合理喂养。患儿好转出院，定期随访，康复锻炼。

5.临床思维导图(图50.1)

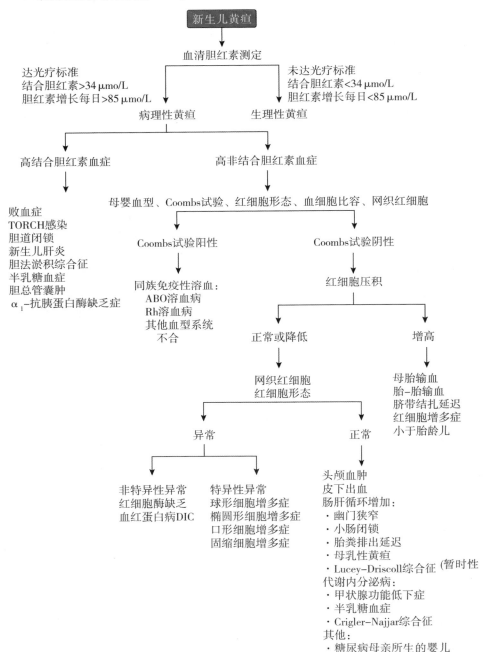

图 50.1　临床思维导图

第二部分　文献分享与思考

新生儿科有非常多的"小黄人",新生儿黄疸是新生儿时期常见的症状之一。足月儿约有 50%、早产儿约有 80% 肉眼可观察到黄疸。胆红素是一种强力的抗氧化剂,可以对抗氧化应激,但如果胆红素水平过高,又可导致神经毒性。引起新生儿黄疸病因比较多,除了典型的新生儿黄疸,比如新生儿败血症也可以表现为黄疸,胆道闭锁也可以表现为黄疸,如果不引起重视,可能错过相关疾病治疗的最佳时机。所以,新生儿黄疸是需要密切关注和治疗的一个问题。

G6PD 是红细胞膜上的一个酶参与红细胞磷酸戊糖旁路代谢使 6 - 磷酸葡萄糖(G6P)转变为 6 - 磷酸葡萄糖酸(G6PG)反应中的限速酶,反应中脱出的 H^+ 将氧化型辅酶(NADP)还原成还原型辅酶Ⅱ(NADPH),磷酸戊糖途径是红细胞产生 NADPH 的唯一途径。NADPH 有强抗氧化作用,能使红细胞内的谷胱甘肽(GSSG)还原为还原型谷胱甘肽(GSH),并维持过氧化氢酶(Cat)的活性,起到保护红细胞的作用。红细胞 G6PD 缺乏时 NADPH 生成减少,导致具有主要红细胞抗氧化损伤的能力减弱,GSH 及 Cat 减少,当受到氧化损害(如感染、酸中毒及服用氧化性药物)时,细胞膜蛋白、血红蛋白和酶蛋白的巯基被氧化,导致高铁血红蛋白(MHb)及变性珠蛋白小体(Heinz body)形成,后者沉积于红细胞膜儿高表面,红细胞膜的完整性被破坏,引起溶血。G6PD 遗传方式为 X 连锁不完全显性,属于 G6PD 单基因遗传,是可以进行基因检测的。G6PD 缺乏呈 X 连锁不完全显性遗传,男多于女,基于红细胞嵌合体的存在,女性杂合子发病与否取决于其 G6PD 缺乏细胞数量在细胞群所占的比例,在临床上可有不同的表现度,即酶活性可以严重缺乏、中度缺乏,也可能在正常范围,故为不完全显性遗传。

2014 年中华儿科学会发布的《新生儿高胆红素血症诊断与治疗专家共识》建议使用 Bhutani 曲线(新生儿小时胆红素列线图),该标准作为新生儿黄疸的诊断与干预标准,同时也制定了光疗、换血标准。

光疗通过转变胆红素产生异构体,胆红素由脂溶性变为水溶性,经胆汁或尿排出体外。危险因素指同族溶血性疾病、葡萄糖 - 6 - 磷酸脱氢酶缺乏症、窒息、嗜睡、体温不稳定、败血病、酸中毒、白蛋白小于 3.0g/dL 的患儿;若总胆红素值位于

图50.2中曲线以上的,则采用高强度光疗 >30Mw/(cm² · nm);若位于曲线以下2~3mg/dL以内,则需采用一般强度的光疗。

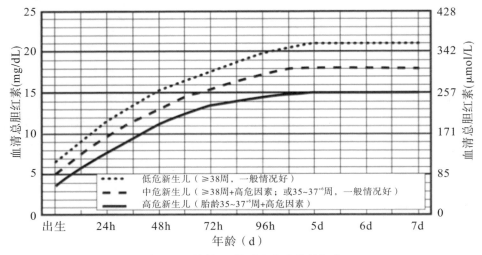

图50.2 胎龄35周以上光疗推荐标准

换血指征:①各种原因所致的高胆红素血症达到换血标准时均应进行换血;②严重溶血,出生时脐血胆红素 >4.5mg/dL,血红蛋白 <110g/L,伴水肿、肝脾大和心力衰竭;③对于已有胆红素脑病临床表现者,无论胆红素水平是否达到换血标准或TSB在准备换血期间已明显下降,都应换血。血源的选择:Rh溶血采用Rh血型同母亲相同,而ABO血型同患儿。

ABO溶血采用AB型血浆加O型洗涤红细胞。换血量为双倍的血容量,即150~180mL/kg。

图50.3为胎龄35周以上早产儿及足月儿的换血标准。

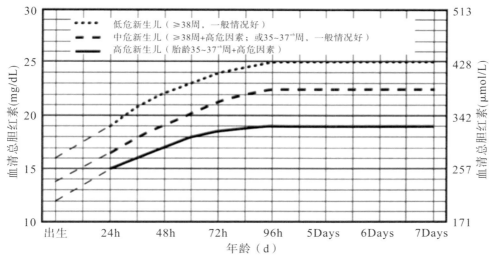

图50.3　胎龄35周以上早产儿及足月儿的换血标准

早产儿的光疗、换血标准如表50.1。

表50.1　出生体重<2500g的早产儿生后不同时间光疗和换血血清总胆红素参考标准

（单位：mg/dL，1mg/dl=17.1μmol/L）

出生体重（g）	<24h		24~<48h		47~<72h		72~<96h		96~<120h		≥120h	
	光疗	换血	光疗	换血	光疗	换血	光疗	换血	光疗	换血	光疗	换血
<1000	4	8	5	10	6	12	7	12	8	15	8	15
1000~1249	5	10	6	12	7	15	9	15	10	18	10	18
1250~1999	6	10	7	12	9	15	9	15	10	18	10	18
2000~2299	7	12	8	15	10	18	12	20	13	20	14	20
2300~2499	9	12	12	18	14	20	16	22	17	23	18	23

第三部分　启示与拓展

1. 新生儿高胆红素血症是需要关注的问题

新生儿高胆红素血症的诊治重点是努力防止核黄疸和胆红素诱导的神经功能

障碍(bilirubin induced neurological dysfunction,BIND)的发生,从历史上看,核黄疸是造成脑性瘫痪的重要原因之一,特别是手足徐动症样或肌张力异常性脑瘫。胆红素诱导的神经功能障碍表现为微小程度的神经发育残疾,临床上仅可出现隐匿性的神经发育功能障碍,而没有典型的胆红素脑病或核黄疸表现,成为胆红素所致的神经功能障碍或微小核黄疸(subtle kernicterus)。表现:轻度的神经系统和认知异常、单纯听力受损或听神经病变谱系障碍(auditory neuropathy spectrum disorder, ANSD)。胆红素脑损伤神经功能障碍评估,对意识状态、肌张力、哭声进行评分。

2. 熟知新生儿黄疸的发生时间节点,关注新生儿黄疸的干预值至关重要

大部分情况下,足月儿生理性黄疸多于生后2~3天出现,4~5天达高峰,黄疸程度轻重不一,轻者仅局限于面颈部,重者可延及躯干、四肢和巩膜,粪便色黄,尿色不黄,一般无症状,黄疸持续7~10天消退。早产儿黄疸多于生后3~5天出现,5~7天达高峰,可延迟到2~4周消退。

新生儿黄疸出现下列情况时需引起注意:

生后24h内出现黄疸,TSB > 102μmol/L(6mg/dL);足月儿 TSB > 220.6μmol/L(12.9mg/dL),早产儿 > 256.5μmol/L(15mg/dL);血清直接胆红素 > 26μmol/L(1.5mg/dL);TSB 每天上升 > 85μmol/L(5mg/dL);黄疸持续时间较长,超过2~4周,或进行性加重。

目前,国际上已不再强调进行黄疸是生理性还是病理性的区分,更重视确定黄疸的干预值。虽然目前国内的教科书仍然使用"生理性黄疸"与"病理性黄疸"的分类,但是需要注意的是生理性黄疸始终为排除性诊断,判断"生理"与"病理"的血清胆红素最高界值——足月儿 < 221μmol/L(12.9mg/dL);早产儿 < 256μmol/L(15mg/dL),常常受到个体差异、种族、遗传、地区及不同喂养方式的影响,强调依据患儿的胎龄、日龄及影响新生儿黄疸的高危因素来评估患儿风险,尽早干预,防治胆红素脑病发生。

3. 要高度关注新生儿高胆红素血症头颅磁共振成像(MRI)表现

急性期基底神经节苍白球 T1WI 高信号,数周后可转变为 T2WI 高信号;头颅MRI 对于新生儿胆红素脑病的诊断有较高的价值,急性期特征性表现为 T1WI 苍白球对称性高信号,部分重症患儿也可累及小脑齿状核及其他神经核团,结合患儿临床表现及脑干听觉诱发电位,即可诊断胆红素脑病。慢性期的特征性 MRI 则表现为急性期发病2~3个月后 T1WI 苍白球对称性高信号消失,T2WI 上开始出现苍白球对称性的高信号影,提示核黄疸的发生,预后不良。值得注意的是头颅 MRI 尤其适用于胆红素脑病患儿的动态随访。

参考文献

1. KAPLAN M, ABRAMOV A. Neonatal hyperbilirubinemia associated with glucose – 6 – phosphate dehydrogenase deficiency in Sephardic – Jewish neonates: incidence, severity and the effect of phototherapy. Pediatrics, 1992, 90: 401 – 405.

2. 杜立中. 重视新生儿高胆红素血症所致脑损伤的预防和干预. 中华儿科杂志, 2014, 52(10): 721 – 723.

作者简介: 王宇, 2019 级临床医学博士后, 主攻方向为肺动脉高压。

指导老师: 詹灿阳, 副主任医师, 浙江大学医学院附属儿童医院, 主攻方向为支气管肺发育不良。

病例 51
满月宝宝发热抽搐

第一部分　病情变化过程

1. 病情概述

患儿,女性,1 个月 1 天,发热伴呕吐半天,抽搐 3 次入院。诊断为:①化脓性脑膜炎;②脓毒血症。入院后立即完善血常规、前降钙素、血培养、脑脊液常规、生化、培养、头颅影像学等检查,予青霉素联合利奈唑胺两联抗生素静脉应用,同时予地塞米松短期静脉应用等治疗。住院期间患儿体温反复波动,合并脑出血、脑软化、脑萎缩等并发症,调整抗生素为利福平口服联合利奈唑胺静脉应用,后患儿体温正常,停药出院后门诊定期就诊,生长发育评估显示头围小、运动发育落后。

2. 接诊印象

早上刚查完房,开完医嘱不久,我就接到护士的电话:"第 1 个患者来了。"走到接诊的窗口,当班护士已经从家长手里抱过小宝宝并解开包被和尿不湿,在称体重了。小宝宝一直在哭闹,哭声响亮,难以安抚,脸色涨红,前囟饱满,呼吸稍快,手脚还暖,全身未见明显花斑,护士给她换好我们病房宽大质软的衣服就花了比其他宝宝更多的时间。和护士核对确认好这位小宝宝的信息后,护士就把小宝宝放在小床上,推进我们的层流病房了,我回到接诊窗口找这位小患儿的家长继续了解病情。"家长是哪位?"话音一落下,爸爸、妈妈以及两位长辈就聚拢到窗口来。"哪位家长能把宝宝的情况跟我讲一下?"妈妈还戴着月子帽,脸色苍白憔悴,听到这话后未语先流泪,爸爸从包里掏出一沓材料给我,几位家长你一言我一语地把整个病情串起来。才 1 天不到,外周血炎症指标变化这么大,我的上级医师和我对视一眼:"这必须得做腰穿。"家长面露难色:"腰穿怎么做? 会不会对我家宝宝以后有什么影响? 怎么一来就得做这个? 先治疗看看可以吗?"于是,我把做腰穿的必要性和可能存在的风险等细细向家长们讲解,家长思虑再三在知情同意书上签字。我和老师随即回病房准备起来。

3. 病史回顾

基本信息: 患儿, 女性, 1 个月 1 天。

病史特点:

1) 主诉: 发热伴呕吐半天, 抽搐 3 次。

2) 简要病史: 患儿半天前出现发热, 最高 39.5℃, 伴呕吐 7～8 次为内容物, 伴抽搐 3 次, 表现为双眼凝视, 双手握拳, 四肢抖动, 持续 4～5min, 抽搐后测体温 37℃ 左右, 至当地妇幼保健院就诊, 查血常规: 白细胞 $2.28 \times 10^9/L$, 中性粒细胞 58%, 超敏 CRP 93mg/L, 予 "头孢噻肟" 静滴 1 次。

3) 查体: 体温 37.3℃, 脉搏 160 次/分, 呼吸 46 次/分, 血压 83/56mmHg。大气下 SPO_2 96%。易激惹, 哭声尚响, 前囟饱满, 双肺呼吸音对称、粗, 未闻及干湿啰音, 心音中等, 律齐, 未闻及杂音, 腹部膨隆, 尚软, 肝肋下 1cm, 脾肋下未及, 四肢肌张力适中, 生理性反射可引出, 四肢肢端尚暖, 未见花斑, 全身散在红色皮疹, 压之褪色。

4) 出生史: G5P2, 孕 40^{+3} 周, 顺产, 出生体重 3450g, 羊水清, 否认胎盘及脐带异常, 出生后 1～5min Apgar 评分 10－10 分, 否认窒息抢救史。

5) 辅助检查

a) 实验室检查。当地妇幼保健院血常规: 白细胞 $2.28 \times 10^9/L$, 中性粒细胞 58%, 血红蛋白 130g/L, 血小板 $164 \times 10^9/L$, 超敏 CRP 93mg/L。前降钙素: > 100ng/mL。血气 + 电解质: PO_2 92mmHg, PCO_2 42mmHg, Na^+ 133mmol/L, K^+ 4.1 mmol/L, CA^{2+} 1.27mmol/L, Lac 2.3mmol/L。血氨、GPT + 肌酐 + 尿素, 无殊。

入院后查血常规: 白细胞 $2.52 \times 10^9/L$, 中性粒细胞 56.4%, 血红蛋白 130g/L, 血小板 $176 \times 10^9/L$, 超敏 CRP 115.54mg/L。前降钙素: 64.47ng/mL。

脑脊液常规: 颜色黄, 浑浊, 潘氏球蛋白定性试验 ＋＋＋, 白细胞数 $4639 \times 10^6/L$, 多核细胞 70%。脑脊液生化: 葡萄糖 0.18mmol/L, 氯 116.2mmol/L, 蛋白 4033mg/L。脑脊液涂片: 革兰氏阳性菌。

b) 影像学检查: 头颅超声无殊。头颅 MR: 右侧枕顶叶血肿; 双侧额叶皮层、胼胝体膝部、双侧内囊前肢 DWI 高信号。

4. 病情演变

患儿入院后完善脑脊液检查, 提示典型的化脓性脑膜炎改变, 脑脊液白细胞数 $4639 \times 10^6/L$, 多核细胞为主, 葡萄糖 0.18mmol/L, 蛋白 4033mg/L。脑脊液涂片提示革兰氏阳性球菌。头颅 MR 提示右侧枕顶叶血肿、双侧额叶皮层、胼胝体膝部、双侧内囊前肢 DWI 高信号。考虑到该年龄段常见的脑膜炎革兰阳性病原体是无乳链球菌、肺炎链球菌,在获得脑脊液培养及药敏结果之前,我们选择使用青霉素联合利奈唑胺静脉应用作为初始抗菌治疗方案。同时,基于该患儿病情的严重程度考虑,我们在首剂抗生素治疗的同时选择地塞米松短期应用。

脑脊液培养和血培养均提示无乳链球菌。经抗感染、止痉等对症支持治疗后,患儿抽搐、呕吐症状很快消失,治疗72h后复查脑脊液培养和血培养均转阴,复查脑脊液指标(白细胞、糖、蛋白)和外周血炎症指标均呈好转趋势,但患儿体温仍反复波动。遂予调整抗感染方案为利福平口服联合利奈唑胺静脉应用。患儿体温终于降至正常并稳定。出院前复查脑脊液常规:颜色无色,清,潘氏球蛋白定性试验+,白细胞数 $30 \times 10^6/L$,多核细胞5%。脑脊液生化:葡萄糖2.03mmol/L,氯125.8mmol/L,蛋白878mg/L。头颅超声:双侧额叶回声增强,内见多发无回声,软化灶考虑。脑沟增宽,回声增强,符合化脓性脑膜炎改变。右侧室管膜下囊肿。头颅MRA:左侧大脑后交通动脉显示欠清,余未见明显异常。头颅MR提示右侧枕顶叶血肿伴含铁血黄素沉着、双侧额叶软化萎缩。快速听性脑干反应:双耳通过。

出院后患儿于神经内科及康复科门诊定期就诊。复查头颅MR提示右侧枕顶叶血肿较前吸收,局部软化考虑;双侧额叶软化萎缩较前改善。生长发育评估(11个月17日龄):头围39cm(<−3SD),前囟平,竖头稳,辅助翻身,会扶站扶走,不能独站独走,躯干控制性欠佳,会说单词,理解能力可。小儿神经精神发育进程见表51.1。

表51.1 小儿神经精神发育进程(部分)

时间	表现		
10~11个月	能独站片刻;扶持或推车能走几步;拇指、示指对指掌东西	开始用单词,一个单词表示很多意义	能模仿成人的动作:招手、"再见";抱奶瓶自食,粗细动作、语言适应周围人物的能力与行为
12个月	独走;弯腰拾东西;会将圆圈套在木棍上	能叫出物品的名字,如灯、碗;指出自己的手、脚	对人和事物有喜憎之分;穿衣服合作,用杯喝水

5. 临床思维导图(图51.1)

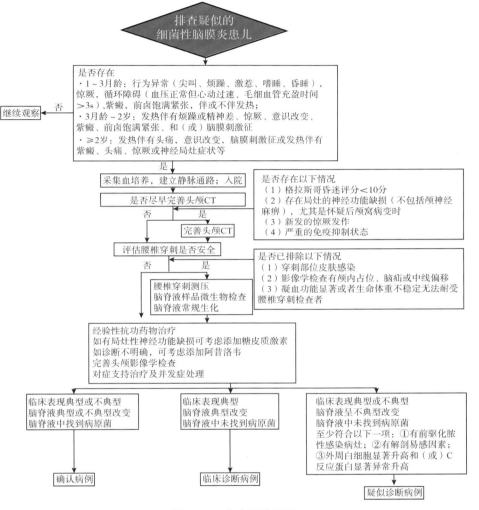

图51.1 临床思维导图

第二部分　文献分享与思考

　　化脓性脑膜炎(简称化脑)是儿科常见的急性中枢神经系统感染性疾病,病死率较高,存活者可遗留神经系统后遗症。多发生在 5 岁以内,早产儿、新生儿和 2 个月以下的婴儿是高危人群。中国疾病预防控制中心牵头对 4 省近 2000 万人的流行病学调查显示,人群总体发病率为(1.84~2.93)/100000,5 岁以下儿童发病率为(6.95~22.30)/100000。美国疾病预防控制中心的调查数据亦显示,其发病率随着年龄增长逐步降低,<2 月龄的发病率为 80.69/100000,2~23 月龄的发病率为 6.91/100000,2~10 岁的发病率为 0.56/100000,11~17 岁的发病率为 0.43/100000。化脓性脑膜炎的高危因素包括免疫缺陷(如补体缺乏症、低球蛋白血症、使用糖皮质激素),解剖结构缺陷(如皮毛窦、脑脊液耳漏、脑脊液鼻漏、颅骨缺损),使用医疗设备(如脑脊液分流器、人工耳蜗),邻近组织感染(如鼻窦炎、乳突炎),新近感染(尤其是呼吸道、耳部感染),与化脓性脑膜炎密切接触者,脑膜炎高发地区旅行史等。

　　儿童化脓性脑膜炎的细菌谱广,但常见病原集中。中国儿童细菌耐药监测组 2017 年和 2018 年数据显示,除外凝固酶阴性葡萄球菌(可能定植),肺炎链球菌和大肠埃希菌占脑脊液分离株的 31%~32%,鲍曼不动杆菌上升到第 3 或 4 位,之后是屎肠球菌和无乳链球菌,这前 5 位细菌占 61%~65%。2016—2018 年,中国 13 所儿童医院对确诊为化脓性脑膜炎的 1161 例患者进行的回顾性研究也显示大肠杆菌和肺炎链球菌是主要病原体(图 51.2)。中国台湾地区报道,74% 的 90 日龄以下婴儿病原学确诊的化脓性脑膜炎由大肠埃希菌和无乳链球菌引起。

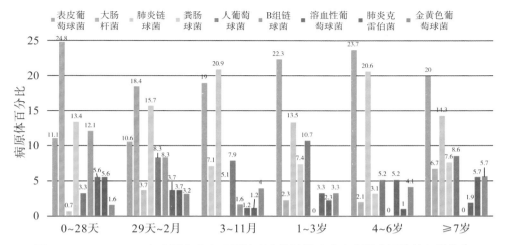

图 51.2 2016—2018 年中国多中心回顾性研究化脓性脑膜炎主要病原体的年龄分布

免疫抑制患儿或院内感染化脓性脑膜炎患儿以肠杆菌（大肠埃希菌、肺炎克雷伯菌、产气肠杆菌）、非发酵菌（鲍曼不动杆菌、铜绿假单胞菌、嗜麦芽窄食假单胞菌）、肠球菌、凝固酶阴性葡萄球菌和金黄色葡萄球菌为主。

不同病原体与并发症和首次脑脊液的中位白细胞数相关。首次脑脊液的白细胞中位数与检查时病程和检查前是否使用有效抗菌药物等因素有关。肺炎链球菌以弥漫渗出为主，渗液稀薄而易粘连，受累组织广泛，并发症发生率达 50%，以硬膜下积液（32%～80%）、脑积水（7%～12%）、癫痫（12%）、听力损害（4%～30%）常见，首次脑脊液中位白细胞数为 $500 \times 10^6/L$。无乳链球菌为稀薄渗出液，易累及颅内血管，并发症以硬膜下积液（33%）、颅内出血（28%）、脑软化（19%）和脑萎缩（16%）为常见，首次脑脊液中位白细胞数为 $1000 \times 10^6/L$。大肠埃希菌引起脑膜弥漫化脓性炎症，脓液稠厚，抗菌药物难以抵达，脓液多需手术清除，容易复发，并发症发生率达 23%，以硬脑膜下积脓和脑室管膜炎为常见，首次脑脊液中位白细胞数为 $2000 \times 10^6/L$。金黄色葡萄球菌主要发生在颅脑手术、外伤或体外置管的患儿，脑膜为局灶脓性改变，临床以神志改变和局灶神经功能障碍多见，首次脑脊液中位白细胞数为 $200 \times 10^6/L$，血流感染途径则迁徙病灶多，血培养阳性可高达 80%，部分伴心内膜炎或骨髓炎。李斯特菌容易累及脑实质（84%），引起失语症、肢体活动障碍和面瘫，尤其脑干脑炎（17%），首次脑脊液中位白细胞数为 $500 \times 10^6/L$。鲍曼不动杆菌是术后院内感染化脓性脑膜炎最常见的革兰阴性菌，多耐药，尤其耐碳青霉烯类，容易累及脑室管膜炎，首次脑脊液中位白细胞数为 $1000 \times 10^6/L$。

3 个月以下患儿的化脑最常见的革兰氏阳性病原体是无乳链球菌。无乳链球菌是一种革兰氏阳性球菌,因最先从患乳腺炎的牛中分离,所以叫无乳链球菌,又称B组链球菌(group B streptococcus,GBS),是造成婴幼儿败血症和脑膜炎、孕妇产后感染的重要病原体。荚膜是其重要的毒力因子,并赋予其血清型特异性。依据荚膜多糖分型,目前有10种血清型(Ⅰa、Ⅰb、Ⅱ、Ⅲ、Ⅳ、Ⅴ、Ⅵ、Ⅶ、Ⅷ和Ⅸ)被鉴定出来。荚膜通过抑制补体成分在生物体表面上的沉积、促进生物膜形成等赋予毒力。GBS对宿主屏障的入侵在很大程度上取决于它们对宿主细胞和细胞外基质的黏附能力(图51.3)。菌毛促进GBS生物膜生成和入侵中枢神经系统。层粘连蛋白结合蛋白(Lmb)促进CNS趋向性。富含丝氨酸的重复糖蛋白Srr1和Srr2介导微血管内皮细胞的侵袭。纤维蛋白原结合蛋白FbsB则是入侵细胞所必需的。GBS免疫原性细菌黏附素BibA通过经典补体途径和抗吞噬活性帮助血液中的GBS逃脱吞噬细胞的杀伤。

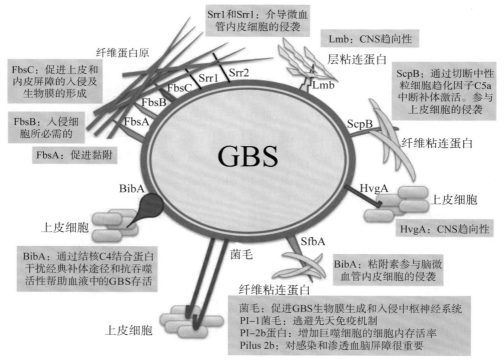

图51.3 介导宿主内GBS黏附、侵袭的黏附素

根据发病年龄GBS感染分为早发性(1~6日龄)和晚发性(7~89日龄)以及晚期迟发性(3月龄及以上)GBS感染。全世界婴儿早发性GBS感染的发病率约为每1000例活产婴儿0.5例,迟发性GBS感染的发病率约为每1000例活产婴儿0.26例。早发性GBS感染的发病率因地区而异,非洲发病率最高,亚洲发病率最低(日本0.09/1000,中国香港0.76/1000,巴拿马0.58/1000,南非(0~1.5)/1000,多米尼加共和国2.35/1000)。随着对孕妇进行 GBS 定植的普遍筛查以及产妇产前抗生素预防的广泛使用,早发性 GBS 感染的发病率总体下降,但对晚发性 GBS 感染的发生率没有显著影响(图51.4)。

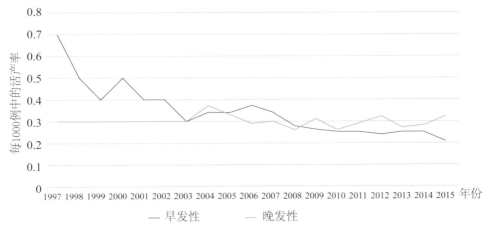

图 51.4 1997—2015 年美国新生儿侵袭性 B 组链球菌疾病的发生率

晚期迟发性 GBS 感染最常见于妊娠 28 周之前出生的婴儿或有免疫缺陷病史的儿童。6 个月后的 GBS 感染可能提示免疫缺陷。早发性 GBS 感染最常见的表现为菌血症、肺炎或脑膜炎。超过 90% 的病例在出生后的头 24h 内就出现了明显的临床表现。晚发性 GBS 感染最常表现为菌血症(约占病例的 65%)、脑膜炎(25% ~30%)和局灶性感染。

早发性 GBS 感染的主要危险因素是母体 GBS 的泌尿生殖道或胃肠道定植。没有产前预防抗生素使用的 GBS 定植的母亲到婴儿的垂直传播率约为 50%。但是,在这些定植的孕妇所生的所有婴儿中,只有 1% ~2% 会发生早发性 GBS 感染。

早发性 GBS 感染的危险因素还包括早产儿、低出生体重、胎膜早破、产程延长、绒毛膜羊膜炎、分娩时温度≥38℃、前一胎患有 GBS 疾病。对晚发性 GBS 感染的了解不如对早发性 GBS 感染的多,目前认为早产儿和 HIV 暴露是其主要危险因素。细菌和免疫方面的危险因素包括毒力增强的 GBS 菌株、大量母体定植(阴道分泌物培养 >10^5cfu/mL)、足月分娩时母体 GBS 荚膜特异性 IgG 不足。

化脓最常见的途径是通过血流抵达脑膜微血管(如图51.5),还可以通过邻近组织感染或与颅腔存在直接通道侵入中枢神经系统,在蛛网膜下腔内繁殖。蛛网膜下腔中细菌的存在导致免疫反应的激活,导致细菌裂解。细菌颗粒的存在引发了进一步的炎症反应,中性粒细胞不断穿过血脑屏障迁移,并持续释放细胞因子和趋化因子。持续的炎症状态导致脑灌注减少、脑水肿、颅高压、代谢紊乱和血管炎，这些都导致神经元损伤和局部缺血。

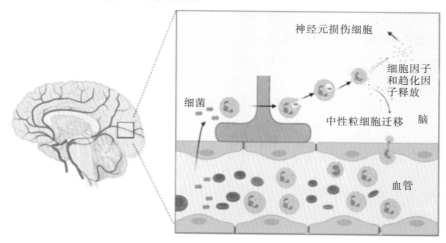

图 51.5　化脓性脑膜炎引起神经元损害的病理生理学

化脑的典型表现包括感染中毒症状、颅内压增高症状和脑膜刺激征。可表现为发热、精神状态和意识改变、呕吐、颈项强直、惊厥与局灶性神经功能障碍等。在严重颅高压时，可有血压升高、心动过缓和呼吸困难等。出现皮疹、瘀斑和紫癜，常提示脑膜炎奈瑟菌感染。婴幼儿化脓性脑膜炎的临床表现不典型，缺乏特异性，比如可表现为低体温、喂养不良、前囟饱满紧张、颅缝分离、反应差、尖叫、凝视等，但脑膜刺激征常缺失。

化脑并发症的发生率高，包括硬膜下积液或积脓、听力障碍、脑积水、脑血管病变、抗利尿激素分泌异常综合征、脑室管膜炎和静脉窦血栓形成等。在有效抗菌药物治疗 48～72h 后，体温不退或体温下降后再升高，或一般症状好转后又出现意识障碍、惊厥、前囟隆起、头围增大、颅高压等症状，需警惕并发硬膜下积液、积脓、积血及脑积水等可能。

脑脊液检查是化脑的主要诊断依据，也是和其他颅内感染疾病相鉴别诊断的重要依据。典型化脑脑脊液表现为脑脊液外观浑浊，压力增高，蛋白升高，糖低或脑脊液与外周血糖比值下降，白细胞计数增多，常高于 $1000 \times 10^6/L$，但也可低于 $100 \times 10^6/L$，分类以多核细胞占优势。脑脊液培养阳性率低，在国内的多项研究中，病原菌培养阳性率为 25.6～33.6%。外周血培养对于化脑致病菌和筛选敏感抗菌药物有重要意义。外周血白细胞计数增高，分类以多核细胞为主。C 反应蛋白和前降钙素原水平明显升高有助于区分细菌性与病毒性脑膜炎。颅脑 CT 及

MRI 平扫 + 弥散及增强扫描有助于了解颅内病变情况,发现并发症。

对所有化脑患儿均应坚持足疗程的抗菌药物治疗(如表 51.2)。当致病菌不明确时,结合临床疗效,建议至少治疗 2 周。足疗程治疗后效果不满意者,应分析原因,注意排查其他部位病灶及并发症,视情况决定是否延长疗程或调整治疗方案。经恰当治疗效果不佳,除耐药外,早期需考虑是否存在并发症,后期需考虑是否因炎症降低、减轻血脑屏障通透性而影响疗效。复方磺胺甲噁唑、利福平的血脑屏障通透性好,是敏感菌致难治性化脑后期良好的辅助抗菌药物,单用易耐药。

表 51.2　儿童社区获得性化脓性脑膜炎的抗菌药物治疗方案

细菌类型	药敏结果	标准治疗	替代治疗	疗程(d)
肺炎链球菌	青霉素敏感	清迈苏或阿莫西林	头孢曲松或头孢噻肟	10 ~ 14
	青霉素耐药			
	三代头孢菌素敏感	头孢曲松或头孢噻肟	美罗培南或头孢吡肟	10 ~ 14
	头孢菌素不敏感	万古霉素 + 头孢曲松和(或)头孢噻肟或利福平 + 头孢曲松和(或)头孢噻肟或万古霉素 + 头孢曲松和(或)头孢噻肟 + 利福平	利奈唑胺和(或)万古霉素 + 莫斯沙星	10 ~ 14
脑膜炎奈瑟菌	青霉素敏感	清迈苏或阿莫西林	头孢曲松或头孢噻肟	7
	青霉素耐药	头孢曲松或头孢噻肟	头孢吡肟或美罗培南或氯霉素或环丙沙星	7
李斯特菌	无	阿莫西林或氨苄西林	复方新诺明或莫西沙星或美罗培南或利奈唑胺	至少 21
流感嗜血杆菌	β 内酰胺酶阴性	阿莫西林或氨苄西林	头孢曲松或头孢噻肟	7 ~ 10
	β 内酰胺酶阴性且氨苄西林耐药	头孢曲松或头孢噻肟 + 美罗培南	环丙沙星	7 ~ 10
	β 内酰胺酶阴性	头孢曲松或头孢噻肟	头孢吡肟或氯霉素或环丙沙星	7 ~ 10
金黄色葡萄球菌	加氧西林敏感	氟氯西林或萘夫西林或苯唑西林	顽固美索或利奈唑胺或利福平或磷霉素	至少 14
	加氧西林耐药	万古霉素	复方新诺明或利奈唑胺或利福平或磷霉素	至少 14
	万古霉素耐药	利奈唑胺	利福平或磷霉素或达托霉素	至少 14
大肠埃希菌	三代头孢菌素敏感	头孢曲松或头孢噻肟	头孢吡肟或美罗培南或氨曲南或复方新诺明或阿米卡星	至少 21
	头孢菌素不敏感	美罗培南	阿米卡星或氨曲南或复方新诺明	至少 21
无乳链球菌	无	青霉素 G 或氨苄西林	头孢曲松或头孢噻肟或阿米卡星	14 ~ 21

颅脑术后脑膜或脑室感染应拔除已感染的分流管,改脑室外引流,重新置管要求脑脊液或脑脊液培养多次阴性、常规和生化正常。经验治疗为万古霉素 + 抗假单胞菌的 β - 内酰胺类抗菌药物。对 β - 内酰胺类抗菌药物过敏,可改选美罗培南、氨曲南或左氧氟沙星覆盖革兰阴性菌。凝固酶阴性葡萄球菌脑膜炎抗菌药物和疗程同金黄色葡萄球菌的推荐。革兰阴性条件致病菌化脑的抗菌药物治疗方案见表51.3。院内获得化脑和(或)脑室管膜炎,主要是耐碳青霉烯类革兰阴性菌静脉给药疗效差时,根据药敏可考虑鞘内或脑室内注射,如庆大霉素、多黏菌素 B。脑脊液引流患儿可根据引流量调整给药剂量和间隔,使脑脊液药物浓度为病原菌最低抑菌浓度的 10 ~ 20 倍。由于颅压较高,渗透压梯度、药物浓度弥散不均匀,可引起化学性炎症而导致粘连等因素,腰椎穿刺鞘内注射要谨慎采取。青霉素和头孢菌素由于神经毒性,禁止鞘内注射和(或)脑室内注射。

表51.3　革兰阴性条件致病菌脑膜炎的抗菌药物治疗方案

条件致病菌	药敏情况	标准治疗	替代治疗
肠杆菌	三代头孢敏感	头孢曲松或头孢他啶	无
	产超广谱 β 内酰胺酶且碳青霉烯类敏感	美罗培南	头孢吡肟、氟喹诺酮类
假单胞菌	三代头孢敏感	头孢吡肟、头孢他啶	氨曲南、氟喹诺酮类
	三代头孢类耐药且碳青霉烯类敏感	美罗培南	氨曲南、氟喹诺酮类
鲍曼不动杆菌	三代头版敏感	头孢吡肟、头孢他啶	氨曲南、氟喹诺酮类
	碳青霉烯类敏感	美罗培南	氨曲南、氟喹诺酮类
	碳青霉烯类耐药	多黏菌素 E 或多黏菌素 B（静脉 + 脑室内注射）	无

注:疗程均为至少21d,如复查脑脊液培养阳性,疗程延长到末次培养阴性后 10 ~ 14d 且脑脊液无或极少中性粒细胞($<5 \times 10^6$/L)、糖正常。

不同病原体化脑的疗程差异大:若治疗过程顺利、无并发症发生、化脑疗程为 1 ~ 3 周,不建议缩短疗程。复杂性化脑疗程需延长。除病原体外,影响疗程的因素还有患儿存在化脑高危因素、临床疗效不佳、细菌耐药、治疗 24 ~ 48h 复查脑脊液培养阳性、早期应用激素和存在并发症等。

按标准疗程完成治疗并满足以下条件可停用抗菌药物:症状体征消失、体温正常 1 周以上,脑脊液压力、细胞数低于 20 个且均为单个核细胞,蛋白和糖正常,脑脊液培养阴性,没有神经系统并发症。

糖皮质激素在治疗化脑中的应用有争议。在一项对 18 项随机对照试验(2511 例患儿)进行的荟萃分析中,与安慰剂相比,地塞米松治疗的儿童的死亡率相近。

地塞米松治疗的患者的严重听力损失(通常定义为≥60 分贝的双边听力损失或需要双边助听器)的发生率较低,对听力损失的影响主要限于患有流感嗜血杆菌脑膜炎的儿童(3.9% vs 11.9%,RR 0.34,95% CI:0.20~0.59),而对于其他病原体,严重听力损失的发生率与地塞米松组和安慰剂组相似。不论是哪种病原体,两组中除了听力损失以外的短期神经系统后遗症的发生率均相似(18% vs 20%,RR 0.90,95% CI:0.72~1.13)。地塞米松不能降低化脓性脑膜炎的总体病死率(13.2% vs 14.6%,RR 0.89,95% CI:0.74~1.07)。国内 2019 年指南建议:由其他病原菌引起的脑膜炎、抗菌药物治疗后的脑膜炎、耐 β 内酰胺酶类抗菌药物的肺炎链球菌致化脓性脑膜炎及小于 6 周的患儿,均不推荐常规使用糖皮质激素治疗。伴有液体复苏失败的脓毒性休克的脑膜炎,则推荐使用激素。

化脓性脑膜炎患儿的死亡率为 5%~15%。不同病原体的死亡率不同。死亡原因包括急性呼吸衰竭、脓毒症休克、昏迷和脑疝等。大肠埃希菌脑膜炎死亡高危因素是早产儿和脑脊液显著低糖(脑脊液糖/血糖<0.1)。血培养阳性或使用激素的李斯特杆菌脑膜炎死亡风险高。院内获得化脑或脑室管膜炎 80% 为葡萄球菌或为革兰阴性杆菌引起,预后差,生活不能自理、持续植物状态和死亡共占 50% 以上。存活者可遗留听力损害、认知障碍、癫痫发作、脑积水等长期并发症。脑脊液糖显著减低与并发症和后遗症相关,蛋白>2000mg/L 与脑梗死、脑积水和脑脊液回吸收障碍相关。肺炎链球菌脑膜炎后遗症发生率高达 25%~50%。大肠杆菌等阴性菌引起脑室管膜炎时,后遗症多且严重。无乳链球菌脑膜炎后遗症与脑梗死位置有关。李斯特杆菌脑膜炎后遗症主要是运动障碍和颅神经损伤。

该病例的诊断很明确,是一例晚发性 GBS 脑膜炎,病初脑脊液糖显著降低(葡萄糖 0.18mmol/L,<1mmol/L)、蛋白显著升高(蛋白 4033mg/L,>2000mg/L),提示其难治性和预后差。在治疗过程中,多学科诊疗往往能缩短住院时间,改善患者预后。

神经内科医师认为:头颅 MR 显示双侧额叶软化灶,头颅 MRA 显示左侧大脑后交通动脉显示欠清,均提示脑梗死。需警惕神经系统后遗症,包括认知障碍、运动发育障碍、听力障碍等,建议定期复查头颅 MR 和听力检查,定期生长发育评估,及时康复训练。经治疗后,患儿呕吐、抽搐很快消失,腰穿和头颅影像学未提示颅高压征象,不建议对患儿使用甘露醇作为常规辅助治疗。甘露醇是一种高渗剂和渗透性利尿剂,广泛用于神经内科、眼科等以降低组织压力,理论上讲,它还可以通过清除自由基来减轻脑膜炎症。但现有证据显示甘露醇对化脓性脑膜炎患儿治疗期间死亡、神经系统障碍或者抽搐的发生没有显著影响。

　　感染科医师认为:抗生素治疗主要有两个原则,即具有杀菌作用、血脑屏障透过性良好。在获得培养结果前,最初的经验性治疗方案是基于最可能的病原体和局部易感性。患儿病初时外周血象、炎症指标、乳酸等均提示脓毒血症,同时存在脓毒血症,我们更建议选用万古霉素而不是利奈唑胺抗感染,万古霉素相对血药浓度高,在脑膜炎时容易渗入炎症部位。在本案例中,家属因其耳毒性而拒绝使用万古霉素。患儿经抗感染治疗 3 周后仍反复发热,除并发症外,需考虑是否炎症降低以及前期地塞米松的使用来减轻血脑屏障通透性而影响疗效。利福平是有杀菌作用,但不具有溶菌作用的抗生素,相比之下,其血脑屏障通透性好受地塞米松影响小,是敏感菌致难治性化脑后期良好的辅助抗菌药物。脑膜、脑脊液和脑脊液中病原完全清除是理想的停药指征,需从临床和细菌学对治疗的反应进行判断。如病情无反复,脑脊液蛋白低于 1000mg/L,糖高于 2.0mmol/L,可停药观察,尽管复发性 GBS 感染很少见,建议出院后定期门诊就诊。

　　康复科医师认为:患儿入院前抽搐 3 次,影像学提示脑异常,诊断化脓性脑膜炎,目前(1 月 22 日龄)竖头不稳,系存在生长发育风险的高危儿,建议定期神经心理发育评估,病情平稳后早期干预治疗,持续至生后 3 岁或更久。早期干预治疗内容根据生长发育的不同领域和进程,分几大方面进行训练:粗大运动能力训练、精细运动训练、认识能力训练、语言能力训练和个人与社会交往能力训练。

第三部分　启示与扩展

1. 精准选择适合的抗菌药物是治疗幼儿 GBS 脑膜炎的关键所在

　　案例中患儿的外周血炎症指标变化很快,始发病时外周血白细胞 2.28×10^9/L,中性粒细胞 58% ,超敏 CRP 93mg/L,前降钙素 >100ng/mL。我们考虑其系经血流途径入侵脑膜。在获得细菌培养及药敏结果之前,经验性抗生素治疗方案该如何选择? 考虑到肺炎链球菌、无乳链球菌是该年龄段脑膜炎的常见病原体,肺炎链球菌脑膜炎型的青霉素和头孢菌素的药敏折点高,对青霉素和三代头孢的耐药率高,国内外指南推荐该年龄阶段的初始经验性治疗方案为三代头孢/青霉素联合万古霉素。在本案例中,考虑到万古霉素的耳毒性,经家属知情拒绝,我们选择利奈唑胺替代治疗。利奈唑胺的组织药物浓度高,但相对血液浓度低,万古霉素不易穿过血脑屏障,但在脑膜炎时万古霉素容易渗入炎症部位。因其耳毒性的不良反应而用利奈唑胺替代万古霉素是否得不偿失?

2. GBS 脑膜炎治疗中地塞米松的使用需十分谨慎

第二部分也提到了目前对激素使用的争议。国内外指南对于小婴儿不推荐常规使用地塞米松。动物实验研究表明,化脓性脑膜炎的预后与蛛网膜下腔炎症的严重程度有关。在多个随机对照试验中,皮质类固醇对炎症反应的免疫调节被评估为 1 种治疗策略。在 Cochrane 荟萃分析中,皮质类固醇被发现可以减少总体听力损失和神经系统后遗症,但不能降低死亡率。与对照组相比,未观察到地塞米松的相关不良反应。亚组分析显示,糖皮质激素可降低肺炎链球菌脑膜炎的死亡率,但不能降低由其他病原体引起的脑膜炎的死亡率。进一步的亚组分析表明,在医疗水平高的高收入国家进行的研究中,使用皮质类固醇是有益的,但在低收入国家进行的研究中却没有观察到效果。有临床中心推荐对于流感嗜血杆菌脑膜炎儿童使用地塞米松辅助治疗,条件是它可以在第 1 剂抗菌药物治疗之前或同时施用。但在临床实践中,这种情况相当少见,因为通常在初始抗生素治疗时尚不清楚病原体。值得注意的是,地塞米松的使用会影响病情观察,降低脑膜炎症,不利于细菌清除,延长病程,对处于应激状态的患儿,易诱发消化道出血等不良反应。综上,在临床实践中在什么情况下选择使用激素仍是一个问题。

3. 虽临床症状和实验室指标已符合停药指征,但脑脊液蛋白仍高且含量低于 1g/L 和(或)脑脊液糖仍低且含量高于 2.0mmol/L,可停药观察,但仍需密切随访,以防复发

目前,化脓性脑膜炎没有明确的停药指征,现有的停药建议大多基于临床经验。根据国内指南,按标准疗程完成治疗并满足以下条件可停用抗菌药物:症状体征消失、体温正常 1 周以上,脑脊液压力、细胞数低于 20 个且均为单个核细胞,蛋白和糖正常,脑脊液培养阴性,没有神经系统并发症。在本案例中,后续多次复查脑脊液细胞数、蛋白和糖均没有达到上述要求,在临床实践中,化脓出院前的白细胞数常常是高于 20 个的,这个时候要怎么办? 可以在电镜下去观察炎症反应的程度来协助判断,但这在临床实践中的可操作性低。现有证据表明,标准抗菌药物疗程结束后脑脊液常规、生化检查轻度异常是很常见的,与预后和复发不成正比。因此,国内指南有补充建议无并发症患者,如临床及其他实验室指标均达到停药指征,脑脊液蛋白仍高且含量低于 1g/L 和(或)脑脊液糖仍低且含量高于 2.0mmol/L,可停药观察,仍需注意密切随访有无复发。

参考文献

1. LI Y, YIN Z, SHAO Z, et al. Population – based surveillance for bacterial meningitis in china, september 2006 – december 2009. Emerging Infectious Diseases, 2014,20(1):61 – 69.

2. THIGPEN M C, WHITNEY C G, MESSONNIER N E, et al. Emerging infections programs network. bacterial meningitis in the United States, 1998—2007. New England Journal of Medicine, 2011,364(21):2016 – 2025.

3. 王传清, 陈学军. 中国儿童细菌耐药监测组 2017 年儿童细菌感染及耐药监测. 中国循证儿科杂志, 2018,56(1):29 – 33.

4. 付盼, 王传清. 中国儿童细菌耐药监测组 2018 年儿童细菌感染及耐药监测. 中国循证儿科杂志, 2019,14(5):321 – 326.

5. PENG X, ZHU Q, LIU J, et al. Prevalence and antimicrobial resistance patterns of bacteria isolated from cerebrospinal fluid among children with bacterial meningitis in China from 2016 to 2018: a multicenter retrospective study. Antimicrob Resist Infect Control, 2021.

6. MEI H, SU H, JEN F, et al. Neurological complications in young infants with acute bacterial meningitis. Frontiers in Neurology, 2018.

7. SARAH S, BARBARA S. Group B streptococcal colonization, molecular characteristics, and epidemiology. Frontiers in Microbiology, 2018,9:437.

8. RAABE V N, SHANE A L. Group B streptococcus (streptococcus agalactiae). 2019.

9. ZAINEL A, MITCHELL H, SADARANGANI M. Bacterial meningitis in children: neurological complications, associated risk factors and prevention. Microorganisms, 2021, 9(3):535.

10. 中华医学会儿科学分会神经学组. 儿童社区获得性细菌性脑膜炎诊断与治疗专家共识. 中华儿科杂志, 2019,57(8):584 – 591.

11. 陈英虎. 从临床角度看细菌性脑膜炎的病原诊治与预后. 中华儿科杂志,

2019,57(10):743 - 745.

12. BROUWER M C,MCINTYRE P,PRASAD K,et al. Corticosteroids for acute bacterial meningitis. Cochrane Database of Systematic Reviews,2015(9).

13. CABELLOS C,DZUPOVA O. ESCMID guideline:diagnosis and treatment of acute bacterial meningitis. Clin Microbiol Infect,2016,22.

作者简介:张贤丽,2019级临床医学博士后,主攻方向为儿童病原细菌与感染。

指导老师:陈英虎,主任医师,浙江大学医学院附属儿童医院,主攻方向为儿童感染性疾病。

图书在版编目（CIP）数据

临床病例集萃 / 方向明,阮恒超主编. — 杭州：
浙江大学出版社,2021.12
ISBN 978-7-308-21364-6

Ⅰ.①临… Ⅱ.①方… ②阮… Ⅲ.①病案－分析
Ⅳ.①R4

中国版本图书馆 CIP 数据核字（2021）第 087305 号

临床病例集萃

方向明　　阮恒超　　主编

责任编辑	金　蕾（jinlei1215@ zju. edu. cn）
责任校对	胡岑晔
封面设计	沈玉莲
出版发行	浙江大学出版社
	（杭州市天目山路 148 号　邮政编码 310007）
	（网址:http://www. zjupress. com）
排　　版	杭州朝曦图文设计有限公司
印　　刷	杭州佳园彩色印刷有限公司
开　　本	710mm×1000mm　1/16
印　　张	32.75
字　　数	590 千
版 印 次	2021 年 12 月第 1 版　2021 年 12 月第 1 次印刷
书　　号	ISBN 978-7-308-21364-6
定　　价	298.00 元